# आधुनिक होम्यो चिकित्सा

नवीनतम् होम्योपैथिक औषधियों के साथ

**पंचम संस्करण**


## डा. सुमन धामा

डी.एच.एम.एस., एन.डी.


सर्वसाधारण की भाषा में

डा. के.पी.एस.धामा

द्वारा संपादित


CBSPD

**सी.बी.एस. पब्लिशर्स एण्ड डिस्ट्रीब्यूटर्स** प्रा.लि.

नई दिल्ली • बेंगलुरु • कोच्चि • चेन्नई • कोलकाता • लखनऊ

मुम्बई • हैदराबाद • झारखण्ड • पटना • उत्तराखंड

# आधुनिक होम्यो चिकित्सा

## नवीनतम् होम्योपैथिक औषधियों के साथ



**आई.एस.बी.एन.:** 978–93–5466–809–8


**पंचम संस्करणः 2024**
प्रथम संस्करणः 1992
द्वितीय संस्करणः 1994
तृतीय संस्करणः 1996
चतुर्थ संस्करणः 2004

चतुर्थ रीप्रिन्टः 2005, 2006, 2007, 2008, 2009, 2010, 2011, 2012, 2013, 2015, 2016, 2017, 2018, 2019, 2020, 2021



सी.बी.एस. पब्लिशर्स एण्ड डिस्ट्रीब्यूटर्स प्रा.लि. के लिए/पक्ष में सतीश कुमार जैन द्वारा प्रकाशित तथा वरूण जैन द्वारा विनिर्मित/उत्पादित पुस्तक श्रृखंला
4819/11 प्रहलाद स्ट्रीट, 24 अंसारी रोड, दरियागंज, नई दिल्ली–110002, भारत

दूरभाष संख्याः 011–23289259, 23266861, 23266867 फैक्सः 011–23243014
वेबसाइटः www.cbspd.com ई.मेलः dchi@cbspd.com; cbspubs@airtelmail.in.

*कोरपोरेट कार्यालयः* 204–एफ.आई.ई., इण्डस्ट्रियल एरिया, पटपड़गंज, नई दिल्ली–110092 भारत।
दूरभाष संख्याः 011–4934 4934 फैक्सः 011–4934 4935
ई.मेलः publishing@cbspd.com; publicity@cbspd.com

*शाखाएँ:*

- **बेगंलुरूः** सीमा हाउस, 2975, 17वाँ चौराहा, के. आर. रोड, बनशंकरी द्वितीय तल, बेगंलुरू 560 070, कर्नाटक, भारत
  दूरभाष संख्याः +91–80–26771678/79 फैक्सः +91–80–26771680 ई.मेलः bangalore@cbspd.coms
- **चेन्नईः** 7 सुब्बाराय स्ट्रीट, शेनॉय नगर, चेन्नई 600 030, तमिलनाडु, भारत
  दूरभाष संख्याः +91–44–26680620, 26681266 फैक्सः +91–44–42032115 ई.मेलः chennai@cbspd.com
- **कोच्चिः** 42/1325 36, पावर हाउस रोड, के.एस.ई.बी. के सामने, कोच्चि, 682 018, केरल, भारत
  दूरभाष संख्याः +91–484–4059061–67 फैक्सः +91–484–4059065 ई.मेलः kochi@cbspd.com
- **कोलकाताः** हिन्द सैरेमिक्स कंपाउण्ड, 147–प्रथम तल, नीलगंज रोड, बेलघोड़िया, कोलकाता 700 056, प. बंगाल
  दूरभाष संख्याः +91–9096713055, 7798394118, 9836841399 ई.मेलः kolkata@cbspd.com
- **लखनऊः** बेसमेन्ट, खुशनुमा काम्प्लैक्स, 7–मीराबाई मार्ग (जवाहर भवन के पीछे), लखनऊ, 226 001, उत्तर प्रदेश, भारत।
  दूरभाष संख्याः +91–522–4000032 ई.मेलः tiwari.lucknow@cbspd.com
- **मुम्बईः** पी.डब्ल्यू.डी. शेड, गाला सं. 25/26, रामचन्द्र भट्ट मार्ग, नजदीक जेजे अस्पताल, गेट सं. 2, यूनियन बैंक ऑफ इण्डिया के सामने, नूरबाग, मुम्बई 400 009, महाराष्ट्र, भारत।
  दूरभाष संख्याः +91–22–66661880, 66661889 ई.मेलः mumbai@cbspd.com

*शाखाएँ:*

- **हैदराबाद** 0–9885175004
- **झारखंड** 0–9811541605
- **नागपुर** 0–8692091830
- **पटना** 0–9334159340
- **पुणे** 0–9664372571
- **उत्तराखंड** 0–9716462459

*मुद्रण अवस्थान या स्थलः*

# मानवता के कष्ट निवारण हेतु

इस पुस्तक में दी गई सामग्री का अभिप्राय किसी डॉक्टरी चिकित्सा की तरह परामर्श देना या किसी व्यक्तिगत या पारिवारिक चिकित्सक का स्थान लेना बिल्कुल नहीं हैं।

इस पुस्तक में दी गई सामग्री का किसी भी गलतफ़हमी या दुरूपयोग के फलस्वरूप होने वाले किसी भी नुकसान के लिए लेखिका या प्रकाशक किसी भी रूप में जिम्मेवार या उत्तरदायी नहीं होंगे। पुस्तक मात्र शिक्षा को उन्नत करने हेतु लिखी गई है।

---

**"I am what I think"** - मैं जो सोचता हूँ वही मैं हूँ।

**'I think, I will and I act'**- मैं सोचता हूँ, दृढ़ निश्चय करता हूँ और तदानुसार कार्य करता हूँ। निरन्तर होने वाली इस क्रिया के फलस्वरूप जो स्वरूप **(pattern)** बनता है, ब्रह्मांडीय ऊर्जा **(cosmic energy)** जो मुझे जीवन प्रदान **(animate)** करती है, इस स्वरूप के आधार पर मेरे लिए पदार्थ एवम् अन्य ऊर्जाएं **(matter and other forces)**, पंच मूलभूत तत्वों **(five basic/ essential elements)** के रूप में मुहैय्या **(arrange)** कराती है। "जैसा कर्म वैसा फल" इसी सत्य को दर्शाता है। अतः अपने विचार एवम् अपनी सोच को सकारात्मक बनाएं।

– डा० सुमन धामा

– डा० के. पी. एस. धामा

# प्रस्तावना

## (पंचम परिवर्धित संस्करण)

मानव शरीर की संरचना ऐसी है, कि जैसे ही उसकी जीवनी शक्ति में कोई असन्तुलन पैदा होता है, उसके लक्षण व्यक्ति के मूलभूत स्वभाव, जो कि उत्पत्तिमूलक नियमावली (genetic code) एवम् म्याज़्मॅस द्वारा नियन्त्रित होता है, तुरन्त प्रगट होने लगते हैं। वायरस एवम् बैक्टीरिया (virus and bacteria) जन्य संक्रमणों, जैसे खसरा, चेचक, त्वचा के रोग, सर्दी-खाँसी, टौन्सिलाईटिस, ब्रौंकाइटिस, गैस्ट्रोऐन्ट्राइटिस, पेशाब की नली का संक्रमण (urinary tact infection), इन्फ्लुएन्ज़ा/कोविड संक्रमण एवम् टायफ़ॉएड ज्वर, आदि का प्रभाव अलग-अलग रोगियों में उनकी रोग प्रतिरोधक शक्ति (immunity) के अनुसार अलग-अलग होता है। इनका पहला प्रभाव हमेशा प्रदाह जन्य (inflammation) होता है। ऐसा सोरिक म्याज़्म् के कारण होता है। संक्रमण की गम्भीरता के अनुसार सोरिक म्याज़्म् के बाद आए प्रदाह के बाद दूसरे म्याज़्मॅस बहुत तेज़ी के साथ बदलते हैं। यदि समय पर सही औषधि न दी जाए तो इनकी जटिलताएं अलग-अलग रोगियों में अलग-अलग रूप में प्रकट होती हैं। सक्रिय सिफ़िलिटिक म्याज़्म् का प्रभाव हमेशा घातक होता है। अतः औषधि का चुनाव करते समय हमेशा सर्वोपरि सक्रिय म्याज़्म् का ध्यान रखें।

स्वास्थ्य लाभ (restoration of health) हमेशा डा० हैरिंग के 'रोग मुक्ति के दिशा निदेश के सिद्धान्त' (Hering's 'Law of Direction of Cure') के अनुसार होना चाहिए। इस प्रकार के इलाज का शल्य, व्यायामिक, या अन्य दवा-रहित इलाजों से कोई विरोध नहीं है। परन्तु कुप्रचार के कारण केवल लक्षणों पर आधारित आंतरिक इलाज को आजकल हल्की दृष्टि से देखा जाने लगा है। इसका जवाब एक ही हो सकता हैः हम होम्योपैथी के चिकित्सक सही लक्षण परखने में निपुणता प्राप्त करें और अपनी जिम्मेवारी निभाते रहें।

इंग्लैंड के एक प्रसिद्ध (ऐलोपैथ) डॉक्टर बर्नेट एक बार स्वयं प्लुरिसि रोग के शिकार हो गए थे। जब वह ऐलोपैथिक चिकित्सा से ठीक न हुए तो होम्योपैथी की शरण में आए और स्वस्थ हुए और बाद में होम्योपैथ ही बन गए। उन्होंने कहा "यदि हम होम्योपैथ इस चिकित्सा पद्धति को गुप्त रखते तो हमारे रोग निदान के चमत्कारों को देखकर दुनिया भर की सरकारें दंग रह जातीं और हमें मुँह माँगा रूपया देने को तैयार हो जातीं।" यह कटु सत्य है।

पुस्तक को ऐसा स्वरूप प्रदान किया गया है जिससे लक्षणों के अनुरूप औषधि का चयन करने में मदद् मिल सके। इस बात का ख़ास ध्यान रखा गया है कि लक्षणों का विवरण अनावश्यक न हो। कम से कम शब्दों में हर बात पूरी करने का भरसक प्रयत्न किया गया है।

मैंने आज से करीब ४७ साल पहले होम्योपैथिक चिकित्सा पद्वति से लोगों का इलाज करना शुरू किया। धीरे-धीरे जैसे समय बीतता गया और चिकित्सा जगत में आधुनिक उपकरणों के आविष्कार के बाद से आनुवंशिकी (genetics) एवम् भ्रूणविज्ञान (embryology), आदि विषयों को बेहतर रूप से समझने में मेरी भी ज्ञान वृद्धि हुई। कोरोना संक्रमण के दौरान मैंने इन दोनों विषयों का गहन अध्ययन किया और इसका लाभ उठाया। पुस्तक के इस संस्करण में इस सबकी झलक देखने को मिलेगी। मुझे उम्मीद है कि युवा होम्योपैथिक डॉक्टरों को इससे अवश्य लाभ होगा। पुस्तक के आगामी संस्करणों को और बेहतर बनाने हेतु सुझावों का स्वागत करूंगी।

मोटे तौर पर पुस्तक में सामग्री मात्र सुविधा हेतु बीमारियों के अनुसार दी गई है। कुछ बीमारियाँ आयु और लिंग वर्ग के अनुसार दी गई हैं। रोगी को औषधि देने से पहले उस औषधि को किसी अच्छे मैटेरिया मेडिका एवम् रेपर्टरी, आदि के जरिए ध्यान से पढ़ें और पुष्टि होने के बाद ही रोगी को दें।

औषधियों के नामों का हिन्दी उच्चारण अंग्रेजी की Webster's New Twentieth Century Dictionary (unabridged) के अंग्रेजी नामों के उच्चारणों के आधार पर लिखा गया है। कहीं-कहीं पर औषधियों के प्रचलित उच्चारण भी दिए गए हैं।

पिछले 30 वर्षों से अधिक समय के अन्दर इस पुस्तक की एक लाख से अधिक प्रतियों का प्रकाशन पुस्तक को हिन्दी जगत में मिली लोकप्रियता का प्रमाण है। पुस्तक का पहला संस्करण 1992, दूसरा संस्करण 1994, तृतीय संस्करण 1996 एवम् चतुर्थ संस्करण 2004 में प्रकाशित हुआ था उसके बाद बीच-बीच में अनेकों बार रिप्रिंन्ट्स आ चुके हैं।

इस संस्करण में होम्योपैथिक चिकित्सा पद्धति के बारे में विस्तारपूर्वक बताया गया है। साथ ही दवाओं के लक्षणों की भी विस्तृत जानकारी दी गई है। कुछ ख़ास रोगों का निदान भी जोड़ा गया है। काफ़ी पाठकों की राय के अनुरूप पुस्तक में कुछ बदलावों के साथ अन्त में औषधियों के नामों को हिन्दी भाषा के साथ अंग्रेजी भाषा में भी दर्शाया गया है।

इस पुस्तक में अंकित चिकित्सकीय संकेत मात्र सुझाव के तौर पर दिए गए हैं। पुस्तक में दी गई सामग्री किसी भी चिकित्सा पद्धति का प्रतिस्थापन नहीं करती। निस्सन्देह, किसी भी रोगी को जिसे चिकित्सा की आवश्यकता है उसे किसी योग्य एवम् अनुभवी चिकित्सक से ही अपनी चिकित्सा करानी चाहिए।

अध्ययन करते हुए यह बात ध्यान में रखनी आवश्यक है कि इस पुस्तक में दी गई सामग्री या ज्ञान किसी गारन्टी के रूप में नहीं हो सकता।

पाठक कृपया ध्यान रखें कि यह पुस्तक केवल होम्योपैथिक विद्यार्थियों एवम् होम्योपैथिक चिकित्सकों के मार्ग दर्शन हेतु लिखी गई है। इस पुस्तक का उद्देश्य स्वयम् चिकित्सा को बढ़ावा देना कतई नहीं है।

पुस्तक के पंचम परिवर्धित संस्करण के प्रस्तुतिकरण में कुछ लोगों से बहुमूल्य सुझाव एवम् सहायता मिली है - उन सबके प्रति आभार प्रगट करने के साथ ही साथ कुछ नामों का उल्लेख बहुत आवश्यक है; वह हैं डा० के.पी. सिंह धामा, डा० निधि धामा, सोनल धामा एवम् एलिस।

मुझे पूर्ण विश्वास है कि यह संस्करण भी पहले संस्करणों की भांति लोकप्रिय होगा।

स्थान - डी-३५२, द्वितीय तल,
डिफैन्स कॉलोनी, नई दिल्ली-११० ०२४
१ नवम्बर 2023

**सुमन धामा**

# विषय सूची
## (Contents)

## श्वास तंत्र के रोग
## (Diseases of the Respiratory Organs)

## बुखार, खसरा, चेचक, तपेदिक, व मलेरिया, आदि
**(Fevers & Tuberculosis, etc.)**



## स्नायु सम्बन्धी रोग
**(Diseases of Nervous System)**



## बालों व नाखूनों के रोग
**(Diseases of Hair and Nails)**

## सिर, आँख, कान, व नाक के रोग
**(Diseases of Head, Eye, Ear & Nose)**



## आँखों के रोग
**(Diseases of Eyes)**



## कान के रोग
**(Diseases of the Ear)**

## नाक के रोग

**(Diseases of the Nose)**



## मुँह व दांत के रोग

**(Diseases of Mouth & Teeth)**



## जीभ व गले के रोग

**(Diseases of Tongue & Throat)**



## गले के रोग

**(Diseases of the Throat)**



## पाचनतंत्र के रोग

**(Diseases of the Digestive System)**

## हृदय रोग
### (Heart Diseases)

## मूत्रतन्त्र के रोग
## (Diseases of the Urinary System)



## त्वचा के रोग
## (Diseases of the skin)

## आम विकार एवम् अन्य महत्वपूर्ण जानकारी
## (General Ailments)

## विभिन्न प्रकार के दर्द एवम् अन्य रोग

**(Pains & aches, etc.)**



## दुर्घटनाएं

**(Accidents)**



## बच्चों के रोग

**(Diseases of Children)**

## स्त्री रोग

### (Diseases of Women)



## स्तन रोग

### (Diseases of Mammae)

## गर्भाशय व डिम्ब ग्रन्थियों के रोग
**(Diseases of Uterus & Ovaries)**



## गर्भावस्था के दौरान तकलीफ़ें
**(Ailments during Pregnancy)**



## पुरूषों के रोग
**(Diseases of Males)**

## वृद्धावस्था के रोग

**(Affections of old age, senility)**

# आधुनिक होम्यो चिकित्सा

डा० सुमन धामा
डी. एच. एम. एस., एन. डी.

सर्वसाधारण की भाषा में डा० के. पी. एस. धामा द्वारा संपादित

पंचम परिवर्धित संस्करण : 2023

# होम्योपैथी क्या है?
## (What is Homoeopathy ?)

होम्योपैथी का प्रारम्भ जर्मनी के एक मशहूर डॉक्टर हैनीमैन ने किया था। होम्योपैथी एक ऐसा चिकित्सा विज्ञान है जिसमें अस्वस्थ व्यक्ति का इलाज ऐसी औषधियों द्वारा किया जाता है जिनका औषधि परीक्षण स्वस्थ व्यक्तियों पर किया जा चुका हो। अस्वस्थ व्यक्ति के समस्त विकृत लक्षणों (morbid symptoms) को पहचान लेने के बाद ऐसी औषधि दी जाती है जो कि स्वस्थ व्यक्तियों में उसी प्रकार के लक्षण पैदा करने में सक्षम हो। अतः यह चिकित्सा पद्धति निरापद (fool proof) एवम् अकाट्य है।

होम्योपैथी प्रकृति के मूल सिद्धान्त 'समः समं शमयति' पर आधारित है। लेटिन भाषा में इस सिद्धान्त को 'सिमिलिया सिमिलिबस क्यूरेन्ट्यूर' (Similia Similibus Curentur) कहते हैं। आम व्यक्ति इसे 'विषस्य विषौधम्' के नाम से जानता है। जिसका अर्थ है 'ज़हर ही ज़हर की दवा है'।

जब तक हमारी जीवनी शक्ति, जिसका कोई भौतिक अस्तित्व नहीं है और जिसे मात्र हम एक गतिज स्तर (dynamic plane) समझ सकते हैं, हमारे भौतिक शरीर में है तभी तक हम जीवित रहते हैं।

किसी भी व्यक्ति विशेष में हर प्रकार की प्राकृतिक बीमारियाँ जो कि जीवनी शक्ति के असंतुलित होने के कारण उत्पन्न होती हैं, उन्हें सिर्फ़ किसी ऐसी औषधि के द्वारा ही समाप्त किया जा सकता है जो औषधि परिक्षण (drug proving) के दौरान स्वस्थ शरीर में उसी तरह के लक्षण एवम् संवेदनाएं पैदा करने में सक्षम हो।

इस सच को समझने के लिए हम यहां पर प्रकृति के सर्वव्यापक 'रोग मुक्ति सिद्धान्त' (infallible universal law of cure of nature) समः समं शमयति (Similia Similibus Curentur) का अंग्रेज़ी एवम् उसका

हिन्दी रूपान्तर दे रहे हैं:

"The weaker dynamic affection is permanently extinguished in the living organism by a stronger one, if the latter (whilst differing in kind) is very similar to the former in its manifestations."

"एक जीवित शरीर (living organism) में एक कमज़ोर गतिज रोग (weaker dynamic affection) अपने से शक्तिशाली गतिज रोग (stronger dynamic affection) के द्वारा हमेशा के लिए समाप्त हो जाता है, बशर्ते यह शक्तिशाली गतिज रोग अपनी अभिव्यक्ति (manifestation) में कमज़ोर गतिज रोग के बहुत ही समान हो परन्तु भिन्न प्रकार (whilst differing in kind) का हो।"

इस प्रकार से यह साफ़ हो जाता है कि प्रकृति का यह सर्वव्यापक 'रोग मुक्ति सिद्धान्त' गतिज स्तर (dynamic plane) पर कार्य करता है। इस सिद्धान्त को समझने के लिए, इस सिद्धान्त में बताए तीन गतिज स्तर (dynamic plane) को समझना आवश्यक है। जो इस प्रकार हैं (1) रोगी का गतिज स्तर (dynamic plane of the sick person) (2) प्राकृतिक बीमारी का गतिज स्तर एवम् (3) होम्योपैथिक औषधि का गतिज स्तर, या कहें कि शक्तिकृत औषधि (potentized medicine)।

होम्योपैथी के इस 'रोग मुक्ति के सिद्धान्त' के अनुसार किसी औषधि के लेने से स्वस्थ व्यक्ति में जो लक्षण उत्पन्न होते हैं, उसी तरह के लक्षण अगर किसी भी अस्वस्थ व्यक्ति में पाए जाएं तो वही औषधि उन लक्षणों को समाप्त कर शरीर को फिर से स्वस्थ कर देती है। उदाहरण के तौर पर जब कोई स्वस्थ व्यक्ति भांग खा लेता है तो उसे मानसिक भ्रम हो जाता है, एक मिनट एक घंटे के बराबर लगने लगता है, पास की चीज़ें मीलों दूर नज़र आती हैं, हंसना शुरू करता है तो हंसता ही जाता है, बोलना शुरू करता है तो बोलता ही चला जाता है। अपने आप को किसी राजा-महाराजा

से कम नहीं समझता। कामोत्तेजना आ जाती है, पेशाब में जलन व पेशाब बूंद-बूंद कर आने लगता है, सिर में दर्द हो जाता है। होम्योपैथी के 'रोग मुक्ति के सिद्धान्त' के अनुसार अगर किसी अस्वस्थ व्यक्ति, चाहे वह किसी भी बीमारी का शिकार हो (अंग्रेजी चिकित्सा पद्धति के वर्गीकरण के अनुसार चाहे वो सूजाक से ग्रसित हो या अन्य किसी रोग से), में ये लक्षण पाए जाएं तो भांग से बनी शक्तिकृत (potentised) होम्योपैथिक औषधि *कैनेबिस इंडिका* इन लक्षणों को समाप्त कर उस रोगी की जीवनी शक्ति को संतुलित कर उसे फिर से स्वस्थ कर देगी।

इस तरह से होम्योपैथी में लक्षणों के आधार पर अस्वस्थ व्यक्ति का इलाज किया जाता है। जिसके लिए म्याज़्मूस का ज्ञान होना आवश्यक है। अंग्रेजी पद्धति की तरह रोग के नाम का अधिक महत्व नहीं है। औषधियों के सटीक लक्षण जानने के लिए स्वस्थ व्यक्तियों पर औषधि परीक्षा की जाती है जिसे औषधि परीक्षण (drug proving) कहते हैं। इस तरह से हम निम्न निष्कर्ष पर पहुंचते हैं:

1. होम्योपैथिक चिकित्सा पद्धति प्रकृति के 'रोग मुक्ति के सिद्धान्त' 'समः समं शमयति' पर आधारित है।

2. औषधियां बनावटी बीमारियाँ (drug proving) उत्पन्न करने में सक्षम हैं।

3. किसी औषधि के पूर्ण लक्षण जानने के लिए उसका औषधि परीक्षण स्वस्थ व्यक्तियों पर किया जाता है।

4. किसी भी अस्वस्थ व्यक्ति का इलाज करने के लिए कोई ऐसी औषधि जो कि उस अस्वस्थ व्यक्ति के समस्त विकृत लक्षणों के ही समान लक्षणों वाली हो, दी जाती है।

औषधि परीक्षण के फलस्वरूप स्वस्थ व्यक्तियों में उत्पन्न होने वाले मानसिक व शारीरिक लक्षणों को हम होम्योपैथिक मैटेरिया मेडिका में संग्रहित करते हैं। इस पुस्तक में हम विभिन्न मैटेरिया मेडिका एवम् रेपर्टरी आदि से

अपने अनुभव के आधार पर औषधियों के कुछ मुख्य लक्षण चिकित्सा जगत में प्रचलित रोगों के अंग्रेजी चिकित्सा पद्धति वर्गीकरण के अनुसार मात्र सुविधा हेतु दे रहे हैं। होम्योपैथिक चिकित्सा पद्धति में मात्र दो प्रकार के रोग (1) एक्यूट (acute disease) व (2) क्रोनिक (chronic disease) होते हैं।

पुस्तक की रूपरेखा रोगों के ऐलोपैथिक वर्गीकरण के अनुसार मात्र सुविधा हेतु की गयी है। किसी भी औषधि को प्रयोग में लाने से पहले उसे मैटेरिया मेडिका में अवश्य पढ़ें एवम् रेपर्टरी का इस्तेमाल करें। औषधि यदि रोगी के समस्त विकृत लक्षणों, सर्वोपरि म्याज़्म् एवम् रोगी के मूल स्वभाव के अनुरूप होगी तभी वह रोग को समूल रूप से नष्ट करने में सक्षम होगी।

यहां पर यह जान लेना आवश्यक है कि जानवरों पर किए जाने वाले औषधि परिक्षण सारहीन हैं। इस तथ्य को समझने के लिए मैं कुछ उदाहरण देना चाहूँगी - *मार्फिया* देने से कुत्ते उल्टी कर देते हैं एवम् निष्क्रिय हो जाते हैं जबकि बिल्लियां उत्तेजित हो जाती हैं। *एकोनाइट* के सेवन से भेड़ें मर जाती हैं जबकि घोड़ों एवम् बकरियों पर उसका कोई असर नही होता। इसी प्रकार *एंटीमनी* सुअर एवम् हाथियों को छोड़कर मनुष्यों एवम् अधिकांश पशुओं पर घातक प्रभाव छोड़ती है। इससे यह बात साफ हो जाती है कि जानवरों पर किए गए औषधि परिक्षणों का परिणाम मनुष्यों पर उनके परिक्षणों के परिणाम से भिन्न हो सकता है। कहने का मतलब है कि स्वस्थ व्यक्तियों पर औषधि परिक्षण के द्वारा उत्पन्न लक्षणों के आधार पर होम्योपैथी के मूल सिद्धान्त 'सिमिलिया सिमिलिबस क्यूरेन्ट्यूर' के अनुरूप रोगोपचार ही उत्तम है। इस बात को यदि एक वाक्य में कहें तो हम कहेंगें कि होम्योपैथिक चिकित्सा एक व्यक्तिपरक निदान है।

## होम्योपैथिक औषधि का चुनाव कैसे करें ?

होम्योपैथी के मूल सिद्धान्त के अनुसार किसी भी अस्वस्थ व्यक्ति का इलाज उस व्यक्ति विशेष के समस्त विकृत लक्षणों, उस समय सर्वोपरि म्याज़्म् एवम् औषधि की विशिष्टता के आधार पर किया जाता है। जीवनी

शक्ति के असंतुलित हो जाने के फलस्वरूप व्यक्ति के ऐसे अंग जिनकी रोग प्रतिरोधक क्षमता (immunity) कम हो, रोग ग्रस्त हो जाते हैं। इस तरह से जब किसी अंग की ऊर्जामयता (vitality) जब सामान्य से कम हो जाती है तो हम प्राकृतिक रूप से रोग ग्रस्त हो जाते हैं। हम सभी जानते हैं कि हमारा आन्तरिक स्वरूप हमारी इच्छा एवम् हमारी बुद्धि है। इसलिए मानसिक लक्षणों का महत्व अधिक है। इस तरह किसी भी रोगी में पाए जाने वाले विकृत लक्षण अंदरूनी बीमारी की बाह्य अभिव्यक्ति मात्र हैं। धीरे-धीरे असंतुलित जीवनी शक्ति का प्रभाव रोगों के दमन (suppression) के कारण उत्तकों की विकृति (pathological changes) के रूप में उभरता है। एक अच्छा होम्योपैथ ही यह अनुभव कर सकता है कि जीवनी शक्ति के असंतुलित हो जाने के फलस्वरूप उत्पन्न विकार कैसे पूरे व्यक्ति को (उसके मन, बुद्धि एवम् शारीरिक अंगों तक) प्रभावित कर उसके व्यक्तित्व में विलक्षण, दुर्लभ, एवम् विशिष्ट लक्षण (strange, rare, and peculiar symptoms) उजागर करता है। ऐसा शरीर को स्वस्थ बनाए रखने के लिए उस समय पर किसी एक म्याज़्मूस के, जो उस समय सर्वोपरि हो, के प्रतिक्रिया (reaction) के फलस्वरूप होता है। इसके विपरीत बीमारी के लक्षण मात्र सामान्य लक्षणों (common symptoms) के रूप में उजागर होते हैं। एक ही बीमारी से ग्रसित रोगियों के सामान्य लक्षण एक समान होते हैं। इसी वजह से होम्योपैथी में औषधि के चुनाव के लिए विलक्षण, दुर्लभ एवम् असाधारण लक्षण (strange, rare and peculiar), और जहाँ इस तरह के लक्षण नहीं मिलते वहां ऐसे लक्षण जो रोगी में विशेषता सूचक लक्षण* [characteristic symptoms] हों,

---

* ऐसे लक्षण, परिवर्तित अनुभूतियां, और औषधियों के मानव शरीर पर होने वाले प्रभाव जो होम्योपैथिक चिकित्सा पद्धति को अन्य चिकित्सा पद्धतियों से अलग स्वरूप प्रदान करते हैं विशेषता सूचक लक्षण (characteristic symptoms) कहलाते हैं। ऐसे लक्षण जिनकी व्याख्या शरीर रचना (anatomical) एवम् रोगात्मक (pathological) लक्षणों, आदि के अन्तर्गत नहीं की जा सकती विलक्षण, दुर्लभ, एवम् असाधारण (strange, rare, and peculiar) लक्षण कहलाते हैं।

मानसिक सार्विक (mental generals), शारीरिक सार्विक (physical generals), एवम् शरीर के एक ओर होने वाले रोग लक्षण - जैसे कि बायीं ओर, दाहिनी ओर - या फिर बायीं ओर से दाहिनी ओर या दाहिनी से बायीं ओर। सुस्ती या बेचैनी, इसके अलावा प्यास, खाने-पीने में तीव्र रूचि एवम् अरूचि। गर्मी एवम् सर्दी के प्रति सहनशीलता, स्वप्न, कामवासना एवम् स्रावों के रंग - गाढ़ा या पतला, आदि निर्णायक भूमिका निभाते हैं।

जिस दिशा में व्यक्ति जीवनी शक्ति के असंतुलन के कारण बाहर से आन्तरिक रूप से अस्वस्थ होता है ठीक उसी के विपरीत वह स्वस्थ भी होता है। इसका मतलब है स्वास्थ्य लाभ कारण से परिणाम (cause to effect) या फिर कहें कि केन्द्र से बाह्य सतह (center to circumference) की ओर होता है।

स्वास्थ्य लाभ के इस क्रम को हम डा० हैरिंग के 'रोग मुक्ति के दिशा निदेश के सिद्धान्त' (Hering's 'Law of Direction of Cure') के नाम से जानते हैं व समझते हैं।

यह प्रक्रिया निम्न प्रकार से होती है:

i) ऊपर से नीचे की ओर,

ii) अन्दर से बाहर की ओर,

iii) शरीर के अधिक महत्वपूर्ण अंगों से कम महत्वपूर्ण अंगों की ओर,

iv) लक्षण अपनी उत्पत्ति के विपरीत क्रम में समाप्त होते हैं।

इसे हम शरीर के बचाव रक्षात्मक प्रतिक्रिया विधि (defence mechanism) के द्वारा समझ सकते हैं।

यह सब शक्तिकृत औषधि की भेदक क्रिया के फलस्वरूप सम्भव है। अपरिष्कृत दवाओं (crude drugs) से यह सम्भव नही है।

रोग निवारण की इस प्रक्रिया से यह साबित होता है कि अन्तिम रोग लक्षणों का उभरना इस बात का परिचायक है कि पहले उत्पन्न हुए रोग एवम् उसके लक्षण ठीक नहीं हुए थे, बल्कि दबा दिए गए थे।

होम्योपैथिक चिकित्सा पद्धति में औषधि के प्रभाव को किसी भी रोगी में डा० कैन्ट की 12 टिप्पणियों (12 observations of Dr. J.T. Kent) के तहत परखा जाता है।

पीछे हम कह चुके हैं कि होम्योपैथिक चिकित्सा पद्धति प्रकृति के 'रोग मुक्ति के मूल सिद्धान्त' पर आधारित है और हर तरह के प्राकृतिक रोगों को जो ठीक हो सकते हैं (curable) ठीक करने में सक्षम है।

ऐलोपैथी या अंग्रेज़ी चिकित्सा पद्धति में अस्वस्थ व्यक्ति के विलक्षण, दुर्लभ, एवम् असाधारण लक्षणों का कोई ख़ास महत्व नहीं है। औषधि बीमारी के नाम व उसके सामान्य लक्षणों (common symptoms) के आधार पर ही दी जाती है।

हम सब जानते हैं कि एक ही प्रकार की बीमारी में अलग-अलग रोगियों में अलग-अलग विकृत लक्षण पाए जाते हैं। उदाहरण के तौर पर, साधारण सर्दी के रोगियों को ही लें तो हम पाएंगे कि अलग-अलग रोगियों में सर्दी के सामान्य लक्षणों के साथ कुछ विलक्षण, दुर्लभ, एवम् असाधारण लक्षण भी पाए जाते हैं जो इन्हें एक दूसरे से भिन्न बनाते हैं। उदाहरण के तौर पर हम यहां साधारण सर्दी-जुकाम के पांच रोगियों का विवरण दे रहे हैं:

क) अचानक सर्दी होना; नाक बहना, छींकें आना; गर्म कमरे में रोग लक्षणों का बढ़ना। साथ में डर, बेचैनी, प्यास, व बुखार।

ख) सर्दी के कारण लगातार छींकें; गर्म कमरे में जाने से रोग वृद्धि, नाक से बहुत ज़्यादा पानी की तरह का जलनयुक्त स्राव, सिर दर्द, खाँसी तथा आवाज़ बैठ जाना। आँखें सूज जाना तथा उनसे पानी के जैसा पतले स्राव का निकलना जो कि जलन पैदा नहीं करता। खुली एवम् ठंडी जगहों पर अच्छा लगना।

ग) नाक से ज़ख्म कर देने वाला स्राव; आँखों तथा नाक में जलन, थोड़ी-थोड़ी देर में थोड़ा-थोड़ा पानी पीने की अमिट प्यास या प्यास कम हो; बेचैनी व भय; कमज़ोरी, बुखार व सिर दर्द के कारण नींद न आना। सभी लक्षणों का गर्म चीज़ों के उपयोग से घटना। ठंड लगे।

घ) बहने वाला जुकाम; आँखों से हर समय पानी आना जिससे आँखें जलें; चेहरा गर्म परन्तु रोगी का बाकी शरीर ठंडा हो एवम् रोगी को ठंड लगे। गर्म कमरे में व शाम के समय रोग का बढ़ना।

ड) प्यास कम। सुस्ती (dullness)। कमर में ठंड लगे, सिर व चेहरे पर खिंचाव और भारीपन, आँखों की पलकें (eyelids) भारी हों। छींकें आना, तथा नज़ला गिरना। नींद सी आई रहना, पर सो न सके। बुखार जो कि बिना पसीने के छूट जाए और दोबारा आ जाए। ठंड के साथ जोर का पेशाब आए जिससे सिर में हल्कापन महसूस हो।

उपरोक्त 5 रोगियों को देखने से हम इस निष्कर्ष पर पहुंचते हैं कि सर्दी-जुकाम से पीड़ित इन रोगियों के लक्षण एक दूसरे से भिन्न हैं और इस तरह से इन रोगियों की औषधि समान नहीं हो सकती। इसलिए उन्हें एक ही वर्ग में नहीं रखा जा सकता।

होम्योपैथी में इन पांच रोगियों की औषधियां (जो नीचे दी गई हैं) उनके विकृत लक्षणों, आदि के आधार पर भिन्न होंगी:

क) एकोनाइट नेप, ख) एलियम सीपा, ग) आर्सेनिक एल्ब, घ) यूफ्रेशिया, ड) जल्सेमियम।

अगर ये पांच रोगी किसी ऐलोपैथिक डॉक्टर के पास जाएं तो उनकी एक ही औषधि होगी। रोग के घटने-बढ़ने या स्राव के प्रकार से उन्हें कोई ख़ास सरोकार नहीं। उन्हें मतलब है सिर्फ़ सर्दी-जुकाम से जिसकी सिर्फ एक ही औषधि होगी जो जुकाम के रोगी को ठीक नहीं करेगी बल्कि उसके रोग को दबा देगी।

उपरोक्त पांच रोगियों में हर रोगी को एक अलग होम्योपैथिक औषधि दी जाएगी। यह वह औषधि होगी जिसके लक्षण औषधि परीक्षण के समय उस रोगी विशेष के लक्षणों से बहुत कुछ मिलते-जुलते उत्पन्न हुए थे। अर्थात् होम्योपैथी में सही औषधि (correct similimum) का चुनाव 'रोग मुक्ति के सिद्धान्त' 'समः समं शमयति' के आधार पर किया

जाता है, जबकि ऐलोपैथी में ऐसा नहीं है।

किसी भी बीमारी का नाम (diagnosis) उस बीमारी की प्रकृति (nature of disease) को ऐसे व्यक्त नही करता, जिससे कि उस बीमारी की औषधि का प्रतिबिम्ब या धारणा बन सके। ऐसा इसलिए है, क्योंकि बीमारी का नाम मात्र उसके अन्तिम चरण (ultimates) और बर्हिभाग (exteriors) को ही दर्शाता है, जबकि बीमारी की अन्तरंग प्रकृति (interior nature) को जानना एवम् समझना जरूरी है। यह सिर्फ ऐसे संकेतों एवम् लक्षणों द्वारा ही मुमकिन है जो रोगी की व्यक्तिगत विशिष्टता दर्शाते हैं। मात्र ऐसी औषधि ही रोगी को स्वास्थ्य लाभ (restoration of health) करने में सक्षम होती है। ऐसी व्यक्तिपरक औषधि को ढूंढने के अलावा अन्य कोई विकल्प नही है। आर्गेनन् ऑफ मेडिसन (Organon of Medicine - aphorism 6-8)।

रोगी का इलाज करने का मतलब है व्यक्तिपरकता के आधार पर सही औषधि का चयन कर उसकी संवेदनशीलता को समाप्त कर उसकी जीवनी शक्ति को पुनः संतुलित कर उसे स्वास्थ्य प्रदान करना। कोई भी रोगी न तो किसी ऐसी औषधि से जिसके प्रति वह संवेदनशील नहीं है ठीक ही किया जा सकता है और न ही ऐसी औषधि उस व्यक्ति में बनावटी बीमारी पैदा कर सकती है। कोई भी रोगी सिर्फ सटीक सादृश्य (correct similimum) के प्रति ही अत्यधिक संवेदनशील होता है। जितनी औषधि के प्रति संवेदनशीलता अधिक होगी उतना ही उसका असर तेज़ी के साथ व गहरा होगा। औषधि की पोटेन्सी (potency) रोगी की संवेदनशीलता के अनुसार तय की जाती है। और ऐसी औषधि ही सटीक सादृश्य कहलाती है।

यहां हम सटीक सादृश्य के बारे में विस्तार से बताना चाहेंगे। सटीक सादृश्य का सही अर्थ है औषधि के लक्षण, प्रकृति (miasmatic trait), उसकी पोटेन्सी, व मात्रा, आदि का रोगी के विकृत लक्षणों, रोगी की मूल प्रकृति (genetic trait) एवम् उस समय के सर्वोपरि सक्रिय म्याज़्म् व रोग की

गम्भीरता, आदि के साथ एकदम समानता। होम्योपैथिक औषधि के चुनाव का अर्थ सिर्फ़ रोगी के लक्षणों एवम् औषधि के लक्षणों की समानता देखना मात्र नहीं है।

होम्योपैथिक औषधि का चुनाव रोगी के सम्पूर्ण विकृत लक्षणों के आधार पर विलक्षण, दुर्लभ, एवम् असाधारण लक्षणों को सर्वोपरि मान कर व उनका विश्लेषण करने के बाद किया जाता है। होम्योपैथिक औषधि के चुनाव में बीमारी के सामान्य लक्षणों का कोई ख़ास महत्व नहीं है - क्योंकि बीमारी के लक्षण उस रोग से ग्रसित हर रोगी में समान होते हैं।

इस पुस्तक में हम औषधियों के कुछ ख़ास लक्षण जो कि आमतौर पर एक ख़ास बीमारी के रोगियों में मिल सकते हैं, अपने अनुभव के आधार पर दे रहे हैं। ये लक्षण हमें कुछ ख़ास औषधियों को तुरन्त पहचानने में मदद करते हैं। हमें औषधि का चुनाव करते समय रोगी के पूर्ण विकृत लक्षणों को, ख़ासकर विलक्षण, दुर्लभ, एवम् असाधारण लक्षणों को हमेशा ध्यान में रखना चाहिए। और इसके लिए रेपर्टरी एवम् मैटेरिया मैडिका को अवश्य प्रयोग में लाना चाहिए।

ऐलोपैथिक चिकित्सा पद्धति में औषधियां पेटेन्ट (patent) के रूप में प्रयोग में लाई जाती हैं, जबकि होम्योपैथिक चिकित्सा पद्धति में हर प्रकार के प्राकृतिक रोगों के लिए औषधि का चुनाव प्रकृति के 'रोग मुक्ति के सिद्धान्त' के अनुरूप व्यक्ति विशेष में आए जीवनी शक्ति के असन्तुलन को सन्तुलित करने के लिए (restoration of health) किया जाता है।

जीवनी शक्ति के असन्तुलन (derangement of vital force) से हर प्रकार की प्राकृतिक बीमारियों (natural diseases) का होना यह दर्शाता है कि उम्र या लिंग के आधार पर रोगों का वर्गीकरण करके दवा का सुझाव देना होम्योपैथी के मूल सिद्धान्तों से पूर्णतया मेल नहीं खाता। मात्र सुविधा हेतु हम इस तरह का वर्गीकरण इस पुस्तक में दे रहे हैं। साथ में हम बीमारियों के सामान्य लक्षण **(common symptoms)** भी

आवश्यकतानुसार कहीं-कहीं दे रहे हैं, ताकि औषधि का सही चुनाव आसानी से किया जा सके। मगर हम यहां यह साफ़-साफ़ बता देना चाहेंगे कि हमें बीमार को हमेशा एक व्यक्ति विशेष के रूप में ही समझ कर उसकी व्यक्तिगत चिकित्सा ही करनी होगी। यह जरूरी नहीं है कि हर रोगी के लिए औषधि का सुझाव इस पुस्तक से मिले - इस पुस्तक को मात्र होम्योपैथिक थेराप्यूटिक्स की एक छोटी सी झलकी की तरह से ही समझें।

कुछ रोगियों में हम देखते हैं कि उन्हे एक ही प्रकार का रोग बार-बार होता है। यहाँ तक देखा गया है कि किसी व्यक्ति को फ्रैक्चर तक भी एक ही अंग विशेष का होता है। एक रोगी में हमने 7 बार एक ही टांग में फ्रैक्चर अलग-अलग समय पर देखा है। ऐसा उस अंग विशेष के प्रतिरक्षक रक्षा प्रणाली (immune system being compromised) के ताल मेल में आई गड़बड़ी के कारण अपशिष्ट द्रव्यों (waste matter) का शरीर से बाहर न निकलने के कारण होता है। इस प्रक्रिया को हम भ्रूणविज्ञान (embryology), आनुवंशिक विज्ञान (genetics) एवम् म्याज़्म्, आदि के गहन अध्ययन से समझ सकते हैं।

*इस पुस्तक में अंग्रेज़ी चिकित्सा पद्धति के अनुसार रोगों का उल्लेख एवम् उनकी चिकित्सा मात्र सुविधा हेतु दिया गया है।*

पुस्तक में कई जगह लक्षणों को रोग के रूप में दर्शाया गया है। ऐसा इसलिए किया गया है क्योंकि हम आमतौर पर ऐसे लक्षणों को रोग के रूप में पुकारते हैं।

मेरा अनुरोध है कि इस पुस्तक को होम्योपैथी के मूल सिद्धान्तों को ध्यान में रखकर ही व्यवहार में लाएं। स्वयं अपनी चिकित्सा न करें।

## रोग को दबाएं नहीं

रोग को ऐसे ही समझें जैसे घर आंगन में पडा हुआ गंदा कूड़ा। उस कूड़े को बाहर निकालें। ढकने या दबाने से तो वह सड़ता ही जाएगा और कालान्तर में ज़्यादा हानिकारक बन जाएगा। रोग भी शरीर के अन्दर एक

कूड़ा है, विष है, विषाक्त द्रव्य है जिसको शरीर से बाहर जाना ही चाहिए। उसे दबा कर शरीर में रखना एक भयंकर भूल है। होम्योपैथिक औषधियों से रोग रिसाव (discharges) के रूप में शरीर से बाहर निकलकर अस्वस्थ व्यक्ति की जीवनी शक्ति को संतुलित कर उसे स्वास्थ्य प्रदान करता है। हम इस प्रक्रिया को होम्योपैथिक औषधि देने के बाद डा० हैरिंग के 'रोग मुक्ति के दिशा निदेश के सिद्धान्त' (Hering's 'Law of Direction of Cure') से समझ सकते हैं।

## होम्योपैथी ही क्यों ?

अब सवाल उठता है कि दिन प्रतिदिन की साधारण व जटिल बीमारियों में होम्योपैथी ही क्यों? हम सभी जानते हैं कि अशक्तिकृत औषधियाँ रोग को दबाकर हमारी रोग प्रतिरोधक शक्ति को कम करती हैं। बीमारी को किसी और रूप में बढ़ावा दे सकती हैं; एवम् हमारी जीवनी शक्ति को और असंतुलित कर सकती हैं। अब प्रश्न उठता है कि औषधियों का बीमारी में क्या महत्त्व है? औषधियाँ क्यों दी जाएं? किसी भी होम्योपैथिक औषधि का असली कार्य प्रकृति के 'रोग मुक्ति के मूल सिद्धान्त' के अर्न्तगत जीवनी शक्ति को संतुलित करना मात्र है। रोगी को उसकी जीवनी शक्ति ही स्वस्थ रखती है। अतः जीवनी शक्ति का संतुलित रहना अत्यावश्यक है। हमें हमेशा ध्यान रखना चाहिए कि होम्योपैथिक औषधि का कार्य जीवनी शक्ति को फिर से संतुलित कर शरीर को स्वस्थ करने में मदद करना है।

उदाहरण के रूप में दुर्घटना को ही लें। हर दुर्घटना छोटा या बड़ा आघात अवश्य पहुँचाती है, हालांकि आघात का इलाज करने के लिए साधारण नियमों का पालन करना जरूरी है। होम्योपैथिक चिकित्सा हमेशा व्यक्ति विशेष (individualistic) के लिए, उसके स्वभाव, उस समय सर्वोपरि म्याज़्म्, आदि को ध्यान में रख कर ही करें। उदहारण के रूप में- हर इन्सान की संरचना या शारीरिक व मानसिक गठन (constitution) उसके उत्पत्तिमूलक नियमावली (genetic code) के अनुसार होती है। हर इन्सान एक दूसरे

से भिन्न होता है। और हर किसी की रोगों के प्रति अलग प्रवृत्ति (predisposition) होती है जो कि व्यक्ति विशेष की अतिसंवेदनशीलता (susceptibility) के अनुसार होती है। उदाहरण के रूप में यदि हम सर में लगी चोट के प्रभावों का आकलन करें तो अक्सर हम पाएगें कि - आर्निका के कॉन्सटिटयूशन वाले रोगी में सिर पर लगी चोट का प्रभाव अक्सर रक्तघात (stroke) के रूप में; साइक्यूटा वाले रोगी में सिर पर चोट का प्रभाव - आक्षेप (convulsions) के रूप में एवम् नेट्रम सल्फ के कॉन्सटिटयूशन वाले रोगी में सिर पर लगी चोट का प्रभाव सिर में दर्द या माइग्रेन (migraine) के रूप में देखने को मिलता है। यह सब व्यक्तिपरक्ता (individualization) का जीता जागता उदाहरण है। इसलिए किसी भी रोगी को आँख बंद करके मात्र सामान्य लक्षणों के अनुरूप दवा न दें।

## होम्योपैथिक औषधियाँ किन चीज़ों से व कैसे बनती हैं ?

होम्योपैथिक औषधियाँ वनस्पति (जड़, छाल, तना, कली, फूल, पत्ती, अर्क, गोंद, तेल, आदि या समस्त भाग से), जीवों (उनके स्राव [secretions of healthy organism], ज़हर, व उत्तकों, आदि से), शारीरिक अशुद्धियों, रसायनों, खनिज व सिन्थेटिक पदार्थों, आदि से बनती हैं। यह मूल अर्क, विचूर्ण या पोटेन्सी के रूप में हो सकती हैं।

होम्योपैथिक औषधियों को बनाने या अस्वस्थ व्यक्तियों को देने के लिए निम्न माध्यम (vehicle or media), जिनका अपना कोई ख़ास औषधीय गुण नहीं होता, प्रयोग किये जाते हैं। ये ख़ुश्क या तरल दोनों रूपों में होते हैं।

1. मिल्क शुगर - विचूर्ण बनाने व औषधि मिला कर रोगी को देने के लिए
2. शक्कर - गोलियां या टैबलेट्स बनाने के लिए
3. आसुत जल - औषधियां बनाने व रोगी को देने के लिए
4. ऐल्कोहौल - मूल अर्क व शक्तिकृत औषधि बनाने के लिए

5. ग्लिसरीन - औषधियों के संरक्षण एवं मरीज़ों को देने के लिए
6. वैसलीन - मल्हम बनाने के लिए
7. सौलवेन्ट ईथर - औषधियों के परीक्षण के लिए
8. सिरप सिम्प्लैक्स - सिरप आदि बनाने के लिए

**मूल अर्क (Mother Tincture):** आमतौर पर वनस्पतियों से बनने वाली औषधियां, जो ऐल्कोहौल में घुलनशील हों उनका मूल अर्क तैयार किया जाता है। मूल अर्क को हम 'Q' से दर्शाते हैं।

**विचूर्ण (Trituration):** जो पदार्थ ऐल्कोहौल में घुलनशील नहीं होते उनको मिल्क शुगर के साथ खरल करके विचूर्ण तैयार किया जाता है।

**शक्ति (Potency):** किसी औषधि का मूल अर्क या विचूर्ण लेकर (जिसमें औषधि मूल रूप में होती है) ऐल्कोहौल के साथ एक ख़ास तरह से झटके लगाकर या मिल्क शुगर के साथ खरल में रगड़ कर उसको शक्तिकृत किया जाता है। शक्ति बढ़ाने के लिए मूल औषधि व ऐल्कोहौल या मिल्क शुगर या डिस्टिल्ड वाटर 1 और 9 के अनुपात में या 1 और 99 के अनुपात में हो सकते हैं। 1 और 9 के अनुपात में बनी औषधियों की शक्ति की संख्या के साथ 'X' लगाया जाता है। जैसे एकोनाइट 3X। इस प्रकार से बनी औषधियों को **डैसिमल स्केल** की औषधियां कहते हैं। 1 और 99 के अनुपात (**सैंटेसिमल स्केल**) में औषधियों की शक्ति की संख्या के साथ आमतौर पर कुछ नहीं लिखते जैसे नक्स वोमिका 30। कुछ देशों में सैंटेसिमल स्केल की शक्ति की संख्या के साथ C लगाते है, जैसे नक्स वोमिका 30 C। इनके अलावा औषधियों के शक्तिक्रम का एक और क्रम है जिसमें औषधियाँ 1 अनुपात 50 हजार में बनाई जाती हैं। इन्हें हम 50 मिलेसिमल स्केल की औषधियों के नाम से जानते हैं। इस स्केल में दवाओं को 0/1, 0/2, 0/3 . . . . या LM (एल.एम.1, 2, 3 . . . .) आदि के रूप में लिखते हैं।

# औषधि की ख़ुराक कितनी एवं दिन में कितनी बार दें

यदि समस्त विकृत लक्षणों के अनुसार, सक्रिय म्याज़्मूस, आदि को ध्यान में रखकर सटीक सादृश (correct similimum) औषधि की बात करें तो मात्र एक खुराक काफ़ी होती है। ऐसा इसलिए है कि होम्योपैथिक औषधि का काम मात्र शरीर में उत्तेजना पैदा करना (to stimulate or stir the organism) है शेष कार्य जीवनी शक्ति - शरीर के बचाव रचनातन्त्र (defence mechanism) के माध्यम से करती है।

हमेशा याद रखें एक बार औषधि का असर (reaction) शुरू होने के बाद औषधि को अनावश्यक रूप से कभी भी न दें अन्यथा औषधि के लक्षण मरीज में प्रकट हो सकते हैं। ऐसी स्थिति को हम drug miasm के नाम से पुकारते हैं। अतः अनावश्यक रूप से औषधि का उपयोग न करें। एक बार में एक ही औषधि दी जानी चाहिए।

औषधि देने के बाद डा० हैरिंग के 'रोग मुक्ति के दिशा निदेश के सिद्धान्त' (Hering's 'Law of Direction of Cure') पर ध्यान दें। यदि औषधि देने के बाद डा० हैरिंग के इस सिद्धान्त के विपरीत रोग दब (suppression)

---

चेतावनी **(Warning):** यदि शरीर में रोग जन्य परिवर्तन (pathological changes) हो रहे हों या हो चुके हों तो उच्च शक्ति की औषधियों का सेवन नहीं करना चाहिए। औषधि का चुनाव ठीक है या नहीं यह जानने के लिए चुनी गई औषधि को किसी अच्छे मैटीरिया मेडिका में ध्यान पूर्वक पढ़ने के बाद ही रोगी को दें।

औषधि का चुनाव करते समय ध्यान रखें कि एक्यूट (acute disease) या क्रौनिक बीमारी (chronic disease) की तीव्र उत्तेजना की स्थिति (acute exaccerbation of chronic disease) में एसोरिक (apsoric) औषधि ही दी जाए। एसोरिक औषधि का अर्थ है, ऐसी औषधि जिसका असर बहुत जल्दी होता है - मगर यह पुरानी बीमारी (miasms) को प्रभावित करने में सक्षम नहीं होती। पुरानी बीमारी (chronic disease) में म्याज़्मैटिक औषधि (miasmatic remedy) का चयन करना चाहिए। क्योंकि म्याज़्मैटिक औषधियों का असर गहरा होता है जिसके फलस्वरूप म्याज़्मूस को उनके स्रावों (discharges) के रूप में बाहर निकालकर ऐसी औषधियां रोगी की संवेदनशीलता समाप्त कर उसे फिर से स्वस्थ बनाती हैं।

रहा हो तो दुबारा से सटिक औषधि का चुनाव करें और रोगी को यह नई औषधि दें।

शक्तिकृत औषधि हमेशा मुँह साफ करके ज़बान के नीचे डाल कर चूसनी चाहिए।

गोलियां आमतौर पर 20 या 30 नं० की ही इस्तेमाल करनी चाहियें। बच्चों को 2-3 गोलियां व बड़ों को 4-5 गोलियां एक खुराक में देनी चाहियें। टैबलेट्स आमतौर पर 1 ग्रेन में उपलब्ध होती हैं। बच्चों को 1 ग्रेन की एक या दो टैबलेट्स व बड़ों को 4 टैबलेट्स एक खुराक में लेनी पर्याप्त हैं। शिशुओं को ये गोलियां या टैबलेट्स पानी में घोल कर दी जा सकती हैं। औषधि को हाथ से न छुएं । शक्तिकृत तरल औषधि (dilution) की एक बूंद एक खुराक के रूप में काफी होती है।

फिफ्टी मिलेसिमल औषधियां जो कि 0/1, 0/2, 0/3 . . . या LM -1, LM - 2, LM - 3, . . . के रूप में लिखी जाती हैं, आमतौर से डिस्टिल्ड वाटर (distilled water) में बना कर दी जाती हैं। ऐसी तैयार औषधि को अच्छी प्रकार से 10-15 बार झटके दे कर एक छोटा चम्मच औषधि एक बार में ली जा सकती है। इस पुस्तक में हमने इस विधि से बनी औषधियों का वर्णन नहीं के बराबर किया है। क्योंकि यह विधि अभी तक पूर्ण रूप से प्रचलित नहीं हुई है। और छोटे स्थानों पर ये कम ही उपलब्ध हैं।

मूल अर्क जिसे Q के निशान से जाना जाता है, जैसे एवेना सेटाइवा Q, 1 या 2 बूंद से 10-15 बूंद तक आवश्यकतानुसार दिया जा सकता है। कुछ मूल अर्क बहुत ही कम मात्रा में दिए जाते हैं।

## औषधियों का रख रखाव व अन्य ज़रूरी जानकारी

औषधियों की शीशियां ठंडी व सुरक्षित जगह पर तेज़ ख़ुशबू वाली चीज़ों से दूर, अच्छी तरह ढक्कन लगा कर रखनी चाहियें। होम्योपैथिक औषधियां हमेशा किसी विश्वसनीय दुकान से ही खरीदें। क्योकि औषधि ठीक न होने से रोगी ठीक नहीं होगा, रोगी का कष्ट बढ़ता जाएगा और

रोगी समझेगा कि होम्योपैथी बेकार है।

शक्तिकृत औषधि लेने के करीब आधा घंटा पहले व आधा घंटा बाद तक कुछ न खाएं (पानी पी सकते हैं)। इलाज के समय प्याज़, लहसुन, कॉफी, खुशबूदार व ऐसे खाद्य पदार्थ जिनमें औषधीय गुण हैं, आदि का परहेज़ ज़रूरी है। खाने-पीने में शाकाहारी भोजन सर्वोत्तम है। यदि किसी ख़ास वस्तु के खाने से परेशानी बढ़ती हो तो उसे न खाएं। कुछ खाद्य पदार्थों का कुछ ख़ास औषधियों के साथ दुश्मनी का रिश्ता है, अतः औषधियों को देते समय रोगी को साफ-साफ बता देना चाहिए कि खाने की अमुक वस्तु का इलाज के दौरान इस्तेमाल बिल्कुल न करें। उदाहरण के तौर पर *इग्नेशिया* लेने के दौरान कॉफी व तम्बाकू का इस्तेमाल न करें।

औषधियों के परस्पर रिश्तों का भी इलाज के समय ख़ास ध्यान रखें।

## प्रतिविष (औषधियों के बुरे असर) दूर करने का तरीका एवम् अन्य जानकारी

### How to antidote, etc.

अगर रोगी को दी गई औषधि आंशिक सादृश (partially similimum) है तो वह रोग को दबा (suppress) या और बढ़ा देगी। इस प्रक्रिया को हम डा० हैरिंग के 'रोग मुक्ति के दिशा निदेश के सिद्धान्त' (Hering's 'Law of Direction of Cure') से समझ सकते हैं। औषधि के गलत असर को कैसे दूर करें, हर होम्योपैथिक डॉक्टर के लिए यह एक पेचिदा सवाल है। होम्योपैथिक चिकित्सा में औषधियों के पारस्परिक रिश्तों का ज्ञान होना अति आवश्यक है। डा० आर. जी. मिल्लर की पुस्तिका जो कि बोरिक के मैटेरिया मैडिका के साथ भी आजकल प्रकाशित होती है - इस विषय पर एक अच्छी पुस्तक है। यदि किसी औषधि का प्रतिकूल प्रभाव हो जाए तो उसके बुरे असर को कम या समाप्त करना हो तो हमेशा ध्यान रखें कि औषधि के लेने से रोगी में जो नए लक्षण उभरे हैं, उनके आधार पर ही

नई औषधि दी जानी चाहिए। औषधि देते समय ध्यान रखें कि कहीं दी जाने वाली औषधि का पहले ली गई औषधि के साथ दुश्मनी का रिश्ता (inimical relationship) तो नहीं है - ऐसी औषधियां एक दूसरे के आगे-पीछे कभी नहीं देनी चाहियें।

होम्योपैथी में इलाज हमेशा रोगी का होता है। औषधियां भी रोगी को ही दी जाती हैं। अतः किसी भी औषधि का प्रतिकूल प्रभाव होने पर आँख बन्द करके उस औषधि की प्रभावहारी (antidote) औषधि मात्र पुस्तक देख कर न दें। हमेशा ध्यान रखें कि न तो हम रोग के लिए और न ही औषधियों के बुरे प्रभाव के लिए कोई औषधि देते हैं - औषधि का चयन हमेशा रोगी के लिए होता है जिसका आधार रोगी का स्वभाव, उसके निजी विकृत लक्षण, उस समय सर्वोपरि सक्रिय म्याज़्म् आदि एवम् रोग शरीर के किस ओर है - बाएं या दाएं। चन्द्र कलाऐं - अमावस्या - पूर्णिमा, आदि का प्रभाव। रोगी को गर्मी ज़्यादा लगती है या ठंड, पानी की प्यास खूब लगती है या कम या बिल्कुल नहीं। रोगी की ऊर्जा का स्तर क्या है - रोगी सुस्त रहता है - बेचैन रहता है या कभी थकता ही नहीं। स्रावों का रंग एवम् बनावट - जैसे कि पतले, गाढ़े, धागे की तरह खिंचने वाले, लिसलिसे, आदि। नींद, स्वपन एवम् पसीना, आदि कैसे हैं एवम् उनके प्रभाव के अनुसार ही तय होता है।

## होम्योपैथिक चिकित्सा पद्धति में प्राकृतिक बीमारियों का वर्गीकरण (Classification of Diseases)

प्राकृतिक बीमारियाँ एक्यूट (acute disease) व क्रोनिक (chronic disease) दो प्रकार की होती हैं।

एक्यूट व क्रोनिक बीमारियों को एक्यूट व क्रोनिक म्याज़्म्स के नाम से भी जाना जाता है। इनका गहन अध्ययन हर होम्योपैथिक डॉक्टर के लिए आवश्यक है। होम्योपैथिक म्याज़्म्स के बारे में अनेकों पुस्तकें उपलब्ध हैं।

# म्याज़्मूस या प्राकृतिक बीमारियाँ
## (Miasms or Natural Diseases)

शरीर में बीमारियाँ जीवनी शक्ति के असन्तुलन के कारण उत्पन्न होती हैं। जीवनी शक्ति का कोई भौतिक अस्तित्व नही है - यह तो गतिज (aetherial or dynamic) है। इसे असन्तुलित करने वाले कारण, जिन्हें हम रोग पैदा करने वाले मूल कारण कह सकते हैं, भी गतिज (aetherial or dynamic) ही होने चाहियें। जीवनी शक्ति को असन्तुलित कर रोग पैदा करने वाले इन मूल कारणों को हम म्याज़्मूस (miasms) के नाम से जानते हैं। जैसा कि हम पहले ही बता चुके है ये दो प्रकार के होते हैं। जिन्हे हम एक्यूट एवम् क्रौनिक के नाम से जानते हैं।

1. **एक्यूट म्याज़्म्** (Acute Miasm) - ऐसी प्राकृतिक बीमारियाँ जो एक निश्चित समय तक रहकर अपने कार्यकाल के अनुसार या तो स्वयं समाप्त हो जाती हैं या फिर रोगी का जीवन ही समाप्त कर देती हैं, इस श्रेणी में आती हैं। उदाहरण के तौर पर माता, खसरा, गलगण्ड, हैज़ा, वायरल संक्रमण, आदि। ठीक होने के बाद इस श्रेणी की बीमारियाँ कोई बुरा परिणाम बाद में नहीं छोड़ती। यदि कोई दुष्परिणाम रहता है तो वह क्रौनिक म्याज़्म् की सक्रियता के कारण होता है या फिर गलत इलाज के कारण।

2. **क्रौनिक म्याज़्म्** (Chronic Miasm) - कुदरती तौर पर क्रौनिक बीमारियाँ तीन प्रकार की होती हैं, जिन्हें हम होम्योपैथी में सोरा (psora), साइकोसिस (sycosis) व सिफ़िलिस (syphilis) म्याज़्म् के नाम से जानते हैं। म्याज़्मूस अपने स्वभाव के अनुसार हमारी जीवनी शक्ति को असन्तुलित कर विभिन्न रूपों में अपनी अभिव्यक्ति दर्शाते हैं। इन्ही अभिव्यक्तियों (manifestations) को हम विभिन्न रोगों के नाम से जानते हैं।

हर प्रकार की जटिल बीमारियाँ एक से ज़्यादा म्याज़्म् के एक साथ सक्रिय होने से उत्पन्न होती हैं। ऐसी अवस्था में ऐसी औषधि का चयन होना

चाहिए जो कि सर्वोपरि सक्रिय म्याज़्म् को समाप्त करने में सक्षम हो। आमतौर पर एक समय में एक ही म्याज़्म् सक्रिय होता है। सर्वोपरि सक्रिय म्याज़्म् को ही पहला निशाना बनाना चाहिए। यदि हम अज्ञानतावश निष्क्रिय म्याज़्म् की औषधि रोगी को देंगें तो उसका असर वैसे ही होगा जैसे कि एक सोए हुए शेर को पत्थर मार कर जगाना। और इस तरह से एक से दो प्राकृतिक बीमारियों को सक्रिय करना एक महान भूल बन सकता है।

**सोराः** इस म्याज़्म् के कारण विकृत मानसिक उत्कट इच्छा (mental itch) के फलस्वरूप जो विकार उत्पन्न होते हैं, और जिनमें शरीर में आमतौर पर कोई परिवर्तन नहीं होते, उन्हें सोरिक (psoric) कहा जाता है। ख़ासकर त्वचा एवम् श्वसन (respiratory) सम्बन्धित रोग व खान-पान के कारण आई कमी (deficiency) से हुए रोग सोरिक म्याज़्म् के कारण होते हैं। बेचैनी, संकोच/अन्तर्बाधा; पोषक तत्वों की कमी के कारण, कुपोषण जन्य रोग एवम् हर तरह की सूजन सोरिक म्याज़्म् की देन है। यह म्याज़्म् संवेदनशीलता बढ़ाता है। अतिसंवदेनशील होने के बाद व्यक्ति विभिन्न प्रकार के उत्तेजक कारणों, अन्य दो म्याज़्मों, साइकोसिस एवम् सिफ़िलिस से प्रभावित हो जाता है। इसी कारण से सोरिक म्याज़्म् को सभी बीमारियों की जननी कहा जाता है।

**साइकोसिसः** यह रोग सोरा के हमले के बाद आई संवेदनशीलता के बाद ही होता है। इस रोग में मानसिक रूप से बुद्धि का ह्रास होता है और व्यक्ति विशेष में हर चीज़ पाने व भोगने की लालसा बढ़ जाती है। हर प्रकार की अतिवृद्धि वाली बीमारियाँ इसी म्याज़्म् की देन हैं। गोनोरिया व साइकोसिस दोनो अलग हैं।

**सिफ़िलिसः** सोरा के हमले के बाद आई अतिरिक्त सूक्ष्मग्राहिता/संवेदनशीलता (over sensitivity) के बाद ही यह म्याज़्म् सक्रिय होता है। इसमें मानसिक रूप से व्यक्ति विध्वंसक (destructive) हो जाता है, इच्छा शक्ति का ह्रास होता है। हर प्रकार की विनाशक बीमारी इसी म्याज़्म् की

देन है। सिफ़िलिस रोग व सिफ़िलिटिक म्याज़्म् दोनों अलग हैं। यह एक पुराना रोग है। इसे सिफ़िलिस (फ़िरंगी रोग) नहीं समझना चाहिए।

ये तीनों म्याज़्मूस शरीर के बचाव रचनातन्त्र (defence mechanism) के अनुसार कार्य करते हैं। प्रदाह/सूजन (inflammation) सोरिक म्याज़्म् के कारण होता है। पुराना प्रदाह/सूजन एवम् कठोरपन (chronic inflammation and induration) वाले रोग साइकोसिस जनित एवम् हर प्रकार के व्रणकारी एवम् विनाशक रोग सिफ़िलिस म्याज़्म् के कारण होते हैं। अनेक रोग इन म्याज़्मूस के मिले जुले रूप में उत्पन्न होते हैं।

सोरा, साइकोसिस, सिफ़िलिस एवम् उनके सम्मिश्रण ही मौलिक प्राकृतिक बीमारियाँ हैं। क्योंकि ये बीमारियाँ ही हम अपने पुरखों से पुश्त दर पुश्त विरासत में ग्रहण करते आ रहे हैं। दर असल में (as a matter of fact) हमारे डी एन ए (DNA) में ही हमारी मूल प्रकृति (basic nature) निहित होती है। ये म्याज़्मूस ही रोग के दौरान शरीर के बचाव रचनातन्त्र (defence mechanism) के तहत इलाज करने के लिए हमारा मार्गदर्शन करते हैं।

टी.बी., कैन्सर, अधिक रक्तचाप, डायबिटीज़ आदि पारिभाषित नामों के रूप में जानी जाने वाली बीमारियाँ - केवल रोगी की अवस्था मात्र हैं, ये सब बीमारियाँ रोगों के एक के बाद एक को दबा (suppression) देने के परिणाम मात्र हैं, जिसके फलस्वरूप एक के बाद दूसरा म्याज़्मूस सक्रिय होता है जिससे जीवनी शक्ति और अधिक असंतुलित हो जाती है और इस तरह की भयंकर बीमारियाँ उत्पन्न होती हैं।

# मनोवृत्ति या स्वभाव (मूल प्रकृति)
# (Disposition)

होम्योपैथिक औषधि के चुनाव के लिए रोगी की मनोवृत्ति या स्वभाव के बारे में जानना अत्यन्त आवश्यक है। जैसा कि हम पहले भी बता चुके हैं हर व्यक्ति की मनोवृत्ति या स्वभाव उसके डी एन ए (DNA) में अंकित होता है। हमारे सर्वांगीण विकास एवम् मानसिकता का पूरा लेखा जोखा हमारे डी एन ए में पूर्व निर्धारित होता है - और इसी कारण से हर व्यक्ति की कुछ विशेषताएं होती हैं जो उसे औरों से अलग पहचान दिलाती हैं।

इसी प्रक्रिया के तहत ऐम्ब्रा ग्रिज़िया का रोगी समय से पहले ही बूढ़ा दिखने लगता है; भावुकता एवम् उदासीनता के साथ मानसिक क्षीणता प्रबल होती है - रोगी के आचार-व्यवहार से यह महसूस किया जा सकता है।

अमोनियम कार्ब के व्यक्तित्व को आज्ञा न मानने वाला, वातोन्माद (hysteria) - एवम् अचानक बेहोशी या अचानक ही मनोदशा (मिज़ाज़) बदल जाना, इसे अलग पहचान दिलाते हैं।

अर्जेन्टम नाइट्रिकम का हमेशा आशंकित (apprehensive) रहना एवम् किसी भी कार्य से पहले चाहे वो किसी से मिलना हो, परीक्षा से पहले या साक्षात्कार (interview) के पहले पूर्वानुमान लगाना।

आर्सेनिक एल्ब का कंजूसपन, कर्त्वयनिष्ठ एवम् नियमनिष्ठ और ईमानदार (conscientious) प्रकृति का होना एवम् हर बात एवम् काम को उत्कृष्टतम (fastidious) रूप में देखने एवम् करने का आदी होना, एक दम बेदाग साफ़ सुथरा पहनावा, इसे अन्य सभी से अलग दर्शाते हैं।

ऑरम मैट की स्वयं के प्रति विध्वंसक प्रवृत्ति एवम् हमेशा चिन्ताग्रस्त एवम् अपराध बोध से ग्रसित रहना इसे अलग पहचान दिलाते हैं।

बैराइटा कार्ब का व्यक्तित्व जिद्‌दी, संकोची, शर्मीला, अजनबियों से डरने वाला, जिसका मानसिक एवम् शारीरिक विकास ठीक से न हुआ हो

- डरपोक एवम् ढुलमुल प्रकृति का हो। परिणाम का अन्जाम सोचे बिना ही अक्सर कार्य कर बैठे, इसे औरों से अलग करते हैं।

कैल्केरिया कार्ब का हमेशा आशंकित एवम् सहमे रहना। जिद्दीपन एवम् हमेशा किसी सहारे या सरंक्षण मे जीना, इसे अलग पहचान दिलाते हैं।

कैमोमिला का अन्तर्मुखी, गुस्सैल एवम् असभ्य होना। दर्द के प्रति संवेदनशील होना। भूतकाल में घटी अप्रिय घटनाओं को हमेशा याद रखना, इसे अलग पहचान दिलाते हैं।

हायोसाइमस की बेशर्मी - सबके सामने कपड़े उतार देना। बुढ़ापे तक परिपक्व न होना, इसे अलग पहचान दिलाते हैं।

काली कार्ब की बेचैनी, बेसब्री एवम् अकेलेपन का डर - मगर परिवार जनों से कोई आत्मिक लगाव न होना, इसे अलग पहचान दिलाते हैं।

लैकेसिस की उन्मादी ईर्ष्या, उसकी वाचालता (loquacity) एवम् उसकी शराब की लत (dipsomania) एवम् उसका मिलनसार होना इसकी मनोवृत्ति दर्शाते हैं।

लाइकोपोडियम का अपना वर्चस्व बनाए रखने के लिए हावी होने वाली प्रवृत्ति के बावजूद कोई नया कार्य शुरू करने से कतराना - स्वयं पर विश्वास की कमी एवम् कायरता, इसे औरों से अलग करते हैं।

लाइसिन का पानी की आवाज़ या पानी देखने से ही भड़क उठना।

पल्साटिला को उसका डरपोक होना, स्वार्थीपन एवम् बात बात पे रोना औरों से अलग करता है।

सीपिया को उसकी उदासीनता, असंतोष एवम् मानसिक व शारीरिक कार्यो का ठहराव, इसे औरों से अलग पहचान दिलाते हैं।

स्टेफ़िसएगेरिया का मेहनती, पढ़ाकू एवम् कर्तव्यनिष्ठ होने के साथ बहुत भावुक होना, गुस्सा दबाने या शर्मिन्दगी के बाद, यहां तक की जब किसी की कोई बात या काम पसन्द न आए बीमार हो जाए, इसे अलग पहचान दिलाते हैं।

स्ट्रामोनियम का गुस्सा एवम् अन्धेरे से भयभीत होना।

क्रोटेलस कैस्केवैला का भविष्यदर्शी होना। लाइलाज रोगों जैसे कैन्सर, आदि में अत्यधिक कष्ट के कारण लगातार सिर को इधर-उधर पटकना।

टैरेन्टुला हिस्पेनिया का अवज्ञाकारी, मनमौजी, मुँहफट, शैतान का सा व्यवहार एवम् निडरता।

नाज़ा की अन्तरात्मा की बेचैनी। उपेक्षित महसूस करना - परन्तु किसी से कुछ न कहना, ईमानदार प्रकृति का होना एवम् अपनी जिम्मेदारी का निर्वाह पूर्ण निष्ठा एवम् सत्यता के साथ करना, इसे अलग पहचान दिलाते हैं।

थूजा का अपराध बोध, उसकी हठधर्मी, उसकी सनकी कल्पना या धारणा जैसे कि शरीर कांच या लकड़ी का बना है - और आसानी से चूर-चूर हो जाएगा - इसलिए कोई कूद फांद नहीं करता।

प्लैटिना का घमंड - अपने आप को औरों से श्रेष्ठ समझना एवम् कामुक प्रवृत्ति, गुप्त प्रेम सम्बन्ध बनाना, इसे औरों से अलग करता है।

नैट्रम म्यूर को सपनों में भी लुटेरे नज़र आना। चलना एवम् बोलना देर से सीखे एवम् अन्तर्मुखी होना।

मर्क सौल का स्फूर्तिहीन मन होते हुए भी व्यस्त रहना। दुर्भावपूर्ण, मरने मारने वाले विकृत विचार आना, गप्पी होना, धोखेबाज एवम् विद्रोही प्रकृति की होते हुए भी बुद्धिमान होना, इसे औरों से अलग करते हैं।

फ़ॉस्फ़ोरस का उत्तेजनीय एवम् शेखी बघारने वाला स्वभाव। दूसरों का ध्यान अपनी ओर आकर्षित करने की प्रवृत्ति।

मैडोराइनम का हड़बड़ाहट एवम् डर के साथ कार्य करना - याददाश्त कमज़ोर होना।

एसिड नाइट्रिक का क्रोध, मार-पिटाई एवम् उग्रता की ओर झुकाव।

इस तरह से अलग-अलग मनोवृत्ति (मूल प्रकृति) उपरोक्त औषधियों में प्राणियों की तरह इन्हें औरों से अलग पहचान दिलाते हैं। यही सत्य

हर व्यक्ति एवम् औषधि के बारे में सर्वविदित है। इसी लिए होम्योपैथिक पुस्तकों में बार-बार बताया जाता है कि क्यों पल्साटिला के रोगी को एकोनाइट, और एकोनाइट के रोगी को पल्साटिला नहीं देना चाहिए। मुझे उम्मीद है कि मेरे इस प्रयास से यह सत्य आसानी से समझा जा सकेगा।

जैसा कि डा. कैन्ट ने कहा है कि व्यक्ति पहले सोचता है - फिर इच्छा करता है - और उसके बाद उस इच्छा पूर्ती के लिए कार्य करता है। हम सभी जानते हैं कि एक्शन और रिएक्शन - एक समान परन्तु एक दूसरे के विपरीत होते हैं। यही सिद्धान्त हमारे डी एन ए यानि कि जैनेटिक स्तर पर हम बीमारी के दौरान कैसे अपना बचाव या रक्षा करेंगें हमारा आत्मरक्षा तन्त्र (defence mechanism) तय करता है। यह सब हमारे डी एन ए में पूर्व सुनियोजित होता है। हमारा आत्मरक्षा तन्त्र (immune system) जितना मजबूत होता है हमारी आत्मरक्षा प्रणाली (immunity) उतनी ही मजबूत होती है।

उपरोक्त औषधियों की मनोवृत्तियां जानने के बाद हम निर्भीकता से कह सकते हैं कि जो भी रोगी अच्छे स्वास्थ्य की कामना करता है उसे अव्यवस्था एवम् अनैतिकता (lawlessness) को छोड़ कर अपने चरित्र को बलवान बनाना चाहिए एवम् इंद्रियों पर काबू रखना चाहिए। स्वास्थ्य की इस प्रक्रिया को सुगम बनाने हेतु 'सिमिलिया सिमिलिबस क्यूरेन्ट्यूर' के सिद्धान्त के तहत व्यक्तिपरक औषधि जो डा० हैरिंग के 'रोग मुक्ति के दिशा निदेश के सिद्धान्त' (Hering's 'Law of Direction of Cure') के अनुसार कार्य कर जीवनी शक्ति को प्रकृति के मूल सिद्धान्त 'समः समं शमयति' के तहत शरीर को पुनः स्वास्थ्य प्रदान (restoration of health) करने में मदद करती है।

मनोवृत्ति या स्वभाव (मूल प्रकृति) की एहमियत समझने के लिए यह जानना जरूरी है कि किसी भी बीमारी का नाम (diagnosis) उस बीमारी की प्रकृति (nature of disease) को ऐसे व्यक्त नहीं करता, जिससे

कि उस बीमारी की औषधि का प्रतिबिम्ब या धारणा बन सके। ऐसा इसलिए है, क्योंकि बीमारी का नाम मात्र उसके अन्तिम चरण (ultimates) और बर्हिभाग (exteriors) को ही दर्शाता है। जबकि बीमारी की अन्तरंग प्रकृति (interior nature) को जानना एवम् समझना जरूरी है। यह सिर्फ ऐसे संकेतों एवम् लक्षणों द्वारा ही मुमकिन है जो रोगी की व्यक्तिगत विशिष्टता दर्शाते हैं। मात्र ऐसी औषधि ही रोगी को स्वास्थ्य लाभ (restoration of health) कराने में सक्षम होती है। ऐसी व्यक्तिपरक औषधि को ढूंढने के अलावा अन्य कोई विकल्प नहीं है। आर्गेनन् ऑफ मेडिसन (Organon of Medicine - aphorism 6-8)।

---

**टिप्पणी (note):** उपचार प्रक्रिया एक कला एवम् विज्ञान का मिला जुला स्वरूप है। किसी भी रोगी का पुनः स्वास्थ्य लाभ एक प्राकृतिक प्रक्रिया है। होम्योपैथिक चिकित्सा में औषधि का चयन हमेशा रोगी के लिए होता है जिसका आधार रोगी का स्वभाव, उसके निजी विकृत लक्षण, उस समय सर्वोपरि सक्रिय म्याज़्म् आदि एवम् रोग शरीर के किस ओर है - बाएं या दाएं। चन्द्र कलाऐं - अमावस्या - पूर्णिमा, आदि का प्रभाव। रोगी को गर्मी ज़्यादा लगती है या ठंड, पानी की प्यास खूब लगती है या कम या बिल्कुल नहीं। रोगी की ऊर्जा का स्तर क्या है - रोगी सुस्त रहता है - बेचैन रहता है या कभी थकता ही नहीं। स्रावों का रंग एवम् बनावट - जैसे कि पतले, गाढ़े, धागे की तरह खिंचने वाले, लिसलिसे, आदि। नींद, स्वपन एवम् पसीना, आदि कैसे हैं एवम् उनके प्रभाव के अनुसार ही सही औषधि तय की जाती है। ऐसी औषधि अपनी प्रकृति के अनुसार रोगी के गतिज स्तर (dynamic plane) को उत्तेजित कर रोग के कारण पैदा हुए विषाक्त द्रव्य (toxic/metabolic waste) शरीर से बाहर निकालने में डा० हैरिंग के 'रोग मुक्ति के दिशा निदेश के सिद्धान्त' (Hering's 'Law of Direction of Cure') के अनुसार कार्य करने में मदद करती है। शेष कार्य रोगी की जीवनी शक्ति, प्रकृति के मूल सिद्धान्त 'समः समं शमयति' के अनुसार कार्य कर शरीर को पुनः स्वास्थ्य प्रदान (restoration of health) करती है।

# श्वास तंत्र के रोग
# (Diseases of the Respiratory Organs)

श्वसन प्रक्रिया इन्सान के जीवन की अति महत्वपूर्ण प्रक्रिया है। इस प्रक्रिया के बिना हम जीवन के बारे में सोच भी नहीं सकते। इस तथ्य को जानने के बाद हम इस निष्कर्ष पर पहुँचते हैं कि श्वसन प्रक्रिया सम्बन्धित विकृत लक्षणों का दवा के चुनाव में अत्यधिक महत्व है।

आजकल श्वसन सम्बन्धित रोगी सबसे अधिक हैं। बच्चों में तो ख़ासकर 12-13 साल की उम्र तक डॉक्टर के पास आने वाला हर दूसरा बच्चा किसी न किसी तरह के श्वसन सम्बन्धित रोग से ग्रसित है।

इस तथ्य की वजह से हमनें इस पुस्तक में सबसे पहले श्वास तंत्र की बीमारियों के बारे में ही विस्तार से लिखा है।

पुस्तक में नज़ला, जुकाम, खाँसी, बुखार (Catarrh, Common Cold, Cough, Fever) आदि कोविड के संक्रमण के बाद से कुछ लोगों में बार-बार देखने में आ रहे हैं। इसलिए सबसे पहले इन्हीं रोगो के लक्षण व उनकी औषधियों के बारे में उल्लेख कर रहे हैं। ऐसे रोगियों के इलाज के लिए ये सभी अध्याय ध्यान से पढ़ें। औषधि का चुनाव रोगी के स्वभाव को ध्यान में रख कर उसके विकृत लक्षणों एवम् उस समय के सर्वोपरि म्याज़्म्, आदि के अनुसार ही करें।

## सर्दी, नज़ला, जुकाम
## (Cold, Catarrh)

श्वास नली के प्रदाहित होने से सर्दी हुआ करती है। जब केवल नाक की श्लेष्मिक झिल्लियों में प्रदाह होता है तो सर्दी होती है और जब नाक और गले दोनों में सर्दी लगे तो "सर्दी बुखार" हो जाता है।

कारणः ठण्ड लगना, वर्षा में भीगना, ओस या सर्दी लगना, देर तक भीगे कपड़े पहने रहना, एकाएक पसीने की हालत में हवा लग जाए, ठण्डे खट्टे पेय पदार्थ खाने एवम् बदहज़मी, आदि के कारण।

लक्षणः शरीर में सुस्ती, बदन में अंगड़ाई, जम्हाई आना, सिर में दर्द या भारीपन, नाक से पानी आना, आँखें लाल, छींकें आना, आँखों से पानी आना, खाँसी, बुखार, भूख-प्यास कम हो जाना, आदि।

### रोग की पहली अवस्था

| लक्षण | प्रस्तावित औषधि |
|---|---|
| ❐ सूखी, ठंडी हवा लगने से सर्दी, जुकाम हो जाए। ठंडक | *एकोनाइट* ३० या |

| | | |
|---|---|---|
| | महसूस हो, सिर दर्द करे, आँखों से पानी आए, छींकें आएं, सूखी खाँसी हो, बेचैनी तथा भय हो। | २०० |
| ❐ | मेहनती, पढ़ाकू एवम् कर्तव्यनिष्ठ परन्तु बहुत भावुक व्यक्ति में गुस्सा दबाने या शर्मिन्दगी के बाद, यहां तक की जब किसी की कोई बात या काम पसन्द न आए, कोई भी रोग, जैसे सर्दी, जुकाम, बुखार, वायरल संक्रमण, आदि हो जाए। आजकल हर घर में, स्कूल कॉलेज, ऑफिस यहां तक की खेल के मैदान में, पति-पत्नी या किसी की डांट/फटकार या छोटे-मोटे मनमुटाव से भी ऐसे व्यक्ति अचानक ही रोग ग्रस्त हो जाते है। क्योंकि इस तरह के व्यक्ति अपना मनोभाव व्यक्त नहीं कर पाते। ऐसे व्यक्ति अपना गुस्सा ऐसे लोगों पर उतारते हैं - जो इन्हे पलट कर कुछ नहीं कहते - जैसे माँ, पत्नी, छोटे भाई, बहन, घर के नौकर-चाकर, आदि। अति संवेदनशीलता के कारण रोगी में तेज़ी से ऊर्जा का ह्रास होता है जिसके फलस्वरूप रोगी सुस्त हो जाता है, ठण्ड ज़्यादा महसूस करता है और प्यास कम हो जाती है। बुखार के पहले एवम् बुखार के दौरान खूब भूख लगती है। | *स्टेफिसएगेरिया* ३० या २०० |
| ❐ | जब सर्दी, जुकाम बार-बार हो। शारीरिक बेचैनी हो। रोगी कभी भी एक जगह चैन से न बैठे। हमेशा मज़ाक व बदमाशी करे। हाथ-पैर लगातार चलते रहें। गुस्से में अपना सिर दिवार या फर्श पर दे मारे, दूसरों को अपने सिर से मारे। अपनी बात मनवाने के लिए खूब रोए। एक मिनिट का भी सब्र न हो। संगीत एवम् नाचना बेहद पसन्द हो। ठंड लगे। प्यास हो (बुखार में प्यास न लगे) कहना न माने। अपाच्य चीज़ें जैसे कोयला, रेत आदि, खाए। अपना कॉलर, तौलिया का कोना चबाए। | *टैरेन्टुला हिस्पेनिया* ३० या २०० |

| लक्षण | औषधि |
|---|---|
| ❑ लगातार छींकें आएं, गर्म कमरे में जाने से रोग वृद्धि। नाक से पानी की तरह का जलनयुक्त स्राव। सिरदर्द, खाँसी तथा आवाज़ बैठी हुई, आँखें सूजी हुई व आँखों से पानी आए जो जलन पैदा न करे; खुली हवा में अच्छा लगे (better in open air)। | *एलियम सीपा* ३० या २०० |
| ❑ मानसिक बेचैनी, नाक से ज़ख्म कर देने वाला स्राव, आँख व नाक में जलन, प्यास कम हो - थोड़ी-थोड़ी देर में थोड़ा-थोड़ा पानी पीने की इच्छा। कमज़ोरी, बुखार व सिर दर्द। ठण्ड से रोग वृद्धि। सभी लक्षण गर्मी व गर्म चीज़ों के उपयोग से घटें। | *आर्सेनिक एल्ब* ३० या २०० |
| ❑ बहने वाला जुकाम, आँखों से हर समय जलन पैदा करने वाला स्राव। बेचैनी, चेहरा गर्म परन्तु बदन ठंडा रहता है, ठंड लगती है; गर्म कमरे में व शाम को रोग बढ़ता है। | *यूफ्रेशिया* ३० या २०० |
| ❑ छींकों के साथ नाक बहना, माथा लाल, दर्द भरा व आँखों से पानी आना। | *सैबाडिला* ३० या २०० |
| ❑ जलनयुक्त स्राव इतना कि ऊपरी होंठ भी कट जाए; नाक स्राव से भरी होने के कारण रोगी को सांस भी मुँह से लेनी पड़े। | *ऑरम ट्रिफाइलम* ३० या २०० |
| ❑ अचानक से गले में तेज़ दर्द, सिर में दर्द, रक्त संकुलता के कारण चेहरा तमतमाया हुआ लाल। नींद गायब, खाँसी, जुकाम। नींबू पानी पीने की इच्छा। | *बैलाडोना* ३० या २०० |
| ❑ कमर में ठंड लगे, सिर पर खिंचाव एवम् भारीपन, छींकें आएं, नज़ला गिरे; स्राव इतना कटु कि नाक के नथुने लाल होकर दुखने लगें। सुस्ती हो। आँखों की पुतलियों का भारीपन। ठंड के साथ ज़ोर का पेशाब आए जिससे सिर हल्का महसूस हो। मौसम परिवर्तन के समय होने वाला जुकाम। प्यास न हो। | *जल्सेमियम* ३० या २०० |

- ❒ सुस्ती एवम् ठंड महसूस हो। छींकें व नज़ला, आवाज़ बैठी हुई। छाती में दर्द। मांसपेशियों व हड्डियों में अत्यधिक दर्द। ठंडा पानी पीने की तीव्र इच्छा। — *यूपेटोरियम पर्फ़* ३० या २००
- ❒ सर्दी, जुकाम, बुखार के कारण रोगी सुस्त हो जाए। ठण्ड बहुत लगे - मगर फिर भी धूप में परेशानी बढ़े। रोगी बहुत संकोची एवम् डरपोक। अकेला रहने से डरे, परन्तु फिर भी लोग अच्छे नहीं लगते - मानव समाज से घृणा हो। प्यास न लगे। दूध से अरूचि हो। गणित विषय अच्छा नहीं लगता। — *नैट्रम कार्ब* ३० या २००
- ❒ छाती में दबाव महसूस हो। ज़रा सी हवा लगते ही छींकें शुरू हो जाएं और नाक बहने लगे। नाक से नमक के से स्वाद वाला स्राव आए। खुश्क खाँसी जो थोड़ी देर सोने के बाद या आधी रात के आस पास बढ़े। — *अरेलिया रेसिमोसा* ६ या ३०

बायोकैमिक औषधिः *फ़ैरम फ़ॉस* 6x

एवेना सैटाइवा Q (Avena sat. Q) गर्म पानी में 10 से 20 बूंद की एक खुराक, दिन में 3 बार ले सकते हैं। सोते समय गर्म पानी से पैर धोकर सोने से भी आराम मिलता है।

## रोग की दूसरी अवस्था

- ❒ जब नाक से गाढ़ा पीला या हरा, चिपचिपा बलग़म निकले - जो धागे की तरह खिंचे। — *काली बाई* ३० या २००
- ❒ हरा पीला स्राव, स्वाद न रहना; गर्मी लगे - खुली हवा में अच्छा लगे, गला खुश्क - फिर भी प्यास न लगे। रोग लक्षण बदलते रहें। — *पल्साटिला* ३० या २००
- ❒ नाक से पीला गाढ़ा स्राव, ख़ासकर नाक के पिछले हिस्से से श्लेष्मा गले के अंदर गिरे। कब्ज़ हो। पेट — *हाइड्रेस्टिस* ६ या ३०

व छाती के बीच खालीपन व अंदर की तरफ खिंचाव महसूस हो।

| | | |
|---|---|---|
| ❑ | नज़ला, जुकाम। तेज़ सिर दर्द के साथ व हिलने-डुलने से रोग बढ़े। नाक काफ़ी संवेदनशील। रोगी एक दम शान्त व चुपचाप पड़ा रहे। रोग के दौरान चिड़चिड़ापन। प्यास न लगे। गर्मी लगे। | *ब्रायोनिया* ३० या २०० |
| ❑ | गाढ़ी श्लेष्मा के साथ जुकाम, नाक के अन्दर ज़ख्म, नाक की हड्डियों में सूजन, स्राव मवाद की तरह हरे रंग का। मुँह लार से तर हो - प्यास लगे, सिर दर्द हो एवम् रात में पसीना आए, और हाथ पैरों में दर्द हो। गर्म व सर्द दोनों से रोग बढ़े। | *मर्क सौल* ३० या २०० |
| ❑ | जुकाम की शिकायत अक्सर बनी रहे। नाक से लगातार पानी बहे तथा तेज़ प्यास लगे। सुस्ती एवम् कब्ज़। रोग सूर्य की स्थिति के साथ घटे बढ़े। बुखार के साथ उल्टी लगे। रोगी अकेला रहना चाहे। | *नैट्रम म्यूर* 6x या ३० |
| ❑ | अक्सर सर्दी, जुकाम रहे। रोगी मोटा व थुलथुला, डरपोक, ठंडी एवम् सुस्त प्रकृति का हो। सिर व चेहरे पर ज़्यादा पसीना आए। अण्डे व मीठा खाना चाहे। प्यास खूब लगे। | *कैल्केरिया कार्ब* ३० या २०० |
| ❑ | सिर, हथेली एवम् तलवे गर्म रहें। होंठ लाल हों। सुबह के समय रोग बढ़े। नहाने का मन न करे। नहाने से रोग बढ़े। स्वास्थ्य की चिन्ता हो - मगर फिर भी कोई टैस्ट न कराना चाहे। | *सल्फ़र* ३० या २०० |
| ❑ | जब रोगी को बार बार सर्दी, जुकाम होता हो। प्यास लगे - गर्मी महसूस करे। जानवरों - जैसे कुत्ते आदि से डरे। खूब बातें करना चाहे। | *ट्यूबरकुलाईनम* २०० या 1M |
| ❑ | जब छाती में सर्दी के कारण हुई बलग़म से घड़घड़ | *हिपर सल्फ़* ३० |

हो, ज़रा सी ठंड से रोग बढ़े। रोगी अत्यन्त ठंड महसूस करे। गुस्सैल एवम् आवेगशील हो। या २००

अन्य महत्वपूर्ण औषधियांः एसिड फ़ॉस, एसिड सल्फ़, एन्टिम क्रूड, एन्टिम टार्ट, एपिस मैल, बैराइटा कार्ब, कैल्केरिया म्यूर, कैल्केरिया फ़ॉस, कैनेबिस इंडिका, कार्बो वेज, कैमोमिला, चाइना, सिना, फ़ैरम फ़ॉस, हायोसाइमस, इग्नेशिया, इपिकैक, काली सल्फ़, लैकेसिस, लाइकोपोडियम, नक्स मौस्केटा, नक्स वोमिका, ओपियम, फ़ॉस्फ़ोरस, सोराइनम, पाइरोजिनियम, रस टॉक्स, सीपिया, साइलिशिया, स्ट्रामोनियम, थूजा, एवम् विरेट्रम एल्ब, आदि।

---

**टिप्पणी (note):** किसी भी क्रिया को करने के लिए ऊर्जा की आवश्यकता होती है। प्रकृति ने हमारे कोशिकीय स्तर पर इसकी स्थायी रूप से व्यवस्था की हुई है। इस व्यवस्था के लिए प्रकृति ने एडीनोसिन ट्राइफॉस्फेट (ए टी पी) नामक एक मौलिक जैविक कण हर जीवित प्राणी एवम् पेड़-पौधों में ऊर्जा के स्रोत के लिए बनाया है। कोशिकीय स्तर पर यह शरीर के लिए उपयोग एवम् भंडारण के लिए ऊर्जा का स्रोत है। इस ऊर्जा का उपयोग शरीर अपनी दैनिक जैविक प्रक्रियाओं के लिए करता है। परन्तु जब बीमारी के दौरान (ख़ासकर जब बीमारी दबायी जा रही हो) यह ऊर्जा शरीर से विजातीय द्रव्यों को बाहर धकेलने में उपयोग होती है तो इसका ह्रास होने के कारण शरीर सुस्त पड़ने लगता है।

सर्दी, बुखार, फ्लू, आदि के दौरान या किसी अन्य बीमारी में हर रोगी अपनी मूल प्रकृति के अनुरूप अपनी ऊर्जा का ह्रास करता है। ख़ासकर जब रोग को दबाया जा रहा हो। उदाहरण के लिए - अचानक रक्त संकुलता के साथ हुआ रोग (बैलाडोना); अति संवेदनशीलता एवम् मनोदशा दबाने के कारण हुआ रोग (स्टेफ़िसएगेरिया); शरीर से अत्यधिक मात्रा में प्राणाधार द्रव्यों (vital fluids) के निकलने के कारण हुआ रोग (चाइना); शर्मिन्दगी, दुख या गुस्सा दबाने के कारण या अधिक संभोग के कारण, प्राणाधार द्रव्य - वीर्य के ह्रास के कारण हुआ रोग (एसिड फॉस)। इस तरह से किसी भी कारण वश जब शरीर से विजातीय द्रव्य निकालने में ऊर्जा का ह्रास होता है तो रोगी सुस्त हो जाता है। इस तरह से ऊर्जा के ह्रास की पूर्ति के लिए अलग-अलग रोगियों में अपनी मूल प्रकृति के अनुसार अलग-अलग खाने-पीने की चीज़ों की इच्छाएं होती है। उदाहरण के लिए बैलाडोना के रोगी में नींबू पानी पीने की इच्छा। चाइना के रोगी में फल खाने की इच्छा, एसिड़ फॉस के रोगी में ठंडे पेय जो ताजगी दें एवम् नींबू पानी की इच्छा होती है। स्टेफ़िसएगेरिया के रोगी में बुखार के पहले एवम् बुखार के दौरान भूख बढ़ जाती है। इग्नेशिया में इसकी मूल प्रकृति विरोधी लक्षण (contradictory symptoms) के अनुरूप रोगी को भूख बुखार के बाद लगती है और कच्चा खाना खाने की इच्छा होती है।

# खाँसी
## (Cough)

खाँसी दूसरी किसी बीमारी के कारण हो सकती है या फिर किसी बीमारी के लक्षण के रूप में हो सकती है। कब्ज़, गले की नली में प्रदाह, यकृत की बीमारी, फेफड़े का प्रदाह, सर्दी, जुकाम में तेज़ दवा खाने से, बलग़म का जम जाना, आदि कारणों से यह रोग हो सकता है। हमेशा कारण जानकर इलाज करें।

खाँसी दो तरह की होती है। तरल जिसमें बलग़म निकलता रहे और कठिन या सूखी जिसमें बलग़म नहीं निकलता।

| | |
|---|---|
| ❒ जब बलग़म ढीला हो, चलते समय रोगी हाँफने लगे। सुस्त हो जाए। ठंड महसूस करे। प्यास न लगे। जीभ साफ़ हो। जी मिचलाए जो उल्टी हो जाने से भी कम न हो। रोगी घमंड़ी व इज्जत न करने वाला हो। | *इपिकैक* ३० या २०० |
| ❒ जब छाती में बलग़म भरा हो, पर कठिनाई से निकले, जीभ पर सफ़ेद मैल जमा हो। नींद बहुत गहरी व लम्बी। ठंड महसूस करे। प्यास न लगे। | *एंटिमोनियम टार्ट* ३० या २०० |
| ❒ जब खाँसी में बलग़म आराम से निकले, सुबह के समय खाँसी ज़्यादा हो, खाँसते समय अनजाने में पेशाब निकल जाए। | *स्किवला* ३० या २०० |
| ❒ छाती में रक्त संकुलता (congestion) के साथ तेज़ खाँसी आए। लेटने के बाद, ख़ासकर पहली नींद के बाद - खाँसी के कारण उठकर बैठना पड़े - थोड़ा बलग़म निकलने के बाद आराम आए। दमा के रोगियों में पेट पर वजन के एहसास के साथ छाती पर दबाव महसूस हो। | *अरेलिया रेसिमोसा* ३० या २०० |
| ❒ जब खाँसी के साथ मोटी रस्सी जैसा बलग़म निकले। खाँसी - नज़ला, जुकाम एवम् अति संकुचन के साथ खाँसी हो जो उल्टी लगने के बाद रूके। गाढ़ा, चिपचिपा बलग़म - जो बहुत कठिनाई से निकले। | *कॉकस कैक्टाई* ३० |

लैरिंक्स में गुदगुदी के साथ, दमघोंटू खाँसी आए। पुराना ब्रौंकाइटिस। दांत साफ करने के लिए ब्रुश करते समय खाँसी आए।

| | |
|---|---|
| ❐ जब ठंडी हवा में सांस लेने से रोग बढ़े। गर्मी से या मुँह व सिर ढकने से घटे। गले के निचले हिस्से से खाँसी शुरू हो। | *रयूमैक्स* ३० या २०० |
| ❐ रोगी ठंड महसूस करे। प्यास कम लगे। ठंडा पानी पीने की तीव्र इच्छा हो। सुस्त हो। गर्म जगह से ठंडी जगह जाने में या बाईं करवट लेटने से रोग बढ़े। खाँसी खरखराहट के साथ वायु नली से शुरू हो। | *फॉस्फोरस* ३० या २०० |
| ❐ जब गलकोष (pharynx) में अचानक सूजन होने से रोग हुआ हो। गले में जलन, खाँसने से मुँह लाल हो जाए। रक्त संकुलता, चेहरे पर लाली, चेहरा तमतमाया हुआ, गर्दन की ग्रीवा धमनी में धकधक हो रही हो। रोगी सुस्त हो जाए। ठंड महसूस करे। प्यास लगे - नींबू पानी पीने का मन करे। | *बैलाडोना* ३० या २०० |
| ❐ जब दाईं तरफ गलकोष की सूजन से खुश्क खाँसी हो। खाँसी के साथ छाती में जलन हो। | *सैन्गुनेरिया* ३० या २०० |
| ❐ जब गलकोष की सूजन के साथ गले से सफ़ेद बलग़म निकले। आवाज़ बैठ जाए। | *काली म्यूर* 6x या ३० |
| ❐ मानसिक तनाव के कारण खाँसी हो; धुंए से बढ़े। जितना खाँसे, खाँसी उतनी ही बढ़े। गल-शोथ, थूक निगलने में परेशानी हो। प्यास न हो। रोगी सुस्त हो जाए। ठंड महसूस करे। | *इग्नेशिया* ३० या २०० |
| ❐ गला बैठने के साथ खाँसी आए जिसमें पेशाब निकल जाए। ठंडा पानी पीने से व तर मौसम में आराम आए। साफ़, खुश्क मौसम में रोग वृद्धि। | *कॉस्टिकम* ३० या २०० |

| | |
|---|---|
| ❒ जब खाँसी दिन में बलग़म-युक्त और रात में खुश्क हो। रोगी सुस्त हो। ठंड महसूस करे। ठंडी हवा, ठंडा खाना खाने या ठंडा पानी पीने से बढ़े। जवाब के लिए बाध्य होने या शोर शराबे से गुस्सा आए। | *नक्स वोमिका* ३० या २०० |
| ❒ जब पीला बदबूदार, मीठे स्वाद का सा बलग़म निकले। छाती में खालीपन व कमज़ोरी महसूस हो। | *स्टैनम मैट* ३० या २०० |
| ❒ जब रात में बिस्तर पर लेटने के बाद स्वरयंत्र व श्वासनली में कीड़े रेंगने जैसा एहसास हो और लगातार छींकें आएं। | *कैप्सिकम* ३० या २०० |
| ❒ जब खाँसी अचानक बड़ी तेज़ी से आए जैसे बंदूक से अचानक गोली चला दी हो। | *कोरेलियम* ३० या २०० |
| ❒ खाँसते हुए छाती में दुखन; हाथ से दबाने से आराम आए। प्यास ज़्यादा लगे, होंठ व जीभ खुश्क हों। ज़रा सी हरकत (any motion) से ही रोग वृद्धि। रोगी चुपचाप पड़ा रहे। | *ब्रायोनिया* ३० या २०० |
| ❒ छाती में दर्द के साथ स्वरभंग एवम् खाँसी; खाँसते समय छाती को पकड़ना पड़े। शरीर में हडिड्यों तक में दर्द हो। प्यास खूब लगे। | *यूपेटोरियम पर्फ* ३० या २०० |
| ❒ खाँसी सूखी, या घरघराहट वाली, बलग़म के साथ, जो ठंडी चीज़ खाने से बढ़े तथा गर्म चीज़ों के लेने से आराम आए। रोगी मानसिक रूप से उत्तेजित रहे व ठंडी प्रकृति का हो। | *हिपर सल्फ़* ३० या २०० |
| ❒ जब मुँह से व नाक से चिपचिपा गाढ़ा तार सा खिंचने वाला सफ़ेद या सादा बलग़म आए। | *काली बाई* ३० या २०० |
| ❒ जब खाँसी शाम के 4 से 8 बजे के बीच ज़्यादा हो। गर्म खाने का मन करे। | *लाइकोपोडियम* ३० या २०० |

| | |
|---|---|
| ❐ तेज़ खाँसी; ऐसा लगे जैसे सिर व छाती फट जाएंगे, रात में बिस्तर की गर्मी से बढ़े। मुँह में लार बढ़ जाने के बावजूद प्यास ज़्यादा लगे। मुँह एवम् अन्य स्रावों से बदबू आए। | *मर्क सौल* ३० या २०० |
| ❐ जब गले व नाक से हरा, पीला बलग़म आए। | *काली आयोडाइड* ३० |
| ❐ खाँसी की आवाज़ सीटी बजने की आवाज़ जैसी हो। खाने पीने से आराम आए। | *स्पोंजिया* २०० |
| ❐ सूखी या तर खाँसी, बलग़म पीला। स्वाद व प्यास न रहे। ठंडी एवम् खुली हवा में अच्छा लगे। | *पल्साटिला* ३० या २०० |
| ❐ सोने के बाद खाँसी आए, गले व छाती पर कपड़ा तक अच्छा न लगे। बलग़म निकलने या किसी भी प्रकार के स्राव से आराम आए। | *लैकेसिस* ३० या २०० |
| ❐ श्वसन सम्बन्धी संक्रमण बार-बार हों - जैसे कि जुकाम, खाँसी, फ्लू, गला खराब एवम् दमा आदि। गले में सूजन एवम् खिच-खिच हो। बलग़म बहुत कठिनाई से निकले। | *ग्लाइसीरिंज़ा गलैबरा* ३० या २०० |
| ❐ खाँसी के साथ खून मिला बलग़म आए। जो सुबह रक्त मिला लाल रंग का एवम् शाम को गाढ़े बलग़म के रूप में आए। बलग़म निकलने के पहले कई बार बहुत तेज़ खुश्क खाँसी आए। खाँसी सुबह के समय एवम् रात में बढ़े। रोगी धीरे-धीरे कमज़ोर होता जाए। छाती में लगातार तेज़ दर्द बना रहे। | *ऐकालिफ़ा इण्डिका* ३० या २०० |
| ❐ कर्कश फटी आवाज़ के साथ बहुत थोड़े समय के लिए आवाज़ बैठ जाए। खाँसते समय कमर दर्द हो। तेज़ दमघोंटू खाँसी जो छींकें आने से ठीक हो। खाँसी के पहले एवम् बाद में छाती में जलन हो। | *सैनेगा* ३० या २०० |

| | | |
|---|---|---|
| ❑ | खुश्क खाँसी - या फिर गाढ़ी सफ़ेद बलग़म वाली खाँसी। चेहरे एवम् हाथ-पैरों में सूजन हो। पेशाब की शिकायत हो। | *बोरहाविया डिफ्यूसा* ३० या २०० |
| ❑ | पुरानी खाँसी - बलग़म कठिनाई से निकले। दमा के रोगी में श्वसनिका (bronchi) की श्लैष्मिक झिल्लियों के प्रदाह के कारण सांस लेने में कठिनाई हो। | *एफेड्रा वल्गेरिस* ३० या २०० |

अन्य महत्वपूर्ण औषधियां: एसिड सल्फ़, एन्टिम क्रूड, एपिस मैल, आर्सेनिक एल्ब, बैराइटा कार्ब, कैल्केरिया कार्ब, कैल्केरिया म्यूर, कैल्केरिया फ़ॉस, कैनेबिस इंडिका, कार्बो वेज, कैमोमिला, चाइना, सिना, फ़ैरम मैट, फ़ैरम फ़ॉस, जल्सेमियम, काली सल्फ़, मर्क बिन आयोडाइड, मर्क प्रोटो आयोडाइड, नैट्रम कार्ब, नैट्रम म्यूर, नेफ़्थलीन, नक्स मौस्केटा, ओपियम, रस टॉक्स, सीपिया, साइलिशिया, स्टेफ़िसएगेरिया, स्ट्रामोनियम, सल्फ़र, टैरेन्टुला हिस्पेनिया, थूजा, एवम् विरेट्रम एल्ब, आदि।

---

"हर प्रकार कि पोषक प्रक्रियाएं केन्द्र से परिधि की ओर नियन्त्रित एवम् संचालित होती हैं, इसलिए सभी स्वास्थ्य लाभ की प्रक्रियाएं केन्द्रित प्रयासों से ही होनी चाहिएं।"

"All nutritive processes are commanded and conducted from center to circumference, therefore all healing processes must go on from centralized efforts."

*- Dr. J.T. Kent*

# काली खाँसी
## (Whooping Cough)

*(खाँसी, क्रूप खाँसी, आदि अध्याय भी देखें)*

श्वासतंत्र (respiratory organs), स्वर यंत्र (vocal chords) की सूजन और साथ ही स्वरनली में अकड़न हो और तेज़ खाँसी आए।

लक्षणः शुरू में हल्का सा बुखार, छींकें, जुकाम, व आँखों से पानी; बाद में खाँसी के तेज़ दौरे पड़ने लगते हैं। खाँसते-खाँसते सांस रूक जाता है, चेहरा लाल या नीला पड़ जाता है। आँखें लगता है निकल पड़ेंगी। नसें फूल जाती हैं और थोड़े समय के अंदर खाँसी प्राणघातक रूप धारण कर लेती है। यह बच्चों की जान लेवा बीमारी है।

| | |
|---|---|
| ❒ रोग की प्रारम्भिक अवस्था में, जब काफी बेचैनी व भय के साथ काली खाँसी रोग हो। | *एकोनाइट* २०० |
| ❒ जब रक्त संकुलता के कारण चेहरा लाल हो, सिर दर्द हो। तेज़ खाँसी आए। शरीर के ऊपरी भाग में रक्त का जमाव हो। प्यास हो - रोगी नींबू पानी पीना चाहे। | *बैलाडोना* ३० या २०० |
| ❒ जब ठंड लगने के कारण तेज़ खाँसी हो, गले में मछली का कांटा फंसने जैसा आभास हो। रोगी ठंडी एवम् गुस्सैल प्रकृति का हो। | *हिपर सल्फ़* २०० |
| ❒ जब खाँसी के साथ बलग़म गाढ़ा व तार की तरह खिंचने वाला हो; सुबह के समय रोग वृद्धि। | *काली बाई* ३० या २०० |
| ❒ जब नींद में या नींद के बाद रोग बढ़ता हो। गले के पास कपड़ा तक न सुहाए। गर्मी लगे। | *लैकेसिस* ३० या २०० |
| ❒ रोगी सुस्त पड़ जाए, प्यास कम हो जाए। जब रोगी को ठंडे पानी की तीव्र इच्छा हो; स्वरभंग; शाम को रोग बढ़े एवम् ठंड महसूस हो। | *फ़ॉस्फ़ोरस* ३० या २०० |
| ❒ जब गले के अंदर आरी चलने जैसी आवाज़ हो और कुत्ता खाँसी हो (barking cough)। | *स्पोंजिया* ३० या २०० |

| | | |
|---|---|---|
| ❒ | जब सूखी तेज़ खाँसी सुबह-सुबह ३ बजे ज़्यादा हो, खाँसी के कारण रोगी उठ बैठे। | *काली कार्ब* ३० या २०० |
| ❒ | जब काली खाँसी में आक्षेप (convulsions) होने लगें तथा ठंडा पानी पीने से एवम् पसीने के दौरान रोगी को आराम मिले। | *क्यूप्रम मैट* ३० या २०० |
| ❒ | खाँसी जल्दी-जल्दी हो। रोगी सांस तक न ले सके, खांसते समय पेट अंदर को खिंचा हो। | *ड्रॉसेरा* ३० या २०० |
| ❒ | खाँसते समय शरीर अकड़ जाए, खाँसी करने के बाद गले से पेट तक बोतल से पानी निकलने जैसी आवाज़ हो। रोगी बार-बार नाक पकड़े - नाक में अंगुली ड़ाले। दयनीय तरीके से रोए। | *सिना* ३० या २०० |
| ❒ | छाती बलग़म से भरी होने से घड़घड़ हो पर बलग़म न निकले, ज़बान सफ़ेद हो। नींद ज्यादा आए। पसीना भी बहुत आए व कमज़ोरी हो। | *एन्टिम टार्ट* २०० |
| ❒ | जब काली खाँसी ठीक होने का नाम न ले। छाती में तेज़ दबाव हो। रात में रोग वृद्धि। नींद के दौरान लार मुँह से बाहर टपके। | *सिफ़िलिनम* २०० या 1M |
| ❒ | काली खाँसी - नज़ला, जुकाम एवम् अति संकुचन के साथ काली खाँसी हो जो उल्टी लगने के बाद रूके। गाढ़ा, चिपचिपा बलग़म - जो बहुत कठिनाई से निकले। लैरिंक्स में गुदगुदी के साथ, दमघोंटू खाँसी आए। पुराना ब्रौंकाइटिस। दांत साफ करने के लिए ब्रुश करते समय खाँसी आए। | *कॉकस कैक्टाई* ३० या २०० |
| ❒ | पुरानी काली खाँसी। ऐंठन के साथ खाँसी आए। | *परटुसिन* २०० |

# क्रूप खाँसी
## (Croup)

*खाँसी, काली खाँसी, आदि अध्याय भी देखें*

इस रोग को आम बोल चाल में कुक्कुर खाँसी कहते हैं। इस खाँसी में लैरिंक्स में सूजन हो जाती है।

लक्षणः गला रूंध सा जाता है, बुखार, घबराहट, सांस बंद हो जाना, हवा के लिए छटपटाना, चेहरा लाल, पीला पड़ जाना, गले की नसें फूल जाना, कुछ समय बाद क्रूप की सी आवाज़ से सांस आने लगता है।

ठंड लगने से क्रूप खाँसी **(Catarrhal Croup):**

- ❒ अचानक सूखी, ठंडी हवा लगने से हुआ रोग। ठंडक महसूस हो, सिर दर्द, आँखों से पानी, छींकें आएं, सूखी खाँसी, बेचैनी तथा भय। — *एकोनाइट* २००
- ❒ अगर एकोनाइट से क्रूप खाँसी ठीक न हो - या एकोनाइट को ठंड लगने के तुरन्त बाद न दिया जा सके, खाँसी चीड़ की लकड़ी में आरा चलने जैसी आवाज़ (खरखर) की तरह आए। — *स्पोंजिया* २००
- ❒ जब रोग सुबह एवं ठंड के समय बढ़े। ढीला बलग़म घड़घड़ाए। खाँसी के कारण दम घुटे। रोगी ठंडी प्रकृति का एवम् अत्यन्त संवेदनशील हो। — *हिपर सल्फ़* २००
- ❒ तेज़ सिर दर्द के साथ खाँसी हो। खाँसी के समय लगे जैसे कि छाती में कुछ फटा है - सांस कठिनाई से आए। प्यास न लगे। रोग प्रातः काल बढ़े। ठंड महसूस हो। रोगी चिड़चिड़ी प्रकृति का हो। — *नक्स वोमिका* ३० या २००
- ❒ खुश्क खाँसी - आधी रात के बाद बढे; कमर के बल लेटने से रोग वृद्धि। मानसिक बेचैनी। गर्म पेय से आराम आए। — *आर्सेनिक एल्ब* ३० या २००
- ❒ खाँसी के आने के समय रोगी अपना गला पकड़ ले और रो पड़े - जैसे की दर्द हो रहा हो - साथ में बुखार एवम् बेचैनी हो। — *आयोडियम* ३० या २००

**ऐंठन के साथ क्रूप खाँसी (Spasmodic Croup):**

| | |
|---|---|
| ❐ बिना ठंड लगे किसी भी कारण से अचानक खाँसी की लहर सी आए। रक्त संकुलता के कारण चेहरा तमतमाया लाल। प्यास लगे - नींबू पानी पीने की तीव्र इच्छा हो। | *बैलाडोना* ३० या २०० |
| ❐ जब रोग सुबह ३ बजे बढ़े। छाती में खिंचाव एवं ऐंठन हो। पानी पीने से आराम आए। | *क्यूप्रम मैट* ३० या २०० |
| ❐ जब रोग सुबह ३ बजे बढ़े। फ़ैरिंक्स (pharynx) में खुश्की एवं सुई चुभने का सा दर्द हो। | *काली कार्ब* ३० या २०० |
| ❐ रोगी ठंडी प्रकृति का हो। ठंड एवं नहाने से रोग बढ़े। हाथ-पैर बर्फ की तरह ठंडे हों। ठंड ज़्यादा लगे। रोगी सुस्त पड़ा रहे एवम् ठंडा पानी पीना चाहे व खाने में मीठा पसन्द करे। | *कैल्केरिया कार्ब* ३० या २०० |

बायोकैमिक औषधिः *मैग फ़ॉस* 6x

**गले में झिल्ली बन जाने के कारण (Membranous Croup):**

| | |
|---|---|
| ❐ जब गले में श्लेष्मा की झिल्ली फंस जाए; खींचने से धागे जैसी लम्बी तार की तरह बने; आसानी से न निकल सके। | *काली बाई* ३० या २०० |

बायोकैमिक औषधिः *काली म्यूर* 12X

बायोकैमिक दवाएं फ़ैरम फ़ॉस 6X, काली म्यूर 6X, मैग फ़ॉस 6X, फ़ायदा करती हैं। कई बार इस रोग का काली खाँसी से भेद करना मुश्किल हो जाता है। औषधि का चुनाव करते समय खाँसी, जुकाम आदि अध्याय भी देखें।

**अन्य महत्वपूर्ण औषधियां:** एन्टिम टार्ट, अरेलिया रेसिमोसा, ब्रोमियम, कोरेलियम, कॉकस कैक्टाई, इपिकैक, मर्क सौल, फॉस्फोरस, एवम् टैरेन्टुला हिस्पेनिया, आदि।

# एलर्जिक रह्राइनाइटिस
## (Allergic Rhinits)

*(सर्दी, जुकाम, नज़ला, खाँसी और साइनस शोथ भी देखें।)*

प्रदाह जन्य बीमारियां (inflammatory diseases) सोरिक म्याज़्म् के सक्रिय होने के कारण उत्पन्न होती हैं। सभी ऐसे रोग जिनमें रोग के नाम के आखिर में अंग्रेजी भाषा में itis लगता है। ऐसे रोग में दूध या दूध से बनी चीज़ें न खाएं। ऐसे रोगी मौसम के अनुरूप मोटे अनाज का इस्तेमाल करें एवम् रोज प्राणायाम करें तो जल्दी लाभ उठा सकते हैं।

एलर्जी किसी पदार्थ के प्रति किसी व्यक्ति विशेष की बदली हुई प्रतिक्रिया क्षमता है, जिसके लिए आम इन्सान उस पदार्थ से लक्षण उभरने की सीमा तक संवेदनशील नहीं होता। होम्योपैथी में अन्य रोगों की चिकित्सा की तरह इस रोग का निदान भी रोगी के समस्त विकृत लक्षणों के अनुसार ही किया जाता है।

| | |
|---|---|
| ❑ सर्दी के कारण आँख नाक से लगातार जलनयुक्त स्राव जो गर्मी से या कमरे के अंदर बढ़ता है; रोगी खुली हवा में अच्छा महसूस करता है। | *एलियम सीपा* ३० या २०० |
| ❑ खुश्क, ठंडी हवा लगकर अचानक रोग आने पर; सिर दर्द, आँखों से पानी व छींकें आएं, बेचैनी, भय, व बुखार। | *एकोनाइट* ३० या २०० |
| ❑ छींकें; नाक से ज़ख्म कर देने वाला स्राव बहे, आँख व नाक में जलन। मानसिक बेचैनी हो। थोड़ी-थोड़ी देर में थोड़ा-थोड़ा पानी पीने की इच्छा बनी रहे। बहुत कमज़ोरी, सिर दर्द एवम् बुखार। सभी लक्षण गर्मी व गर्म चीज़ों के उपयोग से घटते हैं। | *आर्सेनिक एल्ब* ३० या २०० |
| ❑ पुरानी सर्दी, खाँसी, सुबह सवेरे जुकाम बढ़े, नहाने का मन न करे, रोगी को ठंडी हवा अच्छी लगे। गर्मी लगे - मगर प्यास कम लगे। नहाने से रोग वृद्धि। रोगी सुस्त हो। स्राव बदबूदार हों। | *सल्फ़र* ३० या २०० |
| ❑ रोगी सर्दी बिल्कुल सहन नही कर पाता। गर्मी में भी सिर को ढक कर रहता है। स्राव बहुत ही बदबूदार होते हैं। | *सोराइनम* २०० |

| | |
|---|---|
| ❑ अचानक आया रोग - चेहरा तमतमाया हुआ चमकीला लाल, खाँसी, जुकाम, गले व सिर में दर्द, ज़रा सी ठंड लगने यहां तक कि बाल कटवाने से भी सर्दी हो जाए। प्यास लगे - नींबू पानी पीने की तीव्र इच्छा हो। | *बैलाडोना* ३० या २०० |
| ❑ धूल, धुएं, सुगंध, स्प्रे, आदि से एलर्जी। सामान्यतया नाक की नली का वह भाग जो गले के ऊपर स्थित है उसके संवेदनशील हो जाने से छींकें व नाक बंद हो जाने की शिकायत हो और फिर खाँसी-जुकाम हो जाए। | *हिस्टेमिन* ३० या २०० |
| ❑ धूल से एलर्जी। शाम के समय नाक से बेहद स्राव आए और छींकें आएं। सिर के अगले भाग में पीड़ा हो और आँखों में खुजली हो। | *जस्टिशिया एढ़ाटोडा* ३० या २०० |
| ❑ धूल से बेहद जुकाम हो जाए - पतला पानी की तरह का स्राव हो। नाक के पिछले भाग में खुजली हो। | *सोलेनम लाइको परसिकम* ३० |
| ❑ टीका करण (vaccination) के कुप्रभाव के फलस्वरूप रोग हो। सर्दी-जुकाम की पुरानी शिकायत - गाढ़ी, हरे रंग की रक्त मिश्रित श्लेष्मा। | *थूजा* ३० या २०० |
| ❑ धूल से सांस की तकलीफ हो जाए। गले में दर्द के साथ छींकें आएं। | *पोथोस फ़ो.* ३० |
| ❑ फूलों की गन्ध, इत्र, आदि की गन्ध से सर्दी-जुकाम हो जाए। खुश्क खाँसी हो। | *ऐलेन्थस ग्लैंडुलोसा* ३० |
| ❑ मोटर गाड़ियों के धुएं या फैक्टरियों के धुएं से सर्दी, जुकाम हो जाए। | *एसिड सल्फ़यूरोसम* ३० या २०० |
| ❑ ठंड से या वातानुकूलित वातावरण A.C. में रहने से जैसे ही शरीर ठंडा हो सर्दी-जुकाम हो जाए। नाक से गले में गाढ़ा, पीला, गोंद का सा स्राव गिरे। | *सुम्बुल* ३० या २०० |

| | |
|---|---|
| ❐ जब धूल, धुएं व पोलन्स, आदि से छींकें व सर्दी-जुकाम हो जाए। | *पोलन्स* ३० या २०० |
| बायोकैमिक औषधिः | *नैट्रम म्यूर* 12X व *नैट्रम सल्फ़* 12X |

अन्य महत्वपूर्ण औषधियांः एसिड फॉस, एसिड सल्फ़, एन्टिम क्रूड, एन्टिम टार्ट, एपिस मैल, बैराइटा कार्ब, ब्रायोनिया, कैल्केरिया कार्ब, कैल्केरिया म्यूर, कैल्केरिया फ़ॉस, कैनेबिस इंडिका, कार्बो वेज, कैमोमिला, चाइना, सिना, कॉफ़िया, यूपेटोरियम पर्फ, फ़ैरम मैट, फ़ैरम फॉस, जल्सेमियम, हायोसाइमस, इग्नेशिया, इपिकैक, काली सल्फ़, लैकेसिस, लाइकोपोडियम, मर्क सौल, मर्क बिन आयोडाइड, मर्क प्रोटो आयोडाइड, नैट्रम कार्ब, नैट्रम म्यूर, नक्स मौस्केटा, नक्स वोमिका, ओपियम, फ़ॉस्फ़ोरस, पल्साटिला, रस टॉक्स, सीपिया, साइलिशिया, स्टेफ़िसएगेरिया, स्ट्रामोनियम, टैरेन्टुला हिस्पेनिया, ट्यूबरकुलाईनम कोच एवम् विरेट्रम एल्ब, आदि।

## साइनस शोथ (साइनुसाइटिस)
## (Sinusitis)

*('सर्दी, जुकाम व खाँसी', आदि अध्याय भी देखें।)*

माथे, गाल, व नाक की हड्डियों के अन्दर के भाग में सूजन व श्लेष्मा जमा होना।

जुकाम बिगड़ जाने पर इस स्थान में बलग़म या रेशा (mucous) जमा हो जाता है, जिससे इन हड्डियों में दर्द होता है। इसी को साइनुसाइटिस कहते हैं।

लक्षणः इस रोग में जुकाम और सिर दर्द के मिले-जुले लक्षण रहते हैं।

| | |
|---|---|
| ❐ रोगी ठंड के प्रति संवेदनशील हो, सिर को ढक कर रखना चाहे। सुस्त हो, प्यास लगे। नाक व आँखों के ऊपर दर्द हो। रोगी डरपोक एवम् जिद्दी हो - मगर आसानी से बात मान ले। | *साइलिशिया* ३० या २०० |
| ❐ गाढ़ा, हरे-पीले रंग का बलग़म ठंड से बढ़े और रस्सी की तरह खिंचनें वाला हो। खुश्बू का पता न चले। नाक बन्द रहे। बियर पीने से रोग बढ़े। गर्माहट से अच्छा लगे। | *काली बाई* ३० या २०० |

- ❐ नाक बंद रहे। रोगी ठंड व गर्मी के प्रति अति संवेदनशील हो। रात में रोग वृद्धि। रोगी का मुँह लार से तर हो - फिर भी प्यास लगे। गर्मी लगे। रोगी सुस्त हो। जीभ में सूजन व थुलथुलापन और किनारों पर दांतों के निशान हों। मुँह से बदबू आए, चिपचिपा पसीना आए, रोगी गर्मी महसूस करे। रोगी का स्वभाव उपेक्षा भरा एवम् विद्रोही किस्म का हो। — *मर्क सोल* ३० या २००
- ❐ नाक में पोलिप हो। नाक से काफ़ी मात्रा में पीले रंग का बदबूदार स्राव आए। रोग दाहिनी ओर ज़्यादा हो। — *सैंगुनेरिया कैन* ३० या २००
- ❐ नाक से गले में स्राव गिरे। सिर दर्द - लगे जैसे सिर पट्टे से बंधा है। रोग बाईं ओर ज़्यादा हो। नाक से रक्त से सनी बड़े-बड़े ढेले की सी हरे-पीले रंग की श्लेष्मा आए। बांयी आँख के ऊपर तेज़ दर्द हो। — *स्पाइजिलिया* ३० या २००
- ❐ जब ठंड के कारण शरीर के ठंडा हो जाने से रोग वृद्धि हो। चिपचिपा, पीले रंग का बलगम नाक से गले में गिरे। — *सुम्बुल* ३० या २००
- ❐ शारीरिक बेचैनी के साथ बुखार। स्नायविक कमजोरी व थकान के साथ गले में खराश, टीस (smarting) एवम् जलन हो - जो ठंडी हवा से बढ़े। नींद में बेचैनी - अत्यधिक शारीरिक परिश्रम भरे स्वप्न आएं। लसिका ग्रन्थियों (lymph glands), ख़ासकर काँख में सूजन व दुःखन। ऐंठन (spasmodic) के साथ खुश्क, तीव्र एवम् थका देने वाली खाँसी। नाक से काफी श्लेष्मा अपने आप ही निकले। — *रस टॉक्स* ३० या २००

| | |
|---|---|
| ❒ नाक, आँखें, गला व ब्रौन्काई की तीव्र उत्तेजना (irritation)। सर्दी, जुकाम व बुखार। नाक व गले में खुश्की व जलन हो। दुःखन व जलन का एहसास जो नाक के अन्दर से होकर गले तक जाए। सांस फूले व गहरी सांस लेने की इच्छा हो। | *सैंगुनेरिना* नाइट्रिक ३० या २०० |
| ❒ साइनस शोथ। रोगी को बार-बार सर्दी, जुकाम एवम् फ्लू हो और बहुत लंबे समय तक परेशान करने वाली खाँसी हो। रोगी को हवा अच्छी लगे (air hunger) और आसानी से पसीना आए। परिवार में टी.बी. का इतिहास हो। रोगी ठंडी हवा और मौसम के बदलाव के प्रति संवेदनशील हो। कफ गाढ़ा और धागे की तरह खिंचने वाला हो। | *ट्यूबरकुलाईनम* २०० |
| ❒ साइनस शोथ। जीभ कच्चे मांस की तरह गाढ़ी लाल हो। अत्यधिक मात्रा में नाक से बलग़म आए। सर्दी, जुकाम एवम् फ्लू अक्सर हों। रोगी को अत्यधिक ठंड लगे जो काफी गर्माहट के सम्पर्क में आने से भी कम न हो। नब्ज़ तेज़ चले। नब्ज़ एवम् शारीरिक तापमान का तालमेल न हो। बेचैनी हो, दिल की धड़कन तेज़ हो। शरीर में रगड़ लगने जैसा दर्द हो। कमर व जांघों में तेज दर्द हो। तेज़ गर्मी लगे। खूब पसीना आए, परन्तु पसीना आने के बाद भी कोई आराम न मिले। जैसे ही बुखार आए बार-बार पेशाब जाने की हाजत हो। बुखार के दौरान रोगी तेज़ी के साथ बातें करे। | *पाइरोजिनियम* ३० या २०० |
| ❒ नाक से बहुत अधिक मात्रा में पानी की तरह का, नाक की झिल्ली के काटने वाला, नमकीन, हरे रंग का स्राव निकले। ठण्डी हवा में एवम् चलते-फिरते रहने से आराम आए। गर्माहट एवम् रात के समय रोग वृद्धि। साथ में गले की सूजन | *काली आयोड* ३० या २०० |

के साथ खुश्क खाँसी हो सकती है।

| | |
|---|---|
| ❐ साइनस शोथ। रोगी ठण्ड के प्रति अति संवेदनशील हो। नाक से गले में जाने वाला पुराना स्राव (post nasal catarrh)। घिनावने स्राव के साथ हर साल होने वाला नज़ला। नाक के पर्दे की पुरानी सूजन। पीले रंग का खून मिला मवादयुक्त, घिनावना स्राव जो जल्दी से सूख कर नाक के अन्दर पपड़ी के रूप में जम जाए। किसी भी तरह की ठण्ड - आन्तरिक या बाहरी से रोग वृद्धि। गला ठण्डे से जल्दी खराब हो। | *सोराइनम* ३० या २०० |

अन्य महत्वपूर्ण औषधियां: एल्यूमिना, एसिड नाइट्रिक, एसिड फॉस, एन्टिम क्रूड, एन्टिम टार्ट, एपिस मैल, आर्सेनिक एल्ब, ऑरम मैट, बैराइटा कार्ब, बैलाडोना, ब्रायोनिया, कैल्केरिया कार्ब, कैल्केरिया म्यूर, कैल्केरिया फ़ॉस, कैनेबिस इंडिका, कार्बो वेज, कैमोमिला, चाइना, सिना, कॉफ़िया, इलैप्स कॉर, यूपेटोरियम पर्फ़, फ़ैरम मैट, फ़ैरम फ़ॉस, जल्सेमियम, हिपर सल्फ़, हाइड्रेस्टिस, हायोसाइमस, इग्नेशिया, इपिकैक, काली सल्फ़, लैकेसिस, लैम्ना माइनर, लूफा ओपरकुलाटा, लाइकोपोडियम, मैग कार्ब, मर्क बिन आयोडाइड, मर्क प्रोटो आयोडाइड, मैज़ेरियम, माईरिका, नैट्रम कार्ब, नैट्रम म्यूर, नक्स मौस्केटा, नक्स वोमिका, ओपियम, फ़ॉस्फ़ोरस, पल्साटिला, सीपिया, स्टेफ़िसएगेरिया, स्ट्रामोनियम, सल्फ़र, टैरेन्टुला हिस्पेनिया, थूजा, एवम् विरेट्रम एल्ब, आदि।

---

टिप्पणी **(note):** हर प्रकार के रोग में पूरे शरीर को प्रभावित करने वाले बदले हुए लक्षण (physical generals) जैसे कि गर्मी सर्दी का प्रभाव, प्यास, चुस्ती-फुर्ती या सुस्ती आदि; मुख्य मानसिक लक्षण (mental generals) एवम् उस समय के सर्वोपरि सक्रिय म्याज्म् को भी ध्यान में रख कर ही रोगी की दवा का चयन करें। साथ में ध्यान रखें कि दी गई दवा रोगी के मूल स्वभाव के अनुकूल हो। यदि कोई रोग शरीर के बाएं या दाएं ओर (sides of body) हो तो उसका भी ध्यान रखें।

# ब्रौंकाइटिस

## (Bronchitis)

*(सर्दी-खाँसी अध्याय भी देखें।)*

सांस की नलियों की श्लैष्मिक झिल्ली में सूजन होने को ब्रौंकाइटिस कहते हैं। बच्चों और बूढ़ों को यह रोग होने पर अधिक कठिनाई हो सकती है। यदि कारण लगातार बना रहे तो यह रोग पुराना हो जाता है।

कारणः ठंड लग जाना, अधिक देर तक गीले वस्त्र पहने रहना, भीग जाना, पसीने में हवा लग जाना, आदि।

लक्षणः (सर्दी, जुकाम भी देखिये) आलस्य, सिरदर्द, स्वर भंग, हल्का बुखार, श्वास कष्ट, खाँसी, आदि।

## रोग की प्रथम अवस्था

| लक्षण | औषधि |
|---|---|
| ❒ अच्छे भले स्वस्थ, प्रसन्नचित्त व्यक्तियों में अचानक सूखी ठंड लगने के कारण बेचैनी के साथ ठंड लगे, तेज़ बुखार, नाड़ी तेज़ व डर एवम् मृत्यु भय हो। | *एकोनाइट* ३० या २०० |
| ❒ घरघराहट वाली खाँसी। सांस लेने में तकलीफ हो। छाती में लगातार कसाव महसूस हो। छाती श्लेष्मा से भरी हो, परन्तु वह खाँसी के साथ बाहर न निकले। खाँसते-खाँसते उल्टी हो जाए। जीभ साफ हो। प्यास बिल्कुल न लगे। लगातार जी मिचलाए जो उल्टी होने के बाद भी ठीक न हो। | *इपिकैक* ३० या २०० |
| ❒ श्वसनी नज़ला। रोगी अस्वस्थ और नीरस महसूस करे। सुबह के समय तर खाँसी हो। | *स्टिकटा पी.* ३० या २०० |
| ❒ भारी मात्रा में पतला, पनीला व झागयुक्त बलग़म। गले के निचले हिस्से में (throat pit) गुदगुदाहट के कारण खाँसी आए। खाँसी ठंडी हवा अन्दर लेने से एवम् रात को बढ़े। | *रयूमैक्स* ३० या २०० |
| ❒ वायु गमन के सभी रास्ते खुश्क हों। श्वसनी नज़ला जिसके साथ छाती में घरघराहट हो। दमे | *स्पोंजिया* ३० या २०० |

की खाँसी जिसमें ठंडी हवा में अत्यधिक बलग़म आए और सांस रूके। गर्म कमरे एवम् सिर नीचा कर लेटने से रोग वृद्धि। कमज़ोर व्यक्तियों में जब तेज़ बुखार हो। रक्ताल्पता।

| | | |
|---|---|---|
| ❒ | आँखें लाल, चेहरा लाल तमतमाया हुआ, और अचानक तेज़ बुखार के साथ बेहोशी सी। जलनयुक्त गर्माहट महसूस हो। प्यास लगे – नींबू पानी पीने की तीव्र इच्छा हो। | *बैलाडोना* ३० या २०० |
| ❒ | प्यास अधिक हो, तेज़ बुखार, मुँह खुश्क, खाँसने से छाती व सिर में दर्द – लगे जैसे सिर फट जाएगा; ज़रा भी हिलने-डुलने से रोग वृद्धि। इसलिए रोगी चुपचाप एक ही स्थिति में लेटा रहे। गर्मी महसूस करे। कब्ज़ हो। | *ब्रायोनिया* ३० या २०० |
| ❒ | जब बुखार तेज़ हो, पसीना खूब आए परन्तु कोई आराम न आए। गर्मी लगे। रोगी सुस्त हो। मुँह लार से तर रहे, प्यास लगे, मुँह से दुर्गन्ध आए। जीभ पर दांतों के निशान हों; जीभ मोटी हो जाए। | *मर्क सौल* ३० या २०० |
| ❒ | मौसम बदलते समय रोग हो; ख़ासकर जब दिन में ज़्यादा गर्मी व रात में ठंड हो। | *डल्कामारा* ३० या २०० |
| ❒ | पुराना रोग। मानसिक बेचैनी। गर्मी महसूस हो, प्यास लगे। रोगी घुम्मकड़ प्रकृति का एवम् बातूनी हो। | *ट्यूबरकुलाईनम* २०० या 1M |

## रोग की द्वितीय अवस्था

| | | |
|---|---|---|
| ❒ | जब ज़रा सी ठंड से भी रोग बढ़ता हो, यहां तक कि हाथ भी उघड़ जाए तो रोग बढ़े। छाती में घरघराहट और नाक से स्राव रूक-रूक कर आए। रोगी ठण्डी प्रकृति का एवम् संवेदनशील हो। | *हिपर सल्फ* ३० या २०० |
| ❒ | शाम के समय व बाईं करवट लेटने से रोग बढ़े, | *फ़ॉस्फ़ोरस* ३० या |

| | | |
|---|---|---|
| | रोगी कराहे व बात भी न कर पाए; गले में दर्द हो। ठंडे पेय लेने की तीव्र इच्छा। जैसे ही ठंडे पेय पेट में जाने के थोड़ी देर बाद गर्म हों - उल्टी लग जाए। | २०० |
| ❒ | छाती में घरघराहट; ढीली बलग़म भरी खाँसी मगर बलग़म निकल नहीं पाता; जीभ सफ़ेद। कमज़ोरी, अत्यधिक पसीना एवम् गहरी नींद आए। | *एंटिमोनियम टार्ट* ३० या २०० |
| ❒ | सांस व शरीर ठंडा होते हुए भी रोगी ताज़ी हवा या पंखा चलवाना चाहे। शक्तिपात (collapse) की स्थिति। पसीना, सांस, एवम् जीभ तक ठंडी हो। रोगी गर्मी महसूस करे - प्यास न हो। | *कार्बो वेज* ३० या २०० |
| ❒ | पुराने ब्रौंकाइटिस एवम् दमा के रोगियों में खाँसी। छाती में घरघराहट के साथ दबाव महसूस हो। छाती से बहुत मात्रा में चिपचिपा बलग़म बहुत कठिनाई से निकले। सांस फूले - सांस लेने के लिए उठकर बैठना पड़े। लेटने से, नींद के दौरान सांस रूके - रोगी चौंक कर सांस लेने के लिए हाँफ कर उठे और मुश्किल से सांस ले पाए। | *ग्रिन्डिलिया* ३० या २०० |

## रोग की तीसरी अवस्था

| | | |
|---|---|---|
| ❒ | हल्का पीले रंग का गाढ़ा बलग़म लगातार बनता रहे। प्यास न लगे एवम् भोजन के स्वाद का पता न लगे। और रोगी को ठंडी हवा की इच्छा हो और खुली हवा में अच्छा लगे। रोग लक्षण बदलते रहें। रोगी को रोना बहुत जल्दी आए। | *पल्साटिला* ३० या २०० |

बायोकैमिक औषधिः *काली सल्फ़* 6x

# क्रौनिक ब्रौंकाइटिस
## (Chronic Bronchitis)

| | | |
|---|---|---|
| ❒ | खाँसी जो छींक के रूप में समाप्त हो। छाती में घरघराहट के साथ छाती की बाहरी परत में दुखन हो। बलग़म काफ़ी बने परन्तु मुश्किल से निकले। नज़ला व दस्त अदल-बदल कर हो सकते हैं। | *सैनेगा* ६ या ३० |
| ❒ | श्वासनली शोथ के साथ पूरी छाती संवेदनशील हो। बहुत थोड़ा चिपचिपा बलग़म निकले जो सुबह के समय एवम् भोजन करने के बाद बढ़े। गर्म कमरे में बलग़म ज़्यादा बने। | *काली कार्ब* ३० या २०० |
| ❒ | श्वास कष्ट। ठण्डी सांस भरना। ऐंठन के साथ खाँसी आए और चिपचिपा बलग़म निकले। मरीज़ भारी कष्ट महसूस करे। | *नैफ़्थलीन* ६ या ३० |
| ❒ | बुजुर्गों में गाढ़ा बलग़म ज़्यादा बने। ठंड जल्दी लगे, परन्तु फिर भी ठंड में रहने का मन करे। | *ट्यूबरकुलाईनम कोच* २०० या 1M |
| ❒ | बलग़म काला या पीला हो। लैरिंक्स में ऐंठन के साथ संकुचन हो। दम सा घुटे। छाती में दर्द व कसाव महसूस हो। | *हाइड्रोसाइनिक. एसिड* ३० या २०० |
| ❒ | पीपदार बलग़म जो सुबह ज़्यादा हो - और शाम को गाढ़ा हो जाए। सुस्ती हो। गर्मी लगे, प्यास न लगे। | *सल्फ़र* ३० या २०० |
| ❒ | बदबूदार बलग़म जो पानी के ऊपर तैरे। ठंड से रोग वृद्धि एवम् गर्म वातावरण में आराम आए। रोगी ठंडी एवम् डरपोक प्रकृति का हो। | *कैल्केरिया कार्ब* ३० या २०० |

टिप्पणी **(note):** किसी भी औषधि की शक्ति (potency) रोगी की संवेदनशीलता के अनुसार कम या ज़्यादा हो सकती है, अतः यह जरूरी नहीं है कि इस पुस्तक में दी गई शक्तियों का ही प्रयोग करें।

# एलर्जिक ब्रौंकाइटिस
## (Allergic Bronchitis)

जब किसी व्यक्ति को किसी विशेष खाद्य पदार्थ या वातावरण में किसी चीज़ से ऐलर्जी हो और ब्रौंकाइटिस के लक्षण उत्पन्न हो जाएं तो उसे एलर्जिक ब्रौंकाइटिस रोग हो सकता है। कारण का पता लगा कर ही इलाज करें।

अक्सर देखने में आया है कि बच्चों में प्रतिरोधक टीके देने के 10-15 दिन बाद ब्रौंकाइटिस की शिकायत हो जाती है।

| | |
|---|---|
| ❒ यदि बी. सी. जी. (B. C .G.) का टीका देने के बाद शिकायत हो। खुश्क काली खाँसी के समान खाँसी। आधी रात के बाद रोग वृद्धि। | *ड्रॉसेरा* २०० या 1M |
| ❒ शाम को एवम् रात में खुश्क खाँसी आए - उठकर बैठने से आराम आए। बिस्तर की गर्माहट, सुगन्धित पेय, डबलरोटी, छाछ, अण्डे, मछली, माँस, चिकनाई, केक, पेस्ट्री, आइसक्रीम, आदि खाने से रोग वृद्धि। रोगी सुस्त हो जाए। मुँह खुश्क हो - परन्तु प्यास कम हो या बिल्कुल न हो। | *पल्साटिला* ६ या ३० |
| ❒ सर्दी-जुकाम जो आसानी से ठीक न हो। गले में दुखन व खाँसी। छोटी-छोटी गोलियों के रूप में बलग़म निकले - जो बहुत बदबूदार हो। खाने की गन्ध, शहद, माँस, दूध, टीका लगने के बाद, नम एवम् ठण्डे मौसम में रोग वृद्धि। रोगी सुस्त हो जाए। प्यास लगे। | *साइलिशिया* ३० या २०० |
| ❒ छाती में कमज़ोरी के साथ तेज़ खुश्क खाँसी - जो हर वर्ष ठण्डे मौसम में हो जाए। ठण्डे पानी से नहाने से, ठण्डी हवा से, ठण्डे पेय, नाशपाती एवम् टीका लगने के बाद या त्वचा के रोग दबने के बाद रोग वृद्धि। हाथ फैलाकर लेटने से आराम आए। | *सोराइनम* २०० या 1M |
| ❒ सूखी खाँसी - जो दोपहर बाद आए - साथ में पेट के निचले हिस्से में दर्द हो। टीका लगने के बाद, | *थूजा* २०० या 1M |

नम मौसम में, सेब खाने, बीयर पीने, मछली या प्याज़ खाने, एवम् चाय पीने से रोग वृद्धि।

| | | |
|---|---|---|
| ❑ | तर मौसम में सांस फूले - खाँसते समय छाती पकड़नी पड़े। खाँसी के साथ गाढ़ा रस्सी की तरह खिंचने वाला हरा बलग़म आए। सेब, पत्ता गोभी, ठण्डा खाना, मछली, फल, आलू खाने एवम् नम मौसम में रोग वृद्धि। | *नैट्रम सल्फ़* २०० या 1M |
| ❑ | केला खाने, हल्की सी ठंडी हवा लगने से, रात के समय बात करने से रोग वृद्धि, सिर व शरीर को कपड़े से ढकने पर आराम आए। गले के निचले हिस्से में गुदगुदी के कारण खुश्क खाँसी आए। रोगी खाँसी के कारण सो न पाए। | *र्‌यूमैक्स* ३० या २०० |
| ❑ | छाती में सुई गड़ने जैसे दर्द के साथ आधी रात के बाद करीब ३ बजे खुश्क खाँसी आए। छाती में घरघराहट हो। खसरे के बाद; गर्म कमरे में बलग़म ज़्यादा बने, डबल रोटी खाने एवम् सुबह २-४ बजे रोग वृद्धि। | *काली कार्ब* ३० या २०० |
| ❑ | खुश्क, दम घोटू खाँसी जो लेरिंक्स पर दबाव पड़ने से बढ़े - इसलिए रोगी को गले के आस-पास कपड़ा तक नहीं सुहाता। ठंडी हवा में बलग़म ज़्यादा बने, एसिड, ऐल्कौहोल, और ठंडे खाने एवम् नींद से उठने के बाद रोग वृद्धि। | *लैकेसिस* ३० या २०० |
| ❑ | ठंडे मौसम में, कुछ काम करने के बाद, गर्म कमरे में जाने पर, कुछ कदम ऊपर की ओर चढ़ने से रोग वृद्धि। रोज़ सुबह करीब ३ बजे खाँसी आए - सांस फूले, धड़कन तेज़ हो जाए, छाती में जलन हो जो ऊपर चढ़ते समय बढ़े। | *अमोनियम कार्ब* ३० या २०० |
| ❑ | खुश्क ठण्डी हवा लगने से आवाज़ बैठ जाए और | *हिपर सल्फ़* ३० |

| | | |
|---|---|---|
| | खाँसी आए। ठण्डी, पछवा हवा, खट्टे खाद्य पदार्थों, व नम हवा से रोग वृद्धि। रोगी ठण्डी एवम् संवेदनशील प्रकृति का हो। | या २०० |
| ❒ | हवा में प्रदूषण के कारण खाँसी आए। कॉफी की गन्ध, खीरा-ककड़ी खाने, दूध, अचार एवम् प्रदूषण (धुएं) से रोग वृद्धि। | *एसिड सल्फ़्यूरोसम* ३० या २०० |
| ❒ | सांस फूलने में मल त्याग करने से आराम आए। धूल से रोग वृद्धि। ऐंठन के साथ (spasmodic) खाँसी आए। | *पोथोस फ़ोइटिडा* ६ या ३० |

अन्य महत्वपूर्ण औषधियां: एन्टिम टार्ट, आर्सेनिक एल्ब, बैराइटा कार्ब, बैलाडोना, ब्रायोनिया, कैल्केरिया कार्ब, कैनेबिस इंडिका, कार्बो वेज, कैमोमिला, सिना, यूपेटोरियम पर्फ़, फ़ैरम मैट, फ़ैरम फ़ॉस, जल्सेमियम, हायोसाइमस, इग्नेशिया, इपिकैक, काली सल्फ़, लाइकोपोडियम, मर्क सौल, नैट्रम कार्ब, नैट्रम म्यूर, नक्स मौस्केटा, नक्स वोमिका, ओपियम, फ़ॉस्फ़ोरस, रस टॉक्स, सीपिया, स्टेफ़िसएगेरिया, स्ट्रामोनियम, सल्फ़र, टैरेन्टुला हिस्पेनिया, ट्यूबरकुलाईनम कोच एवम् विरेट्रम एल्ब, आदि।

## दमा
## (Asthma)

फेफड़े में हवा ले जाने वाली नलियों (bronchi) तथा फेफड़ों (lungs) में जब श्लेष्मा (mucous) जमा हो जाता है, निकाले नहीं निकलता, सांस मुश्किल से आता है, छाती से सांय-सांय की आवाज़ आती है, सीटियां सी बजती हैं, रोगी हवा के लिए तरसता है, आदि इस रोग के मुख्य लक्षण हैं।

कारण: मानसिक उत्तेजना, कब्ज़, वात, धूल, या धुएं भरे वातावरण में रहना। ज़्यादा मात्रा में खराब भोजन करना। सीलन वाली जगहों में रहना, आदि। यह रोग वंशानुगत (hereditary) भी हो सकता है।

| | | |
|---|---|---|
| ❒ | एकाएक तेज़ी के साथ (acute attack) रोग हो; ज़रा भी हिलने-डुलने से सांस लेने में तकलीफ हो। सांस जल्दी-जल्दी आए। मानसिक बेचैनी व भय एवम् साथ में मृत्यु का भय भी हो। | *एकोनाइट* ६ या ३० |

| | |
|---|---|
| ❑ जब रात के १२ बजे रोग बढ़े, प्यास कम हो। थोड़ी-थोड़ी देर में थोड़ा-थोड़ा पानी पीने की इच्छा बनी रहे। मानसिक बेचैनी हो। रोगी को ठण्ड लगे - ठण्ड से रोग बढ़े। | *आर्सेनिक एल्ब* ६ या ३० |
| ❑ छाती में संकुचन हो - सांस फूले। हर साल सांस की तकलीफ हो। जीभ साफ़ हो। लगातार जी मिचलाए जो उल्टी हो जाने से भी कम न हो। प्यास न लगे। ठण्ड लगे - रोगी सुस्त हो जाए। | *इपिकैक* ६ या ३० |
| ❑ सोने से तकलीफ़ बढ़े, सांस करीब-करीब रूक जाए। श्वासनली का ऊपरी हिस्सा बहुत संवेदनशील हो - दबाव से सांस लेने में तकलीफ़ हो। श्लेष्मा निकलने से आराम आए। प्रौढ़ स्त्रियों में रजः स्राव बंद होने के समय रोग वृद्धि। स्राव होने से आराम आए। | *लैकेसिस* ३० या २०० |
| ❑ सांस की तकलीफ़ जो पेट भरा होने - खाने के बाद एवम् सुबह के समय बढ़े। पेट खराब रहे, बार-बार पाख़ाना जाने की इच्छा; ठंड महसूस करे। रोगी बहुत चिड़चिड़ा परन्तु मेहनती हो। | *नक्स वोमिका* ३० या २०० |
| ❑ रात में लेटने के बाद सांस की तकलीफ़ बढ़े एवम् ऐंठन के साथ खुश्क खाँसी आए, जो थोड़ी देर सोने के बाद या आधी रात के आस-पास बढ़े। छाती में दबाव महसूस हो। जरा सी हवा लगते ही छींकें शुरू हो जाएं और नाक बहने लगे। नाक से नमक के से स्वाद वाला स्राव आए। | *अरेलिया रेसिमोसा* ६ या ३० |
| ❑ ख़ासकर बच्चों में दमा रोग। रोग जब स्टीरौएड्स (steroids, etc.) लेने के बाद या टीकाकारण के बाद हो। ठंडी नम हवा से रोग बढ़े। | *थूजा* २०० या 1M |
| ❑ दमा जो खुश्क ठण्डी हवा से बढ़े। ऐसे मरीज़ जिन्हें | *हिपर सल्फ़* ३० |

| | |
|---|---|
| ठंड ज़्यादा लगती हो और ठंडी चीज़ें नुकसान करती हों। नमी वाले मौसम में ठीक रहें। | या २०० |
| ❒ पेट में कीड़े हों, या पहले रहे हों और सांस की तकलीफ़ हो। बच्चा गुस्सैल हो - छूने से भी चिल्लाए। अक्सर नाक में अंगुली डाले। दयनीय रूप से रोए। | *सिना* २०० या 1M |
| ❒ जब इओसिनोफ़िल्स की मात्रा खून में ज़्यादा हो। सांस फूले। जी मिचलाए, बेहोशी सी बनी रहे। ठण्ड से रोग वृद्धि। | *थायरोएडिनम* ३० या २०० |
| ❒ दमा - सांस फूले; बैठने से एवम् ठण्ड से रोग बढ़े। गर्माहट से अच्छा लगे। गर्मी के मौसम में भी रोगी सिर तक को ढक कर रहे। जब रोगी कमर के बल लेट कर हाथ-पैर दूर-दूर फैला कर आराम महसूस करे। रोगी हताश हो जाए। | *सोराइनम* २०० या 1M |
| ❒ दमा। वाहनों के धुएं या इंडस्ट्रियल पौल्यूशन से रोग वृद्धि (ख़ासकर फ़ाउन्ड्री, स्टील मिल, आदि में काम करने से)। | *एसिड सल्फ़्यूरोसम* ३० या २०० |
| ❒ नमी वाले मौसम में होने वाला दमा। छाती पर दबाव के कारण सांस कठिनाई से आए। रोगी सिर्फ़ खड़ा रह कर ठीक से सांस ले सके। सांस लेने के लिए खिड़की के सहारे खड़ा रहे। मन में विचार बहुत तेज़ी से चलें। रोगी लगातार एक ही विषय पर सोचता या बात करता चला जाए। कविता बनाए। समय एवम् अस्तित्व का भ्रम हो। हर बात को बढ़ा-चढ़ा कर करे। | *कैनेबिस इंडिका* ३० या २०० |
| ❒ सूती कपड़ा बुनने व रूई धुनने वाले मज़दूरों में दमा रोग। नाश्ते के पहले जी मिचलाने के साथ उल्टी की प्रवृत्ति हो। | *गौसिपियम* ३० |
| ❒ पत्थर तोड़ने वाले मज़दूरों में सांस की तकलीफ़। | *साइलिशिया* ३० |

| | |
|---|---|
| सर्दी-जुकाम जो ठीक होने में बहुत समय ले। कफ़ मवाद का सा आए। | या २०० |
| ❑ गहरी लम्बी चलने वाली खुश्क तेज़ खाँसी का दौरा सा पड़े। फेफड़ों में दुखन हो; जो बलग़म निकलने के बाद ही कम हो। दमा रोग। सिर दर्द एवम् चेहरे की रक्त संकुलता (congestion) के साथ खाँसी आए। संक्रमण के कारण गले में भंयकर लाल व बैंगनी रंग की सूजन हो। तेज़ बुखार आए। फूलों की खुशबू से रोग वृद्धि। | *ऐलेन्थस ग्लैंडुलोसा* ३० या २०० |
| ❑ सांस फूले, बरसात व नमी वाले मौसम में होने वाला दमा। खाँसते समय रोगी छाती को जकड़ कर पकड़े। | *नैट्रम सल्फ़* ३० या २०० |
| ❑ दमा - सांस फूले - सांस बाहर निकालना कठिन हो। दिन के समय रोग बढ़े, घुटनों पर सिर रखकर आगे झुकने से रोग घटे। समुद्र तट पर जाने एवम् पेट के बल लेटने से अच्छा लगे। | *मैडोराइनम* २०० या 1M |
| ❑ ख़ासकर मल्लाहों का दमा - सांस अन्दर खींचने में कठिनाई हो। जहाज़ पर समुद्र में रहने से ठीक रहे और समुद्र तट पर आने से दमा उभर आए। खुश्क हवा से बढ़े। | *ब्रोमियम* ३० या २०० |
| ❑ गर्मी के मौसम में होने वाला पुराना दमा रोग। रात के समय रोग बढ़े। छाती में सांय-सांय या घड़घड़ की आवाज़ आए। | *सिफ़िलिनम* २०० या 1M |
| ❑ दुख, मानसिक तनाव या अशांति के कारण सांस लेने में कठिनाई हो। कण्ठद्वार का अति संकुचन। धुएं से रोग बढ़े। | *इग्नेशिया* ३० या २०० |
| ❑ बूढ़े व्यक्तियों का दमा। श्लेष्मा छाती में घरघराए। शरीर ठंडा व नीला पड़ने लगे परन्तु फिर भी ताज़ी | *कार्बो वेज* ३० या २०० |

हवा अच्छी लगे व रोगी लगातार पंखा कराना चाहे। डकार आने से आराम आए।

| | | |
|---|---|---|
| ❑ | सांस के साथ धूल अन्दर जाने से दमा का रोग बढ़े। अचानक चिन्ता के कारण पसीने के साथ सांस लेने में कठिनाई हो। पाख़ाना हो जाए जिसके बाद आराम लगे। छाती में खालीपन और दबाव के साथ रोगी गहरी सांस ले। अन्न के भंडारण एवम् मिल जहां अन्न की पिसाई होती है, ऐसी जगहों पर काम करने के कारण रोग हो। | *पोथोस फ़ोइटिडा* ३० या २०० |
| ❑ | श्वसन सम्बन्धी संक्रमण बार-बार हों - जैसे कि जुकाम, खाँसी, फ्लू, गला खराब एवम् दमा आदि। गले में सूजन एवम् खिच-खिच हो। बलग़म बहुत कठिनाई से निकले। | *ग्लाइसीरिंज़ा गलैबरा* ३० या २०० |
| ❑ | पुराने ब्रौंकाइटिस एवम् दमा के रोगियों में खाँसी। छाती में घरघराहट के साथ दबाव महसूस हो। छाती से बहुत मात्रा में चिपचिपा बलग़म बहुत कठिनाई से निकले। सांस फूले - सांस लेने के लिए उठकर बैठना पड़े। लेटने से, नींद के दौरान सांस रूके - रोगी चौंक कर सांस लेने के लिए हाँफ कर उठे और मुश्किल से सांस ले पाए। | *ग्रिन्डिलिया* ३० या २०० |
| ❑ | जब बच्चों में नम मौसम में यह रोग हो। कफ़ मवाद का सा हो मात्रा में बहुत कम निकले। फेफड़ों में रक्त-संकुलन (congestion) हो। रात में एवम् सुबह के समय रोग वृद्धि। | *बैसिलिनम* २०० या 1M |
| ❑ | जब बूढ़े लोगो में यह रोग हो। बलग़म आसानी से निकले। दम घुटे - गहरी सांस न आए। रोगी ठंड महसूस करे। यात्रा करना व घूमना चाहे। जिद्दी प्रकृति का हो। खुली शुद्ध हवा में थोड़ा ठीक लगे। | *ट्यूबरकुलाईनम कोच* २०० या 1M |

| | |
|---|---|
| ❐ दमा के रोगी में अति संकुचन/जकड़न (spasmodic) के साथ खाँसी आए - छाती में दबाव के साथ सांस फूले - जो जरा से काम करने से भी बढ़े। दमा के रोगी में पसीने के साथ जी मिचलाए, उल्टी लगे एवम् अन्दर सांस छोटा जाए (short inhalation) और लम्बे समय तक सांस बाहर जाए (long exhalation) - लगे जैसे छाती सिकुड़ गई है। | *लोबेलिया इन्फलाटा* ३० या २०० |

बायोकैमिक औषधिः *मैग्नेशिया फ़ॉस* 6X
व *काली फ़ॉस* 6X

अन्य महत्वपूर्ण औषधियांः एसिड फ़ॉस, एन्टिम क्रूड, एन्टिम टार्ट, एपिस मैल, बैराइटा कार्ब, बैलाडोना, ब्रायोनिया, कैल्केरिया कार्ब, कॉफ़िया, यूपेटोरियम पर्फ़, फ़ैरम मैट, फ़ैरम फ़ॉस, जल्सेमियम, हायोसाइमस, काली सल्फ़, लाइकोपोडियम, मर्क सौल, नैट्रम कार्ब, नैट्रम म्यूर, नक्स मौस्केटा, ओपियम, फ़ॉस्फ़ोरस, पल्साटिला, रस टॉक्स, सीपिया, स्टेफ़िसएगेरिया, स्ट्रामोनियम, सल्फ़र, टैरेन्टुला हिस्पेनिया एवम् विरेट्रम एल्ब, आदि।

*सामान्य देख रेखः* मांस, मछली, दूध, सफ़ेद चीनी, केक, पेस्ट्री, मैदा के बिस्किट, सफ़ेद डबल रोटी व मैदा से बनी चीज़ें न खाएं। आटा मोटा पिसा इस्तेमाल करें। शहद, सलाद, ताज़ी सब्ज़ियां, उबला अंडा, पनीर आदि, इस्तेमाल कर सकते हैं। रात का भोजन कम व सांयकाल ही कर लें।

---

हमेशा याद रहे कि होम्योपैथिक चिकित्सा पद्धति में औषधि का चयन हमेशा रोगी के लिए होता है। रोगी का स्वभाव, उसके निजी विकृत लक्षण, उस समय सर्वोपरि सक्रिय म्याज़्म् आदि एवम् रोग शरीर के किस ओर है - बाएं या दाएं एवम् चन्द्र कलाऐं - अमावस्या - पूर्णिमा, आदि का प्रभाव, रोगी को गर्मी ज़्यादा लगती है या ठंड, पानी की प्यास खूब लगती है या कम या बिल्कुल नहीं, रोगी की ऊर्जा का स्तर क्या है - रोगी सुस्त रहता है - बेचैन रहता है या कभी थकता ही नहीं, स्रावों का रंग एवम् बनावट - जैसे कि पतले, गाढ़े, धागे की तरह खिंचने वाले, लिसलिसे, आदि, नींद, सपने एवम् पसीना, आदि कैसे हैं इन सब का ध्यान रखकर ही सही औषधि का चुनाव किया जाता है।

# पल्मोनरी इओसिनोफ़िलिया
## (Pulmonary Eosinophilia)

रक्त में इओसिनोफ़िल की संख्या बढ़ जाने को इओसिनोफ़िलिया कहते हैं। इस रोग के अनेक कारण हो सकते हैं, जैसे दमा, त्वचा रोग, फ़ाइलेरियासिस, एलर्जी जन्य बुखार, घातक रक्ताल्पता, ट्रौपिकल इओसिनोफ़िलिया, आदि।

| | |
|---|---|
| ❐ बलग़म कठिनाई से निकले, विरोध से गुस्सा आए, साथ में थायराइड-विकार हो। | *थायरोएडिनम* २०० या 1M |
| ❐ रोग के कारण दम सा घुटे, सांस लेने में परेशानी हो, गले के चारों ओर ज़रा सा भी दबाव सहन न हो। शीतल पेय, सिरका या कोई खट्टी चीज़ खाने से व सोने के बाद रोग बढ़े। | *लैकेसिस* ३० या २०० |
| ❐ धूल, धुएं, सुगंध, स्प्रे, आदि से, एलर्जी। सामान्यतया नाक की नली का वह भाग जो गले के ऊपर स्थित है उसके संवेदनशील हो जाने से छींकें व नाक बंद हो जाने की शिकायत हो और फिर खाँसी-जुकाम हो। | *हिस्टेमिन* ३० या २०० |
| ❐ ठंड लगने से, बरसात या नम मौसम में सांस लेने में कठिनाई हो, पानी में उगने वाले खाद्य पदार्थ, जैसे चावल, केला व सिंघाड़ा आदि खाने के बाद रोग बढ़े। | *नैट्रम सल्फ़* ३० या २०० |
| ❐ सांस लेते समय कष्ट के साथ सांय-सांय की आवाज़ आए। ढीला सा बलग़म खड़के; ज़रा सी भी ठंड लगने से रोग बढ़ जाए। रोगी सर्दी या स्पर्श के प्रति अत्यन्त संवेदनशील हो। | *हिपर सल्फ़* ३० या २०० |
| ❐ खाँसी आने से पहले सांस लेने में कठिनाई हो; गले में सुरसुराहट, छाती के निचले हिस्से में सुई चुभने जैसा दर्द। ठंडा पानी पीने की इच्छा। खाँसने व चलने-फिरने से रोग बढ़े; लेटने व गर्म पेय से घटे। | *कैशिया सोफ़ोरा* ६ या ३० |

| | |
|---|---|
| ❑ टीकाकरण (vaccination) के कुप्रभाव के फलस्वरूप रोग हो। सर्दी, जुकाम की पुरानी शिकायत - गाढ़ी, हरे रंग की रक्त मिश्रित श्लेष्मा। | *थूजा* ३० या २०० |
| बायोकैमिक औषधिः | *नैट्रम म्यूर* 12X, *नैट्रम सल्फ* 12X |

**अन्य महत्वपूर्ण औषधियांः** आर्सेनिक एल्ब, बैसिलिनम, इपिकैक, मैडोराइनम, फ़ॉस्फ़ोरस, साइलिशिया, सिफ़िलिनम एवम् ट्यूबरकुलाईनम, आदि।

**टिप्पणीः** दूध में थायराइड ग्रन्थि का अन्तः स्राव (secretion) होता है, अतः दूध का परहेज़ करने से लाभ होता है।

---

**टिप्पणी (note):** किसी भी रोगी के निदान हेतु उस रोगी के समस्त विकृत लक्षणों, उसकी मूल प्रकृति एवम् उस समय पर सर्वोपरि सक्रिय म्याज़्म् (active miasm), आदि को ध्यान में रखकर जो औषधि दी जाती है, वह व्यक्तिपरक औषधि कहलाती है। उससे अवश्य फ़ायदा होता है। ऐसी औषधि अपनी प्रकृति के अनुसार ऐसे अंग जिनकी रोग प्रतिरोधक क्षमता कम होने के कारण रोग से प्रभावित हैं, डा० कैन्ट, डा० डैल मास, आदि के अवलोकन (observation) के अनुसार ऐसे अंगों की अन्तः शक्ति को उत्तेजित कर रोग के कारण पैदा हुए विषाक्त द्रव्य (toxic/ metabolic waste) शरीर के उस अंग से डा० हैरिंग के 'रोग मुक्ति के दिशा निदेश के सिद्धान्त' (Hering's 'Law of Direction of Cure') के अनुसार कार्य कर शरीर से बाहर निकालने में मदद करती है। शेष कार्य रोगी की जीवनी शक्ति, प्रकृति के मूल सिद्धान्त 'समः समं शमयति' के अनुसार कार्य कर शरीर को पुनः स्वास्थ्य प्रदान (restoration of health) करती है।

# न्यूमोनिया
## (Pneumonia)

आमतौर पर फेफड़ों के तंतुओं में सूजन हो जाने को न्यूमोनिया कहते हैं। फेफड़ों को ढकने वाली झिल्ली को प्लूरा (pleura) कहते हैं। प्लूरा में सूजन हो तो उसे प्लूरिसी कहते हैं।

ब्रौंकाइटिस और न्यूमोनिया एक साथ होने को ब्रौंको-न्यूमोनिया व प्लूरिसी और न्यूमोनिया एक साथ होने को प्लूरो-न्यूमोनिया कहते हैं।

लक्षणः पहली या आरम्भिक अवस्था, जब ठंड लगने के कारण फेफड़े में सूजन/अधिरक्तता (engorgement) हो जाती है और सांस लेने में कष्ट होता है। तेज़ बुखार, बेचैनी, प्यास, आदि लक्षण होते हैं। दूसरी अवस्था में बलग़म बनकर सारे फेफड़ों में फैल जाता है; इस अवस्था में बलग़म में खून भी आने लगता है और फेफड़ा कड़ा हो जाता है। यह अवस्था 4 से 18 दिन तक रह सकती है और हिपेटाइजेशन की अवस्था (stage of hepatization) कहलाती है।

तीसरी अवस्थाः आराम होने की ओर बढ़ने वाली अवस्था। इसमें स्राव जज़्ब (absorb) होने लगता है तथा फेफड़ा पुनः काम करने लगता है। अगर स्राव जज़्ब न हो तो फेफड़े काम करना बन्द कर सकते हैं और ऐसी परिस्थिति में रोगी का देहान्त भी हो सकता है।

### रोग की पहली अवस्था (stage of engorgement):

| | | |
|---|---|---|
| ❐ | सूखी, ठंडी हवा लगने से अचानक हुआ रोग; ठंड के तुरंत बाद तेज गर्मी लगे, त्वचा खुश्क हो जाए, तेज़ बुखार हो; मानसिक चिन्ता व शारीरिक बेचैनी हो, साथ में भय, पीड़ा व संताप हो। गहरे लाल रंग का चिपचिपा एवम् ढेले (lumpy) की तरह का कफ़ (expectoration) आए। ख़ासकर जब न्यूमोनिया बाएं फेफड़े के ऊपरी भाग को प्रभावित करे। यह औषधि एक्यूट रोग की पहली अवस्था में जैसे, फ्लू या फ्लू के जैसी किसी अन्य बीमारी में भी लाभकारी है। | *एकोनाइट* ३० या २०० |
| ❐ | रोग की पहली / रक्त संकुलता (congestive stage) की अवस्था में – ख़ासकर सर्दियों के मौसम | *विरेट्रम विर* ३० या २०० |

में; तेज़ बुखार, नब्ज़ सख़्त, परिपूर्ण एवम् तेजी से चले (pulse hard, full and rapid)। सांस तेज़ी से चले। रोगी अपना सिर बिस्तर के किनारे पर टिका कर लेटे। काफ़ी सारा झागदार एवम् खून से रंगा श्लेष्मा उल्टी के साथ निकले। तेज़ बुखार हो, छाती में श्लेष्मा घरघराए एवम् सांस फूले। जीभ के बीचोबीच लाल रंग की धारी सी खिंची हो।

❐ अचानक ही गर्मी के तेज़ एहसास एवम् रक्त संकुलता (congestion), छाती में टीस के साथ तेज़ धकधक (throbbing, shooting)। आँखें व चेहरा सुर्ख लाल - तमतमाया हुआ व फूला हुआ - ख़ासकर ऊपर वाला होंठ। रोगी प्रलाप की अवस्था में हो - नींद में फड़कन एवम् ऐंठन (jerks and twitches)। ग्रीवा धमनियों (carotids) की तेज़ धड़कन व फड़फड़ाहट जो नज़र आए। ढके अंगों पर पसीना हो। रक्त का बहाव व जमाव दिमाग एवम् छाती की ओर हो। रोगी रोशनी, ज़रा सी भी दबक एवम् शोर के प्रति अति संवेदनशील हो। ठंड लगे, प्यास हो - नींबू पानी पीने का बहुत मन करे। — *बैलाडोना* ३० या २००

❐ रक्ताल्पता से ग्रसित रोगी। चेहरे का पीलापन, गर्माहट व लाली। सिर में हथौड़े चलने जैसा दर्द, जो कानों तक जाए। नाक से खून आए। रोगी मानसिक रूप से बेचैन हो। शरीर का तापमान ऊपर नीचे होता रहे। नब्ज़ - मक्खन की तरह मुलायम - आराम से दब जाए, पूर्ण वेग से चले। ठंड लगे व प्यास हो। — *फ़ैरम फ़ॉस* ३० या २००

## रोग की दूसरी अवस्था (stage of hepatization):

| | |
|---|---|
| ❑ रोग की दूसरी अवस्था pleuropneumonia / acute lobar pneumonia में। टायफ़ॉयड बुखार से पीड़ित रोगीयों में न्यूमोनिया। कफ़ (expectoration) सख़्त एवम् मुश्किल से निकले जो कि पीले या ईंट के गेरूई रंग जैसा हो और जैली की तरह गोल टुकड़ों के रूप में गिरे। फेफड़ों में सुई गड़ने जैसा दर्द हो। मुँह व होंठ खुश्क हों - रोगी एक बार में काफ़ी पानी पिए - या प्यास न हो। कब्ज़ हो। ज़रा सी हरकत, यहां तक की पलक झपकने या आँख की पुतली हिलाने तक से रोग वृद्धि हो - रोगी चुपचाप दर्द वाली करवट लेटा रहे - सख़्त दवाब से दर्द में अच्छा लगे। | *ब्रायोनिया* ३० या २०० |
| ❑ रोग की पहली व दूसरी अवस्था में, ख़ासकर क्रूप वाली दशा (croupous form) में जब फेफड़ों का एक ख़ास हिस्सा ग्रसित हो या फेफड़े के अन्दर जो रिक्त स्थान हवा भरने के लिए होता है वह विजातीय द्रव्य से भर जाए और सख़्त होता जाए (hepatization of lungs), तेज़ बुखार हो, लेकिन ब्रायोनिया की भांति कोई दर्द फेफड़े में न हो। बुखार तीव्र स्नायविक (nervous) उत्तेजना के साथ बना रहे। अच्छे खान-पान के बावजूद रोगी क्षीण (emaciation) होता जाए। | *आयोडियम* ३० या २०० |
| ❑ वृद्धावस्था में न्यूमोनिया - ख़ासकर उन लोगों में जो पुराने पियक्कड़ हों। टायफ़ॉयड बुखार व फ्लू या फ्लू के जैसी किसी अन्य बीमारी में - जैसे कोरोना वायरस के संक्रमण के दौरान न्यूमोनिया। कमज़ोरी व स्नायविक उत्तेजना। डरपोक, परन्तु बेशर्म - बदमाश प्रकृति वाला, जोर से हँसे, खूब | *हायोसाइमस* ३० या २०० |

मजे से बातें बनाए - कविता या गाने गाए। बुढ़ापे में भी बच्चों जैसी हरकत करे।

- ❐ फेफड़ों मे वायु भरने वाले स्थानों (bronchi) एवम् श्वासनली में घड़घड़ाहट (rattling) - जो कि कुछ दूरी से सुनी जा सके - और तब तक बनी रहे जब तक श्लेष्मा (mucous) या तो बाहर न निकाली जाए या फिर निगली न जाए। श्लेष्मा बहुत हो परन्तु रोगी कमज़ोरी के कारण उसे निकालने में समर्थ न हो। खाँसी तब तक नहीं रूकती - जब तक सारा खाना उल्टी में न निकल जाए। नथुनें चौड़े हो जाएं व नथुने पंखें की तरह चलते दिखाई दें। माथे पर पसीना आए। फेफड़ों के किसी एक हिस्से का न्यूमोनिया। ब्रौंकाइटिस के बाद हुआ रोग, ख़ासकर फेफड़ों का कुछ हिस्सा पेरालाइज़्ड़ हो गया हो। हृदय की गति धीमी व अनियमित हो जाए। जीभ सफ़ेद मैल युक्त व खुश्क। रोगी नींद में बेसुध पड़ा रहे। नींद ज़्यादा आए। कुछ भी न भाए - चिड़चिड़ापन। प्यास कम हो व ठंड महसूस करे। — *एंटिमोनियम टार्ट* ३० या २००

- ❐ पित्त ज्यादा बने; लिवर पर बुरा प्रभाव हो और दाहिने फेफड़े का ऊपरी भाग एवम् बाएं फेफड़े का निचला भाग प्रभावित हो। बलग़म बहुत कठिनाई से निकले। श्लेष्मा के छोटे-छोटे टुकड़े खाँसी करते समय मुँह से बाहर उछलें। छाती में दबाव महसूस हो। ठंड लगे। पीले रंग का गंदा सा दस्त हो। रोगी को गर्म खाने-पीने की इच्छा हो। छाती के दाहिने भाग में सुई चुभने का सा दर्द जो खाँसने से बढ़े एवम् पीछे कमर तक जाए। रोगी सुस्त हो जाए। — *चैलिडोनियम* ३० या २००

- ❐ छाती में कमज़ोरी के साथ न्यूमोनिया; कफ़ आराम से निकले - कुछ रोगियों में दिक्कत से निकले। — *स्टैनम मैट* ३० या २००

बलग़म का स्वाद मीठा एवम् मक्खियों को आकर्षित करने वाला हो। बलग़म निकलने से आराम आए। छाती में कमज़ोरी हो - मुश्किल से बात कर पाए। बुखार कम (low fever) हो। बहुत कमज़ोरी हो।

- ❒ फेफड़ों में श्लेष्मा खूब घड़घड़ाए - खाँसी सुबह के समय अधिक हो। पानी को निहारना एवम् नहाना अच्छा न लगे। होंठ लाल हों व शरीर के अन्य द्वार जो बाहर की ओर खुलते हैं भी सुर्ख लाल हों। सिर, हथेली एवम् पंजें गर्म हों - प्यास न लगे। जीभ सफ़ेद पुती हुई सी एवम् जीभ का अग्र भाग व दोनों किनारे लाल हों। न्यूमोनिया के साथ प्ल्यूरिसी भी हो - और फेफड़े के बाएं पिंड़ का निचला हिस्सा ग्रसित हो। निचले जबड़े का थरथराना। रोगी सुस्त हो, कमर के बल लेटा रहे। — *सल्फ़र* ३० या २००

- ❒ बच्चों में बार-बार न्यूमोनिया का होना। छाती में घड़घड़ाहट के साथ खाँसी हो जो फेफड़ों के प्रदाह में बदल जाए - और हर वर्ष जैसे ही ठंडा या बारिश का मौसम आए बच्चा रोग ग्रस्त हो जाए। कफ़ न निकले। शारीरिक बेचैनी, गर्मी महसूस करे। प्यास लगे। बच्चा डरपोक एवम् दुबला-पतला हो। — *काली सल्फ* ३० या २००

- ❒ तेज़ सुई चुभने जैसे दर्दों के साथ दाएं फेफड़े का प्लूरो न्यूमोनिया; दर्द जो छाती के दाईं तरफ से कमर की ओर जाए। दाईं ओर लेटने से दर्द बढ़े। मुँह लार से तर हो परन्तु प्यास न लगे। कुछ रोगियों में प्यास हो भी सकती है। जीभ में सूजन व थुलथुलापन और किनारों पर दांतों के निशान हों। मुँह से बदबू आए, चिपचिपा पसीना आए, रोगी गर्मी महसूस करे। रोगी ठंड व गर्मी के प्रति अति संवेदनशील हो। रात में रोग वृद्धि। रोगी का स्वभाव — *मर्क सौल* ३० या २००

उपेक्षा भरा एवम् विद्रोही किस्म का हो।

- ❐ फ्लू या फ्लू के जैसी किसी अन्य बीमारी में जैसे कि कोरोना वायरस के संक्रमण के रोगियों में न्यूमोनिया हो। फेफड़ों के पिन्डों के जो हिस्से प्रभावित हुए हों वह एक्सरे में घिसे काँच की तरह अपारदर्शी (ground glass opacification) नज़र आते हैं। कफ़ जिलेटिन की तरह का। हृदय की सूजन के कारण करवट से न लेट सके एवम् साथ में गुर्दे भी प्रभावित हो सकते हैं। सांस लेने में कठिनाई हो। छाती व हृदय में जकड़न व दबाव महसूस हो। ऐसा महसूस हो जैसे कि हृदय एक शिकन्जे में जकड़ा हुआ है। हृदय पर गहरा दबाव महसूस हो जो बाईं बगल से कमर तक जाए। वातावरण में फैले संक्रमण के दौरान संक्रमित होने का भयंकर डर बना रहे। — *कैक्टस जी.* ३० या २००

- ❐ रोगी को निश्चित ही संक्रमित होने का पक्का डर। फ्लू या फ्लू के जैसी किसी अन्य बीमारी में न्यूमोनिया, ख़ासकर दाहिने फेफड़े का। एक्सरे में फेफड़े में घिसे काँच की तरह के अपारदर्शी धब्बे दिखाई दें। कफ़ खूनी काले रंग का हो। सांस लेने में तकलीफ हो - जो सीढ़ियाँ चढ़ने से बढ़े। ठंडे पेय लेने की इच्छा हो। रोगी ठंड महसूस करे व डरपोक प्रकृति का हो। — *इलैप्स कॉर* ३० या २००

- ❐ फ्लू या फ्लू के जैसी किसी अन्य बीमारी में न्यूमोनिया के साथ गुर्दों की सूजन हो। तेज़ बुखार हो। नब्ज़ तेज़ चले - नब्ज़ व बुखार में तालमेल न हो। बुखार के दौरान रोगी बहुत तेज़ी से बातें करे। — *पाइरोजिनियम* ३० या २००

- ❐ छाती में दबाव के साथ फ्लू या फ्लू के जैसी किसी अन्य बीमारी में न्यूमोनिया या ब्रौंकाइटिस। अचानक — *विरेट्रम एल्ब* ३० या २००

ही शरीर की ताकत कम हो जाए और साथ में बहुत कमज़ोरी हो जाए, रोगी निढाल होकर लेट जाए। माथे पर ठंडा पसीना आए। पूरा शरीर बर्फ की तरह ठंडा पड़ जाए। ठंडे पेय लेने की इच्छा हो जो पेट में जाते ही उल्टी हो जाए। ज़रा से शारीरिक परिश्रम से ही रोग बढ़े। नब्ज़ धागे की तरह चले व मुश्किल से महसूस हो। शरीर के किसी एक हिस्से में ठंड व गर्मी अदलती बदलती रहे। ठंडा नींबू पानी पीने की तीव्र इच्छा हो।

| | |
|---|---|
| ❐ फ्लू या फ्लू के जैसी किसी अन्य बीमारी में न्यूमोनिया। फेफड़ों की सूजन के साथ हरे रंग के बाईल (bile) की उल्टी। मन में विचार बहुत तेज़ी से चलें। रोगी लगातार एक ही विषय पर सोचता या बात करता चला जाए। कविता बनाए। समय एवम् अस्तित्व का भ्रम हो। हर बात को बढ़ा-चढ़ा कर कहे। | *कैनेबिस इंडिका* ३० या २०० |
| ❐ फ्लू या फ्लू के जैसी किसी अन्य बीमारी में न्यूमोनिया - ख़ासकर जब दायां फेफड़ा प्रभावित हो। आँखें कमरे के अंधेरे हिस्से पर टिकी रहें; रोगी अन्धेरे एवम् बन्द जगह में भयभीत रहे। रोगी चीख़ कर बोले व बाहर भाग जाना चाहे। | *स्ट्रामोनियम* ३० या २०० |
| ❐ गंभीर रोग में, ख़ासकर जब दाहिना फेफड़ा प्रभावित हो। बांया फेफड़ा भी प्रभावित हो सकता है। छाती पर तेज़ दबाव महसूस हो। कफ़ अत्यधिक मात्रा में आए जो किसी सख़्त सतह पर गिर कर छोटे-छोटे कणों में छिटक जाए। शरीर का ताप अत्यधिक बढ़ जाए। कफ़ पारदर्शी, सफ़ेद या चमकदार हो। गाल पर लाल घेरे से हो जाएं। रोगी कमर के बल सिर को पीछे की ओर कर लेटे। | *फ़ॉस्फ़ोरस* ३० या २०० |

| | | |
|---|---|---|
| ❐ | फेफड़ों के ऊपरी भाग न्यूमोनिया के कारण प्रभावित हों। कफ़ गाढ़ा व धागे की तरह खिंचने वाला हो। रोगी को पहले टी.बी. हुई हो या परिवार में टी. बी. का इतिहास हो। मानसिक बेचैनी। बुखार के दौरान रोगी बहुत बातूनी हो जाए। ठंडा दूध व मीठा खाने की तीव्र इच्छा हो। रोगी आशावादी हो। | *ट्यूबरकुलाईनम* ३० या २०० |
| ❐ | दाहिने फेफड़े, ख़ासकर निचले हिस्से (lower lobe) का न्यूमोनिया। दाहिनी ओर लेटने से रोग वृद्धि। ऐसे रोगी जो अपने परिवार के लोगों को पसन्द न करते हों, उनके साथ झगड़ा करते हों, यहां तक कि हाथा-पाई पर उतर आएं। गैरों (others) के लिए उदार व भले बने रहें। | *काली कार्ब* ३० या २०० |
| ❐ | अचानक ही तेज़ी के साथ फ्लू या फ्लू के जैसी किसी अन्य बीमारी में अत्यधिक थकान एवम् शरीर का बर्फ की तरह ठण्डा एवम् नीला पड़ जाना, परन्तु फिर भी रोगी कपड़ा ओढ़ना न चाहे। इसके विपरीत जब गर्मी महसूस हो तो रोगी कपड़ा ओढ़े। यह औषधि उल्टी-दस्त होने के बाद जब त्वचा ठण्डी, खुश्क व नीली हो जाए - ख़ास फायदेमन्द है। सांस ठण्डी हो जाए। न्यूमोनिया। दम घुटना। रोगी बिल्कुल निढाल पड़ जाए। यह औषधि ऐलोपैथिक इलाज के बाद भी फ़ायदा करती है। | *कैम्फ़र* ३० या २०० |
| ❐ | फ्लू या फ्लू के जैसी किसी अन्य बीमारी में। खाँसी शुरू में खुश्क व गले को छीलने जैसी, जो कुछ समय बाद ही अत्यधिक कफ़ के साथ ढीली खाँसी में बदल जाए। खाँसी के कारण मुँह से बदबू आए। तेज़ी से सांस फूले और मुश्किल से निकलने वाला ईंट के चूरे जैसा लाल रंग का बलगम निकले। हाथ-पैर ठंडे हो जाएं या फिर गर्म हों, और उनसे | *सैंगुनेरिया कैन* ३० या २०० |

सेक निकले। गालों पर जलनयुक्त गर्माहट महसूस हो और धारियों में लाली हो, जो दोपहर बाद ज़्यादा हो। अत्यधिक कमज़ोरी के साथ दिन रात खाँसी आए, जो बिस्तर में बैठने एवम् पेट से गैस निकलने से कम हो। रोगी गंध के प्रति अति संवेदनशील हो जाए यहां तक कि बेहोश हो जाए। टायफॉयड़ न्यूमोनिया। दाएं फेफड़े के ऊपरी भाग का न्यूमोनिया।

**अन्य महत्वपूर्ण औषधियांः** एसिड फ़ॉस, अमोनियम कार्ब, एन्टिम क्रूड, एपिस मैल, आर्सेनिक एल्ब, बैराइटा कार्ब, कैल्केरिया कार्ब, कैन्थेरिस, कैप्सिकम, कार्बो वेज, चाइना, कोनियम, डिजिटेलिस, यूपेटोरियम पर्फ़, फ़ैरम मैट, जल्सेमियम, हिपर सल्फ़, इपिकैक, लैकेसिस, लोरोसिरेसस, लाइकोपोडियम, मॉरगन बैच, नैट्रम आर्स, नैट्रम म्यूर, नक्स वोमिका, ओपियम, पल्साटिला, रस टॉक्स, सैंगुनेरिया कैन, सीपिया, साइलिशिया, टैरेन्टुला हिस्पेनिया, एवम् थूजा, आदि।

***सामान्य देख रेखः*** छाती को ढक कर रखना अच्छा होता है परन्तु अनावश्यक रूप से कपड़े न लादें। ठंडी हवा से बचाव करें। खाने-पीने में हल्का व थोड़ा गर्म खाना दें। दलिया, कॉर्नफ्लेक्स, दूध, रोटी, गर्म दूध के साथ खजूर, आदि दे सकते हैं।

---

**टिप्पणी (note):** किसी अन्य रोग से ग्रसित रोगियों की तरह से ही न्यूमोनिया, आदि से ग्रसित रोगी के भी समस्त विकृत लक्षण, उसकी प्रकृति एवम् उस समय पर सर्वोपरि सक्रिय म्याज़्म् (active miasm) आदि का विचार कर होम्योपैथी के मूल सिद्धान्तों के अनुसार ही औषधि दें। यह जरूरी नहीं है कि इस पुस्तक में दी गई औषधियों में से ही कोई औषधि हर रोगी के लिए उपयुक्त हो। हर रोगी का व्यक्तिगत विश्लेषण कर उसकी व्यक्तिपरक औषधि का चुनाव जरूरी है। डा० हैरिंग के 'रोग मुक्ति के दिशा निदेश के सिद्धान्त' (Hering's 'Law of Direction of Cure') का हमेशा ध्यान रखें।

# वायरस (विषाणु) या बैक्टीरिया (जीवाणु) आदि का संक्रमण

## (Viral or Bacterial Infections)

वायरस संक्रमण, जैसे कि कोविड (Covid-19) आदि से ग्रसित रोगियों का इलाज भी अन्य रोगियों की तरह होम्योपैथिक के मूल सिद्धान्तों के अनुसार ही किया जाता है।

अन्य चिकित्सा पद्धतियों की तरह होम्योपैथिक औषधियां किसी वायरस (विषाणु) या बैक्टीरिया (जीवाणु) आदि को नहीं मारती हैं। होम्योपैथिक औषधियां रोगी के गतिज स्तर (dynamic plane) पर अपना प्रभाव एक उत्तेजक के रूप में शरीर में पहले से ही मौजूद आंतरिक प्रतिरक्षा प्रणाली (immune system) को बलवान कर शरीर को पुनः स्वास्थ्य प्रदान करने में अपनी भूमिका निभाती हैं।

होम्योपैथिक औषधियां अपनी प्रकृति के अनुसार रोग से प्रभावित अंग की अन्तः शक्ति, जो कि अन्तर्निहित ऊर्जा के नाम से जानी जाती है - को उत्तेजित कर रोग के कारण पैदा हुए विषाक्त द्रव्य (toxic/metabolic waste) शरीर के उस अंग से रक्षात्मक प्रतिक्रिया विधि (defence mechanism) द्वारा बाहर निकालने में डा० हैरिंग के 'रोग मुक्ति के दिशा निदेश के सिद्धान्त' (Hering's 'Law of Direction of Cure') के अनुसार कार्य करने में मदद करती है। शेष कार्य रोगी की जीवनी शक्ति, प्रकृति के मूल सिद्धान्त 'समः समं शमयति' के अनुसार कार्य कर शरीर को पुनः स्वास्थ्य प्रदान (restoration of health) करती है और रोगी पुनः सार्थक ऊर्जा से परिपूर्ण हो जाता है।

## इन्फ्लुएन्ज़ा/फ्लू या फ्लू के जैसे अन्य रोग

### (Influenza/Flu or other Flu like diseases)

*(सर्दी, जुकाम, खाँसी एवम् न्यूमोनिया, आदि अध्याय भी देखें)*

एक तरह के वायरस (विषाणु) के कारण यह रोग होता है। यह एक तरह का संक्रामक, और सम्पर्क एवम् हवा से फैलने वाला रोग है। वायरस लगातार अपना स्वरूप बदलते रहते हैं। वायरस अकोशकीय अति सूक्ष्म जीव हैं जो केवल जीवित कोशिका में ही अपनी वंश वृद्धि कर सकते हैं। ये हर तरह के जीवों, पेड़-पौधे, जानवर, सूक्ष्म जीव, आदि को संक्रमित करते हैं। ये सैकड़ों वर्षो तक सुसुप्तावस्था में रह सकते हैं। जीवित कोशिका में प्रवेश करने के बाद ये कोशिका के मूल RNA & DNA की

जेनेटिक संरचना को अपनी जेनेटिक सूचना में बदल देते हैं और अपनी संख्या बहुत तेज़ी से बढ़ाते हैं। इनका संक्रमण एक तूफान की तरह आता है।

लक्षणः सर्दी, शरीर में टूटन, गले में दर्द, सिर में दर्द, बार-बार ठंड लगना, छींकें आना, बुखार आदि। जटिल अवस्था में न्यूमोनिया जैसे जटिल रोग भी साथ में हो सकते है। यहां पर हम कुछ महत्त्वपूर्ण होम्योपैथिक औषधियों के बारे में, जो इस तरह के संक्रामक रोगों से पीड़ित रोगियों में विशेष रूप से स्वास्थ्य लाभ कराने में सहायक हैं, दे रहे हैं। किसी भी रोगी के निदान हेतु होम्योपैथिक के मूल सिद्धान्तों को ध्यान में रखकर ही औषधि का चुनाव करें। औषधि का असर डा० हैरिंग के 'रोग मुक्ति के दिशा निदेश के सिद्धान्त' (Hering's 'Law of Direction of Cure') के अनुसार ही होना चाहिए। यदि ऐसा ना हो तो दुबारा से रोगी के लक्षणों का अध्ययन कर सटीक औषधि (correct similimum) का चुनाव करें।

इस तरह के रोगियों को अन्य लोगों के सम्पर्क से दूर रहना चाहिए। और जो भी एहतियात आवश्यक हों उनका पालन करना चाहिए।

## पहली अवस्थाः सर्दी, बुखार एवम् थकान, आदि
**1st stage with fever and prostration:**

| | |
|---|---|
| ❑ अचानक ही उग्र रूप में फ्लू या फ्लू के जैसा कोई अन्य रोग, जो ठंडी एवम् खुश्क हवा के प्रभाव में आने से हुआ हो। ठंड लगने के एकदम बाद तेज़ गर्मी लगे, त्वचा खुश्क हो, खूब प्यास लगे और बुखार हो जाए। कर्कश (hoarse), कष्टदायक खाँसी, असहनीय दर्द एवम् चेहरा लाल हो जाए। तेज़ी से कमज़ोरी बढ़े व रोगी निढाल पड़ जाए। रोगी डर, पीड़ा (anguish) एवम् घोर-व्यथा (agony) से तड़पे। मृत्यु का भय हो। | *एकोनाइट* ३० या २०० |
| ❑ आवेशित वातावरण (charged atmosphere) में फ्लू या कोविड जैसे संक्रमण के कारण सर्दी, जुकाम, बुखार, फ्लू आदि हो। रोगी सुस्त हो जाए, ठण्ड ज़्यादा महसूस करे। प्यास न हो। ख़ासकर परिवार जनों के प्रति उदासीन indifferent) हो जाए - किसी से कोई शिकायत न करे - चुपचाप पड़ा रहने | *सीपिया* ३० या २०० |

का मन हो। भूख बढ़ जाए - खाने के बाद भी नियत न भरे। कब्ज़ हो। तेज़ तंरगों विकिरण जैसे कि MRI, ultrasonography, x-ray, आदि के बाद एवम् पूर्णिमा एवम् उसके आसपास रोग वृद्धि।

| | |
|---|---|
| ❐ अचानक ही तेज़ी के साथ फ्लू या फ्लू के जैसी किसी अन्य बीमारी में अत्यधिक थकान एवम् शरीर का बर्फ की तरह ठण्डा एवम् नीला पड़ जाना, परन्तु फिर भी रोगी कपड़ा ओढ़ना न चाहे। इसके विपरीत जब गर्मी महसूस हो तो रोगी कपड़ा ओढ़े। यह औषधि उल्टी-दस्त होने के बाद जब त्वचा ठण्डी, खुश्क व नीली हो जाए - ख़ास फायदेमन्द है। सांस ठण्डी हो जाए। न्यूमोनिया। दम घुटना। रोगी बिल्कुल निढाल पड़ जाए। यह औषधि ऐलोपैथिक इलाज के बाद भी फ़ायदा करती है। | *कैम्फ़र* ३० या २०० |
| ❐ फ्लू या फ्लू के जैसी किसी अन्य बीमारी का उग्र संक्रमण। प्रचण्ड (violent) एवम् बहुत मात्रा में उल्टी लगे। ठण्डे पानी या / और नींबू पानी की न बुझने वाली प्यास हो, पीते ही उल्टी हो जाए। जल्दी-जल्दी एवम् अधिक मात्रा में हरे रंग के पानी जैसे पतले दस्त आएं। जैव शक्ति (vital forces) का बहुत तेज़ी से क्षय हो। चेहरा नीला पड़ जाए - नाक ठंडा व नुकीला हो जाए। हाथ-पैर ठंडे पड़ जाएं। चेहरे व शरीर पर ठंडा पसीना आए। रोगी निढाल पड़ जाए। मिचली, उल्टी एवम् दस्त। रोगी को ठंड लगे व सारा शरीर ठंडे पसीने से तर हो, ख़ासकर चेहरा। चक्कर आएं और रोगी बेहोश हो जाए। | *विरेट्रम एल्ब* ३० या २०० |
| ❐ लैरिन्जियल इन्फ्लुएन्ज़ा; जो हर तीसरे और सांतवें दिन बढ़े। ठंडा पानी पीने की तीव्र इच्छा | *यूपेटोरियम पर्फ़* ३० या २०० |

(किसी-किसी को गर्म पानी पीने की इच्छा भी हो सकती है)। जी मिचलाए एवम् उल्टी हो जिसके बाद बहुत ठण्ड लगे। बदन में दुःखन एवम् तेज़ दर्द हो जो हड्डियों तक जाए, ख़ासकर हाथ पैरों और कमर में। हड्डियां लगे जैसे टूट जाएंगी। खाँसी करते समय तेज़ सिर दर्द, लगे जैसे सिर फट जाएगा। नेत्रगोलकों (eyeballs) में दुःखन हो।

- ❐ गैस्ट्रिक इन्फ्लुएन्ज़ा; पाख़ाना जाने की इच्छा बनी रहे (ineffectual urge)। ठंड लगे, यहां तक की बिस्तर में भी ठंड लगे। ज़रा भी हिलने डुलने या ठंड के संपर्क में आने से ठंड का एहसास बढ़ जाए। कंपकंपी जो ठंडा पानी पीने से बढ़े। हाथ पैरों में और कमर में दुःखन हो। रात में नाक बंद हो जाए। बुखार की हर अवस्था में रोगी अपने आप को ठीक से ढक कर रखना चाहे। स्वभाव से गुस्सैल, जवाब दिए जाने को बाध्य किए जाने पर गुस्सा करे, छोटी-छोटी बात एवम् रोशनी व शोर से चिड़चिड़ाहट हो। — *नक्स वोमिका* ३० या २००

- ❐ जब ठंड व नज़ले के साथ रोग हुआ हो; जलनयुक्त स्राव। बेचैनी, डर, दहशत, चिंता एवम् छटपटाहट। थकान व कमज़ोरी के साथ मानसिक बेचैनी। थोड़ा-थोड़ा ठंडा पानी पीते रहने का मन करे। रोगी बुखार में बेसुध पड़ा रहे। पसीने की अवस्था में ठंडे पेय लेने की इच्छा एवम् ठंड (कंपकंपी) के दौरान गर्म पेय की इच्छा हो। बाहरी शरीर को ठंड लगे और अंदरूनी गर्मी महसूस हो। रोगी हर चीज़ साफ सुथरी व तरीके से पसंद करने वाला हो - अगर ऐसा न हो तो नींद तक न आए। — *आर्सेनिक एल्ब* ३० या २००

## दूसरी अवस्था (when onset is gradual with weakness and malaise):

| | |
|---|---|
| ❑ खाँसी, जुकाम, हल्का बुखार व सुस्ती। फ्लू या फ्लू के जैसी किसी अन्य बीमारी में आँखों की पलकें बहुत भारी एवम् तन्द्राल (dull) हों। शारीरिक पीड़ा, थकान, कमज़ोरी व दुःखन - साथ में ठंड लगे और छींकें आएं। सिर के पिछले भाग (गुद्दी) में दर्द हो व चक्कर आए; पलकों का गिरना/लटकना (drooping of eyelids)/नींद सी आई रहे। प्यास कम हो। चिंता करे। कमर एवम् कंधों में ठंड का अहसास हो। खूब अधिक मात्रा में पेशाब जाने से आराम आए। मानसिक उलझन हो। रोगी डरपोक प्रकृति का हो। | *जल्सेमियम* ३० या २०० |
| ❑ इन्फ्लुएन्ज़ा। सुई चुभने, फटने एवम् दुःखन जैसा दर्द। रोगी बिल्कुल भी हिलना-डुलना न चाहे, यहां तक कि खाँसी तक न करे - क्योंकि ज़रा भी हिलने-डुलने से रोगी की परेशानी बढ़ती है। गहरी सांस, धीमे से ले। पानी लम्बे अन्तराल से व एक बार में काफी मात्रा में पीए। तेज़ बुखार हो। दाहिने फेफड़े के प्लूरा में दर्द हो एवम् साथ में खाँसी हो, छाती में खुश्क घुरघुराहट हो। रोगी रोग से ग्रसित दाहिनी ओर लेटना चाहे - क्योंकि तेज़ दबाव से अच्छा लगता है। सिर दर्द हो या तेज़ मिचली हो जो ज़रा भी हिलने-डुलने से बढ़े। रोगी चुपचाप बिना हरकत किए एक ही स्थिति में अकेला लेटा रहे। घर जाना चाहे - दिन में हुए काम के सपने दिखें। व्यापार के बारे में चिन्तित हो व उसी की बातें करे। पसीना आसानी से आए। | *ब्रायोनिया* ३० या २०० |
| ❑ जब फ्लू सारे शरीर में दुःखन व रगड़ लगने जैसे एहसास और ठंड के साथ हुआ हो। तेज़ी से थकान | *बैप्टीशिया* ६ या ३० |

(prostration) बढ़े। सैप्टिक पॉइजनिंग का सा फ्लू। अचेत (मदहोश) हो, लगे जैसे नशे में धुत है - रोगी बिस्तर पर एक जगह नहीं पड़ा रह सकता, नीचे को फिसलता जाता है या कुत्ते की तरह सिकुड़ कर लेटता है। प्रलाप करता है (delirium)। अपने शरीर के अंगों को इकट्ठा करना चाहता है। अपने आप को समेट नही पाता। जीभ खुश्क हो एवम् जीभ पर गहरी लकीर सी खिंची हो। अचानक ही दस्त व उल्टी हो जाए।

| | | |
|---|---|---|
| ❒ | शारीरिक बेचैनी के साथ बुखार। स्नायविक कमज़ोरी व थकान के साथ गले में खराश, टीस (smarting) एवम् जलन हो - जो ठंडी हवा से बढ़े। नींद में बेचैनी - अत्यधिक शारीरिक परिश्रम भरे स्वप्न आएं। लसिका ग्रन्थियों (lymph glands), ख़ासकर काँख में सूजन व दुःखन। ऐंठन (spasmodic) के साथ खुश्क, तीव्र एवम् थका देने वाली खाँसी। नाक से काफ़ी श्लेष्मा अपने आप ही निकले। चलते-फिरते रहने से अच्छा लगे (better by motion)। | *रस टॉक्स* ३० या २०० |
| ❒ | नाक, आँखें, गला व ब्रौन्काई की तीव्र उत्तेजना (irritation)। सर्दी, जुकाम व बुखार। नाक व गले में खुश्की व जलन हो। दुःखन व जलन का एहसास जो नाक के अन्दर से होकर गले तक जाए। सांस फूले व गहरी सांस लेने की इच्छा हो। | *सैंगुनेरिना* नाइट्रिक ३० या २०० |

## तीसरी अवस्था (severe cases involving vital organs):

| | | |
|---|---|---|
| ❒ | फ्लू या फ्लू के जैसी किसी अन्य बीमारी में। खाँसी शुरू में खुश्क व गले को छिलने जैसी, जो कुछ समय बाद ही अत्यधिक कफ़ के साथ ढीली खाँसी में बदल जाए। खाँसी के कारण मुँह से बदबू आए। तेज़ी से सांस फूले और मुश्किल से निकलने वाला | *सैंगुनेरिया कैन* ३० या २०० |

ईंट के चूरे जैसा लाल रंग का बलग़म निकले। हाथ-पैर ठंडे हो जाएं या फिर गर्म हों, और उनसे सेक निकले। गालों पर जलनयुक्त गर्माहट महसूस हो और धारियों में लाली हो, जो दोपहर बाद ज़्यादा हो। अत्यधिक कमज़ोरी के साथ दिन रात खाँसी आए, जो बिस्तर में बैठने एवम् पेट से गैस निकलने से कम हो। रोगी गंध के प्रति अति संवेदनशील हो जाए यहां तक कि बेहोश हो जाए। टायफॉयड़ न्यूमोनिया। दाएं फेफड़े के ऊपरी भाग का न्यूमोनिया।

- ❐ बार-बार फ्लू हो और बहुत लंबे समय तक परेशान करने वाली खाँसी हो। रोगी को हवा अच्छी लगे (air hunger) और आसानी से पसीना आए। परिवार में टी.बी. का इतिहास हो। रोगी ठंडी हवा और मौसम के बदलाव के प्रति संवेदनशील हो। कफ़ गाढ़ा और धागे की तरह खिंचने वाला हो। — *ट्यूबरकुलाईनमम कोच* २००

- ❐ इन्फ्लुएन्ज़ा। सिर में रक्त संकुलन (congestion), गाल एवम् होंठ गहरे लाल हों। रीढ़ की हड्डी में ऊपर नीचे ठंड महसूस हो। सुबह ११ बजे दस्त हों। रोगी नहाने से कतराए। पैर गर्म रहें, रोगी उन्हें ढकना ना चाहे। बेचैनी हो। नींद टूट-टूट कर आए। न्यूमोनिया के साथ प्ल्यूरिसी भी हो - और फेफड़े के बाएं पिंड का निचला हिस्सा ग्रसित हो। निचले जबड़े का थरथराना। रोगी सुस्त हो, कमर के बल लेटा रहे। — *सल्फ़र* ३० या २००

- ❐ इन्फ्लुएन्ज़ा। रोगी को अत्यधिक ठंड लगे जो काफ़ी गर्माहट के सम्पर्क में आने से भी कम न हो। नब्ज़ तेज़ चले। नब्ज़ एवम् शारीरिक तापमान का तालमेल न हो। बेचैनी हो, दिल की धड़कन तेज़ हो। शरीर में रगड़ लगने जैसा दर्द हो। कमर व जांघों में तेज़ दर्द हो। तेज़ गर्मी लगे। खूब पसीना — *पाइरोजिनियम* ३० या २००

आए, परन्तु पसीना आने के बाद भी कोई आराम न मिले। जैसे ही बुखार आए बार-बार पेशाब जाने की हाज़त हो। बुखार के दौरान रोगी तेज़ी के साथ बातें करे।

- ❒ फ्लू या फ्लू के जैसी किसी अन्य बीमारी में तेज़ी से बढ़ती कमज़ोरी जो नाक एवम् गले में सूजन पैदा करे। गला बैठ जाए - साथ में गले में छिलने जैसा दर्द हो। छाती में दबाव महसूस हो। कफ़ अत्यधिक मात्रा में आए जो किसी सख़्त सतह पर गिर कर छोटे-छोटे कणों में छिटक जाए। तेज़ बुखार हो व गालों पर धारीदार लाली हो। ठंड महसूस हो। ठंडा पानी पीने या आइसक्रीम खाने की तीव्र इच्छा हो। ठंडा पानी पीने के १५-२० मिनट के बाद जैसे ही पेट में पानी गर्म हो उल्टी हो जाए। बायीं तरफ लेटने से रोग वृद्धि। रोगी हर सांस के साथ आहें भरे, जितना हो सके खाँसी को रोके क्योंकि खाँसी करने से बहुत कष्ट होता है। सहलाने से एवम् दुलार से अच्छा लगे। — *फ़ॉस्फ़ोरस* ३० या २००

- ❒ फ्लू या फ्लू के जैसी किसी अन्य बीमारी में जब शरीर की प्राणाधार ऊष्मा (vital heat) की कमी हो जाए। तेज़ बुखार हो। गला रून्धने (constriction) लगे - स्पर्श मात्र से गला दुखे। गला खुश्क हो जाए और दर्द करे - कुछ भी निगलने से यहां तक कि पानी निगलने से भी गले का दर्द बढ़े - ऐसा महसूस हो जैसे गले में (ख़ासकर बाईं ओर) कुछ ढेला (lump) सा है; स्पर्श, दबाव, गर्माहट, गर्म पेय एवम् ऐल्कोहौलिक पदार्थों से रोग वृद्धि - खुली हवा में अच्छा महसूस हो। खुश्क, कष्टप्रद एवम् पीड़ादायी खाँसी; हिलने-डुलने से बढ़े। तीव्र — *लैकेसिस* ३० या २००

घुटन और छाती में व पेट में अन्दर की ओर कष्ट बढ़े। पसीना पानी की तरह बहे। शरीर तेज़ी से क्षीण (great sinking) होता जाए। गर्दन के आस पास, छाती एवम् पेट पर कोई कपड़ा न सुहाए। मुखाकृति डरावनी लगे और दम घुटने लगे। शक्तिपात (collapse)। सांस लेने में बहुत कठिनाई हो, कफ़ रक्त मिला आए। सांस लेने में बदबू आने लगे। उल्टी लगे। न्यूमोनिया हो जाए। नाक या मुँह से पतला गहरे रंग का खून आए - खून जल्द जम जाए या फिर थक्कों के रूप में जले हुए भूसे की तरह का हो। त्वचा ठंडी व चिपचिपी हो। प्रभावित अंग नीले पड़ जाएं। रोगी का नीला पड़ जाना (cyanosis)। रोगी भ्रांतचित (delirious) और बातूनी हो जाए, बातें बहुत तेज़ी से करने लगे - यहां तक कि ऐसे विषयों पर भी जो वो नही जानता (talks very fast and in foreign languages - due to wild excitement) बहमी (suspicious) हो जाए।

- ❏ फ्लू या फ्लू के जैसी किसी अन्य बीमारी में। छींकें आएं, नाक बहे, श्वासयंत्र खुश्क हो। गले व लैरिंक्स में छिलने का सा एहसास - गला रूंध जाए, लगे जैसे गला भींच दिया गया है। श्वसन मार्ग में अवरोध के कारण दम घुटे - रोगी गला पकड़े। छाती में दबाव महसूस हो। छाती में कटने जैसा दर्द, जो गहरी सांस लेने से बढ़े। गले में चुभन व घुटन। न्यूमोनिया हो जाए। रोगी के सारे कष्ट दिल व उसके आस पास अपना प्रभाव छोड़ें। दिल में दर्द हो। दिल की धड़कन समाप्त सी हो जाए और उसके बाद दिल में तेज़ दर्द हो - ऐसा लगे जैसे कि दिल ने धड़कना बंद कर दिया है। हड़बड़ाहट से रोग बढ़े। सांस फूले, जो दिल में आए असर के कारण हो सकता है। खून — *नाज़ा टी.* ३० या २००

का दौर ऊपर की ओर (surging of blood) हो। खुश्क हथेलियों व पंजों में पसीने के साथ दमघोंटू खाँसी, जो ज़रा से परिश्रम से बढ़े। तेज़ व उत्तेजित नब्ज़ के साथ सिर दर्द हो, जो सुबह के समय बढ़े। हाथ पैर ठंडें व नीले हो जाएं। सिर गर्म हो। कमर के ऊपरी भाग में दोनों कंधों के बीच धीमा-धीमा दर्द लगातार बना रहे। स्नायविक तंत्र संवेदनशील हो जाए एवम् रोगी उत्तेजित महसूस करे। रोगी उपेक्षित महसूस करे, परन्तु किसी से कुछ न कहे। रोगी ईमानदार प्रकृति का हो एवम् अपनी जिम्मेदारी का निर्वाह पूर्ण निष्ठा एवम् सत्यता के साथ करे।

❒ फ्लू या फ्लू के जैसी किसी अन्य बीमारी में। तेज़ बुखार। शरीर की जीवनी शक्तियां तेज़ी से क्षीण हो। भ्रान्तचित्त, तेज़ी से बढ़ती बेहोशी, शब्दों पर नियन्त्रण न रहे - लगे जैसे नशे की हालत में बोल रहा है। सूजन के साथ शरीर में बदलाव जिसका प्रसार इंट्रावैसकुलर (intravascular) जमाव के साथ हो। खून का रिसाव हो, गहरे रंग का पतला, आसानी से न जमने वाला रक्त शरीर के हर छिद्र, जैसे नाक, मुँह, गुदा - यहां तक कि आँख व कान से, फेफड़ों से और शरीर में हर अंग की म्यूकस मैम्ब्रेन (mucous membranes) से आए। दुर्गन्धयुक्त गलन व तेज़ी से सड़न शुरू हो जाए। न्यूमोनिया। गुद्दी में भारीपन के साथ मन्द-मन्द तेज़ धड़कन (throbbing) जैसा दर्द। सिर में तरंगों (surging in waves) के रूप में तेज़ दर्द - हिलने-डुलने एवम् दबक (jar) से बढ़े। जीभ का बाहर निकलना एवम् जीभ की सूजन। त्वचा ठंडी एवम् खुश्क हो जाए। पूरे शरीर का रंग पीला (haematic and sclerotic) पड़ जाए। रोगी लोभी प्रकृति का हो। — *क्रोटेलस होर.* ३० या २००

| | |
|---|---|
| ❑ फ्लू या फ्लू के जैसी किसी अन्य बीमारी में। सिर एवम् आँखों में दर्द - पहले बाईं और व उसके बाद दाईं ओर, जो माथे से गुद्दी तक जाए। दोनों फेफड़ों के ऊपरी भाग से होता हुआ दाहिनी काँख (axilla) से बाईं काँख तक काटने (cutting) जैसा दर्द हो; चलने से आराम आए। छाती के दाहिने भाग में खिंचाव के जैसा (drawing pain) दर्द हो। न्यूमोनिया हो जाए। नाक से खून आए, नाक के पिछले भाग में दर्द हो। खाँसी के साथ काले रंग का खून आए। फेफड़ों में तेज़ दर्द हो, ऐसा लगे जैसे कि फेफड़े फट जाएंगे, ख़ासकर सीधे फेफड़े का ऊपरी भाग। पैर बर्फ के समान ठंडे हों। सिर आगे की ओर लुढ़क जाए। जब सिर को पीछे की ओर करें तो सिर में तेज़ दर्द हो। गर्दन मे तनाव हो। बर्फ व आइसक्रीम खाने की तीव्र इच्छा हो। | *इलैप्स कॉर* ३० या २०० |
| ❑ फ्लू या फ्लू के जैसी किसी अन्य बीमारी में। सबसे पहले काफी ठंड महसूस हो और उसके बाद सिर में गर्मी लगने के साथ बुखार हो जाए। बेचैनी हो व शरीर में गर्मी बढ़ जाए। संक्रमित होने का भयंकर डर बना रहे। रोगी भ्रमित व बेचैन हो जाए। सिर, चेहरे और आँखों में दर्द, भारीपन व गर्मी महसूस हो। नब्ज़ धीमी पड़ जाए। सभी इन्द्रियां बाधित (obstructed) हो जाएं। आँखों और चेहरे की लाली एवम् सूजन हो। आँखों से पानी आए। गला लगे जैसे छिल गया है, और गले में दुखन हो व रून्धने का सा एहसास हो। जीभ में सूजन आ जाए। स्वाद का पता न चले। चिपचिपी लार आए व गले में कर्कशता (hoarseness) हो। पित्त की उल्टी आए, श्लेष्मा से खट्टी बू आए। हिलने-डुलने से रोग बढ़े। हाइपोगैस्ट्रियम में घड़घड़ाहट (rumbling) और | *स्ट्रामोनियम* ३० या २०० |

पसीने के साथ बहुत मात्रा में दस्त हो। संक्रमण के कारण जंघा की लिम्फ नोडस की सूजन हो जाए। पेशाब गर्म आए। पेशाब व मल रूक जाए। दिल की पीड़ा के साथ छाती में कसाव (constriction) और खुश्की महसूस हो एवम् सांस लेने में तकलीफ हो। हाथ-पैरों में अकड़न हो। पैरों में थकावट व कमज़ोरी के कारण रोगी अपने बल पर अकेले न चल पाए - यदि सहारा न मिले तो खड़ा नही रह सकता। आँखें कमरे के उजाले भाग से अन्धेरे कोने में स्थिर हो जाएं। ऐसे रोगी को हॉस्पिटल में रखना बड़ा ही मुश्किल है - रोगी हॉस्पिटल से भाग जाने की हर मुमकिन कोशिश करता है - और मौका मिलते ही भाग भी सकता है।

- ❑ नाक में गुदगुदी एवम् कुछ रेंगने जैसे एहसास के साथ जल्दी-जल्दी छींकें आएं। नज़ला व गले में खिच-खिच के साथ आवाज़ बैठ जाए - जो शाम के समय या नम हवा में बढ़े - ख़ासकर कमज़ोर वृद्ध लोगों में। लैरिंक्स में ज़ख्म के जैसी दुखन के साथ आवाज़ बैठ जाए। तेज़ खाँसी के कारण फेफड़ों में जलनयुक्त दर्द हो। बीच-बीच में लम्बे समय तक खाँसी चले। कफ़ हरे रंग का बदबूदार आए। लेटने के दौरान सांस फूले। डकारें आने से आराम आए। शरीर ऑक्सीजन की कमी के कारण ठंडा व नीला पड़ने लगे। रोगी खिड़की-दरवाजे खुले रखना चाहे और पंखे की हवा के बिना न रह पाए। — *कार्बो वेज* ३० या २००

☞ हर घर में एक अच्छा थर्मामीटर एवम् फिंगर टॉप ऑक्सीमीटर (finger top oximeter) अवश्य होना चाहिए। कोविड संक्रमण, आदि के रोगियों की नब्ज़ (pulse rate), oxygen levels, तापमान/बुखार (temperature) एवम् ब्लड प्रेशर, आदि को रोग की उग्र अवस्था में जल्दी-जल्दी जांचना अति आवश्यक है। ताकि अचानक से आपातकाल (emergency) में रोगी को यदि जरूरी हो तो अस्पताल में भर्ती कराया जा सके।

# बुखार, खसरा, चेचक, तपेदिक व मलेरिया आदि
# (Fevers & Tuberculosis, etc.)

## सादा बुखार
## (Simple Fever)

ठंड लगने, चोट लगने, खाने-पीने में बदपरहेज़ी या किसी अन्य कारण से बुखार हो जाए तो उसे सादा बुखार कहते हैं।

| | |
|---|---|
| ❐ सूखी, ठंडी हवा लगने से बुखार हो जाए, प्यास लगे, बेचैनी हो एवम् साथ में मृत्यु का भय भी हो। शाम के समय रोग वृद्धि। | *एकोनाइट* ३० या २०० |
| ❐ मेहनती, पढ़ाकू एवम् कर्तव्यनिष्ठ परन्तु बहुत भावुक व्यक्ति में गुस्सा दबाने या शर्मिन्दगी के बाद कोई भी रोग, जैसे सर्दी, जुकाम, बुखार, वायरल संक्रमण, आदि हो जाए। आजकल हर घर में, स्कूल, कॉलेज, ऑफिस यहां तक की खेल के मैदान में, पति-पत्नी या किसी की डांट/फटकार या छोटे-मोटे मनमुटाव से भी ऐसे व्यक्ति रोग ग्रस्त हो जाते है। क्योंकि इस तरह के व्यक्ति अपना मनोभाव व्यक्त नहीं कर पाते। ऐसे व्यक्ति अपना गुस्सा ऐसे लोगों पर उतारते हैं - जो इन्हे पलट कर कुछ नहीं कहते - जैसे माँ, पत्नी, छोटे भाई, बहन, घर के नौकर-चाकर, आदि। अति संवेदनशीलता के कारण रोगी में तेज़ी से ऊर्जा का ह्रास होता है जिसके फलस्वरूप रोगी सुस्त हो जाता है, ठण्ड ज़्यादा महसूस करता है और प्यास कम हो जाती है। बुखार के पहले एवम् बुखार के दौरान खूब भूख लगती है। | *स्टेफिसएगेरिया* ३० या २०० |
| ❐ मन्दगति से आने वाला बुखार। पसीना और प्यास न हो, नींद सी आई रहे, पर सो न पाए, रोगी सुस्त | *जल्सेमियम* ३० या २०० |

लेटा रहे। ठण्ड महसूस करे। आँखों की पलकें भारी हों। पेशाब जाने के बाद सिर दर्द कम हो। चिन्ता या निराशा के कारण रोग हो।

- अचानक तेज़ बुखार, आँखें और चेहरा लाल - तमतमाया हुआ, हाथ-पैर ठंडे। ठंड महसूस हो। शरीर गर्म हो - जैसे तप रहा हो। रोगी का तापमान जानने के लिए माथे पर अंगुलियां रखने के बाद अंगुलियों पर कुछ देर बाद तक गर्माहट बनी रहे, जैसे कि गर्म तवा छूने के बाद होता है। गर्दन की ग्रीवा धमनियों (carotids) का धड़कना/फड़कना। दबक से रोग बढ़े। रोगी सुस्त हो जाए। नींबू पानी पीने की तीव्र इच्छा हो। — *बैलाडोना* ३० या २००

- किसी भी तरह का बुखार या संक्रमण। रोगी सुस्त हो जाए - नींद बहुत गहरी आए और लम्बे समय तक सोए - कुछ रोगी ज़रा सी आहट से ही जाग जाते हैं - और पुनः सो जाते हैं। संतुष्ट प्रकृति - परन्तु किसी भी तरह के विघ्न (disturbance) से चिड़चिड़ाहट होती है। गर्मी लगती है। प्यास नहीं लगती। कब्ज़ रहता है। — *ओपियम* ३० या २००

- जब सर्दी, जुकाम, बुखार बार-बार हो। शारीरिक बेचैनी हो। रोगी कभी भी एक जगह चैन से न बैठे। हमेशा मज़ाक व बदमाशी करता रहे। हाथ-पैर लगातार चलते रहें। गुस्से में अपना सिर दिवार या फर्श पर दे मारे, दूसरों को अपने सिर से मारे। अपनी बात मनवाने के लिए खूब रोए। एक मिनिट का भी सब्र न हो। संगीत एवम् नाचना बेहद पसन्द हो। ठंड लगे। प्यास हो (बुखार में प्यास न लगे) कहना न माने। अपाच्य चीज़ें जैसे कोयला, रेत आदि, खाए। अपना कॉलर, तौलिया का कोना चबाए। — *टैरेन्टुला हिस्पेनिया* ३० या २००

| | लक्षण | औषधि |
|---|---|---|
| ❒ | सिर दर्द व बुखार। रोगी सुस्त हो जाए, चुपचाप अकेला लेटा रहे; ज़रा भी हिलने-डुलने से रोग बढ़े। रोगी पानी देर से मगर एक बार में काफ़ी मात्रा में पिए या प्यास न लगे। जीभ सफ़ेद हो, सख़्त कब्ज़ हो। गर्मी महसूस करे। सिर्फ काम के बारे में ही विचार आएं। | *ब्रायोनिया* ३० या २०० |
| ❒ | पित्त विकार के कारण बुखार आए, जी मिचलाए जो उल्टी होने के बाद भी कम न हो। जीभ साफ़ हो। हरे रंग के दस्त आएं। रोगी का स्वभाव घमंड़ी एवम् तिरस्कापूर्ण हो। प्यास कम हो। ठंड लगे। रोगी सुस्त हो जाए। | *इपिकैक* ३० या २०० |
| ❒ | भीगने के कारण या ठंड लगने से बुखार हो। शरीर में दर्द हो। जीभ का अगला तिकोना भाग लाल हो। शारीरिक बेचैनी; हिलने-डुलने से आराम आए। नम मौसम/बारिश के मौसम में रोग वृध्दि। रोगी ठंड महसूस करे। चलना शुरू करने से रोग बढ़े परन्तु लगातार चलने से आराम आए। | *रस टॉक्स* ३० या २०० |
| ❒ | मानसिक बेचैनी हो। रोगी ठंड व कमज़ोरी महसूस करे। ठंडा, बासी खाना खाने या ख़राब पानी पीने के कारण बुखार हो। थोड़ा-थोड़ा पानी जल्दी-जल्दी पीने की इच्छा हो। मृत्यु का डर बना रहे। दोपहर एवम् आधी रात को रोग वृध्दि। गर्म खाना व गर्म पेय खाने-पीने की इच्छा हो। | *आर्सेनिक एल्ब* ३० या २०० |
| ❒ | रोगी बुखार में अनैच्छिक रूप से कराहे। सुस्त हो। गर्मी महसूस करे। अधिक चिकनाई युक्त, गरिष्ठ या मांसाहारी भोजन लेने के बाद हुआ बुखार। मुँह खुश्क हो फिर भी प्यास न हो। लक्षण बदलते रहें। खुली हवा एवम् सहानुभूति से अच्छा लगे। | *पल्साटिला* ३० या २०० |

| | |
|---|---|
| ❒ चोट लगने, गिरने या ज़्यादा परिश्रम करने के कारण बुखार आए। शरीर में कुचले जाने जैसा दर्द हो। बिस्तर कड़ा महसूस हो जिसकी वजह से रोगी बेचैन रहे, करवटें बदले - बिस्तर में मुलायम जगह खोजता रहे। | *आर्निका* ३० या २०० |
| ❒ रोगी बुखार में सुस्त हो जाए, ठंड महसूस करे। प्यास लगे। ठीक से न सोने या मसालेदार एवम् देर से पचने वाला भोजन खाने के कारण पेट ख़राब होने से बुखार आए। रोगी को तेज़ प्रकाश या शोर एवम् जवाब देने के लिए बाध्य करने पर गुस्सा आए। | *नक्स वोमिका* ३० या २०० |
| ❒ पित्त विकार के कारण जब जीभ पर हरे रंग का लेप चढ़ा हो। नम मौसम में रोग वृद्धि। सिर में चोट लगने के कारण बुखार एवम् सिर दर्द। | *नैट्रम सल्फ़* ३० या २०० |
| बायोकैमिक औषधिः | *बायो. नं० ११* या *फ़ैरम फ़ॉस* 6X |

अन्य महत्त्वपूर्ण औषधियांः एसिड फ़ॉस, एन्टिम टार्ट, एपिस मैल, बैराइटा कार्ब, कैमोमिला, चाइना, सिना, यूपेटोरियम पर्फ, फ़ैरम मैट, हिपर सल्फ़, हायोसाइमस, इग्नेशिया, काली सल्फ़, लैकेसिस, लाइकोपोडियम, नैट्रम कार्ब, नैट्रम म्यूर, नक्स मौस्केटा, फ़ॉस्फ़ोरस, पाइरोजिनियम, साइलिशिया, स्ट्रामोनियम, सल्फ़र, ट्यूबरकुलाईनम कोच एवम् विरेट्रम एल्ब, आदि।

*सामान्य देख रेखः* हल्का खाना एवम् तरल पदार्थ ज़्यादा लें। भारी व देर से पचने वाला खाना न खाएं, हो सके तो उपवास करें। तेज़ बुखार होने पर ठंडे पानी की पट्टी करें।

# टायफ़ॉएड ज्वर
## (Typhoid Fever)
*(सादा बुखार अध्याय भी देखें)*

सालमोनैला टाइफ़ी नामक (जीवाणु) के कारण होने वाले बुखार को टायफ़ॉएड ज्वर कहते हैं। यह एक संक्रमित रोग है। इसमें शुरूआत में धीरे-धीरे बुखार बढ़ता है, जितना बुखार सुबह होता है उससे २ डिग्री तक शाम को बढ़ जाता है। बुखार क्रमशः (step ladder rise) बढ़ता है। इसी तरह धीरे-धीरे बुखार बढ़ कर १०५ डिग्री तक भी जा सकता है। इस बुखार की अवधि लगभग ४ हफ्तों तक रह सकती है। प्रायः पहले तीन सप्ताह के अंदर शरीर पर छोटे-छोटे लाल रंग के दाने निकलते हैं।

आंतों में ज़ख्म हो जाने की वजह से कभी-कभी रक्त स्राव भी हो सकता है।

| | |
|---|---|
| ❑ बदन दर्द के साथ रोग की प्राथमिक अवस्था में; ज़रा सी हरकत, यहां तक की पलक झपकने या आँख की पुतली हिलाने तक से रोग वृद्धि हो - रोगी चुपचाप दर्द वाली करवट लेटा रहे - सख़्त दबाव से दर्द में अच्छा लगे। जीभ सफ़ेद हो, होंठ खुश्क हों, कब्ज़ हो और प्यास ज़्यादा लगे। आमाशय या यकृत की गड़बड़ी के कारण टायफ़ॉएड ज्वर। सिर्फ व्यवसाय के ही विचार आएं। | *ब्रायोनिया* ६ या ३० |
| ❑ रोग की प्राथमिक अवस्था में। बच्चों का टायफ़ॉएड ज्वर। बहुत कमज़ोरी, सुस्ती, ऊंघना, पलकें भारी हों - आँखे खोले रखना मुश्किल हो। प्यास न लगे। धीरे-धीरे आने वाला घातक बुखार। तेज़ सिर दर्द हो जो काफ़ी मात्रा में पेशाब आने से घटे। | *जल्सेमियम* ३० या २०० |
| ❑ रोग की प्राथमिक अवस्था में। सिर दर्द, बहुत बदबूदार मल आए एवम् सांस में भी बदबू हो। बातों का जवाब देते-देते रोगी सो जाए। प्रलाप और उदासीनता हो। बिस्तर कड़ा मालूम दे; रोगी को लगता है कि उसके शरीर के अंग अलग-अलग | *बैप्टीशिया* ६ या ३० |

पड़े हैं और वह उन्हें समेटने की कोशिश करे।

- शरीर दर्द, जैसे किसी ने खूब मारा हो। कमज़ोरी हो - टट्टी-पेशाब अनजाने में ही हो जाए। बेहोशी हो। सवाल पूछे जाने पर रोगी पूरा जवाब देता है और फिर सो जाता है। कहता है कि उसे कोई परेशानी नहीं है। बिस्तर कड़ा (hard) महसूस होता है। रोगी बिस्तर में मुलायम जगह खोजता है। — *आर्निका* ६ या ३०
- पतले दस्त आएं। जीभ सख़्त हो एवम् जीभ की तिकोनी नोक ख़ासतौर से लाल हो जाए। शरीर में दर्द, बेचैनी एवम् सुस्ती हो। रोगी थोड़ा बड़बड़ाता रहे और शरीर को इधर-उधर घुमाता रहे। — *रस टॉक्स* ६ या ३०
- रोग की बढ़ी हुई अवस्था में, जब रोगी बहुत कमज़ोर हो जाए। मानसिक बेचैनी, शरीर में जलन एवम् अमिट प्यास हो। एक समय में थोड़ा ही पानी पिए। सब लक्षण रात के समय बढ़ें विशेषकर (आधी रात) १२ बजे के आस पास। — *आर्सेनिक एल्ब* ६ या ३०
- मूर्खों जैसी, उदासीनता भरी, निरूत्साह दशा - अधिक वीर्य नाश के बाद रोग हो। रोगी चुपचाप चित्त पड़ा रहे, बातचीत तक न करना चाहे। दर्द रहित दस्त हों, भर-भराहट के साथ पेट का फुलाव; साथ में पीला सा सफ़ेद पानी जैसा पाख़ाना आए। ठंड लगे। प्यास न हो परन्तु ठंडे पेय, ठंडा दूध पीने की इच्छा हो। — *एसिड फ़ॉस* ६ या ३०
- कमज़ोरी के कारण रोगी लगातार बिस्तर में फिसलता रहे। कराहटें और आहें साथ-साथ निकलें। निचला जबड़ा नीचे गिरा जाए। जीभ बुरी तरह सिकुड़ जाए एवम् चमड़े जैसी सख़्त बन जाए। — *एसिड म्यूर* ६ या ३०

नब्ज़ अशक्त हो हर तीसरी धड़कन पर क्षणिक
रूकावट हो; अनचाहे रक्त मिला मल निकले।

**अन्य महत्वपूर्ण औषधियां:** ऐलेन्थस ग्लैंडुलोसा, एन्टिम क्रूड, एन्टिम टार्ट, एपिस मैल, बैराइटा कार्ब, बैलाडोना, कैल्केरिया कार्ब, कैनेबिस इंडिका, कार्बो वेज, कैमोमिला, चाइना, सिना, कॉफ़िया, यूपेटोरियम पर्फ़, फ़ैरम मैट, फ़ैरम फ़ॉस, हायोसाइमस, इग्नेशिया, इपिकैक, काली सल्फ़, लैकेसिस, लाइकोपोडियम, मर्क सौल, नैट्रम कार्ब, नैट्रम म्यूर, नक्स मौस्केटा, नक्स वोमिका, ओपियम, फ़ॉस्फ़ोरस, पल्साटिला, सीपिया, साइलिशिया, स्टेफ़िसएगेरिया, स्ट्रामोनियम, सल्फ़र, टैरेन्टुला हिस्पेनिया, थूजा, ट्यूबरकुलाईनम कोच एवम् विरेट्रम एल्ब, आदि।

"क्या कोई यह सिद्ध कर सकता है कि सूक्ष्म जीव या रोगाणु, उत्तकों में हुए ऐसे परिवर्तन जिसमें उनकी ऊर्जामयता (vitatity) सामान्य से नीचे चली गई हो - के कारण उत्पन्न नही होते? या फिर कहें कि कम प्रतिरक्षा (ऊर्जामयता) रोगाणुओं को बुलावा भेजती है, अगर हम यह स्वीकार करें कि प्रकृति भी रोगाणुओं को हमारे उत्तकों एवम् अंगों में प्रवेश कराती है? या फिर हमारे पास ऐसे बीज (बीजाणु) ही नही हैं जो कि एक उपजाऊ जमीन में उग सकें यहाँ उपजाऊ जमीन का मतलब है जननक्षम (fertility)।

इस तरह से हम इस निष्कर्ष पर पहुंचते हैं कि किसी भी संक्रमण के पहले उत्तकों की ऊर्जामयता में परिवर्तन होते हैं,...."

"Can any one prove that the micro-organisms are not the results of changes in the tissues whose vitality has fallen below par? Or can we not say that a low vitality favors the entrance of microbes, if we admit that Nature also inoculates them into our tissues and organs? or do we not possess the seed that will germinate in proper soil?

In either case, the contention establishes the fact that derangement in the vital economy exists before the germs become active, ...."

*- Del Mas*

# हड्डी-तोड़ या डेंगू बुखार
## (Dengue Fever)

इस बुखार में गर्दन व हड्डियों में बेहद दर्द होता है, इसीलिए इसे हड्डी-तोड़ या गर्दन-तोड़ बुखार भी कहते हैं।

- ❒ हड्डियों में अत्यधिक दर्द हो। ठंड लगते समय पीठ व हाथ पैरों में दर्द हो। पित्त विकार, उल्टी व दस्त आएं। बुखार का समय आमतौर पर सुबह ७-९ बजे के बीच का हो। बुखार आने के कुछ घंटों पहले तेज़ प्यास लगे। ठण्ड आने से पहले पता चल जाता है, क्योंकि रोगी उस समय काफ़ी पानी नहीं पी सकता - सिहरन महसूस करता है। — *यूपेटोरियम पर्फ़* ३० या २००
- ❒ मांसपेशियों में अत्यधिक दर्द हो। आँखों की पलकें भारी हों। रोगी सुस्त हो - नींद सी आई रहे परन्तु सो न सके। एकान्त में चुपचाप लेटने की इच्छा हो। पेशाब जाने से सिर का दर्द घटे। प्यास न हो। — *जल्सेमियम* ३० या २००
- ❒ अचानक से तेज़ सिर दर्द व बुखार, आँखें व चेहरा लाल - तमतमाया हुआ। हाथ-पैर ठंडे। कमर दर्द व सुस्ती। ठण्ड लगे। प्यास हो। — *बैलाडोना* ३० या २००
- ❒ शरीर दर्द एवम् बेचैनी; हिलने-डुलने से आराम आए। जीभ का अगला तिकोना भाग लाल हो। — *रस टॉक्स* ३० या २००
- ❒ खूब प्यास लगे, शरीर में दर्द हो। चुपचाप लेटे रहने की इच्छा हो; ज़रा भी हिलने-डुलने से रोग वृद्धि। रोगी पानी देर से मगर काफ़ी मात्रा में पिए। जीभ सफ़ेद हो। सख़्त कब्ज़ हो। — *ब्रायोनिया* ३० या २००

**अन्य महत्वपूर्ण औषधियांः** एन्टिम क्रूड, एपिस मैल, आर्सेनिक एल्ब, कैल्केरिया कार्ब, कैनेबिस इंडिका, कैमोमिला, फ़ैरम मैट, फ़ैरम फ़ॉस, हायोसाइमस, इग्नेशिया, इपिकैक, काली सल्फ़, लैकेसिस, लाइकोपोडियम, मर्क सौल, नैट्रम कार्ब, नैट्रम म्यूर, नक्स मौस्केटा, नक्स वोमिका, ओपियम, फ़ॉस्फ़ोरस, पल्साटिला, सीपिया, स्टेफ़िसएगेरिया, स्ट्रामोनियम, सल्फ़र, टैरेन्टुला हिस्पेनिया, एवम् विरेट्रम एल्ब, आदि।

# खसरा
## (Measles)

यह एक संक्रामक रोग है। एक से पांच वर्ष की आयु में प्रायः बच्चों को अक्सर होता है। शुरू-शुरू में जुकाम जैसे लक्षण प्रकट होते हैं। बुखार के साथ ४-५ दिन बाद मुँह के अन्दर ऊपरी तालू व चेहरे पर दाने निकलते हैं, और धीरे-धीरे सारे शरीर पर फैल जाते हैं। फिर चौथे-पांचवे दिन के बाद ये दाने प्रायः लुप्त हो जाते हैं और बुखार भी चला जाता है। परन्तु खाँसी कुछ दिनों तक रह सकती है।

खसरा के रोगी में आम बीमारियों के विपरीत बीमारी अन्दर से बाहर की ओर आती है। ऐसे में शरीर स्वयम् को स्वास्थ्य प्रदान करने के लिए ऐसा करता है। आमतौर पर किसी औषधि की आवश्यकता नही होती। औषधि तभी देनी चाहिए जब अत्यन्त आवश्यक हो।

- ❑ रोग की प्रारम्भिक अवस्था में। तेज़ बुखार एवम् बेचैनी हो, प्यास लगे, नाड़ी भारी और तेज़ हो। — *एकोनाइट* ३० या २००
- ❑ अचानक से तेज़ बुखार आए, गर्मी सिर को चढ़े, शरीर व माथा गर्म हो, आँखें व चेहरा तमतमाया लाल हो। तापमान जानने के लिए माथे पर अंगुलियां रखने के बाद अंगुलियों पर कुछ देर बाद तक गर्माहट बनी रहे, जैसे कि गर्म तवा छूने के बाद होता है। नींबू पानी पीने की प्रबल इच्छा हो। — *बैलाडोना* ३० या २००
- ❑ सर्दी के कारण जब नाक से गाढ़ा बलग़म निकले। मुँह खुश्क हो परन्तु प्यास न लगे। खुली हवा में अच्छा लगे। रोग लक्षण बदलते रहें। — *पल्साटिला* ३० या २००
- ❑ सूखी खाँसी व छाती में दर्द हो, प्यास अधिक हो, जीभ पर सफ़ेद लेप हो। दाने देर से निकलें या अचानक बैठ जाएं। ज़रा भी हिलने-डुलने से रोग वृद्धि। रोगी चुपचाप एक ही स्थिति में पड़ा रहे। — *ब्रायोनिया* ३० या २००
- ❑ जब दाने ठीक से न निकलें, या अचानक बैठ जाएं, जिससे सांस लेने में कष्ट हो। गले के अंदर श्लेष्मा — *एन्टिम टार्ट* ३० या २००

घरघराए। जीभ सफ़ेद हो। रोगी अधिक सोए। पसीना अधिक मात्रा में हो एवम् कमज़ोरी हो। प्यास न लगे। दूध से अरूचि हो।

| लक्षण | दवा |
|---|---|
| ❒ जब दाने अचानक बैठ जाएं। रोगी खूब बड़बड़ाए। शरीर में डंक मारने जैसा दर्द, जलन व तनाव हो। पेशाब जल्दी-जल्दी परन्तु मात्रा में कम आए। | *एपिस मैल* ३० या २०० |
| ❒ जब दाने अचानक गायब होने से तेज़ बुखार हो और सर्दी लगे। लगातार नाक से पानी गिरे, आँखों में पानी भरा रहे, नाक के अंदर घाव हो जाएं। आँखें और मुँह लाल हो जाएं। रोगी सुस्त हो जाए; ऊंघाई आए। प्यास न लगे। आँखों की पुतलियां भारी हों। | *जल्सेमियम* ३० या २०० |
| ❒ अचानक दाने बैठ जाने के कारण शरीर बर्फ़ की तरह ठंडा हो जाए परन्तु रोगी फिर भी शरीर पर कपड़ा न ओढ़ना चाहे। बुखार/गर्मी के दौरान कपड़ा ओढ़ना चाहे। | *कैम्फ़र* ३० या २०० |
| ❒ बुखार हो, जी मिचलाए जो उल्टी होने के बाद भी कम न हो। जीभ साफ़ हो। पेट में ऐंठन हो। हरे रंग के दस्त आएं। प्यास कम हो। ठंड लगे। रोगी सुस्त हो जाए। | *इपिकैक* ३० या २०० |
| ❒ खूनी दस्त आएं। टौन्सिल्स सूजे हुए हों, गले के अंदर घाव हों, आँखों में जलन हो, सर्दी हो एवम् बार-बार छींकें आएं। मुँह से पानी आए और फिर भी प्यास लगे। गर्मी महसूस हो। स्राव बदबूदार हो। रात में रोग बढ़े। रोगी सुस्त हो या किसी-किसी में शारीरिक बेचैनी भी हो सकती है। | *मर्क सौल* ३० या २०० |
| ❒ मानसिक बेचैनी और भय हो, थोड़ा-थोड़ा पानी पीते रहने की इच्छा हो। शरीर में जलन हो; दाने काले रंग के हों। रोगी सुस्त हो जाए। ठंड लगे। | *आर्सेनिक एल्ब* ३० या २०० |

| | | |
|---|---|---|
| ❒ | जब फेफड़ों तक बीमारी का प्रकोप हो; बाद में सूखी खाँसी जो शाम के समय व बोलने के समय बढ़े। गले में खरखराहट हो। ठंडा पानी पीने की इच्छा हो। अन्धेरे कमरे में जाने से डर लगे। | *फ़ॉस्फ़ोरस* ३० या २०० |
| ❒ | रोगी को गर्मी लगे; प्यास हो। सुस्त पड़ा रहे। होंठ लाल हों। सिर, हाथ एवम् पैर गर्म हों। | *सल्फ़र* ३० या २०० |
| | बायोकैमिक औषधिः | *काली म्यूर* 6X व *फैरम फ़ॉस* 6X |

अन्य महत्वपूर्ण औषधियांः एसिड फ़ॉस, एन्टिम क्रूड, बैराइटा कार्ब, कैल्केरिया कार्ब, कैनेबिस इंडिका, कार्बो वेज, कैमोमिला, चाइना, सिना, कॉफ़िया, यूपेटोरियम पर्फ़, फ़ैरम मैट, फ़ैरम फ़ॉस, हायोसाइमस, इग्नेशिया, काली सल्फ़, लैकेसिस, लाइकोपोडियम, मोर्बिलिनम, नैट्रम कार्ब, नैट्रम म्यूर, नक्स मौस्केटा, नक्स वोमिका, ओपियम, रस टॉक्स, सीपिया, साइलिशिया, स्टेफ़िसएगेरिया, स्ट्रामोनियम, टैरेन्टुला हिस्पेनिया, थूजा, ट्यूबरकुलाईनम कोच, विरेट्रम एल्ब एवम् ज़िंकम मैट, आदि।

## चेचक
## (Small Pox)

चेचक एक संक्रमित रोग है। एक तरह के जीवाणु के कारण यह रोग होता है। यद्यपि चेचक का उन्मूलन हो चुका है। अब चेचक का रोग नहीं होता। परन्तु फिर भी चेचक के रोगियों में काम आने वाली कुछ औषधियां हम यहां पर दे रहे हैं। दाने पहले मुँह के अन्दर ऊपरी तालू व चेहरे पर निकलते हैं और धीरे-धीरे सारे शरीर पर फैल जाते हैं।

चेचक के रोगी में आम बीमारियों के विपरीत बीमारी अन्दर से बाहर की ओर आती है। ऐसा इसलिए होता है क्योंकि चेचक के वाइरस नसों की कोशिकाओं (cells of nerves) में होते हैं। ऐसे में शरीर स्वयम् को स्वास्थ्य प्रदान करने के लिए ऐसा करता है। आमतौर पर किसी औषधि की आवश्यकता नही होती। औषधि तभी देनी चाहिए जब अत्यन्त आवश्यक हो।

| | | |
|---|---|---|
| ❒ | रोग की प्रारम्भिक अवस्था में जब अचानक से बुखार आए। प्यास हो। बेचैनी एवम् मृत्यु का भय हो। शाम के समय रोग वृद्धि। | *एकोनाइट* ३० या २०० |

| | | |
|---|---|---|
| ❐ | अचानक तेज़ बुखार एवम् तेज़ सिर दर्द। रोगी बेहोशी सी में हो, तेज़ शोर सहन न हो। नींबू पानी पीने की प्रबल इच्छा। | *बैलाडोना* ३० या २०० |
| ❐ | जब दानों का रंग काला हो जाए; दानों से खून बहे। मानसिक बेचैनी एवम् सुस्ती हो। थोड़ा-थोड़ा पानी पीने की इच्छा हो। गर्माहट अच्छी लगे। | *आर्सेनिक एल्ब* ३० या २०० |
| ❐ | जब दाने ठीक से न निकलें; या अचानक बैठ जाएं, जिससे सांस लेने में कष्ट हो। गले के अंदर श्लेष्मा घरघराए। जीभ सफ़ेद हो। रोगी अधिक सोए। पसीना अधिक मात्रा में हो एवम् कमज़ोरी हो। प्यास न लगे। दूध से अरूचि हो। | *एन्टिम टार्ट* ३० या २०० |
| ❐ | जब बहुत जल्दी मवाद भरे दाने निकल आएं। मवाद में बदबू हो। | *थूजा* ३० या २०० |
| ❐ | जब चेचक के दाने पकने लगें; गले में ज़ख्म हो जाए। खून मिले दस्त आएं। खूब पसीना आए परन्तु पसीना आने से कोई आराम न आए। | *मर्क सौल* ३० या २०० |

अन्य महत्वपूर्ण औषधियांः एपिस मैल, ब्रायोनिया, कार्बो वेज, गार्टनर, जल्सेमियम, हायोसाइमस, इन्सुलिन, मैलेन्ड्रिनम, ओपियम, सोराइनम, रस टॉक्स, सारासिनिया, साइलिशिया, सल्फर, वैरियोलिनम एवम् ज़िंकम मैट, आदि।

*सामान्य देख रेखः* हल्का सुपाच्य खाना जैसे दूध, साबूदाना, सब्ज़ियों, या फलों का रस, साग का रसा, मूंग, या मसूर की दाल का सूप बनाकर दें।

## स्कार्लेट ज्वर
## (Scarlet Fever)

महत्वपूर्ण औषधियांः ऐलेन्थस ग्लैंडुलोसा, एन्टिम टार्ट, औरम ट्रिफ़ाइलम बैप्टीशिया, बैलाडोना, लैकेसिस, फ़ॉस्फ़ोरस, पल्साटिला, एवम् सल्फ़र, आदि।

# छोटी माता
## (Chicken Pox)

*(सादा बुखार, खसरा एवम् चेचक, आदि अध्याय भी देखें)*

यह भी एक संक्रमित रोग है। इसमें बुखार के साथ अनेक पारदर्शी स्राव भरे दाने होते हैं। छोटी माता या बड़ी माता का कोई आपसी संबंध नहीं है। दाने पहले मुँह के अन्दर ऊपरी तालू व चेहरे पर निकलते हैं और धीरे धीरे सारे शरीर पर फैल जाते हैं।

छोटी माता (Chicken Pox) के रोगी में आम बीमारियों के विपरीत खसरा रोग की तरह बीमारी अन्दर से बाहर की ओर आती है। ऐसा इसलिए होता है क्योंकि छोटी माता के वाइरस जीवित कोशिकाओं में होते हैं। ऐसे में शरीर स्वयं को स्वास्थ्य प्रदान करने के लिए ऐसा करता है। आमतौर पर किसी औषधि की आवश्यकता नहीं होती। औषधि तभी देनी चाहिए जब अत्यन्त आवश्यक हो।

- ❑ रोग की प्रारम्भिक अवस्था में जब तेज़ बुखार, भय एवम् मानसिक बेचैनी के साथ हो। शाम के समय रोग वृद्धि। — *एकोनाइट* ३० या २००
- ❑ अचानक से सिर में बहुत रक्त संचय के साथ तेज़ बुखार और तेज़ सिर दर्द। शरीर गर्म हो जैसे तप रहा हो। चेहरा लाल तमतमाया हुआ। प्यास हो - ठंड लगे। रोगी सुस्त हो जाए। — *बैलाडोना* ३० या २००
- ❑ दानों में जब बहुत खुजली हो। शारीरिक बेचैनी हो। चलने-फिरने से रोगी को अच्छा लगे। ठंड लगे। जीभ का अगला तिकोना भाग लाल हो। — *रस टॉक्स* ३० या २००

बायोकैमिक औषधिः *फ़ैरम फ़ॉस* 6X व *काली म्यूर* 6X

**अन्य महत्वपूर्ण औषधियांः** एन्टिम टार्ट, एपिस मैल, कैनेबिस इंडिका, कार्बो वेज़, क्यूप्रम मैट, इचिनेशिया, हैलीबोरस, मर्क सौल, फ़ॉस्फ़ोरस, सोराइनम, पल्साटिला, सल्फर एवम् वेरियोलिनम, आदि।

***सामान्य देख रेखः*** बुखार वाली अवस्था में साबूदाना, दूध, अनार, अंगूर, मुनक्क़ा दे सकते हैं।

# तपेदिक (टी.बी.)
# (Tuberculosis)

तपेदिक रोग एक प्रकार के बैक्टीरिया से होता है जिसे ट्यूबर्कल बैसिलस (Tubercle Bacillus) कहते हैं। यह एक छूत की बीमारी है। इसे पूर्ण रूप से आनुवांशिक नहीं कहा जा सकता, परंतु जिनके वंश में यह बीमारी रही हो उनको यह बीमारी जल्दी पकड़ती है। ऐसा इसलिए होता है क्योंकि ऐसे व्यक्ति इस बीमारी के प्रति संवेदनशील होते हैं। यह शरीर के किसी भी अंग (दिल को छोड़कर) में हो सकती है। यहां हम सिर्फ फेफड़ों की टी.बी. के बारे में ही दे रहे हैं।

लक्षणः शुरू में रोगी को खुश्क खाँसी बार-बार होती है। प्रायः सुबह व रात को ज़्यादा हुआ करती है। छाती में दर्द व बलग़म आने लगता है। शरीर मे ताकत नहीं रहती। चेहरा पीला पड़ने लगता है। वज़न घटने लगता है। रोज़ बुखार व पसीना आता है। पसीना ख़ासकर रात के समय आता है। रोग बढ़ने पर फेफड़ों से खून आने लगता है।

## फेफड़ों की टी.बी.
## (Pulmonary Tuberculosis)

| | |
|---|---|
| ❐ सूखी खाँसी, खून मिला बलग़म। ख़ासकर जब रोग बाईं ओर हो। बाईं ओर न लेटा जाए। ठंडी चीज़ें खाने में पसन्द करे। रोग बढ़ जाने पर यह औषधि न दें। | *फ़ॉस्फ़ोरस* ३० या २०० |
| ❐ जब रोगी को बार बार सर्दी, जुकाम होता हो। प्यास लगे - गर्मी महसूस करे। जानवरों - जैसे कुत्ते आदि से डरे। खूब बातें करना चाहे। | *ट्यूबरकुलाईनम* २०० या 1M |
| ❐ सूखी खाँसी, बलग़म खून भरा। सुबह चमकीले लाल रंग का खून व शाम को काला जमा हुआ खून आए। छाती में हमेशा दर्द बना रहे। बलग़म निकलने के पहले कई बार बहुत तेज़ खुश्क खाँसी आए। खाँसी सुबह के समय एवम् रात में बढ़ें। रोगी धीरे-धीरे कमज़ोर होता जाए। छाती में लगातार तेज़ दर्द बना रहे। | *ऐकालिफ़ा इण्डिका* ६ या ३० |
| ❐ बहुत कमज़ोरी हो जाए; शरीर दुबला हो जाए। तेज़ प्यास लगे। ठंडे पानी से पेट में बेचैनी हो इसलिए | *आर्सेनिक आयोडाइड* ६ या ३० |

रोगी गर्म पानी पीना चाहे। गर्मी महसूस करे।

| | |
|---|---|
| ❑ न्यूमोनिया इत्यादि के बाद फेफड़ों में सूजन और फिर क्षय रोग हो जाए। पेशाब गाढ़ा आए एवम् कब्ज़ हो। बलग़म हरा व गाढ़ा आए। फेफड़ा रोग ग्रस्त होकर ठोस हो जाए। शाम को ४-८ बजे रोग वृद्धि। गर्म पेय एवम् गर्म खाने की इच्छा रहे। | *लाइकोपोडियम* ३० या २०० |
| ❑ बहुत ज़्यादा खून की उल्टी या खून मिली बलगम वाली खाँसी आए। | *फ़ाइकस रिलिजियोसा* Q या ६ या 30 |
| ❑ रोग के कारण फेफड़ा ठोस हो जाए। छाती में बलग़म की घरघराहट हो। पीला बलग़म काफ़ी मात्रा में निकले। कष्ट रात में बढ़े। रोगी ठण्डी प्रकृति का हो, सिर से पैर तक ढकना चाहे। (इस औषधि का सेवन बहुत सावधानी पूर्वक करें) | *हिपर सल्फ़* ३० या २०० |
| ❑ खाँसते हुए छाती में व कंधों के बीच दर्द हो। खाँसी सुबह ज़्यादा हो। ज़रा भी हरकत (हिलने-डुलने) से रोग वृद्धि। प्यास लगे। कब्ज़ हो। रोगी चुपचाप एक ही स्थिति में पड़ा रहे। | *ब्रायोनिया* ३० या २०० |
| ❑ खाँसते-खाँसते रोगी ने जो भी खाया पिया हो उलट दे। खाँसी के साथ ऐंठन हो। कुत्ता खाँसी के साथ शरीर के छिद्रों (orifices) से ख़ासकर नाक से खून आए। आधी रात के बाद रोग वृद्धि। | *ड्रॅासेरा* ६ या ३० |
| ❑ खाँसी के साथ बहुत ज़्यादा मात्रा में खूब लाल चमकदार खून निकले। दर्द या बेचैनी न हो। | *मिलिफ़ोलियम* Q या ६ या ३० |
| ❑ मानसिक बेचैनी हो। बदबूदार पाख़ाना आए। अत्यंत सुस्ती व कमज़ोरी हो। दुबलापन। अमिट प्यास, थोड़ा-थोड़ा पानी जल्दी-जल्दी पिए। गर्माहट अच्छी लगे। रोगी को ठंड लगे। | *आर्सेनिक एल्ब* ६ या ३० |

- ❒ रोग के कारण शरीर की ग्रन्थियां कड़ी हो जाएं परन्तु फिर भी उनमें दर्द न हो। बहुत तेज़ भूख लगे। रोगी सदा खाता रहता है परन्तु फिर भी दुबला होता जाता है। रोगी गर्म प्रकृति का हो। — *आयोडियम* ३० या २००
- ❒ काले रंग का श्लेष्मायुक्त पाख़ाना आए। रोगी निराश हो। पसीना आने से अच्छा लगे। ठंड से रोग वृद्धि। — *सोराइनम* २००
- ❒ रोगी का मानसिक व शारीरिक विकास पूरा न हुआ हो, ठंड से रोग बढ़े। ग्रन्थियों में सूजन हो। हर बार सर्दी गले को खराब करे। आत्मविश्वास की कमी हो। — *बैराइटा कार्ब* ३० या २००

बायोकैमिक औषधिः *कैल्केरिया फ़ॉस* 6X

**सामान्य देख रेखः** किसी कुशल चिकित्सक की देख-रेख में ही इस रोग का इलाज करवाना चाहिए।

समुद्र के किनारे या पहाड़ों पर स्वच्छ वातावरण में रोगी रहे तो अच्छा रहता है। खुली, शुद्ध हवा का भरपूर सेवन करना चाहिए। खट्टी और मसालेदार चीज़ें नहीं खानी चाहिएं। रोगी को अलग रहना चाहिए। उसके काम में आई चीज़ किसी दूसरे के काम में नहीं लानी चाहिए। देसी गाय का दूध, मक्खन, अंगूर, मुनक्क़ा, उत्तम भोजन है।

## मलेरिया बुखार
## (Malaria Fever)

आमतौर से मलेरिया बुखार सर्दी लग कर चढ़ता है व पसीना आकर उतर जाता है। अधिक दिन तक मलेरिया रहने से जिगर एवम् तिल्ली बढ़ सकते हैं।

- ❒ बुखार ६ से ११ बजे रात्रि के समय अधिक हो। सर्दी थोड़ी देर ही लगे। बुखार ज़्यादा देर तक रहे। रोगी सुस्त हो जाए। अधिक पित्त के कारण बुखार हो। गर्मी की अवस्था में सिर दर्द, लगे जैसे सिर फट जाएगा। रोगी का व्यवहार तिस्कारपूर्ण हो। प्यास नहीं लगती, गर्मी या गर्म पेय से सर्दी बढ़े। — *इपिकैक* ३० या २००

जी मिचलाए जो उल्टी होने के बाद भी कम न हो। जीभ साफ़ हो।

| | | |
|---|---|---|
| ❐ | बुखार सुबह ८ बजे से दोपहर तक रहे। अंदर से अत्यधिक सर्दी महसूस हो; रोगी हर समय कपड़ा ओढ़ना चाहे। सर्दी की अवस्था में होंठ व नाखून तक नीले पड़ जाएं; सुबह के समय जी मिचलाए। प्यास लगे। ज़रा भी शान्तिभंग (शोर शराबा) होने या जवाब के लिए बाध्य करने से रोगी क्रोधित हो। | *नक्स वोमिका* ३० या २०० |
| ❐ | बुखार में सर्दी पैरों से आरंभ होकर पूरे शरीर में फैले। बुखार आने से पहले चक्कर आएं एवम् जी मिचलाए। सर्दी लगने से पहले व बाद में प्यास लगे। बुखार आमतौर पर दिन के समय आए। तिल्ली व जिगर बढ़ जाएं। कमज़ोरी हो। बुखार एक निश्चित समय पर आए। फल एवम् खट्टी चीजें खाने की इच्छा हो। रोगी हर तरह से परेशान रहता है। त्योरियां चढ़ी रहती हैं। | *चाइना* ३० या २०० |
| ❐ | बुखार सुबह ९ बजे से शाम तक रहे, रोगी का चेहरा चिकना व निचले होंठ में दरार हो। बुखार के समय जी मिचलाए व उल्टी लगे। हिलने-डुलने से पसीना आए। सर्दी भयंकर रूप से लगे। प्यास अधिक हो एवम् खूब पसीना आए। पसीना आने से आराम आए। दूसरे तीसरे दिन आने वाला पुराना बुखार। जीभ पर नक्शा सा बना हो। ख़ासकर कुनीन के दुष्प्रभाव वाले रोगियों के लिए। रोगी की त्वचा चमकदार, पीली सी आभा लिए हो - लगे जैसे चेहरे पर कोई ग्रीस लगी है। रोगी मन से दुखी हो। सांत्वना अच्छी न लगे। | *नैट्रम म्यूर* २०० या 1M |

| लक्षण | औषधि |
|---|---|
| ❑ दिन में १२ बजे के बाद या रात में १२ बजे के बाद बुखार आए। कंपकंपी, बुखार, और पसीने में अनियमितता हो। पसीने के समय अत्यधिक प्यास लगे। पसीना आने एवम् गर्माहट से रोगी को आराम मिले। मानसिक बेचैनी व मृत्यु का भय हो। अमिट प्यास, थोड़ी-थोड़ी देर में, थोड़ा-थोड़ा पानी पीने की इच्छा हो। रोगी सफाई पसन्द करे। | *आर्सेनिक एल्ब* ३० या २०० |
| ❑ रात को ९-१० बजे बुखार आए। सर्दी सुबह के समय या दिन को ४ बजे के लगभग, या शाम को लगे। खुली हवा में रहने की इच्छा हो - यद्यपि ज़्यादा गर्मी या ठंड दोनों ही सहन नहीं होते। साप्ताहिक बुखार। होंठ लाल हों। रोगी अपने पर ही खफ़ा रहे - परन्तु कोई टैस्ट कराना नहीं चाहता। | *सल्फ़र* ३० या २०० |
| ❑ ठंड पैरों या मेरूदंड से शुरू हो। गर्दन के निचले हिस्से में दर्द हो। प्यास न लगे। रोगी आलसी हो जाए, व ऊँघता रहे। आँखों की ऊपरी पलकें भारी हो जाएं - पर सो न सके। चिन्ताओं से घिरा रहे। | *जल्सेमियम* ३० या २०० |
| ❑ जब गर्मी व सर्दी बहुत महसूस हो; जीभ ख़ुश्क हो; जीभ का आगे का तिकोना हिस्सा लाल हो। आँखों में जलन हो। ठंड जांघों से या कंधे के बीच से शुरू हो। प्यास लगे। हिलने-डुलने से आराम आए। रोगी मर्यादाओं का पालन करने वाला एवम् दूसरों का सम्मान करने वाला हो। | *रस टॉक्स* ३० या २०० |
| ❑ जब सर्दी व गर्मी की अवस्था में रोगी अत्यधिक बड़बड़ाए। बुखार उतरते वक़्त बहुत पसीना आए। सर्दी सुबह ६ से ८ बजे तक लगे। दस्त एवम् कब्ज़ अदल-बदल कर हों। रोगी अपनी सेहत के बारे में चिन्तित रहे - लगे जैसे कभी स्वस्थ नहीं हो पाएगा। | *पोडोफ़ाइलम* ३० या २०० |

| | | |
|---|---|---|
| ❐ | गर्मी व पसीने की अवस्था में बहुत नींद आए एवम् बहुत कमज़ोरी हो। रोगी लम्बे समय तक गहरी नींद सोए। चेहरा पीला पड़ जाए। बहुत कमज़ोरी महसूस करे। जीभ सफ़ेद हो। प्यास न लगे। दूध से अरूचि हो। रोगी चिड़चिड़ा हो जाए। | *एन्टिम टार्ट* ३० या २०० |
| ❐ | सर्दी शाम को ४ से ८ बजे के बीच में लगे। सर्दी लगने के बाद पसीना आए। सर्दी की अवस्था में भी रोगी कपड़ा न ओढ़ना चाहे। सुस्त पड़ा रहे। प्यास न लगे। रोगी को मीठा एवम् गर्म खाना-पीना अच्छा लगे। रोगी परिश्रमी एवम् गंभीर प्रकृति का हो - कभी हंसतें हुए न देखा गया हो। | *लाइकोपोडियम* ३० या २०० |
| ❐ | सर्दी दिन के २-३ बजे के बीच लगे। सर्दी के साथ बुखार आए एवम् पैर ठंडे हो जाएं। सिर पर ज़्यादा पसीना आए। सभी स्रावों से खट्टी गंध आए। ठंडा पानी पीए - मीठा खाने की तीव्र इच्छा हो। रोगी सुस्त पड़ा रहे - धीरे-धीरे बात करे - कहीं दूसरी दुनिया में ही खोया रहे (lost some where else)। लोगों की भीड़ अच्छी न लगे - अपनी आराम देह स्थिति में ही रहना चाहे - माँ को या कोई अन्य जो माँ समान पसन्द हो को ही अपने पास चाहे। | *कैल्केरिया कार्ब* ३० या २०० |
| ❐ | रोगी गुस्सैल हो एवम् अपना प्रभुत्व चाहने वाला हो। सर्दी दिन के ३ बजे लगे, सर्दी की अवस्था में भी रोगी कपड़ा न ओढ़ना चाहे। सिर्फ सर्दी की अवस्था में थोड़ी प्यास हो। पसीना कम आए। पेशाब जल्दी-जल्दी परन्तु मात्रा में कम आए। पेशाब की दिक्कत हो - शरीर में सूजन आने लगे। | *एपिस मैल* ३० या २०० |
| ❐ | दिन के २-३ बजे बुखार आए। गरिष्ठ या अधिक चिकनाई युक्त भोजन खाने के कारण अजीर्ण होकर | *पल्साटिला* ३० या २०० |

बुखार आए। रोगी सुस्त हो जाए। गर्मी व सर्दी की अवस्था में अनियमितता हो। रोग लक्षण बदलते रहें। ठंडी, खुली हवा में एवम् सांत्वना से अच्छा लगे। प्यास न लगे। गर्म कमरे एवम् गर्माहट से रोग वृद्धि। रोगी को बहुत जल्दी रोना आए।

- ❑ सिर्फ ठंड की अवस्था में प्यास लगे। सर्दी कंधे की हड्डियों से शुरू होकर पूरे शरीर में फैल जाए। गर्मी की अवस्था में शरीर में जलन हो। यदि घर से दूर हो तो रोगी को घर की याद सताए (home sickness)। रोगी बहुत जिद्दी किस्म का हो। — *कैप्सिकम* ३० या २००
- ❑ जब सर्दी व गर्मी की अवस्था में बहुत जल्दी परिवर्तन हो। प्रतिक्रियाशील ऊर्जा की कमी के कारण रोगी ठण्ड एवम् गर्मी के प्रति संवेदनशील हो जाए। बेचैनी हो, प्यास लगे। पसीने से खट्टी दुर्गन्ध आए। पसीना आने से भी आराम न लगे। रोगी विद्रोही प्रकृति का मगर बुद्धिमान हो। — *मर्क सौल* ३० या २००
- ❑ सर्दी की अवस्था में शरीर बर्फ़ के समान ठंडा हो जाए - मगर फिर भी रोगी को पंखे की तेज़ हवा सुहाए। शारीरिक गतिविधियां सुस्त पड़ जाएं। रोगी डरपोक प्रकृति का होते हुए भी व्यंगपूर्ण बात करे। — *कार्बो वेज* ३० या २००
- ❑ बुखार जब घड़ी की सुईं की तरह नियत समय पर आए। शाम के समय ठण्ड लगे - और उसके बाद माथे में दर्द हो। आँखें लाल हो जाएं। — *सिड्रोन* ३० या २००
- ❑ सर्दी लगने से पहले बुखार (गर्मी) होना; सर्दी की अवस्था में गाल लाल हो जाएं। रोगी सुस्त हो जाए परन्तु नींद न आए। ज़रा भी हिलने-डुलने से तकलीफ बढ़े। रोगी एक ही स्थिति में चुपचाप लेटा — *ब्रायोनिया* ३० या २००

| | |
|---|---|
| रहे। प्यास अधिक हो या बिल्कुल न लगे।। कब्ज़ हो। रोगी को व्यापार/अपने पेशे के ही विचार आएं। | |
| ❒ बिना गर्मी की अवस्था के भी ठंड लगे या सर्दी और गर्मी बारी-बारी से आएं। चक्कर आएं। शरीर बाहर से ठंडा व अंदरूनी गर्मी लगे। ठंडा चिपचिपा पसीना आए। प्यास लगे। ठंडे पानी, नींबू पानी या ठंडे ताज़गी देने वाले पेय की तीव्र इच्छा हो। रोगी उच्च कोटी का जीवन जीने का आदि हो। | *विरेट्रम एल्ब* ३० या २०० |
| ❒ आँखों के गोलकों में तेज़ दुखन हो। सर्दी सुबह ६ से ८ बजे के बीच लगे। बुखार के समय व सर्दी लगने के पहले बहुत प्यास लगे। हड्डियों में तेज़ दर्द हो, ऐसा लगे जैसे हड्डियां टूट जाएंगी। जी मिचलाए, उल्टी लगे। सिर दर्द के अलावा पसीना आने से रोगी को हर लक्षण में आराम आए। मन दुखी हो। | *यूपेटोरियम पर्फ़* ३० या २०० |
| ❒ सर्दी, बुखार व पसीना क्रमानुसार हों। प्यास लगे। खून की जांच के बाद जब रोगी के खून में मलेरिया पैरासाइट्स पाए जाएं। | *चाइना सल्फ़* 1X - sos |
| ❒ जब मलेरिया बुखार पुराना हो जाए व बार-बार आए। पसीना कम आए। | *मलेरिया औफ* ३० या २०० |
| ❒ सर्दी दिन के समय २ से ४ बजे पीठ व टांगों से शुरू हो। गर्म पसीना आए। बुखार के दौरान रोगी काफ़ी तेज़ी (speeks fast) से बातें करे। नींद में या नींद टूटने के बाद तबियत खराब हो जाए। रोगी पंखे की हवा चाहे - मगर दूर से। रोगी बीमारी को मजाक में उड़ाए। रोगी स्वार्थी एवम् व्यवहार कुशल (manipulative) हो। | *लैकेसिस* ३० या २०० |

| | |
|---|---|
| ❑ जब सर्दी व बुखार सुबह ३ बजे से शाम के ३ बजे के बीच आएं। सर्दी जंघाओं में ज़्यादा लगे। शरीर के बिना ढके हिस्से पर पसीना आए। चेहरा चमकीला जैसे मोम या ग्रीस लगा रखा हो ऐसा दिखे। | *थूजा* २०० या 1M |
| ❑ सर्दी प्रायः रात में १०-११ बजे शुरू हो, बुखार सिर्फ रात के समय ही आए। | *सिफ़िलिनम* २०० या 1M |
| ❑ सर्दी प्रायः सायं ७ बजे लगे। सांस में बदबू हो व मल भी बदबूदार हो। नब्ज़ एवम् बुखार का अनुपात ठीक न हो। जीभ साफ़ एवम् लाल रंग की जैसे वार्निश की गई हो। पसीना आए, मगर बुखार पसीने के बाद भी कम न हो। तेज़ बेचैनी हो व बुखार में रोगी बहुत तेज़ी के साथ बोले। | *पाइरोजिनियम* २०० या 1M |
| ❑ सर्दी सुबह या शाम के ५ बजे लगे। रोग नमी वाली जगहों पर, या पानी के किनारे रहने, या फिर पानी में पैदा होने वाले फल (ख़रबूज़ा, तरबूज़, व केला आदि), चावल, या मछली, आदि, खाने के कारण या फिर बरसात के मौसम में हो। प्यास कम हो, पसीना आए। | *नैट्रम सल्फ़* ३० या २०० |

---

टिप्पणी **(note):** सटीक सादर्श औषधि (correct similimum) रोगी के गतिज स्तर (dynamic plane) की अन्तः शक्ति (cosmic energy) को उत्तेजित कर उसे एक सकारात्मक गति प्रदान करने में मदद् करती है और जैसे ही यह सर्वभोम या ब्रह्मांडिय ऊर्जा रोगी की प्रत्येक कोशिका, स्नायु, ऊतक एवम् अंगों में अबाध गति से 'अन्तर्वाह के नियमानुसार (law of influx)' प्रवाहित होती है - रोगी पुनः स्वास्थ्य लाभ पाता है। हमें इस सत्य को कि कोई भी घटना मात्र संयोग से नहीं होती - ऐसा कुछ भी नहीं है जो बिना किसी कारण के हो नहीं भूलना चाहिए।

# स्नायु सम्बन्धी रोग
## (Diseases of Nervous System)

हमारे शरीर में हमारा मस्तिष्क सभी क्रियाओं का संचालन करता है। मस्तिष्क एवम् मेरूदण्ड से सारे शरीर में नाड़ी व स्नायु (nerve) जाती हैं। मस्तिष्क में गड़बड़ी हो जाने से कई प्रकार के मानसिक व शारीरिक विकार उत्पन्न हो सकते हैं। होम्योपैथी में बाकी विकारों की तरह ही मानसिक विकारों की भी बड़ी अच्छी चिकित्सा है।

किसी भी बीमारी का नाम (diagnosis) उस बीमारी की प्रकृति (nature of disease) को ऐसे व्यक्त नहीं करता, जिससे कि उस बीमारी की औषधि का प्रतिबिम्ब या धारणा बन सके। ऐसा इसलिए है, क्योंकि बीमारी का नाम मात्र उसके अन्तिम चरण (ultimates) और बर्हिभाग (exteriors) को ही दर्शाता है। जबकि बीमारी की अन्तरंग प्रकृति (interior nature) को जानें बिना हम उसके वास्तविक स्वरूप को नहीं समझ सकते। डा० जे.टी. कैंट एवम् डा० हैनीमैन ने अपने अपने दर्शन शास्त्रों एवम् अन्य साहित्य में इस सत्य को विस्तार से समझाया है। यह सिर्फ ऐसे संकेतों एवम् लक्षणों द्वारा ही मुमकिन है जो रोगी की व्यक्तिगत विशिष्टता दर्शाते हैं। संकेत एवम् रोग लक्षणों (signs and symptoms) की अभिव्यक्ति ही प्रकृति की सच्ची निशानी है, क्योंकि इन के द्वारा ही बीमारी की अन्तरंग प्रकृति के बर्हिभाग को हम समझ पाते हैं। मात्र ऐसी औषधि ही रोगी को स्वास्थ्य लाभ (restoration of health) कराने में सक्षम होती है। ऐसी व्यक्तिपरक औषधि को ढूंढने के अलावा अन्य कोई विकल्प नहीं है।

होम्योपैथिक चिकित्सा पद्धति में मानसिक लक्षणों की एहमियत बाकी सभी प्रकार के शारीरिक लक्षणों से ज्यादा है, अतः विकृत मानसिक लक्षणों को कभी भी नज़रअंदाज़ न करें।

## मिर्गी
### (Epilepsy)

इस रोग में रोगी अचानक बेहोश हो जाता है। जहां और जैसी भी हालत में हो गिर पड़ता है। मुँह से झाग आने लगती है। हाथ-पैर अकड़ जाते हैं और जबड़ा भिंच जाता है।

| | |
|---|---|
| ❐ आत्म ग्लानि (प्यार में धोखा, आदि), भय, शोक, आदि के कारण रोग हो। गर्म खाने की इच्छा हो। | *इग्नेशिया* ३० या २०० |
| ❐ त्वचा रोग दब जाने के कारण रोग हो। दौरे से पहले छाती व पेट में तनाव हो। दौरा पड़ने पर ज़बान कट जाती है। सिर एक तरफ को झुक जाता है | *कॉस्टिकम* ३० या २०० |

एवम् रोगी का पेशाब निकल जाता है।

| | |
|---|---|
| ❐ रोग की लहर घुटनों से या अंगुलियों व अंगूठों से उठे और फिर पेट के निचले हिस्से तक जाए। रोगी अचानक दौरा पड़ने के कारण चीख़ के साथ गिर पड़ता है एवम् दौरे के बाद सो जाता है। | *क्यूप्रम मैट* ३० या २०० |
| ❐ जब दौरे नींद के दौरान आएं। रोग की लहर नाभि के आस पास से शुरू हो। पूर्णिमा को या उसके आस पास दौरे आएं। | *साइलिशिया* ३० या २०० |
| ❐ मोटे, थुलथुले लोगों में भय आदि के कारण दौरे जोकि पूर्णिमा के आस पास आएं। रोग की लहर नाभि के आस पास से ऊपर उठे और ऐंठन बढ़ती जाए। पानी पीने से रोग बढ़े। दौरे रात के समय ज़्यादा आएं। रोगी ठंडी एवम् डरपोक प्रकृति का हो। | *कैल्केरिया कार्ब* ३० या २०० |
| ❐ हस्तमैथुन या ज़्यादा वीर्य ह्रास के कारण दौरे पड़ें। रोग की लहर नाभि के आस पास से शुरू हो। रोगी दौरे के समय बेहोश हो जाए। | *ब्यूफ़ो राना* ३० या २०० |
| ❐ जब दौरा सुबह के समय हर २-३ सप्ताह बाद आए। किसी भी तरह के विकिरण के बाद रोग वृद्धि। | *सीपिया* ३० या २०० |
| ❐ बच्चों में जब किसी ख़ास रोग के दब जाने से इस रोग की शुरूआत हो। उत्तेजना से रोग बढ़े। | *बैलाडोना* ३० या २०० |
| ❐ जब दौरे अचानक और जल्दी-जल्दी आएं। किसी भी मामूली कारण (भय, आतंक, हस्तमैथुन, आदि) से दौरे पड़ने लगें। मिर्गी जिसमें कोई पूर्वाभास न हो। | *आर्टिमिसिया वल्गेरिस* ३० या २०० |
| ❐ शरीर अचानक अकड़ जाए और अंग फड़कने लगें और इसके बाद काफ़ी कमज़ोरी आ जाए, जबड़े अकड़ जाएं। डरावनेपन के साथ चेहरा, हाथ-पैर या फिर पूरा शरीर विकृत हो जाए। रोगी अचेत हो जाए। | *साइक्यूटा विरोसा* ३० या २०० |

ज़रा से छूने, आवाज़, धमक या, गति से दौरे की पुनरावृत्ति हो। सिर में चोट लगने के बाद रोग हो।

| | | |
|---|---|---|
| ❒ | चिड़चिड़े, तुनक मिज़ाज़ रोगी जो अक्सर कब्ज़ से पीड़ित हों। दौरा जिसमें रोगी सचेत रहे। | *नक्स वोमिका* ३० या २०० |
| ❒ | दौरा चेतना के साथ आए। तेज़ रोशनी से दौरे की पुनरावृत्ति हो। | *स्ट्रामोनियम* ३० या २०० |
| ❒ | मलेरिया बुखार की तरह शरीर को हिला देने वाली स्थिति (shuddering) के साथ दौरा पड़े। | *मॉस्कस* ३० या २०० |

*चेतावनी:*

i) दौरे के दौरान रोगी को मुँह के द्वारा कुछ भी खाने या पीने को न दें। दौरा पड़ते समय या दौरे के दौरान रोगी के मुँह में कोई चीज़ जैसे, चम्मच, आदि, न फसाएं।

ii) रोगी को करवट के बल लिटाएं जिससे की जीभ अन्दर की ओर न गिरे। ऐसा करने से श्वासनली में ज़्यादा लार भरने का खतरा भी कम रहेगा। जब तक रोगी को चेतना न आए उसके साथ रहें। आवश्यकता हो तो रोगी को तुरन्त अस्पताल-गाड़ी से अस्पताल पहुँचाएं।

औषधियों की विस्तृत जानकारी के लिए मैटीरिया मैडिका देखें। रोग की पुनरावृत्ति में औषधि दोहराई जा सकती है।

---

टिप्पणी (note): किसी भी रोगी के निदान हेतु उस रोगी के समस्त विकृत लक्षणों, उसकी मूल प्रकृति एवम् उस समय पर सर्वोपरि सक्रिय म्याज़्म् (active miasm), आदि को ध्यान में रखकर जो औषधि दी जाती है, वह व्यक्तिपरक औषधि कहलाती है। उससे अवश्य फ़ायदा होता है। ऐसी औषधि अपनी प्रकृति के अनुसार ऐसे अंग जिनकी रोग प्रतिरोधक क्षमता कम होने के कारण रोग से प्रभावित हैं, डा० कैन्ट, डा० डैल मास, आदि के अवलोकन (observation) के अनुसार ऐसे अंगों की अन्तः शक्ति को उत्तेजित कर रोग के कारण पैदा हुए विषाक्त द्रव्य (toxic/ metabolic waste) शरीर के उस अंग से डा० हैरिंग के 'रोग मुक्ति के दिशा निदेश के सिद्धान्त' (Hering's 'Law of Direction of Cure') के अनुसार कार्य कर शरीर से बाहर निकालने में मदद करती है। शेष कार्य रोगी की जीवनी शक्ति, प्रकृति के मूल सिद्धान्त 'समः समं शमयति' के अनुसार कार्य कर शरीर को पुनः स्वास्थ्य प्रदान (restoration of health) करती है।

# उन्माद (पागलपन)
## (Insanity)

मन की स्वाभाविक अवस्था में गड़बड़ी हो जाने को उन्माद कहते हैं। उन्माद या पागलपन में रोगी में अलग-अलग प्रकार के लक्षण होते हैं। रोगी कभी बहुत बोलने लगता है, कभी गाने लगता है, कसमें खाता है, मारता है, काटता है, कपड़े फाड़ता है। मन में अनेक प्रकार के भ्रम पैदा हो जाते हैं।

कारणः वंशागत दोष, बहुत ज़्यादा नशीली चीज़ें खाना, बहुत ज़्यादा इन्द्रिय सेवन या अप्राकृतिक मैथुन, बहुत अधिक मानसिक आघात, मानसिक पोषण कम होना, बहुत परिश्रम करना, आदि।

| | | |
|---|---|---|
| ❒ | रोगी तोड़-फोड़ करे, गाली-गलौच करे, दूसरों पर थूके। बोलने व काम करने में अत्यधिक तेज़ी हो। चेहरा लाल तमतमाया हुआ। प्रकाश असहनीय हो। | *बैलाडोना* ३० या २०० |
| ❒ | बेहूदी हरकतें करना, चिल्लाना, हंसना, ईर्ष्यालु और शंकाशील। बकवास करना; नंगे हो जाना, बहकी-बहकी बातें करना। गुप्तांगों पर हमेशा हाथ रखना। | *हायोसाइमस* ३० या २०० |
| ❒ | बहुत बकवास करना, ऊंचा बोलना, गाने गाना, गाली देना, मारना, मुँह से सीटी बजाना, कपड़े फाड़ डालना। रोगी अंधेरे से डरता है मगर चमकती हुई चीज़ या पानी को देख कर दौरा पड़ जाता है। मौत का डर हर समय रहता है। रोगी धार्मिक प्रवृत्ति का हो जाता है। उसे ऐसा लगता है जैसे उसका कोई अंग बहुत बड़ा हो गया है। हमेशा प्रकाश में एवम् किसी के साथ रहने की इच्छा करता है। | *स्ट्रामोनियम* ३० या २०० |
| ❒ | समय, दूरी, व स्थान का ज्ञान न रहे। भुलक्कड़पन, मज़ेदार बातों में खोया रहे, हंसना शुरू करे तो हंसता ही रहे, अंगुली नचाता रहे, आदि। | *कैनेबिस इंडिका* ३० या २०० |
| ❒ | अपने को मानसिक व शारीरिक रूप से बहुत बड़ा व बाकी सब को बहुत छोटा समझे। | *प्लैटिना* ३० या २०० |

| | |
|---|---|
| ❑ रोगी को लगे उसका कोई नही है। आत्महत्या का आवेग हो। | *ऑरम मैट* २०० |
| ❑ चेहरा पीला व बेहद कमज़ोरी हो। छेड़ते ही बकवास शुरू कर दे। (इस दवा में बैलाडोना की तरह प्रचंड, हायोसाइमस की तरह कामुक एवम् स्ट्रामोनियम की तरह धार्मिक उन्माद होता है।) | *विरेट्रम एल्ब* ३० या २०० |
| ❑ अपने को धनवान/राजा समझे। चिथड़े पहन कर भी सोचे कि बहुत सुन्दर वस्त्र पहने हैं। | *सल्फ़र* ३० या २०० |
| ❑ औरतों में मासिक धर्म दब जाने के कारण रोग हो। ठंडी, खुली हवा में आराम आए। रोग लक्षण बदलते रहें। | *पल्साटिला* ३० या २०० |
| ❑ दुख, निराशा, शोक, चिंता, या डर, आदि, के कारण रोग हुआ हो। | *इग्नेशिया* ३० या २०० |
| ❑ रोगी कसमें खाए; लगे जैसे किसी दूसरी आत्मा के अधीन है। मरीज़ सोचता है कि उसकी दो इच्छा शक्तियां हैं - एक उसे अच्छा काम करने के लिए एवम् दूसरी बुरा काम करने के लिए उकसाती है। | *एनाकार्डियम* ३० या २०० |
| ❑ सिर में चोट लगने के कारण रोग; छुए जाने का डर। | *आर्निका* ३० या २०० |
| ❑ दुख, रंज या ग़म के कारण रोग। रोगी अकेला रहना चाहे ताकि अकेले में रो सके। सांत्वना बुरी लगे। | *नैट्रम* म्यूर ३० या २०० |

## नींद न आना
## (Insomnia)

मानसिक उत्तेजना, बेचैनी, भय, आदि, लक्षणों के साथ नींद न आने की बीमारी हो सकती है। माथे में खून का दबाव ज़्यादा हो सकता है। नींद न आने के अनेक कारण हो सकते हैं। कारण का पता लगाकर इलाज करें।

| | |
|---|---|
| ❑ बेचैनी के कारण नींद न आए। ख़ासकर कमज़ोर छोटे बच्चों या बुजुर्गों में जो ज़्यादा चिन्ता करते हों या काम ज़्यादा करते हों। | *पैसीफ़्लोरा* Q या ३० |

| | | |
|---|---|---|
| ❑ | जब किसी खुशख़बरी के कारण नींद न आए। | *कॉफ़िया* २०० |
| ❑ | जब डर, आतंक, या किसी बुरी ख़बर के कारण नींद न आए। रोगी चिन्ता करे। | *जल्सेमियम* ३० या २०० |
| ❑ | निराशा या दुःख; किसी निकट संबंधी की मौत आदि के कारण नींद न आए। | *इग्नेशिया* ३० या २०० |
| ❑ | मस्तिष्क में रक्त संचय के कारण नींद न आए। आँखों में नींद हो मगर फिर भी न सो पाए। | *बैलाडोना* ३० या २०० |
| ❑ | जब लगातार विचारों के कारण मस्तिष्क आराम न पा सके और नींद न आए। रोगी चिड़चिड़ा हो जाए। | *नक्स वोमिका* ३० या २०० |
| ❑ | ज़रा सी आवाज़ से नींद टूट जाए और फिर न आए। हाथ-पैर गर्म हों। | *सल्फ़र* ३० या २०० |
| ❑ | ख़ासकर बूढ़े व्यक्तियों में, जब दिन में तो नींद आए मगर रात में नहीं। ठंडी चीजें खाने व पीने की तीव्र इच्छा हो। रोगी दूसरों का ध्यान आकर्षित करे। | *फ़ॉस्फ़ोरस* ३० या २०० |
| ❑ | चिन्ताओं के कारण नींद न आए। रोगी बहुत ही जिज्ञासु प्रकृति का हो - एक के बाद एक प्रश्न करे। | *ऐम्ब्रा ग्रिज़िया* ३० |
| ❑ | स्नायविक कमज़ोरी, आदि की वजह से या फिर चिन्ता या उत्तेजना के कारण नींद न आए। | *काली फ़ॉस* 6x या ३० |
| | बायोकैमिक औषधिः | *फ़ैरम फ़ॉस* ३०X |

## नींद के दौरान विकार
## (Sleep, affections of)

नींद के दौरान ख़ास लक्षण जैसे शरीर की स्थिति, नींद में बोलना, नींद न आना, आदि, इस अध्याय में दिए गए हैं। ये लक्षण किसी भी तरह के रोगों के इलाज में सहायक हो सकते हैं।

| | | |
|---|---|---|
| ❑ | पेट के बल सोना । | *मैडोराइनम* २०० या 1M |

| लक्षण | औषधि |
|---|---|
| ❑ बच्चे जिनका पेट ज़्यादा खाने व कीड़ों के कारण बड़ा हो। पेट के बल सोए। पालने में या तेज़ थपकियों के बाद ही बच्चा सो पाए। | *सिना* ३० या २०० |
| ❑ बच्चा दूध उलटने के बाद गहरी नींद सोए। | *ऐथ्यूज़ा* ३० |
| ❑ डरावने सपने देखे, चिल्लाए, दांत किटकिटाए। | *काली ब्रोम* ३० |
| ❑ नींद के दौरान आँखे आधी खुली रहें। | *लाइकोपोडियम* २०० |
| ❑ रोगी दिन में सोए व रात में रोए। | *जलापा* ३० |
| ❑ नींद में सुबकियां आएं। | *ऑरम मैट* २०० |
| ❑ पढ़ने से नींद आए। | *मैग फ़ॉस* 6X/३० |
| ❑ नींद में बोलना। | *पल्साटिला* २०० |
| ❑ अंधेरे में न सो पाना। | *स्ट्रामोनियम* २०० |
| ❑ अचानक नींद टूट जाए और नीचे की ओर गिरने का भय हो। | *बोरैक्स* २०० |
| बायोकैमिक औषधिः | *फ़ैरम फ़ॉस* 30X व *काली फ़ॉस* 6X |

## मानसिक परिश्रम से कमज़ोरी
## (Weakness due to Mental Exertion)

बहुत जटिल व पुरानी बीमारियाँ, जिनमें रोगी की जीवनी शक्ति क्षीण हो जाती है, स्नायुमण्डल कमज़ोर हो जाता है। बहुत ज़्यादा मानसिक परिश्रम, हस्तमैथुन, वंशानुगत दोष, आदि, की वजह से दिमाग़ी कमज़ोरी उत्पन्न हो सकती है।

| लक्षण | औषधि |
|---|---|
| ❑ मानसिक व शारीरिक कमज़ोरी, मानसिक लक्षण पहले उभरें। चिन्ता, जैविक तरल पदार्थों (vital fluids), जैसे खून, वीर्य, या उल्टी-दस्त, अधिक स्राव आदि के बाद कमज़ोरी हो। उत्तेजक पेय, नींबू पानी या जूस आदि की तीव्र इच्छा हो। | *एसिड फ़ॉस* ६ या ३० |

- ❑ जब थोड़ी सी दिमाग़ी मेहनत से परेशानी लगे। ठंडी हवा व ठंडा पानी पीने से अच्छा लगे। — *एसिड पिकरिक* ३० या २००
- ❑ जब परिश्रम करने की इच्छा न हो। अत्यधिक स्नायविक दुर्बलता हो। ठंडा पीने की तीव्र इच्छा हो। — *फ़ॉस्फोरस* ३० या २००
- ❑ निराशा, मानसिक आघात या दुख के कारण। मानसिक कमज़ोरी हो। — *इग्नेशिया* २००
- ❑ मानसिक परिश्रम करने वाले, चिड़चिड़े स्वभाव के रोगी जिन्हें अक्सर कब्ज़ रहता है। — *नक्स वोमिका* ३०

बायोकैमिक औषधिः *काली फॉस* 6X या *फाइव फॉस* 6X

*सामान्य देख रेखः* खाने पीने में हल्का संतुलित व सुपाच्य भोजन करें। दूध, मक्खन, फल, व सब्ज़ियां प्रचुर मात्रा में लें।

## हिस्टीरिया
## (Hysteria)

स्नायुमण्डल की क्रिया में गड़बड़ी के कारण यह रोग होता है। यह रोग विशेषकर औरतों में ज़्यादा होता है।

- ❑ दुख के कारण हुआ रोग। — *इग्नेशिया* २००
- ❑ जब औरतों में मासिक बंद होने के कारण रोग हो। रोने की मनोवृत्ति बनी रहे। लक्षण बदलते रहें। — *पल्साटिला* ३० या २००
- ❑ ऐसे रोगी, ख़ासकर औरतें, जो दौरे में भी दूसरों को घृणा की दृष्टि से देखें। नंगा होने की प्रवृत्ति। — *प्लैटिना* २००
- ❑ जब आत्महत्या का विचार प्रबल हो। रोगी जीना न चाहे। — *ऑरम मैट* २०० या 1M
- ❑ मासिक के समय हिस्टीरिया का दौरा। शंका ग्रसित, रोगी को लगे जैसे कोई उसे ज़हर खिला देगा। — *हायोसाइमस* ३० या २००

| | |
|---|---|
| ❒ गैस के कारण पेट फूलना, मरोड़, जलन, आदि। सामान्य स्रावों जो रोगी को आदतन रहें हों जैसे बलग़म या पुराने दस्त; त्वचा रोग, आदि के दब जाने से हिस्टीरिया रोग हुआ हो। | *एसाफ़ोटिडा* ३० या २०० |
| ❒ जब कब्ज़, पेट फूलना, हिचकी, आदि, लक्षण भी हों। रोगी क्रोधी प्रकृति का परन्तु परिश्रमी हो। | *नक्स वोमिका* ३० या २०० |
| ❒ दौरे के साथ नींद न आए, सिर दर्द हो - लगे जैसे कोई सिर में कील ठोक रहा है। | *कॉफ़िया* ३० |
| ❒ कामवासना दबाने के कारण हिस्ट्रीरिया हो। संभोग के बाद आराम आए। | *कोनियम मैक* २०० या 1M |
| ❒ संगीत की धुन से आराम आए। छुअन या दबाव असहनीय हो। गुस्सैल व लडाकू प्रकृति का रोगी। | *टैरेन्टुला सी.* २०० या 1M |
| ❒ अधीर, कोमल हृदय, उन्माद। ज़रा भी उत्तेजित होने, खाते समय एवम् मासिक के दौरान बेहोश होने की प्रवृत्ति। ठण्डेपन का एहसास एवम् मलेरिया बुखार जैसी कंपकंपी (shuddering)। हंसी जो रोके न रूके। ज़रा से उत्तेजक कारण की भंयकर प्रतिक्रिया हो। | *मॉस्कस* ३० या २०० |

अन्य महत्वपूर्ण औषधियांः एकोनाइट, एनाकार्डियम, अर्जेन्टम नाइट्रिकम, बैराइटा कार्ब, ब्रायोनिया, कैल्केरिया सल्फ़, कैनेबिस इंडिका, कैन्थेरिस, कॉस्टिकम, कॉकुलस इण्डिका, इलैप्स कॉर, जल्सेमियम, काली कार्ब, काली फ़ॉस, लैकेसिस, मैग म्यूर, मर्क सौल, नैट्रम कार्ब, नैट्रम म्यूर, नक्स मौस्केटा, फ़ॉस्फ़ोरस, सीपिया, साइलिशिया, स्ट्रामोनियम, सल्फ़र, ट्यूबरकुलाईनम कोच एवम् वैलेरियाना, आदि।

# सिर चकराना
## (Vertigo)

| लक्षण | दवा |
|---|---|
| ❐ सिर में ऐसा चक्कर आए लगे जैसे कि नशा किया है; जी मिचलाए। लेटने के बाद उठते-बैठते सिर में चक्कर आए जिसकी वजह से रोगी को फिर से लेटना पड़े। नींद न आने से रोग वृद्धि। | *कॉकुलस इण्डिका* ३० या २०० |
| ❐ सिर झुकाने या चलने से चक्कर आए। एक के बदले दो दिखें या सिर्फ आधा हिस्सा ही दिखाई दे। चलते हुए बाईं ओर को लड़खड़ा जाए। | *ऑरम मैट* ३० या २०० |
| ❐ ज़रा सा सिर हिलाने पर या करवट बदलने पर चक्कर आए; ख़ासकर आँखें खोलने से रोग बढ़े और साथ में जी मिचलाए। | *थेरिडियोन* ३० या २०० |
| ❐ थोड़ा सा भी सिर हिलाने, करवट बदलने या फिर रक्त की कमी के कारण चक्कर आएं। अविवाहितों को चक्कर आएं। | *कोनियम मैक* ३० या २०० |
| ❐ ऐसा लगे जैसे कि घर द्वार और सभी चीजें चक्के की तरह घूम रहे हैं। सिर में बेहद जलन हो। | *केडमियम मैट* ३० या २०० |
| ❐ सुबह बिस्तर से उठते ही चक्कर आएं। ऐसा लगे जैसे कि मस्तिष्क ढीला हो गया है जिस ओर सिर घुमाए उसी ओर मस्तिष्क लुढ़कता सा लगे। | *अमोनियम कार्ब* ३० या २०० |
| ❐ सिर चकराए ऐसा लगे जैसे कि सिर हल्का व खाली हो गया है। | *मैन्गसिनेला* ३० या २०० |
| ❐ ऊँची इमारत को देखने से सिर चकराए; सिर दर्द हो। रोगी को ऐसा लगे जैसे कि सिर बड़ा हो गया है और उसमें कुछ रेंग रहा है। | *अर्जेन्टम नाइट्रिकम* ३० या २०० |
| ❐ अन्धेरे या बन्द जगह में अत्यधिक घबराहट हो, तेज़ रोशनी भी न भाए। सिर चकराए। | *स्ट्रामोनियम* ३० या २०० |

# कोमा
## (Coma)

किसी अन्य बीमारी की तरह ही कोमा के रोगी में भी रोग का असली कारण जानकर ही सही औषधि का चुनाव किया जा सकता है। हमने अपने अनुभव में पाया है कि सिफ़िलिस, साइकोसिस या दोनों एक साथ जब सक्रिय हों और रोगी डाइबीटीज़ से ग्रसित हो तो ऐसे व्यक्तियों को ये रोग ज़्यादा होता है। रोगी को एक कुशल चिकित्सक ही लाभ पहुँचा सकता है। अक्सर रोगी विषाक्तीकरण, वाइरस, टीकाकरण, तेज़ बुखार, चोट, ब्लड प्रेशर का बढ़ा होना, आदि के कारण भी कोमा में चले जाते हैं। हम यहाँ पर कुछ विशेष दवाओं के बारे में ही लिख रहे हैं। औषधि का चुनाव कोमा से पहले रहे विकृत लक्षणों के आधार पर सफलतापूर्वक किया जा सकता है।

| लक्षण | औषधि |
|---|---|
| ❒ जब रोगी को तेज़ सिर दर्द हो, प्रकाश सहन न हो। रोगी के दांत सड़ रहे हों। उसे बार-बार हाथ धोने की सनक रही हो। | *सिफ़िलिनम* २०० या 1M |
| ❒ मानसिक उदासी एवम् ब्लड प्रेशर ज़्यादा रहा हो। आत्महत्या के विचार या कोशिश की हो। | *ऑरम मैट* ३० या २०० |
| ❒ खूनी दस्त, पेट के रोग, कान बहना, टौन्सिल्स की सूजन, मसूड़े फूले हुए, मुँह से दुर्गन्ध एवम् अधिक पसीना जो कोई राहत न दे, आदि लक्षण रहे हों। रोगी विद्रोही प्रकृति का हो। | *मर्क सौल* ३० या २०० |
| ❒ मुँह से तेज़ दुर्गन्ध, दिमाग़ की सूजन, पेशाब का रूकना आदि लक्षण रहे हों। | *हैलेबोरस* ३० या २०० |
| ❒ जब साइकोसिस म्याज़्म् सक्रिय हो। टीकाकरण के बाद रोग हो। पसीना सिर्फ शरीर के खुले अंगों पर आए। | *थूजा* ३० या २०० |
| ❒ दिमाग़ एवम् मेरूदण्ड से सम्बन्धित लक्षण रहे हों, रोगी सिर को एक तरफ से दूसरी तरफ घुमाए, सिर को तकिये में घुसाए। | *ज़िंकम मैट* २०० या 1M |

अन्य महत्वपूर्ण औषधियांः बैसिलिनम, बैलाडोना, कार्बो वेज, कोलोसिंथ, इग्नेशिया ओपियम, स्टेफ़िसएगेरिया एवम् स्ट्रामोनियम, आदि।

# क्रोध
## (Anger)

| | |
|---|---|
| ❒ बच्चों का गुस्सा, गोद में उठाने से शांत हो जाए। क्रोध के कारण दस्त, श्वासकष्ट, खाँसी, आदि हो। | *कैमोमिला* २०० या 1M |
| ❒ रोगी अपमान, अवमानना एवम् तिरस्कार के प्रति अतिसंवेदनशील हो। क्रोध या अपमान के दुष्परिणाम। दूसरे लोगों की प्रतिक्रिया से चिन्तित रहे। गुस्से के दौरान चेहरा पीला पड़ जाए - कुछ कह न पाए। | *स्टेफ़िसएगेरिया* २०० या 1M |
| ❒ रोगी स्वभाव से चिड़चिड़ा हो, बदले की भावना रखे। झुंझलाहट बनी रहे; कोई भी रूकावट, जवाब देना तक पंसद न करे। गुस्से से चेहरा लाल हो जाए। | *नक्स वोमिका* ३० या २०० |
| ❒ ऐसे लोग जो झगड़े को तत्पर रहते हैं। तानाशाही प्रवृत्ति। ख़ासकर शाम के समय रोग वृद्धि। | *लाइकोपोडियम* ३० या २०० |
| ❒ बच्चों के पेट में कीड़ों के कारण चिड़चिड़ापन। खाँसी छिड़ने से पहले बहुत गुस्सा आए। | *सिना* ३० या २०० |
| ❒ मोटे-थुलथुले व्यक्तियों में गुस्सा। संभोग के बाद, पाख़ाना जाने के पहले या जुकाम होने पर गुस्सा आए। रोगी ठण्डी एवम् डरपोक प्रकृति का हो। | *कैल्केरिया कार्ब* ३० या २०० |
| ❒ तेज़ गुस्सा; गुस्से के समय जो भी पास आए उसे मार देना चाहे। | *आयोडियम* ३० या २०० |
| ❒ गर्भावस्था के दौरान गुस्सा आए। नींद ज़्यादा आए। | *नक्स मौस्केटा* ३० |
| ❒ गुस्सा एवम् हंसी अदल-बदल कर हों। अंधेरे व बन्द जगह में आंतकित हो जाए। अंधेरे से डरे। | *स्ट्रामोनियम* २०० या 1M |
| ❒ निराशा के साथ, वार्तालाप से या छू जाने से हिंसात्मक गुस्सा। रोगी हमेशा बेचैन रहे। | *टैरेन्टुला हिस्प.* २०० या 1M |

| | |
|---|---|
| ❑ हिंसात्मक गुस्सा; गुस्से में किसी को छुरा घोंप देने की प्रवृत्ति। दूसरे लोगों को अपनी समस्या के लिए जिम्मेवार समझे। गाली–गलोज करे। आवेगी (impulsive) एवम् अति संवेदनशील। | *हिपर सल्फ़* २०० या 1M |
| ❑ पुरानी घटनाओं के बारे में या अपनी गलतियों के ऊपर गुस्सा आए। गुस्सा ऐसा तेज़ हो कि स्वयं के टुकड़े करना चाहे। | *सल्फ़र* २०० या 1M |
| ❑ जब गुस्सा दबाने के फलस्वरूप रोगी बेहोश तक हो जाए, पेट दर्द या सिर दर्द, आदि हो। प्यास लगे। | *कोलोसिंथ* ३० या २०० |

## डर
## (Fears)

| | |
|---|---|
| ❑ सड़क पार करने, अकेला रहने, और तूफ़ान से डर। अन्धेरे कमरे में जाने का डर। भूत, प्रेत का डर। | *फ़ॉस्फ़ोरस* ३० या २०० |
| ❑ भीड़ का डर। हवाई यात्रा का डर। ऊंचाई का डर। परिक्षा में फेल होने का डर। | *अर्जेन्टम निट.* ३० या २०० |
| ❑ अंधेरे का डर। कुत्तों एवम् काले रंग के जानवरों का भयंकर डर। | *बैलाडोना* ३० या २०० |
| ❑ अकेला रहने का डर। आग व पानी का डर। रोगी अंधेरे से बहुत डरता है मगर चमकती हुई चीज़ या पानी को देखने से भी रोग वृद्धि। | *स्ट्रामोनियम* २०० या 1M |
| ❑ अंधेरे में डर लगे। कुछ ग़लत होगा ऐसा डर बना रहे। ज़हर दिए जाने का डर। | *काली ब्रोम* ३० या २०० |
| ❑ परीक्षा का डर। दुश्मनों का डर। मरीज़ सोचता है कि उसकी दो इच्छा शक्तियां हैं – एक उसे अच्छा काम करने के लिए एवम् दूसरी बुरा काम करने के लिए उकसाती हैं। | *एनाकार्डियम* २०० |

| लक्षण | औषधि |
|---|---|
| ❒ बेच दिए जाने या ज़हर दिए जाने का डर। बुढ़ापे तक बचपना न जाए। | *हायोसाइमस* २०० |
| ❒ टकरा जाने या छू जाने से चोटिल होने का डर। | *आर्निका* २०० |
| ❒ चाकू या खून देखने से आत्महत्या का डर। बेहोश होने का डर। | *एल्यूमिना* २०० या 1M |
| ❒ गहरे पानी में तैरने का डर। पसीने से गंदी बदबू आए। | *सोराइनम* २०० |
| ❒ टी.बी. या किसी अन्य छूत की बीमारी होने का डर। रोगी डरपोक व ठण्डी प्रकृति का हो। | *कैल्केरिया कार्ब* २०० या 1M |
| ❒ रोगी पानी को देखकर भयंकर रूप से डरे। रोगी पानी देखते ही आपा खो बैठे। | *लाइसिन* २०० या 1M |
| ❒ आदमियों से डर लगे। अकेला रहने से भी डरे। | *लाइकोपोडियम* २०० |
| ❒ डर जाने से नींद टूट जाए। सुई/पिन से डर लगे। | *साइलिशिया* २०० |
| ❒ रोगी डर के मारे काँपने लगे। परीक्षा में फेल हो जाने का डर। चिन्ता बनी रहे। | *जल्सेमियम* ३० या २०० |
| ❒ बच्चों में गोद से या झूले से गिर जाने का डर। नीचे की ओर गति से गिरने का डर। | *बोरैक्स* ३० या २०० |
| ❒ पिछली डर वाली बातें याद करके डर लगना। | *ओपियम* २०० |
| ❒ तंग जगहों में डर लगे। ठुकराए जाने का डर। | *पल्साटिला* २०० |
| ❒ मृत्यु भय, मारे जाने का डर। | *स्टेफिसएगेरिया* २०० |
| ❒ बारिश का डर। साँपों का डर। | *इलैप्स कॉर* ३० |
| ❒ बारिश एवम् अकेला रहने का डर। | *नाज़ा* ३० |
| ❒ अजनबियों से डर लगे। रोगी डरपोक प्रकृति का हो। मानसिक व शारीरिक विकास में तालमेल की कमी। | *बैराइटा कार्ब* २०० |
| ❒ किसी के बात करने, छूने या देखने तक से डरे। | *एन्टिम क्रूड* २०० |

# बालों व नाखूनों के रोग
# (Diseases of Hair and Nails)

## बालों का गिरना
## (Falling of hair)

- ❒ बाल खुश्क हों, आपस में उलझें, जटाजूट हो जाएं। खोपड़ी से दुर्गन्ध आए। सिर में रूसी हो। — *सोराइनम* २०० या 1M
- ❒ बालों के गुच्छे के गुच्छे झड़ते हों, कभी यहां से कभी वहां से; चकत्ते के रूप में। रोगी ठंडे पेय पसन्द करे। — *फ़ॉस्फ़ोरस* २०० या 1M
- ❒ सफ़ेद खुश्क रूसी के कारण बालों का झड़ना। बाल टूट कर गिरते हों। पूरे शरीर पर बाल हों। — *थूजा* ३० या २००
- ❒ चिंता तथा मानसिक अवसाद की वजह से सिर, भौं, पलकों, तथा जननांगो से बाल झड़ें। — *एसिड फ़ॉस* ६ या ३०
- ❒ सिफ़िलिस के कारण बाल झड़ें एवम् नाखून गिरें। — *अस्टिलैगो* ३०
- ❒ बालों का टूटना, बिखरे छितराए, जटा की तरह ऊपर उठे, रूखे, प्राकृतिक चिकनेपन से अछूते, खुश्क बाल। रोगी गर्म प्रकृति का हो। — *फ़्लोरिक एसिड* ६ या ३०
- ❒ गर्भावस्था एवम् बच्चा पैदा होने के बाद - बच्चे को स्तनपान कराने के दिनों के दौरान बाल झड़ना। — *नैट्रम म्यूर* 6X या 30
- ❒ बालों का झड़ना। रोगी विरक्त एवम् निष्क्रिय प्रकृति का हो। — *सीपिया* २०० या 1M
- ❒ बालों का समय से पहले गिरना। आत्मविश्वास की कमी - विश्वास व गतिविधि में कोई तालमेल नहीं; नतीजों को न समझ पाए। मन्द-बुद्धि। — *बैराइटा कार्ब* २००
- ❒ कंघी करते समय बाल गिरें। बच्चा पैदा होने के बाद औरत के बाल गिरें। — *कैन्थेरिस* २००

❑ समय से पहले बाल गिरने लगे - चमक खो दें। *विस्बैडन* ३०

बायोकैमिक औषधिः *कैल्केरिया फ़ॉस* 6X

अन्य महत्वपूर्ण औषधियांः एसिड नाइट्रिक, ऑरम मैट, कैल्केरिया कार्ब, कार्बो वेज, ग्रेफ़ाइट्स, इग्नेशिया, काली कार्ब, काली सल्फ़, लैकेसिस, लाइकोपोडियम, मैग्नेशिया कार्ब, मर्क सौल, मैज़ेरियम, साइलिशिया, सल्फ़र, सिफ़िलिनम, थूजा एवम् ट्यूबरकुलाईनम कोच, आदि।

## बालों का समय से पहले सफ़ेद होना
## (Premature Greying of Hair)

| | |
|---|---|
| ❑ बाल जब जगह-जगह (spots) से सफ़ेद हों - बालों में कोई चमक न हो। सिर में रूसी हो। | *सोराइनम* ३० या २०० |
| ❑ जब बाल जल्दी सफ़ेद हो जाएं। | *थायरोएडिनम* ३०/२०० |
| ❑ बाल जल्दी सफ़ेद हो जाएं। समय से पहले गिरने लगें। रोगी तानाशाह प्रकृति का हो। गर्म भोजन एवम् गर्म पेय अच्छा लगे। | *लाइकोपोडियम* २०० या 1M |
| ❑ अधिक जैविक स्रावों, जैसे वीर्य, आदि के ह्रास के कारण बाल सफ़ेद हों। दुख या ग़म के बाद रोग हो। | *एसिड फ़ॉस* ६ या ३० |
| ❑ अगर किसी अन्य बीमारी के कारण बाल सफेद हों। रोगी नमक अधिक पंसद करे। | *नैट्रम म्यूर* २०० या 1M |
| ❑ बाल जल्दी सफ़ेद होने लगें। रोगी ठंडे पेय एवम् नमकीन भोजन अधिक पंसद करे। | *फ़ॉस्फ़ोरस* २०० या 1M |
| ❑ बालों में सफ़ेद लाइन सी बन जाए। | *काली फ़ॉस* 6X/३० |
| ❑ जब बाल पीली आभा लिए सफ़ेद हों। आपस में चिपके हों - चमक न हो। | *मैडोराइनम* 1M या 10M |

अन्य महत्वपूर्ण औषधियांः आर्सेनिक एल्ब, कार्सिनोसिन, ग्रेफ़ाइट्स, काली आयोडाइड, क्रियोज़ोट, साइलिशिया, स्टेफ़िसएगेरिया, सल्फ़र, एवम् थूजा, आदि।

# गंजापन
## (Alopecia areata)

सिर में गंजे पैच (bald patches or alopecia areata) रोग सिफ़िलिस म्याज़्म् के सक्रिय होने के कारण होता है। यह एक स्वप्रतिरक्षित रोग (auto immune disease) है। मानसिक तनाव या किसी रोग जैसे टायफ़ॉएड बुखार आदि के कारण जब विजातीय द्रव्य शरीर से न निकल पाएं और न्यूरो एन्डोक्राइन (neuro-endocrine) सिस्टम को प्रभावित करें तो यह रोग हो जाता है। अतः किसी भी रोग के इलाज में हमेशा हैरिंग के 'रोग मुक्ति के दिशा निदेश के सिद्धान्त' का पालन करें।

| | |
|---|---|
| ❑ सिर के, ख़ासकर माथे के आस-पास के बाल गुच्छों में गिरें - गंजे पैच बना दें। पूरा सिर डैंड्रफ से भरा हो - जो बादलों के समान बहुतायत में झड़े। रोगी को ठण्डे पेय एवम् आइसक्रीम पसन्द हो। | *फ़ॉस्फ़ोरस* ३० या २०० |
| ❑ सिर के बाल गुच्छों में गिरें और गंजा पैच बना दें। टायफ़ॉएड़ बुखार के बाद बाल टूटने से गंजे पैच बन जाएं। बालों का ऊपरी हिस्सा खुश्क हो। बाल जटाजूट हो जाएं। बाल अपनी चमक खो दें। बाल तेज़ी से बढ़ें। अंगुलियों के नाखून आसानी से टूटें; सख़्त, विकृत (deformed) एवम् असमतल हो जाएं। नाखूनों का इन्फेक्शन। नाखून निकल जाएं। | *एसिड फ़्लोर* २०० या 1M |
| ❑ सिर या शरीर के किसी और हिस्से, जैसे कि दाढ़ी, गुप्तांग आदि के बाल गिरें और गंजा चमकदार पैच बना दें। | *सैलेनियम* ३० या २०० |
| ❑ बालों का टूटना - गंजा पैच बन जाए। बाल असमय गुच्छों के रूप में सफ़ेद हो जाएं। बाल अपनी चमक खो दें - आपस में चिपकें और उलझ जाएं। सिर में बदबूदार पसीना आए। भुरभुरे, धब्बेदार नाखून - आसानी से टूटने लगे। हाथों में अंगुलियों के आखिरी छोर पर फुन्सी हो। रोगी निराश एवम् हताश हो जाए। अत्यधिक ठण्ड महसूस करे। | *सोराइनम* २०० या 1M |

- ❐ किसी भयानक रोग जैसे टायफ़ॉएड, कोविड, आदि के बाद गुच्छों में बाल टूटें और गंजा पैच बन जाए। ख़ासकर सिर के पिछले भाग से बाल गिरें। सारा सिस्टम धीमा (stasis) पड़ जाए। रोगी को खूब गैस बने - जो सिर तक जाए - रोगी बहती हवा / पंखें की हवा के बिना न रह पाए। — *कार्बो वेज़* ३० या २००
- ❐ बाल गुच्छों में गिरें - गंजे पैच बना दें। नाखून सख़्त एवम् विकृत हो जाएं। — *सिफ़िलिनम* २०० या 1M

अन्य महत्वपूर्ण औषधियांः एनाकार्डियम, एपिस मैल, ऑरम मैट, बैराइटा कार्ब, कैल्केरिया कार्ब, ग्रेफ़ाइट्स, हिपर सल्फ़, लैकेसिस, लाइकोपोडियम, सीपिया, साइलिशिया एवम् ट्यूबरकुलाईनम कोच, आदि।

## बालो में रूसी
## (Dandruff)

- ❐ सिर में, पलकों पर एवम् जननांगो के बालों में रूसी। — *सैनिक्युला* २००
- ❐ रूसी जो कि बालों के गुच्छे के गुच्छे झड़ने के साथ बादलों की तरह झड़े। सिर में बेहद खुजली हो। — *फ़ॉस्फ़ोरस* ३० या २००
- ❐ सिर में खुश्की हो व रूसी पपड़ी की तरह उतरे। — *थूजा* ३० या २००
- ❐ सिर में जलन, दाद और दानों के साथ रूसी। कब्ज़। — *ग्रेफ़ाइट्स* २००
- ❐ बदबूदार रूसी जो परत दर परत झड़े। जिसके कारण बाल भी झड़ें। रोगी ठंडी प्रकृति का हो। — *सोराइनम* २०० या 1M
- ❐ सिर पर रूसी के गाढ़े छिछड़े जम जाएं जिनके नीचे मवाद इकट्ठा हो। सिर में खुजली हो। — *मैज़ेरियम* ३० या २००
- ❐ दाद की तरह रूसी गोलाकार रूप में जमे। बालों की जड़ें बहुत नाजुक हों और सिर में दुखन हो। — *फ़्लोरिक एसिड* ३० या २००

# जुएं
# (Lice)

| लक्षण | औषधि |
|---|---|
| ❑ सिर में जुएं हो जाएं, बालों की चमक फ़ीकी पड़ जाए, भद्दे लगें, सिर से बदबू आए। रोगी ठंडी प्रकृति का हो। पसीना आने से अच्छा लगे। | *सोराइनम* २०० या 1M |
| ❑ सिर में, बगलों में एवम् गुप्तांगों में जुएं या लीखें हो जाएं। रोगी अति संवेदनशील हो। अपनी मनोदशा व्यक्त न कर पाए, यहां तक की गुस्से में भी कुछ न बोल पाए - और बहुत बुरा महसूस करे। | *स्टेफिसएगेरिया* ३० या २०० |
| ❑ जब शरीर में त्वचा पर जुएं हो जाएं, (त्वचा में धंसी रहें) निकालना कठिन हो। | *लाइकोपोडियम* ३० या २०० |
| ❑ जननांगों में जुएं हो जाएं। पसीना सिर्फ शरीर के खुले भागों पर आए। | *थूजा* २०० या 1M |
| ❑ सिर में जुएं हो जाएं। खोपड़ी से बदबू आए। सिर में फोड़े-फुंसियां हों व सिर गीला रहे। | *विन्का माइनर* ३० या २०० |
| ❑ सिर में जुएं हो जाएं। सिर पर बदबूदार पसीना आए। रोगी ठंड व गर्मी के प्रति अति संवेदनशील हो। रोगी का स्वभाव उपेक्षा भरा एवम् विद्रोही किस्म का हो। | *मर्क सौल* ३० या २०० |
| ❑ सिर में जुएं हो जाएं एवम् खारिश हो। हाथ-पैर गर्म रहें। होंठ लाल हों। नहाने से कतराए। | *सल्फ़र* ३० या २०० |
| ❑ सिर में जुएं हो जाए। खोपड़ी में दुखन हो। | *कार्बोलिक एसिड* ३० |

अन्य महत्वपूर्ण औषधियांः एसिड नाइट्रिक, एपिस मैल, आर्सेनिक एल्ब, लैकेसिस, ओलियन्डर, सैबाडिला एवम् ट्यूबरकुलाईनम कोच, आदि।

# अनचाहे बाल
## (Unwanted Hair)

- शरीर में ऐसी जगहों पर बाल हों जहाँ बाल नहीं होने चाहिएं (जैसे औरतों के मुँह व ठोड़ी आदि पर)। रोगी ठंडी प्रकृति का हो। — *ओलियम जैक* 3X या ३०
- पूरे शरीर पर बाल हों। सफ़ेद खुश्क रूसी के कारण बाल झड़ें। — *थूजा* ३० या २००
- पूरे शरीर पर बाल हों। बाल खींचने की आदत हो। — *मैडोराइनम* २००/1M
- पूरे शरीर पर बाल हों। बाल आसानी से टूटें। — *थायरोएडिनम* ३०/२००

अन्य महत्वपूर्ण औषधियांः एपिस मैल, बैराइटा म्यूर, लैकेसिस, लाइकोपोडियम, मॉस्कस एवम् पेट्रोलियम, आदि।

# नाखूनों के विकार
## (Nails, affections of)

नाखूनों में हुए परिवर्तन शरीर के अन्दर होने वाली अदृश्य प्रक्रिया की बर्हिगामी अभिव्यक्ति दर्शाते हैं। इसी कारण से नाखूनों के परिवर्तन सम्बन्धित लक्षण बहुत महत्वपूर्ण हैं। यदि समय पर ऐसे लक्षणों को ध्यान में रखकर रोगी को उसकी व्यक्तिपरक (constitutional) दवा दी जाए तो भविष्य में होने वाली अनेक समस्याओं से छुटकारा पाया जा सकता है। यहां पर हम इन दवाओं की शक्ति एवम् मात्रा आदि के बारे में नहीं दे रहे हैं। रोगी के सम्पूर्ण विकृत (morbid) लक्षणों एवम् सर्वोपरि सक्रिय म्याज़्म् एवम् रोगी की मूल प्रकृति (disposition) को ध्यान में रखकर औषधि की शक्ति एवम् मात्रा का चुनाव करें।

- नाखून ठण्डे हों - नीले पड़ जाएं, उनपर सफ़ेद धब्बे पड़ जाएं, भुरभुरे हो जाएं, आसानी से टूटें। — *एसिड नाइट्रिक*
- हाथ एवम् पैर की अंगुलियों के नाखून मोटे व कड़े हो जाएं, और सहज में ही चूर-चूर हो जाएं, भुरभुरे, एवम् काले पड़ने लगें। किनारों से खाल छूट जाए, नाखून आसानी से अंगुलियों से अलग हो जाएं। — *ग्रेफ़ाइट्स*

नाखून की जड़ में सूजन हो।

| | |
|---|---|
| ❐ नाखून के पास मवाद पड़ जाए। दो अंगुलियों के बीच की जगह में घाव हो जाए। | *इयुजिनिया* |
| ❐ नाखून की जड़ में सूजन व पत्थर की तरह कड़ापन। | *कैल्केरिया फ़्लोर* |
| ❐ नाखून फट जाएं या उनमें दरार सी पड़ जाए। नाखूनों का बढ़ना बन्द हो जाए। हाथ की अंगुलियों के नाखून बहुत धीरे बढ़ें। | *एन्टिम क्रूड* |
| ❐ नाखूनों में दरार आ जाए; नाखून लटक जाएं। | *नैट्रम म्यूर* |
| ❐ नाखून फटें एवम् लटक जाएं। नाखून का निचला सफ़ेद हिस्सा सफ़ेद न रहे। | *सल्फ़र* |
| ❐ नाखूनों पर सफ़ेद धब्बे उभरें। नाखून लटक जाएं, भुरभुरे, आसानी से छोटे-छोटे टुकड़ों में टूटें। | *सीपिया* |
| ❐ नाखून भुरभुरे हो जाएं, आसानी से टूटने लगें - ख़ासकर हाथों की अंगुलियों के - उन पर धब्बे हों। | *सोराइनम* |
| ❐ नाखून भुरभुरे हो जाएं, आसानी से टूटें। | *स्क्विला* |
| ❐ नाखूनों पर धब्बे हों। नाखून बादाम के आकार जैसे हो जाएं। टी.बी. के रोगी में नाखून अन्दर को घूमने (curved) लगें। | *ट्यूबरकुलाईनम* |
| ❐ नाखून पतले एवम् काले पड़ जाएं, उन पर धब्बे पड़ जाएं। आसानी से टूटने लगें। बढ़ने बंद हो जाएं। | *आर्सेनिक एल्ब* |
| ❐ नाखून छोटे-बड़े एवम् भुरभुरे हों। नाखूनों पर धब्बे हों, लटक जाएं, सिकुड़ जाएं, लहर सी पड़ जाएं। | *कैल्केरिया कार्ब* |
| ❐ नाखून बहुत तेज़ी से बढ़ें, छोटे बड़े हों, विकृत होने लगें। भुरभुरे हों जो आसानी से टूटें। नाखूनों का ठीक विकास न हो। | *एसिड फ़्लोर* |

| | |
|---|---|
| ❑ नाखून मोम की तरह चिकने एवम् नाजुक हों। भुरभुरे हों जो आसानी से टूटने लगें। लटक जाएं, विकृत होने लगें। | *थूजा* |
| ❑ नाखून सिकुड़ जाएं एवम् भुरभुरे हो जाएं - आसानी से टूटने लगें। | *ऐम्ब्रा ग्रिज़िया* |
| ❑ नाखून ढीले पड़ जाएं, दर्द करें। हाथ के नाखून सख़्त हो जाएं। पैर की अंगुलियों के नाखून माँस में धंस जाएं एवम् बहुत दर्द करें। | *हिपर सल्फ़* |
| ❑ नाखून विकृत एवम् भद्दे हो जाएं। अविकसित रहें। | *नैट्रम आर्स* |
| ❑ नाखूनों की जड़ों में दर्द हो। सामान्य कमज़ोरी एवम् रक्ताल्पता हो। | *कैल्केरिया फ़ॉस* |
| ❑ पैर की अंगुलियों के नाखून माँस में धंस जाएं एवम् दर्द करें। | *मैग्नेटिस पोल ओ.* |
| ❑ नाखून बहुत धीरे बढ़ें। आसानी से टूट जाएं - ठीक से विकास न हो। रोगी बारिश के मौसम में अच्छा महसूस करे। | *कॉस्टिकम* |
| ❑ अशक्त, भुरभुरे, सिकुड़े हुए, विकृत, आसानी से टूटने वाले नाखून। नाखूनों पर सफ़ेद धब्बे हों। पैर की अंगुलियों के नाखून माँस में धंस जाएं। | *साइलिशिया* |

---

**टिप्पणी (note):** हर प्रकार के रोग में पूरे शरीर को प्रभावित करने वाले बदले हुए लक्षण (physical generals) जैसे कि गर्मी-सर्दी का प्रभाव, प्यास, चुस्ती-फुर्ती या सुस्ती आदि; मुख्य मानसिक लक्षण (mental generals) एवम् उस समय के सर्वोपरि सक्रिय म्याज़्म् को भी ध्यान में रख कर ही रोगी की दवा का चयन करें। साथ में ध्यान रखें कि दी गई औषधि रोगी के मूल स्वभाव के अनुकूल हो। यदि कोई रोग शरीर के बाएं या दाएं ओर (sides of body) हो तो उसका भी ध्यान रखें।

# सिर, आँख, कान व नाक के रोग
## (Diseases of Head, Eye, Ear & Nose)

### सिर दर्द
### (Headache)

सिर दर्द ज़्यादातर बहुत सी नयी और पुरानी बीमारियों का एक लक्षण मात्र है।

*मुख्य कारणः* बुखार, मस्तिष्क में खून का अधिक दबाव, पेट की गड़बड़ी, सिर पर चोट लगने, गुस्सा दबाने, ब्लड प्रेशर बढ़ने या फिर कभी-कभी स्वास्थ्य के सामान्य रूप से क्षीण हो जाने, आदि के कारण होता है। कारण जानकर ही लक्षणों के अनुसार औषधि का चुनाव करें।

| लक्षण | औषधि |
|---|---|
| ❑ सिर में रक्त संचय, चेहरा तमतमाया हुआ, दर्द अचानक शुरू हो और अचानक ही खत्म हो जाए। | *बैलाडोना* ३० या २०० |
| ❑ सिर में या माथे में दाहिनी तरफ दर्द। अनुकपाल (occiput) से दर्द शुरू होकर आगे की ओर जाए और दाहिनी आँख के ऊपर स्थिर हो जाए। | *सैंगुनेरिया* ३० या २०० |
| ❑ दर्द गुद्दी से शुरू हो कर सिर में फैले और दाहिनी आँख के ऊपर स्थिर हो जाए। सिर को लपेटने से आराम आए। सिर में दर्द जो खाली पेट रहने से बढ़े। | *साइलिशिया* ३० या २०० |
| ❑ सिर में बाईं ओर दर्द; रोशनी और शोर बर्दाश्त न हो। अनुकपाल से दर्द शुरू होकर बाईं आँख के ऊपर स्थिर हो जाए। | *स्पाइजिलिया* ३० या २०० |
| ❑ जब सिर के अग्र भाग में दर्द के साथ खट्टी व पित्त वाली उल्टी हो। सिर दर्द के कारण बुरा हाल हो। | *आइरिस वी* ३० या २०० |
| ❑ स्कूल में पढ़ने वाले बच्चों का सिर दर्द। जब बच्चा कमज़ोर हो। सिर दर्द के साथ पेट में गैस हो। | *कैल्केरिया फ़ॉस* 6X या ३० |
| ❑ धूप में व प्रातः १०-११ बजे सिर दर्द अधिक हो। | *नैट्रम म्यूर* 6X या |

| | | |
|---|---|---|
| | दर्द का प्रकोप बाईं तरफ ज़्यादा हो। पसीना आने से रोग घटे। ऐसा लगे जैसे कि सिर पर हथौड़े से मार पड़ रही है। नमक खाने की इच्छा हो। | ३० |
| ❐ | सिर दर्द जो ज़रा भी हिलने-डुलने से बढ़े व प्यास अधिक हो। कब्ज़ हो। दबाव से एवम् दर्द की ओर वाले हिस्से पर लेटने (दबाव) से आराम आए। | *ब्रायोनिया* ३० या २०० |
| ❐ | सिर दर्द होने के बाद पित्त की उल्टी हो और सिर दर्द कम हो जाए। | *चियोनैन्थस* Q या ६ या ३० |
| ❐ | सिर दर्द में लगे जैसे कोई सिर में कील ठोक रहा हो। धुएं व मानसिक तनाव से रोग बढ़े। | *इग्नेशिया* ३० या २०० |
| ❐ | रोगी सिर दर्द के मारे बेहोश तक हो जाए, चिड़चिड़ा तथा ठंडी प्रकृति का हो। पेट ठीक न रहता हो। | *नक्स वोमिका* ३० या २०० |
| ❐ | गुस्से से सिर दर्द बढ़ता हो। रोगी दर्द के प्रति अति संवेदनशील हो। ठंड महसूस करे। प्यास लगे। | *कैमोमिला* ३० या २०० |
| ❐ | जब सिर दर्द गुद्दी से शुरू होता हो; रोगी चुपचाप लेटना चाहे। प्यास ना के बराबर। सिर दर्द से पहले दृष्टि कमज़ोर हो जाए। आँखों की ऊपरी पलकें भारी हों। प्यास कम हो। ठंड लगे। | *जल्सेमियम* ३० या २०० |
| ❐ | धूप व लू लगने से सिर दर्द हो; सूरज की धूप में दर्द बढ़े। दर्द में लगे जैसे सिर फट जाएगा। गर्मी सहन न हो। | *ग्लोनॉइन* ३० या २०० |
| ❐ | शरीर से बहुत खून बह जाने, दस्त या अधिक वीर्यपात की वजह से बहुत कमज़ोरी व सिर दर्द हो। | *चाइना* ६ या ३० |
| ❐ | तेल, घी से बनी गरिष्ट चीजें खाने से सिर दर्द बढ़े। रोग लक्षण बदलते रहें। प्यास न के बराबर हो जबकि गला सूखा रहे। खुली हवा में एवम् सांत्वना से अच्छा लगे। | *पल्साटिला* ३० या २०० |

| | | |
|---|---|---|
| ❑ | धूप लगने से, गर्मी में, बहुत ठंड में, मासिक रूकने से, बच्चा होने के बाद होने वाले स्राव के दब जाने, आदि से सिर दर्द हो। तीव्र संकुलित (congestive) सिर दर्द। शिराओं की धड़कन के साथ सिर में गर्मी हो व मुँह लाल हो जाए। | *विरेट्रम विर* ३० या २०० |
| ❑ | नज़ला दब जाने के कारण सिर दर्द हो। सिर दर्द से पहले दृष्टि धुंधली पड़ जाए या अंधापन हो जाए। जैसे ही सिर दर्द बढ़े दृष्टि ठीक होने लगे। दर्द ऐसी छोटी-छोटी जगहों पर हो जो कि अंगुली की पोर के नीचे ढक जाए। दर्द स्थान बदलता रहे। | *काली बाई* ३० या २०० |

*सामान्य देख रेख:* हल्का सुपाच्य भोजन दें। अगर रक्त संचय की वजह से सिर दर्द हो तो ठंडे पानी से सिर धोएं। अगर पेट की गड़बड़ी के कारण सिर दर्द हो तो उपवास फ़ायदेमन्द हो सकता है।

## आधासीसी या अर्धकपाली का दर्द
## (Migraine)

सिर के किसी एक तरफ होने वाला भयंकर दर्द जो आमतौर पर उल्टी लगने से शांत हो, आधासीसी या अर्धकपाली का दर्द कहलाता है। रोगी दर्द के कारण तड़पता है; चुपचाप अन्धेरे व शान्त जगह में लेटे रहना चाहता है।

| | | |
|---|---|---|
| ❑ | विद्यार्थियों एवम् अध्यापकों में अधिक मानसिक कार्य करने से सिर दर्द। दाहिनी ओर से शुरू हो एवम् आँखों के सामने रेखाएं सी दिखें। समस्त आमाशय एवम् आँतों में जलन हो एवम् सिर दर्द जब चरम पर हो उस समय तेज़ मितली व खट्टी उल्टी लगे; आराम करने, गर्म मौसम, बसन्त व पतझड़ के मौसम में रोग वृद्धि; उल्टी लगने से एवम् सोने से व चलने फिरने से आराम आए। | *आइरिस वी* ३० या २०० |

| | |
|---|---|
| ❒ रोगी को ऐसी अनुभूती हो जैसे कि बहुत सारे तार सिर के ऊपरी भाग से कानों तक खींचे जा रहे हैं। मानसिक थकान के कारण पित्तदोष ग्रस्त तेज़ सिर दर्द। दर्द गुद्‌दी से शुरू होकर दाहिने ओर की आँख के ऊपर स्थिर हो जाए। मानसिक परिश्रम से रोग बढ़े - गर्माहट से रोग घटे। रोगी चुपचाप शान्त एवम् अन्धेरे कमरे में लेटना चाहे। प्यास न लगे। कब्ज़ हो। | *साइलिशिया* ३० या २०० |
| ❒ चिड़चिड़े एवम् गुस्सैल प्रकृति के रोगियों में, जो शराब, कॉफी, धूम्रपान, चटपटा खाना, आदि का अधिक सेवन करते हों - जैसे कि बिगड़े हुए - शराबी-कबाबी राजकीय कर्मचारी - व्यापारी जो ज़्यादा चिन्ता करते हों - अधिक सहवास करते हों - शारीरिक परिश्रम न करते हों - ख़ासकर लम्बे समय तक ठंडी - खुश्क - हवा - वातानुकूलित कमरों में ज़्यादा देर तक रहने के प्रभाव, आदि के कारण आधासीसी का दर्द। | *नक्स वोमिका* ३० या २०० |
| ❒ दाहिनी ओर का सिर दर्द - जो सूर्य के क्रमानुसार बढ़े व घटे। खून का दौर सिर की ओर हो, कमज़ोरी हो, मितली व उल्टी लगे। शोर, प्रकाश एवम् तेज़ गन्ध से रोग वृद्धि। छाया (shade) में अच्छा लगे। काफ़ी मात्रा में पेशाब आने से रोग घटे। | *सैंगुनेरिया* ३० या २०० |
| ❒ प्रतिदिन सुबह के समय सिर दर्द हो जो दोपहर तक बढ़ जाए और शाम को कम हो जाए। कनपटियों, माथे व बाईं आँख के आस पास ज़्यादा दर्द हो। | *स्पाइजिलिया* ३० या २०० |
| ❒ मानसिक कार्य करने, सिर में ठंड लगने, धूप लगने, गैस, बिजली की रोशनी में काम करने से रोग बढ़े। सिर दर्द के दौरान लगे जैसे सिर फट जाएगा। | *ग्लोनॉइन* ६ या ३० |

| | | |
|---|---|---|
| ❒ | ख़ासकर बाईं ओर का सिर दर्द; सोने के दौरान व सोने के बाद रोग वृद्धि। उल्टी लगने, या मासिक स्राव के बाद आराम मिले। रोगी गले एवम् पेट पर कपड़ों का दबाव सहन न कर सके। | *लैकेसिस* ३० या २०० |
| ❒ | संवेदनशील व्यक्तियों में अचानक खुशी के कारण भयंकर सिर दर्द। | *कॉफिया* ३० या २०० |
| ❒ | मानसिक उत्तेजना से सिर दर्द। जल्दी-जल्दी थोड़ा-थोड़ा पेशाब आए। | *स्क्यूटेलेरिया* Q |
| ❒ | मस्तिष्क में तरंगों की सी गति के साथ चक्कर आएं एवम् मिचली आए। संकुलित सिर दर्द (congestive headache) जो रक्त स्राव होने, जैसे नकसीर या मासिक होने से ठीक हो। | *मिलीलोटस* ३० या २०० |
| ❒ | ऐसी अनुभूति हो जैसे कि सिर खुल एवम् बन्द हो रहा है। समय एवम् अपने अस्तित्व का भ्रम हो। रोगी हर बात को बढ़ा-चढ़ा कर करे। | *कैनेबिस इंडिका* ३० या २०० |
| ❒ | सिर में चोट लगने के कारण आधासीसी का दर्द। | *नैट्रम सल्फ* ३० या २०० |
| ❒ | सिर दर्द। दबक (jarring), थकान या अधिक परिश्रम से बढ़े। | *मैडोराइनम* २०० या 1M |

अन्य महत्वपूर्ण औषधियां: एपिस मैल, अर्जेन्टम नाइट्रिकम, कैक्टस, डैमियाना, हूरा ब्राज़ील, लैक कैन, लैक वैक, मैनिसपरनम, नैट्रम म्यूर, निकोलम मैट, औनोस्मोडियम, प्लैटिना, सोराइनम, पल्साटिला, सीपिया, सल्फ़र, सिफ़िलिनम, थेरिडियोन एवम् वाइपैरा, आदि।

# आँखों के रोग
# (Diseases of Eyes)

## गुहेरी या अंजनहारी
## (Stye)

आँखों की पलकों पर सूजन भरी फुंसी होने को गुहेरी कहते हैं।

| | | |
|---|---|---|
| ❑ | प्रारम्भिक अवस्था में ख़ासकर जब गुहेरी आँख की ऊपरी पलक पर हो। चिकनाई या गरिष्ठ भोजन से रोग वृद्धि। प्यास कम हो। रोग लक्षण बदलते रहें। | *पल्साटिला* ३० या २०० |
| ❑ | हर प्रकार की गुहेरी। जब अंजनहारी हो जाने के बाद उस जगह सख़्त गाँठ बन जाए। | *स्टेफ़िसएगेरिया* ३० या २०० |
| ❑ | जब गुहेरी बार-बार हो और दर्द करे। रोगी अति संवेदनशील व गुस्सैल हो। | *हिपर सल्फ़* ३० या २०० |
| ❑ | बार-बार गुहेरी हो। मरीज़ रात में, बिस्तर की गर्माहट से, पसीने के दौरान, गर्म व ठण्डे मौसम में परेशानी महसूस करे। | *मर्क सौल* ३० या २०० |
| | बायोकैमिक औषधिः | *कैल्केरिया फ़्लोर* 6X या 12X |

**अन्य महत्वपूर्ण औषधियांः** ऐगल मार, एल्यूमिना सीलिकाटा, अमोनियम कार्ब, आर्सेनिक एल्ब, ऑरम सल्फ, कोनियम, साइपरिपीडियम, इलैप्स कॉर, ग्रेफ़ाइट्स, क्रियोज़ोट, लापा मैजर, लाइकोपोडियम, नैट्रम म्यूर, रस टॉक्स, सीपिया, साइलिशिया, सल्फ़र, स्टैनम मैट, थूजा एवम् ज़िंकम मैट, आदि।

# नेत्र शोथ
## (Conjunctivitis)

आँख की बाहरी भाग की श्लैष्मिक झिल्ली एवम् पलकों के अन्दर सूजन आ जाने को नेत्र शोथ कहते हैं।

लक्षणः आँख के सफ़ेद हिस्से का लाल हो जाना, पानी गिरना, आँख में जलन व करकराहट, पपड़ी जमना, रोशनी सहन न होना, हल्का बुखार, आदि।

| लक्षण | औषधि |
|---|---|
| ❑ प्रारम्भिक अवस्था में जब खुश्क, ठण्डी हवा लगने से आँखों से अत्यधिक पानी आए। चिन्ता एवम् बेचैनी हो। | *एकोनाइट* ३० या २०० |
| ❑ जब अचानक से आँखों में तेज़ लाली व दर्द बढ़ जाए और रोगी को रोशनी अच्छी न लगे। | *बैलाडोना* ३० या २०० |
| ❑ आँखों से जलन पैदा करने वाला स्राव, नाक से बहुत पनीला स्राव, आँखों से हर समय पानी आए। | *यूफ़्रेशिया* ३० या २०० |
| ❑ जब आँखों से गाढ़ा पीला स्राव आने लगे; खुली ठण्डी हवा में अच्छा लगे। प्यास कम हो। रोग लक्षण बदलते रहें। रोगी को सहानुभूति अच्छी लगे। | *पल्साटिला* ३० या २०० |
| ❑ दानेदार नेत्र शोथ (granular conjunctivitis)। आँख का अन्दरूनी भाग लाल एवम् सूजा हुआ। गर्म कमरे में रहना एवम् रोशनी अच्छी न लगे। | *अर्जेन्टम नाइट्रिकम* ३० या २०० |
| ❑ जब स्राव काफ़ी मात्रा में व गाढ़ा हो, रात्रि में रोग बढ़े। पीले रंग का बदबूदार स्राव। पसीना आए। | *मर्क सौल* ३० या २०० |
| बायोकैमिक औषधिः | *फ़ैरम फ़ॉस* 6X व *काली म्यूर* 6X |

**अन्य महत्वपूर्ण औषधियां:** एल्यूमिना, एपिस मैल, आर्सेनिक एल्ब, कैल्केरिया कार्ब, कैन्थेरिस, फ़ैरम फ़ॉस, ग्रेफ़ाइट्स, हिपर सल्फ़, काली बाई, मर्क कौर, नैट्रम म्यूर, नक्स वोमिका, पेट्रोलियम, सोराइनम, रस टॉक्स, सल्फ़र एवम् थूजा, आदि।

# निकट दृष्टिता
# (Myopia)

| | |
|---|---|
| ❒ निकट की वस्तु दिखे परन्तु दूर की वस्तु ठीक प्रकार न दिखे। आँखों की मांसपेशियों की फड़कन। | *फ़ाइसोस्टिगमा* 3X या ६ या ३० |
| ❒ निकट की वस्तु दिखे परन्तु दूर की वस्तु ठीक प्रकार न दिखे। आँखों से बहुत पानी बहे। | *कोनियम* ३० या २०० |
| ❒ दृष्टि कमज़ोर हो जाए। निकट की वस्तु दिखे परन्तु दूर की वस्तु ठीक प्रकार न दिखे। रोग लक्षण बदलते रहें। रोगी खुली ठण्डी हवा में अच्छा महसूस करे। | *पल्साटिला* ३० या २०० |
| ❒ निकट की वस्तु दिखे परन्तु दूर की वस्तु ठीक प्रकार न दिखे। रोगी ठीक से देखने के लिए सिर को बगल की ओर (side ways) घुमाए। | *लिलियम टिग* ३० या २०० |

अन्य महत्वपूर्ण औषधियांः एसिड फॉस, एनाकार्डियम, एपिस मैल, अर्जेन्टम नाइट्रिकम, कार्बो वेज, चाइना, जल्सेमियम, हायोसाइमस, नैट्रम कार्ब, नैट्रम म्यूर, फ़ॉस्फ़ोरस, रूटा, स्टेफ़िसएगेरिया एवम् ट्यूबरकुलाईनम, आदि।

# रतौंधी
# (Night Blindness)

रतौंधीः रात के समय ठीक से दिखाई न देना।

| | |
|---|---|
| ❒ सूर्यास्त से सूर्योदय तक ठीक प्रकार से न दिखे। आँखों की मांसपेशियों की फड़कन। | *फ़ाइसोस्टिगमा* ६ या ३० |
| ❒ मलेरिया के बाद या जैविक स्रावों के ह्रास के बाद रतौंधी की शिकायत हो। | *चाइना* ६ या ३० |
| ❒ यकृत (liver) की बीमारी के बाद रतौंधी। रोगी गुस्सैल एवम् ठण्डी प्रकृति का हो। | *नक्स वोमिका* ३० या २०० |
| ❒ अचानक तीव्र दर्द के साथ रोगी को रात में ठीक से न दिखे। रोगी गर्म खाना-पीना पसन्द करे। | *लाइकोपोडियम* ३० या २०० |

# दिनौंधी
## (Day Blindness)

दिनौंधीः दिन में ठीक से न देख पाना।

| | |
|---|---|
| ❐ धुंधली दृष्टि, आँख के सामने काले बिंदु मंडराते हों, शाम के समय और हाथों से आँख को ढक कर रोगी देख सकता है। अचानक बिजली कौंधने या बिजली गिरने से रोग हो। | *फ़ॉस्फ़ोरस* २०० या 1M |
| ❐ ख़ासकर रोग जब पैरों का पसीना दब जाने के बाद हो। रोगी संतुष्ट प्रकृति का हो। | *साइलिशिया* ३० या २०० |
| ❐ दिनौंधी की शिकायत। सूर्योदय के बाद मुश्किल से ही कुछ दिखाई दे। | *बोथरॉप्स* ३० या २०० |

# मोतिया बिंद
## (Cataract)

आँख की पुतली के पीछे जो लैंस होता है वह प्रायः धुंधला पड़ने लगता है और धीरे-धीरे दिखना कम हो जाता है। अगर शुरू में ही इसके लिए व्यक्तिपरक होम्योपैथिक दवा ली जाए तो प्रायः ऑपरेशन की जरूरत नहीं पड़ती।

| | |
|---|---|
| ❐ चर्म रोग दब जाने से अगर मोतिया बिंद हुआ हो। | *सल्फ़र* ३० या २०० |
| ❐ धुंधला दिखना, आँखों के ऊपर हाथ की छाया करने से अच्छी तरह दिखाई दे। रोशनी के चारों तरफ हरा-हरा चक्कर दिखाई दे। ठंडी चीज़ें खाने-पीने में अच्छी लगे। | *फ़ॉस्फ़ोरस* ३० या २०० |
| ❐ ऐसा लगे जैसे कि आँख में रेत पड़ी हुई है, धुंधला नज़र आए। आँख को दबाने पर दर्द महसूस हो। | *कॉस्टिकम* ३० या २०० |
| ❐ जब चोट लगने से मोतिया बिंद हुआ हो। आँखों से बहुत पानी बहे। | *कोनियम* ३० या २०० |

| | |
|---|---|
| ❒ जब बुढ़ापे में मोतिया बिंद हो। | *कार्बो एनि.* २०० |
| ❒ जब मोतिया बिंद के साथ-साथ आँखों से अत्यधिक पानी आए। | *यूफ्रेशिया* ३० या २०० |
| ❒ मोतिया बिंद; आँखों के सामने चिन्गारी सी नज़र आएं। | *कैल्केरिया फ़्लोर* ३० या २०० |
| ❒ जब मोतिया बिंद के साथ-साथ रोगी को गठिया रोग भी हो। ठंडक से आराम आए। | *लीडम पैल* ३० या २०० |
| ❒ चोट लगने के बाद मोतिया बिंद हो। | *आर्निका* ३० या २०० |
| ❒ पैरों का पसीना दबने के फलस्वरूप रोग हो। रोगी संतुष्ट प्रकृति का हो। | *साइलिशिया* २०० या 1M |
| बायोकैमिक औषधिः | *कैल्केरिया फ़्लोर* 12X |

# कान के रोग
# (Diseases of the Ear)

## कान में दर्द
## (Otalgia)

सर्दी लगने, कान में सूजन हो जाने, चोट लगने, कान में अधिक मैल हो जाने, या कान में फुन्सी हो जाने, आदि की वजह से कान में दर्द हो सकता है।

| | |
|---|---|
| ❒ जब अचानक ठंड लगने से कान में दर्द हो। | *एकोनाइट* ३० या २०० |
| ❒ असहनीय कान दर्द जो गर्म सेक से बढ़ता है। | *कैमोमिला* ३० या २०० |
| ❒ अचानक तेज़ दर्द शुरू हो व कान में कील सी गड़ने का आभास हो। | *बैलाडोना* ३० या २०० |
| ❒ कान में फुन्सी हो या कान का परदा फट गया हो, कान से स्राव जिसमें खट्टी बदबू आए। रोगी अत्यन्त | *हिपर सल्फ़* ३० या २०० |

संवेदनशील एवम् गुस्सैल प्रकृति का हो।

| | |
|---|---|
| ❒ तेज़ फाड़ने जैसा कान दर्द - गाढ़ा पीला स्राव - ख़ासकर बाएं कान से। ठण्डक से - खुली, ठण्डी हवा में आराम आए। प्यास न हो या कम हो। | *पल्साटिला* ३० या २०० |

## कान बहना
## (Otorrhoea)

यह बीमारी कई कारणों से हो सकती है, जैसे कान में सूजन, खसरा, आदि के बाद।

| | |
|---|---|
| ❒ जब रोगी ठंड के प्रति संवेदनशील हो। पतला, घिनावना स्राव आए। कान के अन्दर ख़ारिश हो। | *साइलिशिया* ३० या २०० |
| ❒ गाढ़ा पीला, खून मिला, घिनावना स्राव। तेज़ कान दर्द के साथ सफ़ेद या हरे रंग का घिनावना स्राव। रोगी को खुली एवम् ठंडी हवा अच्छी लगे। ख़ासकर खसरा के बाद रोग हो। प्यास कम लगे। | *पल्साटिला* ३० या २०० |
| ❒ जब ठंड से तकलीफ बढ़े। जिस तरफ कान में पीड़ा ज़्यादा हो उस तरफ लेटा भी न जाए। रोगी अति संवेदनशील एवम् गुस्सैल प्रकृति का हो। | *हिपर सल्फ़* ३० या २०० |
| ❒ कान से पीला बदबूदार, घिनावना स्राव आए - कान के अन्दर खुरण्ड बन जाएं एवम् खुजली हो। रोगी ठंडी प्रकृति का हो। पसीने से बदबू आए। | *सोराइनम* ३० या २०० |
| ❒ जब स्राव चिपचिपा गाढ़ा, पीला एवम् बदबूदार हो। धागे की तरह खिंचने वाला स्राव। कान के अन्दर खुजली मचे। कान दर्द जो गले तक जाए। | *काली बाई* ३० या २०० |

**अन्य महत्वपूर्ण औषधियांः** एसिड नाइट्रिक, एपिस मैल, आर्सेनिक एल्ब, एसाफ़ोटिडा, ऑरम आर्स, बैलाडोना, बोरैक्स, सिस्टस कैन, जल्सेमियम, हाइड्रेस्टिस, काली आयोडाइड, मर्क सौल, टैल्यूरियम, थूजा एवम् ज़िंकम मैट आदि।

# बहरापन या कम सुनना
## (Deafness)

ऊँचा सुनने के कई कारण हो सकते हैं जैसे सर्दी लगना, माथे या सिर पर चोट लगना, कान पकना, कान में मैल जम जाना, बहुत लंबे समय तक बीमार रहना, आदि। आजकल लगातार शोरगुल एवम् मोबाइल फोन का लम्बे समय तक इस्तेमाल भी ऊँचा सुनने का एक मुख्य कारण है।

- ❏ चेचक या जुकाम बिगड़ने के बाद ऊँचा सुनाई दे। रोगी ठण्ड एवम् गर्मी के प्रति संवेदनशील हो। — *मर्क सौल* ३० या २००
- ❏ कान की खुश्की के कारण ऊँचा सुनाई दे। खसरे के बाद रोग हो। — *कार्बो वेज* ३० या २००
- ❏ कान की ख़ुश्की के कारण; खसरे के बाद ऊँचा सुनाई दे।। खुली एवम् ठंडी हवा में अच्छा लगे। — *पल्साटिला* ३० या २००
- ❏ यदि बाह्य मरहमों के प्रयोग से दबे हुए घावों के बाद कम सुनाई दे। हाथ-पैर गर्म रहें। — *सल्फ़र* ३० या २००
- ❏ बवासीर के बाद कम सुनाई दे। रोगी गुस्सैल एवम् ठण्डी प्रकृति का हो। — *नक्स वोमिका* ३० या २००

बायोकैमिक औषधिः *काली म्यूर* 6X

अन्य महत्वपूर्ण औषधियांः एकोनाइट, कैल्केरिया कार्ब, कॉस्टिकम, चिनोपोडियम, ग्रेफ़ाइट्स, हिपर सल्फ़, लोबेलिया इनफ्लाटा, मैग म्यूर, मर्क डल, नैट्रम कार्ब, सीपिया एवम् फ़ॉस्फ़ोरस, आदि।

# कान में आवाज़ होना
## (Tinnitus)

- ❏ लगे जैसे कि कान में रेलगाड़ी चल रही है। चिड़ियों की चहचहाट सुनाई पड़े। — *काली म्यूर* ६ या ३०
- ❏ कानों में गाने की या हिस-हिस की आवाज़ आए। — *काली आयोडाइड* ६ या ३०

- ❐ धीमी आवाज भी ज़ोर की गूँज की तरह सुनाई दे। गाड़ी की गड़गड़ाहट या शोर में ठीक सुनाई दे। — *ग्रेफ़ाइट्स* ३० या २००
- ❐ चबाते समय कान में शोर महसूस हो। — *काली सल्फ़* ६ या ३०
- ❐ मासिक से पहले कान में शोर महसूस हो। रोगी रक्ताल्पता से ग्रसित हो। — *फ़ैरम मैट* 3X या ३०
- ❐ लगे जैसे कि कान में घंटियाँ बज रही हैं। तूफ़ान में हवा चलने का सा शोर सुनाई दे। — *लीडम पैल* ३० या २००
- ❐ अपनी ही आवाज़ कान के अंदर बार-बार गूँजे। — *लाइकोपोडियम* ३०

अन्य औषधियां भी देखें।

## कानों में मैल जमा होना
## (Wax in Ears)

- ❐ जब मैल सख़्त एवम् काले रंग का हो। रोगी खुली एवम् ठण्डी हवा में अच्छा महसूस करे। — *पल्साटिला* ३० या २००
- ❐ जब मैल पीली आभा लिए सफ़ेद एवम् सख़्त हो। रोगी के गले एवम् पेट पर कपड़ा न सुहाए। — *लैकेसिस* ३० या २००
- ❐ जब मैल खून के रंग जैसा लाल रंग का हो। ठीक से सुनाई न दे। चक्कर आएं। — *कोनियम* ३० या २००
- ❐ जब मैल खून के रंग जैसा लाल रंग का हो। रोगी ठंडी प्रकृति का हो। पसीने में बदबू आए। — *सोराइनम* ३० या २००
- ❐ जब मैल अप्राकृतिक रूप से काफी मात्रा में एवम् बदबूदार हो। नम मौसम में अच्छा लगे। — *कॉस्टिकम* ३० या २००

अन्य महत्वपूर्ण औषधियांः कैल्केरिया सल्फ़, कार्बो वेज, कैमोमिला, डाइस्कोरिया, इलैप्स कॉर, हिपर सल्फ़, काली कार्ब, मैडोराइनम एवम् रोहोडोडैन्ड्रॉन, आदि।

# नाक के रोग
# (Diseases of the Nose)

## नकसीर फूटना
## (Epistaxis)

नाक से खून बहना। चोट लगने, क्रोध, अथवा किसी और बीमारी की जटिलता के रूप में यह रोग हो सकता है।

| | |
|---|---|
| ❑ जब लड़कियों को मासिक स्राव की बजाय नाक से खून आए। रक्ताल्पता। लेटने से एवम् खसरे के बाद रोग वृद्धि। गर्मी लगे - प्यास न हो। खुले में एवम् सांत्वना से अच्छा लगे। | *पल्साटिला* ३० या २०० |
| ❑ मासिक स्राव के बजाए नाक से खून आए। ठण्ड के दौरान रोग बढ़े। प्यास अधिक हो। कब्ज़ हो। | *ब्रायोनिया* ६ या ३० |
| ❑ जब सुबह उठने पर, मुँह धोने से नकसीर फूटे या खाना खाने के बाद नाक से खून आए। | *अमोनियम कार्ब* ३० या २०० |
| ❑ चोट लगने के कारण नाक से खून आए। परिश्रम करने से रोग वृद्धि। | *आर्निका* ३० या २०० |
| ❑ नाक से खून जो जल्दी न जमता हो। मासिक स्राव के बजाए नाक से खून आए। बार-बार नकसीर फूटे। ठंडे पेय एवम् नमकीन खाने की इच्छा हो। | *फ़ॉस्फ़ोरस* ३० या २०० |
| ❑ जब बच्चा नाक छील कर खून निकाल ले। | *औरम ट्रिफाइलम* ३० |
| ❑ जब नाक से चमकीला लाल खून आए। | *मिलिफ़ोलियम* ६ या ३० |
| ❑ जब नाक से गाढ़ा (कालापन लिए हुए) एवम् पतला व मात्रा में अधिक खून आए। | *हैमामेलिस* ६ या ३० |

| लक्षण | औषधि |
|---|---|
| ❐ जब नाक में छाले होने की वजह से खून आए। | *कैल्केरिया पिक.* ३X या ६ |
| ❐ जब नाक से खून रात में आए और नाक में ही जमा हो जाए। रोगी ठण्ड एवम् गर्मी के प्रति संवेदनशील हो। रात में खूब पसीना आए। | *मर्क सौल* ३० या २०० |
| ❐ काली खाँसी, स्कारलेटिना, मियादी बुखार, डिफ्थीरिया, आदि के दौरान नाक से गाढ़ा खून आए। | *एसिड म्यूर* ३० या २०० |
| ❐ जब मुँह धोने से या सुबह के समय नाक से खून आए। आधी रात के बाद २ से ४ बजे के बीच रोग वृद्धि। रोगी घर वालों पर गुस्सा करे। | *काली कार्ब* ३० या २०० |
| ❐ जब सर्दी, जुकाम के दौरान नाक से खून आए। लगातार जी मिचलाए। जीभ साफ़ हो। | *इपिकैक* ३० या २०० |
| ❐ बुखार के दौरान, मासिक के पहले एवम् नींद से उठने के बाद नाक से खून आए। | *लैकेसिस* ३० या २०० |
| ❐ गुस्से से नकसीर फूटे। बेचैनी व अमिट प्यास हो। रोगी थोड़ा-थोड़ा पानी जल्दी-जल्दी पिए। ठण्ड लगे। | *आर्सेनिक एल्ब* ३० या २०० |
| ❐ नाक से गाढ़ा एवम् पतला खून आए। | *क्रोटेलस होर.* ३० |
| ❐ खून धागे की तरह खिचे, परिश्रम करने से व गर्मी के मौसम में रोग वृद्धि। | *क्रोकस सटाइवा* ३० या २०० |
| ❐ दस्त बन्द हो जाने के कारण नाक से खून आए। | *एब्रोटेनम* २०० |
| ❐ नाक से खून आने के बाद सिर चकराए - शरीर में गर्मी आने के बाद रोग वृद्धि। | *कार्बो वेज* ३० या २०० |
| बायोकैमिक औषधिः | *फ़ैरम फ़ॉस* 6X |

*सामान्य देख रेखः* नकसीर के दौरान सिर पर ठंडा पानी डालना, बर्फ़ का इस्तेमाल करना फ़ायदेमंद हो सकता है।

# नाक के अंदर पोलिप
## (Nasal Polypus)

यह रोग प्रायः एक नथुने में होता है, दोनों में भी हो सकता है। बढ़ा हुआ पोलिप नर्म और चिपका होता है, कभी-कभी इसमें मवाद भी पैदा हो जाती है। यदि दोनों नथुनों में हो जाता है तो नाक से सांस लेने में कष्ट होता है और रोगी मुँह से सांस लेने लगता है।

| | |
|---|---|
| ❏ यदि नाक से खून आए, हरा, पीला, मवाद निकले। पोलिप से सहज ही खून टपके। रोगी ठंडे पेय एवम् नमकीन खाना पसन्द करे। | *फ़ॉस्फ़ोरस* ३० या २०० |
| ❏ रोगी जिस करवट लेटता है उधर का सांस रूक जाता है। पूरी नाक पोलिप के बढ़ने से बंद हो जाती है। ख़ासकर जब नाक के पिछले हिस्से में पोलिप हो। | *टियूक्रियम* ६ या ३० या २०० |
| ❏ नाक में पोलिप (ख़ासकर बाईं ओर) के साथ-साथ किसी भी गंध का पता न लगे। सहज ही खून निकले। रोगी ठंडी एवम् डरपोक प्रकृति का हो। | *कैल्केरिया कार्ब* ३० या २०० |
| ❏ नेज़ल पोलिप, नाक बन्द हो, सड़ी गन्ध आए। बरसात के मौसम में रोग वृद्धि। | *लैम्ना माइनर* Q या ६ या ३० |
| ❏ पोलिप के साथ-साथ साइनस की शिकायत भी हो, बुरी गंध वाला पतला हरा स्राव आए। गंध महसूस न हो। नाक से सहज ही खून निकले। | *थूजा* ३० या २०० |
| ❏ दाहिने नथुने में पोलिप हो, नथुनों में घाव व नाक में पपड़ियां बनें। नम मौसम में अच्छा लगे। | *कॉस्टिकम* ३० या २०० |
| ❏ नाक में पोलिप, दुर्गन्धमय पीला स्राव आए। नाक का स्राव रूकने पर पतले दस्त हो जाएं। | *सैंगुनेरिया* ३० या २०० |
| ❏ नाक पूरी तरह बन्द हो जाए, नाक की जड़ में दर्द व दबाव तथा नाक में कष्टदायक पीड़ा महसूस हो। गाढ़ा हरा पीला स्राव जो कि रस्सी की तरह खिंचें। | *काली बाई* ३० या २०० |

# ऐडिनौएड
## (Adenoid)

आमतौर पर यह समझा जाता है कि ऐडिनौएड बिना ऑपरेशन के ठीक नहीं हो सकते। यह विचार निराधार है। होम्योपैथी में ऐडिनौएड के मूल कारण जानकर धातुगत (constitutional) औषधि देने से मरीज़ पूर्ण रूप से ठीक हो जाता है; और रोग भी समाप्त हो जाता है।

- ❐ बढ़े हुए ऐडिनौएड। रोगी ठण्डी प्रकृति का हो, जिद्दी एवम् घुमक्कड़ हो। मानसिक काम न करना चाहे। खुली हवा पसंद करे; मौसम के बदलाव से रोग वृद्धि। दूध अच्छा लगे। — *ट्यूबरकुलाईनम* २०० या 1M
- ❐ बढ़े हुए ऐडिनौएड, हरे रंग का मवाद जैसा बलग़म आए। ठण्ड से रोग बढ़े; रोगी गर्म प्रकृति का हो। — *कैल्केरिया आयोड* ३० या २००
- ❐ मोटे, थुलथुले, ठण्डी प्रकृति के रोगियों में ऐडिनौएड का बढ़ना; मौसम के बदलाव से रोग वृद्धि। हाथ पैर ठंडे रहें। रोगी सुस्त एवम् डरपोक प्रकृति का हो। खूब सारा ठण्डा पानी पिए। — *कैल्केरिया कार्ब* ३० या २००
- ❐ ख़ासकर मंदबुद्धि बच्चों में जिन्हें बार-बार टौन्सिल प्रदाह हो। बच्चा शर्मीली एवम् डरपोक प्रकृति का हो। शारीरिक व मानसिक तालमेल में गड़बड़ हो। — *बैराइटा कार्ब* ३० या २००
- ❐ नाक से गहरे-पीले रंग का बदबूदार रस्सी की तरह खिंचने वाला बलग़म आए। जुकाम बना रहे व नाक अक्सर बंद रहे। — *काली बाई* ३० या २००
- ❐ लसिका की अति वृद्धि के कारण (lymphoid - hypertrophy) जब बलग़म पीले रंग का हो एवम् नाक से गले में गिरे। — *हाइड्रेस्टिस* ६ या ३०

अन्य महत्वपूर्ण औषधियां: एग्राफिस नट, बैसिलिनम, बैलाडोना, कैल्केरिया फ़्लोर, कैल्केरिया फ़ॉस, सिस्टस कैन, आयोडियम, काली सल्फ़, मर्क सौल, मैडोराइनम, सोराइनम, सैंगुनेरिना नाइट्रिक, साइलिशिया, सल्फ़र एवम् थूजा, आदि।

# मुँह व दांत के रोग
# (Diseases of Mouth & Teeth)

## जीभ व मुँह के अन्दर छाले व ज़ख्म
## (Aphthae)

आमतौर से पेट खराब होने की वजह से जीभ में व मुँह के अन्दर छाले हो जाते हैं।

| लक्षण | औषधि |
|---|---|
| ❑ मुँह में सूजन, बहुत लार गिरना, जीभ मोटी हो जाए। चुइन्गम खाने से रोग वृद्धि। रोगी ठण्ड एवम् गर्मी के प्रति संवेदनशील हो। मुँह से बदबू आए। | *मर्क सौल* ३० या २०० |
| ❑ जब अम्लता (hyperacidity) के कारण मुँह में बार-बार छाले हों। रोगी हर कार्य जल्दी-जल्दी करे। | *एसिड सल्फ़* ३० या २०० |
| ❑ बच्चों के मुँह में छाले। मानसिक लक्षण के रूप में नीचे की ओर गति से गिरने का डर हो। | *बोरैक्स* ३० या २०० |
| ❑ मुँह में छाले, जिन में बहुत दर्द हो। आसानी से खून निकल आए। रोगी ठंडी प्रकृति का, गुस्सैल एवम् अति संवेदनशील हो। | *हिपर सल्फ़* ३० या २०० |
| ❑ मुँह में छाले जिनमें किरच लगने जैसा दर्द हो। थूक में खून आए। मुँह से बेहद बदबू आए। | *एसिड नाइट्रिक* ३० |
| बायोकैमिक औषधिः | *नैट्रम म्यूर* 6X |

## मसूड़ों के रोग
## (Diseases of Gums)

| लक्षण | औषधि |
|---|---|
| ❑ मसूड़ों से खून आए, छूने या ब्रश करने से रोग वृद्धि। मसूड़ों में ठंडा और गर्म पानी लगे। लार | *मर्क सौल* ३० या २०० |

ज़्यादा बने। मुँह से बदबू आए।

| | |
|---|---|
| ❑ मासिक रूकने के कारण मसूड़ों से खून आए। रोगी मोटा थुलथुला व ठंडी एवम् डरपोक प्रकृति का हो। | *कैल्केरिया कार्ब* ३० या २०० |
| ❑ मसूड़ों से काले रंग का खून रिसे, दांत निकलवाने के बाद रोग वृद्धि। | *बोविस्टा* ३० या २०० |
| ❑ मसूड़ों से काले रंग का खून रिसे जो बहुत जल्दी थक्का बन जाए। दांत निकलवाने के बाद रोग वृद्धि। | *क्रियोज़ोट* ३० या २०० |
| ❑ मसूड़ों से दांत निकलवाने के बाद खून आए। मसूड़े छूने से रोग वृद्धि। रोगी को ठण्डे पेय, आइसक्रीम, आदि पसन्द हों। | *फ़ॉस्फ़ोरस* ३० या २०० |
| ❑ मसूड़ों से खून आए। दांत निकलवाने के बाद रोग वृद्धि। ख़ासकर सुबह सो कर उठने के बाद। | *लैकेसिस* ३० या २०० |
| ❑ मसूड़ों में लाल रंग के फोड़े हों, जिनमें दर्द हो। रक्त संकुलता के कारण रोग। | *बैलाडोना* ३० या २०० |
| ❑ मसूड़े सिकुड़ जाएं एवम् उनसे खून आए। दांत साफ करते समय मसूड़ों से खून आए। | *कार्बो वेज* 3X या ३० या २०० |
| ❑ मसूड़ों से खून आए व जलन हो। ठण्डक से रोग वृद्धि। गर्म पेय अच्छा लगे। | *आर्सेनिक एल्ब* ३० या २०० |
| ❑ मसूड़ों से मवाद के साथ खून आए और ठंडी हवा लगने से या ठंडा पेय लेने से रोग बढ़े। | *हिपर सल्फ़* ३० या २०० |
| ❑ जब मसूड़ों से मवाद बहुत पुराना चला आ रहा हो। | *साइलिशिया* ३० |
| ❑ जब मसूड़ों के रोग रात में बढ़ें। | *सिफ़िलिनम* २०० |

*सामान्य देख रेख:* हैक्ला लावा से बना टूथ पाउडर मसूड़ों पर लगाने से लाभ होता है। कीकर एवम् नीम की दातुन भी बहुत फ़ायदेमंद है। होम्योपैथिक दवा Calendula Q, 8-10 बूंद एक गिलास पानी मे मिलाकर नियमित कुल्ला करने से लाभ होता है।

# पायोरिया
## (Pyorrhoea)

मसूड़ों के पुराने संक्रमण के कारण मसूड़ों से मवाद निकलता रहता है। इस मवाद के पेट में जाने के कारण पेट में अक्सर गड़बड़ हो जाती है। मुँह से लगातार बदबू आती है।

| | | |
|---|---|---|
| ❒ | पायोरिया। मसूड़ों के संक्रमण के कारण मवाद आए। | *हैक्ला लावा* 3X या 6X |
| ❒ | जब पायोरिया की शिकायत मसूड़ों में लम्बे समय से चले आ रहे संक्रमण (infection) के कारण हो। | *कैलेंडुला* ३० या २०० |
| ❒ | पायोरिया। मसूड़े फूले हुए हों और दर्द करें। रोगी संतुष्ट प्रकृति का हो। किसी को कष्ट न दे। | *साइलिशिया* ३० या २०० |
| ❒ | पायोरिया। मसूड़ों से खून रिसे। दांत साफ करते समय मुँह से बदबू आए। | *कार्बो वेज* 3X या ३० |
| ❒ | जब मुँह से बदबू आए व दांत ढीले हो जाएं। मसूड़े दांतों से अलग हो जाएं एवम् मसूड़ों से मवाद आए। | *काली कार्ब* ३० या २०० |
| ❒ | दांतों में सड़न (caries) हो एवम् मुँह से बदबू आए। मसूड़ों से गंदा खून निकले। | *क्रियोज़ोट* ३० या २०० |
| ❒ | जब मसूड़े काले या लाल रंग के हों। मुँह से बदबू एवम् बदबूदार लार आए। मसूड़ों से खून रिसे। | *बैप्टीशिया* ६ या ३० |
| ❒ | पायोरिया। मुँह में छाले हों। मसूड़ो में ज़ख्म हो जाए। रोगी हर कार्य जल्दी-जल्दी करे। एसिडिटी बनी रहे। | *एसिड सल्फ़* ३० या २०० |
| ❒ | पायोरिया। मसूड़े मुलायम, स्पँजी एवम् लाल हों - किनारे सफ़ेद हों - दर्द करें एवम् दांतों से हटने (detached) लगें। छूने से रक्त स्राव हो। रात में रोग वृद्धि। मुँह से बदबू आए। | *मर्क सौल* ३० या २०० |

अन्य महत्वपूर्ण औषधियां: कॉस्टिकम, गन पाउडर, हिपर सल्फ़, प्लाण्टेगो, स्टेफ़िसएगेरिया एवम् थूजा, आदि।

*सामान्य देख रेख:* कैलेण्डुला Q की कुछ बूंदें पानी में मिला कर कुल्ला करना चाहिए।

# दन्त क्षय एवम् दर्द
## (Caries of Teeth)

| लक्षण | औषधि |
|---|---|
| ❑ दांत की जड़ व मसूड़ों में नासूर हो जाए; ठण्डक से आराम मिले। | *एसिड फ़्लोर* ३० या २०० |
| ❑ कम आयु में ही दन्त क्षय हो जाए और दांत काले पड़ जाएं। | *स्टेफ़िसएगेरिया* ३० या २०० |
| ❑ तेजी के साथ दूध के दांतों में ही क्षय हो जाए। दांत पहले पीला व बाद में काला हो जाए। | *क्रियोज़ोट* ३० या २०० |
| ❑ दन्त क्षय के कारण दांत में गहरा गड्ढ़ा सा बन जाए। मसूड़ों में घाव व फोड़े हो जाएं। | *हैक्ला लावा* 3X या ३० या २०० |
| ❑ दांतों में छूने से व ठण्डी हवा से दर्द हो। खाते समय दांत दर्द कम हो। मसूड़ों में सूजन हो। दांत बहुत लम्बे महसूस हों। | *प्लाण्टेगो* ३० या २०० |
| ❑ दांत दर्द; ज़रा से स्पर्श से लगे कि जान निकल जाएगी पर दांत पर दांत रख कर जोर से दबाने पर आराम आए। | *चाइना* ३० या २०० |
| ❑ दांत का दर्द; ठण्डा पानी मुँह में रखने से घट जाए। | *कॉफ़िया* ३०/२०० |
| ❑ गर्म चीज़ें पीने से दांत का दर्द बढ़े। | *कैमोमिला* ३०/२०० |
| ❑ दांत की जड़ में फोड़े हों; गर्म सेक से आराम आए, ठंडी हवा सहन न हो। काफ़ी समय से चले आ रहे नासूर जो ठीक होने में न आते हों। | *साइलिशिया* 6x या ३० |
| ❑ दांत हिलें व ज़रा सा कुछ लगते ही असहनीय दर्द हो या दर्द बिल्कुल न हो। | *कैल्केरिया फ़्लोर* 6x या ३० |

# दांत दर्द
## (Toothache)

सर्दी लगना, मौसम बदलना, गर्म पेय के बाद तुरन्त ठंडा पीना, दांतों में गंदगी रहना, सड़न, कीड़े लगना, वात दर्द, चोट, आदि, कारणों से दांत दर्द हो सकता है। कारण जानकर सम्पूर्ण विकृत लक्षणों को ध्यान में रखकर औषधि का चयन करें।

| लक्षण | औषधि |
|---|---|
| ❑ ठण्डी हवा से दांत दर्द बढ़े। दर्द बाएं चेहरे तक फैल जाए (reflex neuralgia of lids)। | *प्लाण्टेगो* ३० या २०० |
| ❑ ठंड से या ठंडा पानी पीने से दर्द बढ़े। पैरों का पसीना बन्द होने के बाद रोग हो। | *साइलिशिया* ३० या २०० |
| ❑ चबाने से दांत दर्द बढ़े। मंजन करने से, दांत सड़ने या दांत निकलवाने की वजह से दर्द हो। | *स्टेफिसएगेरिया* ३० या २०० |
| ❑ दांत दर्द गर्म खाने-पीने से बेचैनी के साथ बढ़े। मुँह में बर्फ या ठण्डा पानी रखने से आराम आए। ज़्यादा खुशी के कारण रोग वृद्धि। | *कॉफ़िया* ३० या २०० |
| ❑ मसूड़ों की जड़ों में लाल रंग के फोड़े होने से दर्द। मसूड़ों से खून रिसने से दांत दर्द में आराम आए। | *बैलाडोना* ३० या २०० |
| ❑ दांत दर्द; गर्म खाने पीने से बढ़े। रोगी बहुत चिड़चिड़ा हो। गुस्से के बाद दांत दर्द बढ़े। | *कैमोमिला* ३० या २०० |
| ❑ जब दांत सड़ने की वजह से दर्द हो। मसूड़े नीले व स्पंजी हों। दूध के दांत निकलते ही सड़ने लगें। | *क्रियोज़ोट* ३० या २०० |
| ❑ मसूड़ों में मवाद के कारण, रात में दर्द ज़्यादा हो। मुँह में अधिक लार हो, सांस दुर्गन्धयुक्त हो। | *मर्क सौल* ३० या २०० |
| ❑ कॉफ़ी व शराब पीने के कारण दांत दर्द। पढ़ते समय व चलते समय बढ़े। सिर ढकने से आराम आए। | *नक्स वोमिका* ३० |
| ❑ गर्म चीज़ों के प्रयोग से दांत दर्द घटे। | *मैग्नेशिया फ़ॉस* 6X |

| लक्षण | औषधि |
|---|---|
| ❐ मसूड़े दांतों से अलग हो जाएं, मसूड़ों से बहुत खून आए। नमकीन खाने से रोग वृद्धि। | *कार्बो वेज* 3X या ३० या २०० |
| ❐ मसूड़ों में फोड़ा हो जाए। जबड़े में सूजन व दर्द हो। | *हैक्ला लावा* ३० |
| ❐ कैल्शियम की कमी के कारण दांत पीले हों व दांतों पर मैल जमा हो, दांत कमज़ोर हो जाएं। | *कैल्केरिया फ़्लोर* ६ या ३० |
| ❐ दांत निकलवाने, दांतों में फिलिंग कराने के बाद दर्द हो। | *आर्निका* ३० या २०० |
| ❐ दांत निकलवाने के बाद दर्द हो। | *हाइपैरिकम* २०० |
| ❐ यदि दांत निकालने के बाद खून न रूके। पानी में काम करने से, गर्माहट से दांत दर्द हो। गालों को सहलाने से आराम आए। | *फ़ॉस्फ़ोरस* ३० या २०० |
| ❐ तूफ़ान आने से पहले या तूफ़ान के दौरान, मौसम बदलने से दांत दर्द हो। दर्द एक दांत से दूसरे में या कानों तक फैले। | *रोहोडोडैन्ड्रॉन* ३० या २०० |
| ❐ शोर शराबे से दांत दर्द बढ़े। | *थेरिडियोन* ३० |
| ❐ मासिक शुरू होने के पहले, मुँह खोलने से, कुनीन खाने से दांत दर्द बढ़े; खट्टा खाने से आराम आए। | *पल्साटिला* ३० या २०० |
| ❐ छींकने से दांत दर्द बढ़े। ज़्यादा चाय पीने वाले रोगियों में दांत दर्द। दर्द एक दांत से दूसरे में जाए। | *थूजा* ३० या २०० |
| ❐ नहाने से, ज़बान छूने से दांत दर्द बढ़े। | *एन्टिम क्रूड* ३० |

*'दंत क्षय' अध्याय भी देखें।*

डॉक्टर हैनीमैन ने क्रौनिक डिजीजिज में लिखा है की ठीक से चुनी गई होम्योपैथिक एन्टी सोरिक औषधि को अपना पूर्ण कार्य करने के दौरान, जब तक रोगी को आराम आ रहा है, कभी भी इलाज की इस प्रक्रिया में किसी भी तरह का विघ्न नहीं डालना चाहिए। इसका साफ़ मतलब है कि जब तक औषधि अपना कार्य कर रही हो उस दौरान औषधि को कभी नहीं दोहराना चाहिए।

"To let the carefully selected homoeopathic antipsoric act as long as it is capable of exercising influence and there is a visible improvement going on in the system."

# जीभ व गले के रोग
## (Diseases of Tongue & Throat)

जीभ एक इन्द्रिय है। यह स्वाद महसूस करने एवम् बोलने में सहायक होती है। पाचन क्रिया में गड़बड़ होने, आदि से जीभ के अनेक विकार हो सकते हैं। कई बार रोग का निर्णय करने में जीभ परीक्षा सहायक होती है।

स्वस्थ अवस्था में जीभ सरस और निर्मल रहती है। बुखार में जीभ अक्सर सूख जाती है, कब्ज़ आदि में लाल रंग की, कमज़ोरी में सफ़ेद हो सकती है। पाकाशय की या पाचन क्रिया की गड़बड़ में जीभ पर सफ़ेद लेप सा चढ़ा रह सकता है। भोजन ठीक से न पचने पर जीभ पर छाले हो सकते हैं। जीभ काली हो जाना कुलक्षण माना जाता है।

## जीभ की सूजन
### (Glossitis)

जीभ फूली हुई, रंग लाल; जीभ में दर्द; खाने में व निगलने में तकलीफ़, बोलने में कष्ट; सर्दी लगना, घाव, कमज़ोरी, अधिक गर्मी, छोटे-छोटे ज़ख्म आदि, इस रोग के कारण हो सकते हैं।

| | |
|---|---|
| ❐ जब कोई रोग जीभ के ज़ख्मों के साथ हो। मुँह में छाले, जीभ पर जला हुआ महसूस हो। बेहद लार आए। जीभ के मूल में कड़ापन व जीभ हिलाने पर दर्द महसूस हो। ख़ासकर जब बाईं ओर लक्षण ज़्यादा हों। | *मर्क बिन आयोड* 3X या ३० |
| ❐ जब जीभ पर छालों के कारण ज़ख्म हो जाएं एवम् काफ़ी दर्द करें। खून निकले। | *एसिड नाइट्रिक* ३० या २०० |
| ❐ जीभ में दर्द, सूजन, ज़ख्म, व मुँह से अधिक लार आए। जीभ मोटी हो जाए जिस पर दांतों के निशान उभर आएं। मुँह से दुर्गन्ध आए। | *मर्क सौल* ३० या २०० |
| ❐ जीभ की सूजन - जीभ को घुमाने में दिक्कत हो। जीभ पर छोटे-छोटे दाने से बन जाएं। पेशाब जल्दी-जल्दी मगर मात्रा में कम आए। | *एपिस मैल* ३० या २०० |

| | | |
|---|---|---|
| ❒ | अचानक से जीभ रक्त-संकुलन के कारण भयंकर रूप से लाल हो जाए। जीभ कटी-कटी हो। नींबू पानी पीने की इच्छा हो। रोगी ठण्ड महसूस करे। | *बैलाडोना* ३० या २०० |
| ❒ | जीभ की सूजन। जीभ से गाढ़े रंग का खून आए। रोगी को गर्मी महसूस हो। | *क्रोटेलस होर* ३० या २०० |

**अन्य महत्वपूर्ण औषधियां:** एन्टिम क्रूड, लैकेसिस, नैट्रम म्यूर, रस टॉक्स एवम् सिफ़िलिनम, आदि।

## जीभ के अन्य विकार
## (Tongue, affections of)

| | | |
|---|---|---|
| ❒ | जब जीभ पर घाव हो जाएं; खिंचाव हो। जीभ से खून निकले। | *बोरैक्स* ३० या २०० |
| ❒ | मुँह में व जीभ पर घाव; खून बहता रहे। मुँह से दुर्गन्ध आए। रोगी हर कार्य जल्दी-जल्दी करे। | *एसिड सल्फ़* ३० या २०० |
| ❒ | जीभ बहुत लम्बी मालूम दे जैसे दांतों में लग रही हो। गले में घाव हो जाएं। मुँह बहुत सूखा लगे; निगलने में परेशानी हो। | *ऐथ्यूज़ा* ३० या २०० |
| ❒ | जीभ पर तेज़ दर्द के साथ घाव हों जो धीरे-धीरे गले तक फैल जाएं। जीभ बीच में फटी हुई हो। लगातार खून मिला लार टपके। मुँह से बदबू आए। | *एसिड नाइट्रिक* ३० या २०० |
| ❒ | जीभ नक्शे की तरह चित्रित हो व ऐसा लगे जैसे कि जीभ पर बाल पड़ा है। | *नैट्रम म्यूर* ३० या २०० |
| ❒ | ऐसा लगे जैसे जीभ जली हुई है; टपकन का सा तेज़ दर्द महसूस हो। जीभ सुर्ख लाल हो। | *बैलाडोना* ३० या २०० |
| ❒ | जीभ की नोक पर घाव हो जाएं। जीभ के किनारे रोग ग्रसित हों। | *फ़ाइटोलाक्का* ३० या २०० |

| | | |
|---|---|---|
| ❐ | जीभ की आगे की त्रिभुजाकार नोक लाल रंग की हो जाए। जीभ से खून निकले। | *रस टॉक्स* ३० या २०० |

अन्य महत्वपूर्ण औषधियांः एन्टिम क्रूड, आर्सेनिक एल्ब, औरम ट्रिफ़ाइलम, ऑरम म्यूर, ऑरम मैट, बैप्टीशिया, ब्रायोनिया, कैम्फर, कार्बो वेज़, क्यूप्रम मैट, चाइना, कॉस्टिकम, कैप्सिकम, हाइड्रेस्टिस, लैकेसिस, नाज़ा, नैट्रम म्यूर, फ़ॉस्फ़ोरस, पल्साटिला, सिकेल कोर, सीपिया, सल्फ़र, सिफ़िलिनम, सोराइनम, स्टेफ़िसएगेरिया, विरेट्रम विर एवम् जिंकम मैट, आदि।

# गले के रोग
# (Diseases of the Throat)

## गले में दर्द
## (Pain in Throat)

गले में दर्द स्वरयंत्र (larynx) या टौन्सिल्स (tonsil), आदि में सूजन आ जाने के कारण हो सकता है।

कारणः सर्दी लगना, चोट लगना, ज़्यादा तेज़ बोलना, आबो-हवा बदलना, गले का संक्रमण, आदि।

लक्षणः गले में दर्द, आवाज़ बैठना, निगलने में दर्द या कष्ट, बुखार, आदि।

| | | |
|---|---|---|
| ❐ | अचानक सूखी, ठंडी हवा लगने के कारण गले में दर्द, तेज़ बुखार, डर एवम् बेचैनी। | *एकोनाइट* ३० या २०० |
| ❐ | अचानक से गला लाल, सूजा हुआ, निगलने में परेशानी हो, गले में सूई गड़ने जैसा दर्द हो। | *बैलाडोना* ३० या २०० |
| ❐ | गला सूजा हुआ, सूजी हुई जगह चमकीली, लाल; प्यास न हो, गले में डंक मारने जैसा दर्द। | *एपिस मैल* ३० या २०० |
| ❐ | गला पकने से मवाद पड़ जाए और दर्द हो। रोगी संवेदनशील एवम् शीत प्रकृति का हो। | *हिपर सल्फ़* ३० या २०० |
| ❐ | गले में दर्द हो, बहुत लार आए। मवाद बनने की | *मर्क सौल* ३० या २०० |

पहली अवस्था में। रात में रोग वृद्धि।

| | |
|---|---|
| ❒ गले में दर्द, जो ठंडी चीज़ें पीने से घटे। गले में अत्यधिक जलन; रात में रोग वृद्धि। | *फ़ाइटोलाक्का* ३० या २०० |
| ❒ जब गले को ढकना या लपेटना असह्य हो। बाईं तरफ रोग का प्रकोप ज़्यादा हो। | *लैकेसिस* ३० या २०० |
| ❒ गायकों में स्वरयन्त्र शोथ का पुराना रोग; स्वर के उठान पर खाँसी आए; स्वरयन्त्र की पार्श्व दीवार और कंठ नली के किनारों पर सूजन और प्रदाह; गले में ख़राश और स्वर भंग। | *अर्जेन्टम निट* ३० या २०० |
| ❒ अवरूद्धता के साथ-साथ पुराना स्वरयन्त्र शोथ। तंतुओं के शोथ और रेशेदार धागे की तरह खिंचने वाले स्राव की मात्रा लगातार बढ़ती जाए; सुबह के समय रोग वृद्धि। | *काली बाई* ३० या २०० |
| ❒ रोग लक्षण जो एक ओर से दूसरी ओर स्थान बदलें और फिर अपने उद्गम स्थान पर वापिस जाएं। गले में चमक, गले में दर्द जो स्थान बदले, दर्द - कान तक जाए। | *लैक कैन* ३० या २०० |
| ❒ ठण्डी हवा लगने से गले के कष्ट। छाती में छिलन एवम् दुखन। बलग़म न निकले - यदि कोशिश करने से निकलने को हो भी तो उसे अन्दर ही निगल ले। खुश्क साफ मौसम एवम् सांस छोड़ने में रोग बढ़े। ठण्डा पानी पीने एवम् नम मौसम में रोग कम हो। | *कॉस्टिकम* ३० या २०० |
| ❒ तरल पदार्थ - ठोस पदार्थों के मुकाबले मुश्किल से निगले जाएं। गले में ढेला सा महसूस हो जिसमें बार-बार निगलने से भी आराम न आए। | *इग्नेशिया* ३० या २०० |

# टौन्सिलाईटिस
## (Tonsillitis)

टौन्सिल्स में सूजन आ जाने को टौन्सिलाईटिस कहते हैं। अक्सर एलोपैथिक डॉक्टर टौन्सिल्स कटवाने की राय देते हैं। मगर टौन्सिल्स कोई ऐसी चीज़ नहीं है जो शरीर में बिना ज़रूरत के उपस्थित होती है। ये तो एक चौकीदार की तरह काम करते हैं; यानि फेफड़ों और पाचनतंत्र को रोगों के आक्रमण से बचाते हैं।

कारणः खाने-पीने की गड़बड़, सर्दी, अथवा नज़ला, जुकाम, संक्रमण, आदि, कारणों से टौन्सिल्स में सूजन आ सकती है।

लक्षणः गला दुखना, बुखार, निगलने में गले में दर्द, आदि।

| | |
|---|---|
| ❐ प्राथमिक अवस्था में जब सूखी, ठंडी हवा लगने से टौन्सिल्स सूज जाएं। तेज़ बुखार, बेचैनी, घबराहट एवम् भय हो। | *एकोनाइट* ३० या २०० |
| ❐ टौन्सिल्स चमकीले लाल रंग के, फूले हुए; जलन व डंक लगने जैसा दर्द हो। मुँह खुश्क हो पर प्यास न लगे। रोगी गर्मी महसूस करे। | *एपिस मैल* ३० या २०० |
| ❐ जब बार-बार टौन्सिलाईटिस हो। बच्चा शर्मीली प्रकृति का हो। सर्दी हर बार गला ख़राब कर दे। मानसिक व शारीरिक गतिविधियों में तालमेल न हो। | *बैराइटा कार्ब* २०० या 1M |
| ❐ अचानक से गला व टौन्सिल्स लाल, सूजे हुए; निगलने में दर्द, तेज़ बुखार। प्यास लगे; नींबू पानी पीने के तीव्र इच्छा हो। रोगी ठण्ड महसूस करे। | *बैलाडोना* ३० या २०० |
| ❐ जब बुखार के कारण रोगी सुस्त हो व चुपचाप लेटना चाहे, प्यास न हो, टौन्सिल्स पर सुरसुराहट। | *जल्सेमियम* ३० या २०० |
| ❐ टौन्सिल्स पकने के कारण असह्य दर्द, गला छूने तक से डर लगे, रोगी ठण्डी प्रकृति का हो। | *हिपर सल्फ़* ३० या २०० |
| ❐ जब टौन्सिल्स बार-बार परेशान करें। ज़रा सी ठंड़ से ही गला खराब हो जाए। ठंड लगने से रोग होने की प्रवृत्ति। | *ट्यूबरकुलाईनम कोच* २०० |

| | | |
|---|---|---|
| ❒ | टौन्सिल्स पर ज़ख्म, सांस बदबूदार, खूब लार बहे, रात में दर्द व बुखार बढ़े। रोगी गर्म प्रकृति का हो - मुँह लार से तर रहे, प्यास लगे। सुस्ती। मौसम व तापमान के घटने बढ़ने से रोग बढ़े। रोगी बुद्धिमान परन्तु विद्रोही प्रकृति का हो। | *मर्क सौल* ३० या २०० |
| ❒ | बाईं ओर के टौन्सिलाईटिस के लिए। बाकी लक्षण मर्क सौल के समान हों। | *मर्क बिन आयोड.* ३X या ३० |
| ❒ | बाईं ओर के टौन्सिलाईटिस के लिए ख़ासकर जब गले के पास कपड़ा न सुहाए। | *लैकेसिस* ३० या २०० |
| ❒ | गले में जब स्ट्रेप्टोकोकस इन्फैक्शन (streptococcus infection) के कारण टौन्सिल्स की शिकायत हो। | *स्ट्रैप्टोकौक्सिन* २०० |
| ❒ | गले में रोग जब स्टेफ़ाइलोकोकस इन्फ़ैक्शन (staphylococcus infection) से हो। | *स्टेफ़ाइलोकौक्सिन* २०० |
| ❒ | टौन्सिल्स में मवाद पड़ने की अवस्था। जब मवाद रिसने लगे। रोगी को गर्मी लगे। | *कैल्केरिया सल्फ़* 6X या ३० |
| ❒ | पुराने रोग में; टौन्सिल्स में घाव हो जाएं; गर्मियों में भी रोगी स्वयं को गर्म कपड़ों से ढके रखना चाहे। ठंडा पीने से रोग वृद्धि। | *सोराइनम* २०० या 1M |
| ❒ | बारी-बारी से दाएं-बाएं टौन्सिल्स में सूजन आए। | *लैक कैन* २००/1M |
| ❒ | खाली थूक सटकना कठिन हो; धुएं से या धूम्रपान करने से कष्ट बढ़े। प्यास न लगे। ठण्ड लगे। | *इग्नेशिया* २०० या 1M |
| ❒ | शिकायत दाईं ओर से शुरू हो; दर्द अधिक हो। शाम को ४ से ८ बजे तक रोग वृद्धि। | *लाइकोपोडियम* ३० या २०० |
| | बायोकैमिक औषधिः | *बायो. नं०* १० |

**टौन्सिलाईटिस की अन्य महत्वपूर्ण औषधियांः** एसिड फ़ॉस, एन्टिम क्रूड, एन्टिम टार्ट, आर्सेनिक एल्ब, ब्रायोनिया, कैल्केरिया कार्ब, कैनेबिस इंडिका, कार्बो वेज, कैमोमिला, चाइना, सिना, कॉफ़िया, यूपेटोरियम पर्फ़, फ़ैरम मैट, फ़ैरम फ़ॉस, हायोसाइमस, इपिकैक, काली सल्फ़, नैट्रम कार्ब, नैट्रम म्यूर, नक्स मौस्केटा, नक्स वोमिका, ओपियम, फ़ॉस्फ़ोरस, पल्साटिला, पाइरोजिनियम, रस टॉक्स, सीपिया, साइलिशिया, स्टेफ़िसएगेरिया, स्ट्रामोनियम, सल्फ़र, टैरेन्टुला हिस्पेनिया, थूजा, ट्यूबरकुलाईनम कोच एवम् विरेट्रम एल्ब, आदि।

# स्वरभंग (आवाज़ बैठना)
## (Hoarseness)

आवाज़ निकालने के लिये गले में स्वरयन्त्र (vocal chords) हैं, इनमें सर्दी लगना, ऊँची आवाज़ में ज़्यादा बोलना, आबो-हवा बदलना, आदि, के कारण; गले में दर्द, श्वास कष्ट, आदि, इस रोग के लक्षण हो सकते हैं।

| लक्षण | औषधि |
|---|---|
| ❒ पूरी तरह से आवाज़ बैठ जाने पर। जन प्रतिनिधियों का स्वरभंग। गले में फाँस के फंसे होने का सा दर्द। | *अर्जेन्टम मैट* ३० या २०० |
| ❒ ठंडी हवा से आवाज़ बैठ जाए। पादरी-पुरोहितों का स्वरभंग। | *औरम ट्रिफ़ाइलम* ३० या २०० |
| ❒ गले व छाती में छिलापन। नज़ला, गला फटना। रोग साफ़ व सुहावने मौसम में बढ़े व नम मौसम में घटे। | *कॉस्टिकम* ३० या २०० |
| ❒ अचानक ख़ुश्क, ठंडी हवा लगने से आवाज़ बैठ जाए। चिन्ता एवम् बेचैनी; शाम के समय रोग वृद्धि। | *एकोनाइट* ३० या २०० |
| ❒ ठंड लगने से या ठंडी चीज़ खाने से आवाज़ बैठ जाए। रोगी ठण्डी एवम् संवेदनशील प्रकृति का हो। गले में फाँस के फंसे होने का सा दर्द हो। | *हिपर सल्फ़* ३० या २०० |
| ❒ चिल्लाने व भाषण देने से स्वरभंग। | *आर्निका* ३० या २०० |
| ❒ व्यवसायिक गायकों में; स्वर यंत्र का पुराना शोथ। मीठा खाने की तीव्र इच्छा; मीठा खाने से रोग वृद्धि। | *अर्जेन्टम* [illegible] ३० या २०० |

- ❒ गायकों के गले की खराश; जैसे ही वे गाना शुरू करें, आवाज़ बैठ जाए। — *सैलेनियम* ३० या २००
- ❒ स्वरभंग जो धड़कन के साथ अदल-बदल कर हो। गला छिला हुआ। निगलने में दर्द ख़ासकर सुबह के समय खट्टी डकारें। गले में ख़ुश्की हो। सुबह दस्त के बाद गाढ़ा बलग़म गले में इकट्ठा हो जाए। — *ऑग्जेलिक एसिड* ३० या २००

## तुतलाना, हकलाना, आदि
## (Stammering/Lisping, etc.)

- ❒ तुतलाना - जब दोष ज़बान मोटी होने के कारण हो। रोगी ठण्डी प्रकृति का होने के बावजूद धूप में कष्ट पाए। लोगों से मिलना-जुलना अच्छा न लगे। मानव समाज से घृणा करे - परन्तु अकेला रहने से डरे। — *नैट्रम कार्ब* ३० या २००
- ❒ तुतलाना। अनाड़ी बच्चे कोई भी काम कुशलतापूर्वक न कर पाएं व चीज़ें उनके हाथ से छूटकर गिरें। — *बोविस्टा* ३० या २००
- ❒ दहशत के बाद हुआ रोग - काफ़ी प्रयास करने के बाद ही मुँह से कोई शब्द निकले। रोगी संगति एवम् प्रकाश चाहे। अंधेरे कमरे में डरे। धार्मिक उन्माद। — *स्ट्रामोनियम* ३० या २००
- ❒ रोगी जब रूक-रूक कर बात करे। जो शब्द बताया जाए उसे ठीक से उच्चारण करे, परन्तु अपने आप नहीं बोल पाता हो। — *काली ब्रोम* ३० या २००
- ❒ तुतलाना - बोलते समय बीच-बीच में शब्द छूट जाएं। रोगी किसी भी तरह के दर्द के प्रति अति संवेदनशील हो। असभ्य एवम् झगड़ालू स्वभाव का हो। किसी का भी अपमान कर सकता है। ठण्ड महसूस करे। — *कैमोमिला* ३० या २००

| | | |
|---|---|---|
| ❑ | तुतलाना - बोलते समय रोगी गलत शब्दों का प्रयोग करे। पढ़ने में अव्वल (studious) रहे - बच्चा पढ़ाई में रूचि ले। मीठा एवम् गर्म खाना-पीना पसन्द करे। शाम के समय रोग वृद्धि। गर्मी महसूस करे; हमेशा गम्भीर बना रहे - कभी न मुस्कुराए। | *लाइकोपोडियम* ३० या २०० |
| ❑ | तुतलाना - शब्द मुँह में आते-आते मुँह में ही रह जाएं। सिर में चोट के कारण दौरे पड़ते हों। बच्चा हर काम के लिए शाब्बाशी एवम् बहुत अच्छा, जैसे शब्द सुनना चाहे। मसखरेपन की हरकत करे। | *साइक्यूटा विरोसा* ३० या २०० |
| ❑ | रोगी जब सिर्फ कुछ ख़ास शब्दों पर अटके। सोने के बाद परेशानी ज़्यादा हो। गले के आस पास एवम् पेट पर कपड़ा न सुहाए। | *लैकेसिस* ३० या २०० |
| ❑ | बच्चे के पेट में कीड़े हों - बच्चा शब्द के पहले अक्षर को ३-४ बार दोहराए। | *स्पाइजिलिया* ३० या २०० |
| ❑ | स्वरभंग के साथ पक्षाघात। जीभ के किसी भी विकार के न होते हुए भी बच्चा साफ़ न बोल पाए। | *बोथरॉप्स* ३० या २०० |

“क्या प्रकृति द्वारा निर्मित मानव शरीर को विनाश से बचाने में, उसके द्वारा बनाए गए इन्सान की बुद्धि के मुकाबले प्रकृति कम बुद्धिमान हो सकती है।”

“Can the intelligence of Nature be less wise than the intelligence of her off-spring — man — in protecting her houses from destruction.”

Editorial ‘Unity in Truth’, ‘The Homoeopathician, Vol.III, January, 1913, No.1, - Dr. J.T. Kent

# पाचनतंत्र के रोग
## (Diseases of the Digestive System)

जो भी पदार्थ हम भोजन के रूप में लेते हैं वह जब मुँह में पहुंचता है तो रस स्रावी ग्रंथियों (secreting glands) से रस निकलता है और वहीं से पाचन क्रिया आरम्भ हो जाती है। दांतों से चबाये जाने के बाद और रस (लार) भोजन में मिलता है और फिर यह पाकाशाय में जाता है। पाकस्थली में भोजन पदार्थ जाते ही मांसपेशियों के संकुचन से लहरें सी उठती हैं और खाया हुआ पदार्थ लेई की तरह हो जाता है। अक्सर तनाव या क्रोध या जल्दबाज़ी में खाना; बार-बार या ज़्यादा खाना या गलत खाना खाने, आदि कारणों से पाचनतंत्र बिगड़ सकता है और पाचनतंत्र के रोग हो सकते हैं।

## भूख न लगना
### (Anorexia)

- ❒ ख़ासकर कमज़ोर एवम् थकान महसूस करने वाले रोगियों के लिए। मानसिक थकान और नपुंसकता। — *लैसिथिन* 3X
- ❒ मसालेदार या गरिष्ठ भोजन खा लेने के बाद भूख न लगे। रोगी चिड़चिड़ी एवम् ठंडी प्रकृति का हो। — *नक्स वोमिका* ३० या २००
- ❒ ज़्यादा पौष्टिक, चिकनाई युक्त भोजन; केक, पेस्ट्री, आदि खाने के बाद। गर्मी लगे। प्यास न हो। — *पल्साटिला* ३० या २००
- ❒ आइसक्रीम, बासी भोजन या दूषित पानी पीने के बाद भूख न लगे। ठंड लगे - मानसिक बेचैनी हो। — *आर्सेनिक एल्ब* ३० या २००
- ❒ भूख न लगना, परन्तु खाना शुरू करने पर भूख का लौट आना। ठंड लगे। प्यास कम हो। फल खाने की इच्छा हो। — *चाइना* ६ या ३०
- ❒ थोड़ा सा खाने से ही पेट भर जाए, गर्म खाना-पीना अच्छा लगे। मीठा खाने की इच्छा। पेट में हवा भरी रहे, इसलिए थोड़ा सा भी खाने से पेट भरा-भरा लगने लगता है। गर्मी महसूस हो। प्यास कम हो। — *लाइकोपोडियम* ३० या २००

| | | |
|---|---|---|
| ❒ | मुँह से वायु निकले, डकारें आएं, हाथ पैर ठंडे हो जाएं, छाती में दर्द हो। रोगी को पंखे के नीचे एवम् खुली हवा में अच्छा लगे। | *कार्बो वेज* ३० या २०० |
| ❒ | किसी लम्बी बीमारी के बाद भूख न लगे। | *जैन्शियाना ल्यूटिया* Q |

सामान्य देख रेखः अल्फ़ाल्फ़ा टॉनिक दिन में 2-3 बार दे सकते हैं। खाना हल्का व सुपाच्य ही खाएं। घी या चिकनाई युक्त खाने से परहेज़ करें। हल्का व्यायाम करना व सुबह स्वच्छ हवा में टहलना लाभकारी है।

## उल्टी व जी मिचलाना एवम् विषाक्त भोजन का प्रभाव

## (Vomiting, Nausea and Food Poisoning, etc.)

| | | |
|---|---|---|
| ❒ | जब जीभ साफ़ हो। लगातार जी मिचलाए जो उल्टी होने के बाद भी ठीक न हो। ठण्ड लगे। प्यास कम हो। रोगी का व्यवहार तिरस्कारपूर्ण हो। | *इपिकैक* ३० या २०० |
| ❒ | विषाक्त भोजन-ख़ासकर ठंडा, संरक्षित (preserved) भोजन खाने के बाद रोग हो। प्यास जब थोड़े-थोड़े पानी के लिए बहुत जल्दी-जल्दी लगे। मानसिक बेचैनी हो। पेट में जलन के साथ उल्टी लगे। पेट में कुछ भी न रूक पाए। मृत्यु भय हो। | *आर्सेनिक एल्ब* ३० या २०० |
| ❒ | विषाक्त भोजन करने के बाद - जब उल्टी काफ़ी मात्रा में हो, सारा खाना तक उल्टी में निकल जाए। ठंडा पानी पीने की तीव्र इच्छा हो; रोगी ठंडा पड़ने लगे। ठंडा पसीना आए। | *विरेट्रम एल्ब* ३० या २०० |
| ❒ | अधिक मात्रा में या मसालेदार, गरिष्ठ भोजन करने से रोग हो। रोगी क्रोधी एवम् ठंडी प्रकृति का हो। | *नक्स वोमिका* ३० या २०० |
| ❒ | गर्भावस्था में मिचली व उल्टी जो हिलने-डुलने से बढ़े। कुछ भी खाने का मन न करे। | *सिम्फ़ोरिकारपस रेसि* ३० या २०० |

| | | |
|---|---|---|
| ❑ | यात्रा के दौरान जी मिचलाए एवम् उल्टी हो। कुछ भी खाने पीने का मन न करे। नींद न आने से रोग वृद्धि। | *कॉकुलस इण्डिका* ३० या २०० |
| ❑ | अधिक अम्लता (acidity) के कारण। खट्टे डकार आएं एवम् उल्टी हो। | *नैट्रम फ़ॉस* 6X या ३० |
| ❑ | गरिष्ट या चिकनाई युक्त भोजन, मांसाहार व तरह-तरह का खाना खाने से रोग हो। प्यास कम लगे। गर्मी लगे। खुली हवा में अच्छा लगे। | *पल्साटिला* ३० या २०० |
| ❑ | ज़रा भी हिलने-डुलने से उल्टी आए। ख़ासकर समुद्री यात्रा के दौरान उल्टी आए। | *टैबेकम* ३० या २०० |
| ❑ | विषाक्त भोजन - बासी / खराब या डब्बा बन्द (packed) भोजन खाने के बाद रोग हो। रोगी को पंखे के नीचे व खुली बहती हवा में अच्छा लगे। पाचन कमज़ोर हो। | *कार्बो वेज* ३० या २०० |

अन्य महत्वपूर्ण औषधियांः केडमियम मैट, कैल्केरिया कार्ब, कॉल्चिकम, काली बाई, फ़ॉस्फ़ोरस, सीपिया, स्टेफ़िसएगेरिया एवम् थेरिडियोन, आदि।

# पेट दर्द
## (Colic)

यह कई कारणों से हो सकता हैः भारी खाद्य पदार्थ खाने, पेट में अधिक वायु, डकार का न आना, सर्दी लग जाना, पेट में कीड़े, कब्ज़ होने, आदि कारणों से। आमतौर पर पेट दर्द का मूल कारण पाचन क्रिया की गड़बड़ी होता है।

| | | |
|---|---|---|
| ❑ | जब पेट दर्द में गर्म सेक या गर्म चीज़ों के सेवन से आराम आए। | *मैग्नेशिया फ़ॉस* 6X या ३० |
| ❑ | जब रोगी दर्द के मारे दोहरा हो जाए, आगे झुकने एवम् पेट को दबाने से आराम मिले। ख़ासकर गुस्सा दबाने के कारण पेट दर्द हो। | *कोलोसिंथ* ३० या २०० |

| | | |
|---|---|---|
| ❐ | अधिक चिकनाई युक्त या मांसाहारी भोजन के बाद पेट दर्द हो। गर्माहट से रोग वृद्धि। प्यास न लगे। खुली ठण्डी हवा में अच्छा लगे। | *पल्साटिला* ३० या २०० |
| ❐ | पेट में अफारा; शाम को ४ से ८ बजे पेट दर्द बढ़े। गर्मी लगे - प्यास कम हो। | *लाइकोपोडियम* ३० या २०० |
| ❐ | पेट फूलना; पित्त की उल्टी व मरोड़ के साथ दर्द। | *आइरिस वी.* ३० |
| ❐ | बदहज़मी के कारण पेट दर्द। रोगी गुस्सैल एवम् चिड़चिड़ा हो। ठण्ड महसूस करे। प्यास लगे। | *नक्स वोमिका* ३० या २०० |

*सामान्य देख रेख:* खाना कम से कम लें, चिकनाई युक्त भोजन से परहेज़ करें। तरल पदार्थ ज़्यादा लें। पेट पर गर्म पानी का सेक भी कई बार लाभदायक होता है।

## पीलिया
## (Jaundice)

लक्षणः त्वचा का रंग पीला पड़ जाना (यह खून में मिले पित्त के कारण होता है), आँख का सफ़ेद हिस्सा, नाखून व पेशाब का पीला पड़ जाना। बुखार, दुर्बलता, एवम् सुस्ती आदि।

| | | |
|---|---|---|
| ❐ | रोग की प्रारम्भिक अवस्था में जब उबकाई आए, उल्टी लगे; ज़बान साफ़ हो। प्यास न लगे। लगातार मिचली बनी रहे जो उल्टी करने से भी कम न हो। | *इपिकैक* ३० या २०० |
| ❐ | जब जिगर का दायां हिस्सा बढ़ा हो। आँखें एवम् पेशाब पीला हो। गर्म पेय लेने की इच्छा। दाहिनी स्कंधास्थि (scapula) के निचले कोण के अन्दर दर्द। | *चैलिडोनियम* ६ या ३० |
| ❐ | नींद न आए, निराशा, चिड़चिड़ापन, किसी से बात या काम करने का मन न करे। सुबह जागने के बाद माथे एवम् कनपटी में भारीपन के साथ दर्द हो। मुँह से चिपचिपा, गाढ़ा, मिचली पैदा करने वाला स्राव आए। यकृत प्रदेश में मन्द-मन्द दर्द हो। भूख कम हो जाए। पीला झागदार पेशाब आए। | *माईरिका* ६ या ३० |

| लक्षण | दवा |
|---|---|
| ❒ बहुत दिन तक बुखार रहने के बाद यकृत बढ़ जाए। जब रोग मलेरिया बुखार के कारण या कुनीन के सेवन के बाद हो। बहुत कमज़ोरी हो। | *चाइना* ६ या ३० |
| ❒ यकृत के ऊपर दुखन हो। रोगी सुबह के समय कमज़ोरी महसूस करे। नहाने से कतराए। | *सल्फ़र* ३० या २०० |
| ❒ जब उल्टी, मानसिक बेचैनी आदि लक्षण हों; प्यास जल्दी-जल्दी लगे। रोगी बहुत कमज़ोरी एवम् ठंड महसूस करे। गर्म खाने-पीने से अच्छा लगे। | *आर्सेनिक एल्ब* ३० या २०० |
| ❒ पीलिया रोग में जब उल्टी लगना बंद हो चुका हो। आँखों में पीलापन प्रकट हो जाए। | *कारडुअस* Q या ६ या ३० |
| ❒ शराब पीने से यकृत की बीमारी हो। रोगी गुस्सैल एवम् ठण्डी प्रकृति का हो। | *नक्स वोमिका* ३० या २०० |
| ❒ जब पीलिया प्राणघातक (malignant) होने का डर हो। नकसीर आती हो। | *क्रोटेलस होर* ३० या २०० |
| ❒ यकृत विकार के कारण पीलिया; चाक जैसा, घिनौना, पानी जैसा बदबूदार मल। रोगी लगातार यकृत प्रदेश को हाथ से हिलाता या सहलाता रहे। | *पोडोफ़ाइलम* ३० या २०० |
| ❒ खून की कमी से सम्बद्ध मस्तिष्क और फेफड़ों में गम्भीर, पुराने रोगों के कारण पीलिया। यकृत का सूत्रण रोग (cirrhosis) जो ज़्यादा शराब पीने के फलस्वरूप हो। ठण्डे पेय की तीव्र इच्छा - परन्तु जैसे ही ये पेय पेट में गर्म हों तो उल्टी हो जाए। | *फ़ॉस्फ़ोरस* ३० |
| ❒ यकृत की गड़बड़ी के साथ पीलिया; मल का रंग काला, कोलतार के जैसा हो। | *लैप्टेन्ड्रा* ३० या २०० |
| ❒ दुख़न के एहसास के साथ सफ़ेद मैल की परत चढ़ी जीभ - जिस पर नक्शा सा बना हो। पीलिया जो यकृत के बढ़ने एवम् कठोर होने के साथ हो। | *टैरेक्सिकम* ६ या ३० |

| | | |
|---|---|---|
| ❒ | जब यकृत के रोग शराब ज़्यादा पीने से हुए हों रोग की कैंसर या कैंसर के पहले की स्थिति। यकृत में घाव एवम् दर्द। | *हाइड्रेस्टिस* Q या ६ या ३० |
| ❒ | पीलिया – भोजन की गन्ध या विचार मात्र से ही उल्टी आने को हो। भूख न लगे। | *कॉल्चिकम* ३० |

*सामान्य देख रेख:* खाने में चिकनाई बिल्कुल न लें, सादा उबला खाना खाएं, जूस, पपीता, मीठे फल, गन्ने का रस, मूली, आदि काफी मात्रा में लें, नमक कम कर दें।

## दस्त
## (Diarrhoea)

बार-बार बहुत ज़्यादा या कम मात्रा में पतला पाख़ाना आने को दस्त कहते हैं।

कारणः ज़्यादा मात्रा में ख़राब भोजन खाने से, बहुत गर्मी से, सर्दी लगने से, पसीना रूकने से, पाचन क्रिया में गड़बड़ी होने, आदि कारणों से दस्त लग सकते हैं।

लक्षणः कभी बिना दर्द के या कभी पेट दर्द के साथ बार-बार पाख़ाना आए, या कभी बिल्कुल पतला, कभी बिल्कुल पानी की तरह, कभी आंव के साथ आए।

| | | |
|---|---|---|
| ❒ | गरिष्ठ, मसालेदार या ज़्यादा भोजन खा लेने से बार-बार पाख़ाना आए। दूध सहन न होता हो। शौच जाने की निष्फल प्रवृत्ति – बार-बार जाए। | *नक्स वोमिका* ३० या २०० |
| ❒ | अधिक चिकनाई युक्त भोजन, केक, पेस्ट्री, आदि के बाद दस्त लगें। प्यास कम हो। दस्त का रंग अक्सर बदलता रहे। दस्त रात में ज़्यादा हों। | *पल्साटिला* ३० या २०० |
| ❒ | दस्त के कारण बहुत अधिक कमज़ोरी, बिना दर्द के पानी जैसा पतला दस्त आए। बहुत प्यास लगे। सारे शरीर में पसीना आए। फल खाने की इच्छा हो। खाना देर से पचे। | *चाइना* ६ या ३० |
| ❒ | गंदा पानी पीने की वजह से दस्त (camp diarrhoea) लगें। हल्के पीले रंग का, परिमाण में अधिक, बदबूदार, बड़े वेग के साथ मल आए। दस्त | *पोडोफ़ाइलम* ३० या २०० |

सुबह के समय शुरू होकर दोपहर बाद तक हों, और शाम के समय सामान्य पाख़ाना हो।

❐ वायु निकलते समय अनजाने में दस्त हो जाए। पाख़ाने की इच्छा होने पर वेग संभाला नहीं जाता। दस्त होने के बाद बहुत कमज़ोरी हो। जैली के समान श्लेष्मायुक्त मल आए। *एलो सोक* ३० या २००

❐ गहरे पीले रंग का, पेट दर्द के साथ, पतला आंव मिला दस्त हो। कभी-कभी पतला हल्के हरे रंग का दस्त। परिमाण में थोड़ा, खाने पीने के बाद दस्तों का बढ़ना। उदरशूल (colic) जिसके फलस्वरूप रोगी दोहरा हो जाए। *कोलोसिंथ* ३० या २००

❐ चिड़चिड़े स्वभाव वाले बच्चों में दांत निकलने के समय दस्त होना। शौच से पहले पेट में ऐंठन; शौच के बाद आराम महसूस हो। दस्त गर्म, फैंटे हुए अण्डे के समान या कटे हुए पालक के जैसा, हरे रंग का जो डायपर (लंगोट) पर हरा दाग छोड़े। *कैमोमिला* ३० या २००

❐ बच्चों को दूध पीने के बाद दस्त हों। जब मल अपचे दूध के कारण दीवार पर लगाने वाली पुट्टी/खडीया के समान सफ़ेद हो जाए। बच्चे के शरीर, मल एवम् पसीने से खट्टी बदबू आए। *मैग्नेशिया कार्ब* ३० या २००

❐ बच्चों में माँ का दूध पीने से दस्त हों। बच्चा माँ का दूध न पीना चाहे। बच्चे का विकास ठीक से न हो। टीकाकरण (vaccination) के बाद रोग हो। *साइलिशिया* ३० या २००

❐ बच्चों में माँ का दूध पीने से दस्त हों। बच्चा परिवार के कुछ सदस्यों को पसन्द न करता हो व ठंड ज़्यादा महसूस करता हो। धूप में परेशानी हो। *नैट्रम कार्ब* ३० या २००

❐ चावल के धोवन की तरह दस्त, लगातार, अनजाने में हो जाए। ठंडा पसीना, सारा शरीर ठंडा हो जाए। *विरेट्रम एल्ब* ३० या २००

पेट में ऐंठन, तेज़ प्यास, ठंडे पेय की तीव्र इच्छा। शक्तिपात (collapse); पाख़ाना मात्रा में अधिक हो व शौच जाने की प्रवृत्ति हो, शौच जाने के पश्चात बहुत अवसन्नता हो।

❑ रखा हुआ खाना, फल या खराब पानी पीने से दस्त हों। मल से सड़ी लाश की सी गन्ध आए। दस्त बहुत थोड़ी मात्रा में हों और दस्त होने के बाद बेहद कमज़ोरी एवम् बेचैनी हो। थोड़ा-थोड़ा पानी पीने की इच्छा हो। आधी रात को रोग वृद्धि। — *आर्सेनिक एल्ब* ३० या २००

❑ गोल मटोल (मोटे, थुलथुले) बच्चों में खट्टी बदबू वाले दस्त। सिर पर पसीना। अण्डा खाने की तीव्र इच्छा। कब्ज़ के दौरान हर तरह से अच्छा महसूस करे। — *कैल्केरिया कार्ब* ३० या २००

❑ पुराने दस्त, सुबह के समय ज़्यादा हों। रोगी को बिस्तर से उठते ही शौच के लिए भागना पड़े। मलद्वार लाल हो जाए। होंठ लाल हों। रोगी नहाने से कतराए। — *सल्फ़र* ३० या २००

❑ अत्यधिक खट्टी बदबू वाले दस्त। बच्चे के शरीर से भी तेज़ खट्टी बदबू आए, जो बार-बार धोने से भी न जाए। — *रुह्यूम* ३० या २००

❑ जब पाख़ाना काफ़ी वेग (gushing) से निकले और ज़रा भी खाना पीना लेने से बढ़े। पीले पतले दस्त आएं। गर्म पानी पीने से आराम आए। — *क्रोटन टिग* ३० या २००

❑ दिन में दस्त आएं और रात में खाँसी आए। त्वचा रोग दब जाने के बाद रोग हुआ हो। — *पेट्रोलियम* ३० या २००

❑ जब दस्तों का रंग व स्वरूप बदलता रहे। पाख़ाना झागदार, घास की तरह हरे रंग का हो। पाख़ाने की बदबू बार-बार नहाने के बाद भी बनी रहे। — *सैनिक्युला* ३० या २००

- ❐ नम मौसम, बेसमैन्ट या नम जगह में रहने से दस्त लगें। बिस्तर से उठते ही सुबह के समय दस्त हों। दस्त होने के बाद रोगी प्रसन्नता महसूस करे। गैस के साथ अनजाने ही पाख़ाना आए। — *नैट्रम सल्फ़* ३० या २००

- ❐ रक्ताल्पता के रोगी को पतले दस्त लगें - चेहरे पर झूठी रौनक हो। रात में दस्त ज़्यादा हों। पाख़ाने में बिना पचे भोजन के कण हों। रोगी जरा सी आवाज़ - ख़ासकर किसी पेपर या प्लास्टिक की थैली के खड़कने से भी अति संवेदनशील हो। — *फ़ैरम मैट* ३०

बायोकैमिक औषधिः *बायो नं० ८*

अन्य महत्वपूर्ण औषधियांः एसिड फ़ॉस, एन्टिम क्रूड, एन्टिम टार्ट, एपिस मैल, बैराइटा कार्ब, बैलाडोना, ब्रायोनिया, कैनेबिस इंडिका, कार्बो वेज, सिना, कॉफ़िया, यूपेटोरियम पर्फ़, फ़ैरम फ़ॉस, जल्सेमियम, हायोसाइमस, इग्नेशिया, इपिकैक, काली सल्फ़, लैकेसिस, लाइकोपोडियम, मर्क सौल, नैट्रम म्यूर, नक्स मौस्केटा, ओपियम, फ़ॉस्फ़ोरस, रस टॉक्स, सीपिया, स्टेफ़िसएगेरिया, स्ट्रामोनियम, टैरेन्टुला हिस्पेनिया, थूजा, एवम् ट्यूबरकुलाईनम कोच, आदि।

---

**टिप्पणी (note):** किसी भी रोग की तीव्र आकस्मिक अवस्था (severe emergency) में, उदाहरण के लिए भयंकर तेज़ दस्त बहुत जल्दी-जल्दी हों (जैसा कि विषाक्त भोजन के कारण या हैज़ा, आदि रोग में होता है) - रोगी के पेट में कुछ भी न रह पाए। रोगी की ताकत तेज़ी से घटती जाए। ऐसी अवस्था में सटीक औषधि की एक खुराक (शक्तिकृत औषधि की १ या २ बूंदें या ४-५ गोलियां) एक चौथाई कप पीने के साफ़ पानी में मिलाकर अच्छे से तेज़ी से फैंटे - जैसे अण्डा फेंटते हैं। और इस औषधि युक्त पानी में से एक-एक चम्मच हर १०-१५ मिनट के अन्तर से हर बार थोड़ा फैंट कर तब तक देते रहें, जब तक रोगी अच्छा महसूस न करे। एक बार औषधि का रिएक्शन होने के बाद यदि आवश्यक हो तो ही औषधि को दोहराएं अन्यथा नहीं।

ऐसी आपातकालीन स्थिति में यदि आवश्यक हो तो रोगी को अस्पताल भर्ती करवाएं। अस्पताल में वहाँ के चिकित्सकों की सलाह एवम् उनके संज्ञान में लाकर ही होम्योपैथिक औषधि दें। स्वयं अपनी चिकित्सा न करें।

# गैस्ट्रोऐन्ट्राइटिस
## (Gastroenteritis)

अत्यधिक पेट दर्द, उल्टी व दस्त, इस रोग के ख़ास लक्षण हैं, जो जान लेवा भी हो सकते हैं।

- ❑ प्रारम्भिक अवस्था में जब अमिट प्यास हो - एवम् बेचैनी हो। उल्टी और दस्त बार-बार हों। ठंड लगे। — *आर्सेनिक एल्ब* ३० या २००
- ❑ उल्टी और दस्त बंद होने का नाम न लें, शरीर ठंडा व नीला पड़ने लगे, ठंडा पानी पीने की तीव्र इच्छा हो। — *विरेट्रम एल्ब* ३० या २००
- ❑ अत्यधिक उल्टी व दस्त के बाद जब रोगी ठंडा पड़ने लगे और फिर भी लगातार पंखा करवाना चाहे। — *कार्बो वेज* ३० या २००
- ❑ जब अन्दरूनी ठण्डक के साथ शरीर ठण्डा पड़ने लगे परन्तु फिर भी रोगी कपड़ा न ओढ़ना चाहे। — *कैम्फ़र* ६ या ३०
- ❑ उल्टी और दस्त के साथ ऐंठन व मरोड़ जिसकी शुरूआत अंगुलियों एवम् एड़ियों से हो। — *क्यूप्रम मैट* ३० या २००

अन्य महत्वपूर्ण औषधियां: एसिड फ़ॉस, एन्टिम क्रूड, एन्टिम टार्ट, एपिस मैल, बैराइटा कार्ब, बैलाडोना, ब्रायोनिया, कैल्केरिया कार्ब, कैल्केरिया फॉस, कैनेबिस इंडिका, कैमोमिला, चाइना, सिना, कॉफ़िया, यूपेटोरियम पर्फ़, फ़ैरम मैट, फ़ैरम फ़ॉस, जल्सेमियम, हायोसाइमस, इग्नेशिया, इपिकैक, काली सल्फ़, लैकेसिस, लाइकोपोडियम, मर्क सौल, नैट्रम कार्ब, नैट्रम म्यूर, नक्स मौस्केटा, नक्स वोमिका, ओपियम, फ़ॉस्फ़ोरस, पल्साटिला, रस टॉक्स, सीपिया, साइलिशिया, स्टेफ़िसएगेरिया, स्ट्रामोनियम, सल्फ़र, टैरेन्टुला हिस्पेनिया, थूजा, एवम् ट्यूबरकुलाईनम कोच, आदि।

*सामान्य देख रेख:* जीवन रक्षक घोल (नमक, चीनी व पानी का मिश्रण), शिकंजवी, ग्लूकोज़ या अन्य तरल पदार्थ रोगी को जल्दी-जल्दी दें जिससे निर्जलन (dehydration) का उपचार हो सके।

# अमीबियासिस
## (Amoebiasis)

| | |
|---|---|
| ❒ मल सीरे की तरह का, आंव मिला, हरे से रंग का लिसलिसा या झागदार हो, साथ में नाभि पर खिंचाव सा हो, जीभ साफ़ हो। | *इपिकैक* ३० या ०/५ (और उच्च) |
| ❒ मल बार-बार आए; संतुष्टी न हो। पेट में ऐठन के साथ हरे से रंग का, रक्त-मिश्रित और लिसलिसा मल आए। रात में रोग वृद्धि। | *मर्क सौल* ३० या २०० |
| ❒ मल त्यागने के बाद बेहद कमज़ोरी हो, रोगी को लगे जैसे मलद्वार हमेशा खुला ही रहता है। हाज़त होने के बाद मल अनचाहे ही निकल जाए। वायु विसर्जन के साथ दुर्गन्धित मल निकले। | *फ़ॉस्फ़ोरस* ३० या २०० |
| ❒ जब रोग के कारण वज़न कम होने लगे, रोगी धैर्यहीन, बेचैन एवम् निराश हो जाए। | *इमेटिन* ३० या २०० |
| बायोकैमिक औषधिः | *काली फ़ॉस* ६X |

अन्य महत्वपूर्ण औषधियांः एलो सोक, बैसिलिनम, कोलोसिन्थ, हाइड्रेस्टिस कैन, मर्क कौर, सैप्टिसिमिन, सल्फ़र, थूजा एवम् ट्र्यूबरकुलाईनम कोच, आदि।

# पेचिश
## (Dysentery)

बड़ी आंत में घाव होकर मरोड़ के साथ खून एवम् आँव मिले, थोड़े-थोड़े दस्त आने को पेचिश कहते हैं।

लक्षणः भूख न लगना, उल्टी या मिचली, पेट में तेज़ दर्द व बार बार दस्त, बुखार, दर्द के साथ पाख़ाना, आदि।

| | |
|---|---|
| ❒ रोग की प्रारम्भिक अवस्था में, जब बुखार, बेचैनी, घबराहट, व पेट में दर्द हो। ख़ासकर खुश्क, ठण्डी हवा लगने से रोग पैदा हुआ हो। | *एकोनाइट* ३० |
| ❒ दस्त में खून की मात्रा बहुत अधिक हो व मल की | *मर्क कौर* ६ या ३० |

| | | |
|---|---|---|
| | मात्रा कम हो। दस्त आने से पहले, साथ में, और बाद में बहुत तेज़ दर्द व मरोड़ (tenesmus) हो। मुँह में लार भरी रहे, परन्तु फिर भी प्यास लगे। | या २०० |
| ❐ | दस्त में खून की मात्रा आँव की अपेक्षा बहुत ज़्यादा हो। मल बदबूदार हो। मल त्यागने के बाद भी प्रवृत्ति बनी रहे। रात में रोग वृद्धि। | *मर्क सौल* ६ या ३० या २०० |
| ❐ | जब आँव के साथ उबकाई भी बनी रहे। प्यास न हो, ज़बान साफ़ हो, लगातार मिचली आए जो उल्टी लगने के बाद भी कम न हो। ठण्ड लगे। | *इपिकैक* ३० या २०० |
| ❐ | नमी वाली जगह पर रहने से, या बरसात में रोग हो। चलते-फिरते रहने से अच्छा लगे। | *रस टॉक्स* ६ या ३० |
| ❐ | सर्दी के मौसम में पेचिश हो; भीगने, पसीना रूक जाने, व रात्रि में रोग बढ़े। बदबूदार हवा के साथ पतला पाख़ाना जल्दी-जल्दी आए और साथ में हवा ख़ारिज हो। टट्टी में आंते कट कर निकलें। पकते हुए खाने की खुशबू से मिचली, उल्टी व बेहोशी तक हो जाए। | *कॉल्चिकम* ३० या २०० |
| ❐ | ठंडा पानी पीने से सर्दी लगे और तेज़ी से मल त्याग हो। मलमार्ग में मिर्ची लगने का सा जलनयुक्त दर्द। | *कैप्सिकम* ३० या २०० |
| ❐ | पेचिश के साथ श्वास कष्ट हो। पाख़ाने में सफ़ेद आँव - लगे जैसे आंतें ही कट कर आई हों। पाख़ाने में खूनी आँव - जिसमें खून की धारियां या खून ही आए। | *कैन्थेरिस* ६ या ३० या २०० |
| | बायोकैमिक औषधिः | *बायो. नं० ६* |

अन्य महत्वपूर्ण औषधियांः एपिस मैल, आर्सेनिक एल्ब, बैराइटा कार्ब, बैलाडोना, ब्रायोनिया, कैल्केरिया कार्ब, कार्बो वेज, कैमोमिला, चाइना, फ़ैरम मैट, फ़ैरम फ़ॉस, जल्सेमियम, हायोसाइमस, लैकेसिस, लाइकोपोडियम, नक्स वोमिका, पल्साटिला, सीपिया, स्टेफ़िसएगेरिया, स्ट्रामोनियम, सल्फ़र, टैरेन्टुला हिस्पेनिया, एवम् विरेट्रम एल्ब, आदि।

# कृमि
## (Worms)

*कृमि या पेट में कीड़े तीन प्रकार के होते हैं।*

i) छोटे सूत की तरह (small thread worms): ये इकट्ठे मलद्वार के पास रहते हैं, कभी मूत्र नली या योनि में भी चले जाते हैं और वहां इनके कारण खुजली होने लगती है, जलन होती है।

लक्षण: सांस में बदबू, पाख़ाने के समय तकलीफ, नाक में खुजली, नींद में दांत किटकिटाना, गुदा में बराबर खुजली रहने से नींद न आना। असंयत मूत्र स्राव।

ii) गोल कृमि (round worms): ये केंचुवे की तरह सफ़ेद होते हैं, छोटी आंत में रहते हैं। कभी उल्टी के साथ, कभी पाख़ाने से निकलते हैं।

लक्षण: पेट फूलना, पेट में दर्द, दांत किटकिटाना, नींद में चीख़ना, नाक खुजलाना, चेहरा पीला, शरीर दुबला, भूख अधिक हो या खाने में अरूचि। असंयत मूत्र स्राव।

iii) फ़ीता कृमि (tape worms): सफ़ेद चपटे, यह कृमि छोटी आंत में रहते हैं।

| | |
|---|---|
| ❒ हर तरह के कृमि। बच्चों में चिड़चिड़ापन, हमेशा खाते रहना। मीठा खाने की तीव्र इच्छा। बच्चा पेट के बल लेटना चाहे। बार-बार नाक में अंगुली ड़ाले। रोगी दयनीय रूप (piteous crying) से रोए। | *सिना* ३० या २०० |
| ❒ गोल कृमि। नाक में खुजली हो। रोगी नाक में बार-बार अंगुली ड़ाले। | *सैन्टोनिन* 1X या 3X |
| ❒ फ़ीता कृमि। बिस्तर में पेशाब निकल जाए। पेट दर्द हो। पेट में मरोड़ हो। मुँह लार से भरा रहे - स्वाद घिनौना सा हो। | *क्यूप्रम आक्सिडेटम् नाइग्रम* 1X या 3X |
| ❒ बच्चा शब्द के पहले अक्षर को तीन-चार बार बोलता है - अकसर ऐसा उन बच्चों में पाया जाता है जिनके पेट में कीड़े होते हैं। बच्चा नाभि प्रदेश में दर्द की सबसे ज़्यादा शिकायत करता है। | *स्पाइजिलिया* ३० या २०० |
| ❒ सूत कृमियों के लिए। गुदा में ख़ारिश हो जो शाम के समय बिस्तर में ज़्यादा हो। रोगी रात | *टियूक्रियम* ६ या ३० |

के समय बेचैन रहे।

| | |
|---|---|
| ❑ पेट में एस्केराइड्स एवम् फ़ीता कृमि एवम् साथ में – मुँह से दुर्गन्ध व गला रूंधने का एहसास बना रहे। खुश्क, सूखी खाँसी आए और मलद्वार में गुदगुदी हो। | *टैरेबिंथ* ६ या ३० |
| ❑ फ़ीता कृमि। अपच – थोड़ा भी खाने के तुरन्त बाद कष्ट बढ़े। पेट दर्द, पेट में ऐंठन, कटने-फटने जैसा दर्द एवम् अत्यधिक गैस बने। आमाशय सम्बन्धित रोग शाम को बढ़ें। | *मैग म्यूर* ३० या २०० |

बायोकैमिक औषधि: *नैट्रम फ़ॉस* 6X

*सामान्य देख रेख:* कृमि शरीर में पनपने ही न पाए इसके लिए स्वास्थ्य के नियमों का पालन करके जीवनी शक्ति स्वस्थ रखना आवश्यक है। मांस, मछली व मीठा अधिक मात्रा में सेवन न करें। आमतौर पर देखा गया है कि रोगी की जो दवा सम्पूर्ण विकृत लक्षणों के आधार पर दी जाती है उसके लेने से पेट के कीड़ों की प्रवृत्ति भी समाप्त हो जाती है।

## कब्ज़
## (Constipation)

मल साफ़ न आने को कब्ज़ कहते हैं।

लक्षण: पाख़ाने की हाज़त ही नहीं होती या रोगी कई बार थोड़ा-थोड़ा पाख़ाना करता है। पाख़ाना साफ़ नहीं होता।

कारण: मानसिक उत्तेजना, नियमित रूप से परिश्रम न करना, ठीक से भोजन न करना, भोज्य पदार्थों में फाइबर की कमी, जिगर के रोग आदि कारणों से कब्ज़ हो सकता है।

| | |
|---|---|
| ❑ साधारण कब्ज़ में। ख़ासकर जो लोग सारा दिन बैठकर मानसिक कार्य करते है, कोई व्यायाम नहीं करते। रोगी क्रोधी एवम् ठंडी प्रकृति का हो। | *नक्स वोमिका* ३० या २०० |
| ❑ जब मल बहुत कड़ा गांठों के रूप में, बकरी की मेंगनी की तरह हो। शौच जाने की इच्छा न हो। | *एल्यूमिना* ३० या २०० |

मलाशय की निष्क्रियता के कारण पतला मल भी कठिनाई से निकले।

| | | |
|---|---|---|
| ❐ | मल बहुत कड़ा व बड़े बड़े लैंड के रूप में निकलता हो और आँव लिपटा हो। गर्म दूध पीने से आराम आए। | *ग्रेफ़ाइट्स* ३० या २०० |
| ❐ | बार-बार पाख़ाना जाने की इच्छा पर पाख़ाना होता नहीं। मल सूखा व कड़ा। बैठे रहने की अपेक्षा खड़े होने पर सहज ही में पाख़ाना हो। | *कॉस्टिकम* ३० या २०० |
| ❐ | जब कब्ज़ की वजह से पेट अंदर को धंसता सा महसूस हो। | *हाइड्रेस्टिस* Q या ३० |
| ❐ | जब मलद्वार में डाट सी लगी हुई अनुभव हो। मल कड़ा, छोटा-छोटा, अधूरा ही बड़ी मुश्किल से निकले। गर्मी लगे - प्यास कम हो। | *लाइकोपोडियम* ३० या २०० |
| ❐ | जब आंतें काम न करती हों। मल खुश्क, कड़ा, और लंबे सुद्दे। अंतड़ियों में स्राव की कमी। तेज़ प्यास लगे। जीभ पर लेप चढ़ा हो। आमाशय विकार के कारण सिर दर्द; हिलने-डुलने से बढ़े। | *ब्रायोनिया* ३० या २०० |
| ❐ | जब मल छोटी-छोटी गोलियों की तरह हो, शौच जाने की हाज़त बिल्कुल न हो। कई कई दिन तक पाख़ाना न होने पर भी कोई कष्ट महसूस न हो। | *ओपियम* ३० या २०० |
| ❐ | पुराना कब्ज़। हाज़त होती है पर पाख़ाना बड़ी मुश्किल से होता है। जब कब्ज़ पेट दर्द के साथ हो, ऐसा लगे मानो पेट की अंदरूनी भित्ती (wall) रीढ़ के साथ किसी डोरी के द्वारा खींच ली है। | *प्लम्बम मैट* ३० या २०० |

*सामान्य देख रेख:* पानी बहुत मात्रा में पीयें, हल्का, सादा, रेशेयुक्त भोजन करें, हरी सब्ज़ियां, सलाद व फल प्रचुर मात्रा में खाएं। तली हुई व महीन चीज़ों (मैदा से बने खाद्य पदार्थ जैसे ब्रैड, केक, पेस्ट्री, बिस्किट, आदि) का सेवन बिल्कुल न करें। नियमित व्यायाम करें।

# बवासीर
## (Piles)

परिश्रम के चोर, भोग, विलासी, शराबी, कब्ज़ के रोगी, अक्सर बवासीर के शिकार हो जाते हैं। बार-बार जुलाब लेना, रबर के फोम या नरम गद्दी पर बैठना, शौच के समय कांखना, ज़ोर लगाना, आदि, कारण बवासीर पैदा करते हैं। बादी बवासीर में मटर जैसे मस्से मलद्वार पर हो जाते हैं, शिराऐं फूल जाती हैं। यह मस्से मलद्वार के अन्दर भी और या बाहर भी हो सकते हैं। जब मस्से फट जाते हैं तो उनसे खून निकलने लगता है।

| लक्षण | औषधि |
|---|---|
| ❑ खूनी या बादी बवासीर। मलद्वार के चारों ओर लाली, खुजली एवम् जलन। हाथ-पैर गर्म रहें। | *सल्फ़र* ३० या २०० |
| ❑ मलद्वार का संकुचन, खुजली, बादी बवासीर एवम् बार-बार मल त्यागने की इच्छा। | *नक्स वोमिका* ३० या २०० |
| ❑ जब काले रंग का खून निकले और दर्द बिल्कुल न हो। मलद्वार में तपकन महसूस हो। मलद्वार में दुखन एवम् चोट लगने की सी अनुभूति हो। | *हैमामेलिस* Q या ३० |
| ❑ खूनी बवासीर। जलनयुक्त बवासीर के मस्से। कब्ज़ बना रहे। | *डोलिकोस* Q या 6 या 30 |
| ❑ खूनी बवासीर, चमकीले लाल रंग का खून निकले। कोई दर्द महसूस न हो। | *मिलिफ़ोलियम* Q या ६ या ३० या २०० |
| ❑ हर बार पाख़ाना होने के बाद चमकीले लाल रंग के खून की पिचकारी छूटे। नमकीन, ठंडे पेय एवम् ठंडे भोजन की इच्छा हो। | *फ़ॉस्फ़ोरस* ३० या २०० |
| ❑ गुदा में तिनके फंसे रहने का एहसास और दर्द हो। कब्ज़ हो - कई दिन तक पाख़ाना न हो। बवासीर के साथ रोगी दिल का मरीज़ भी हो सकता है। | *कोलिन्सोनिया* ३० या २०० |
| ❑ मस्सों में बहुत जलन हो - गर्म पानी से धोने से आराम मिले, बहुत बेचैनी हो। अमिट प्यास हो। | *आर्सेनिक एल्ब.* २०० |

| | |
|---|---|
| ❑ जब बवासीर के मस्से फूले हों, ठंडे पानी से धोने से आराम मिले। डंक लगने जैसा दर्द हो। प्यास न लगे। | *एपिस मैल* ३० या २०० |
| ❑ जब बवासीर के मस्सों में खड़े रहने या बैठे रहने पर दर्द हो - मगर चलने-फिरने से आराम मिले। | *इग्नेशिया* ३० या २०० |
| ❑ जब मस्सों से खून बहना रूकने के बाद अत्यधिक दर्द हो। | *एसिड नाइट्रिक* २०० या 1M |
| ❑ बवासीर के मस्से हों। रीढ़ के निचले भाग के आस-पास बेहद दर्द हो; मलद्वार में तिनके फंसे होने या कीड़ों के रेंगने जैसा एहसास हो। | *ऐस्कुलस* ३० या २०० |
| ❑ मलद्वार के फटने या बवासीर के कारण मलद्वार में कतरने जैसा दर्द हो। | *पियोनिया* Q या ३० |
| ❑ मलद्वार में गहरी या सतही दरारें; मल त्याग के बाद दर्द, लगे जैसे मलद्वार और मलाशय में कांच के टुकड़े धंसे हों। मलद्वार में गर्मी और दर्द इस कदर हो कि रोगी सह न पाए। मलद्वार तक आई आंत नली में खिंचाव हो। | *रटेनिया* ६ या ३० |
| ❑ हर बार मल त्याग के बाद अंतः रक्त स्राव वाली शिराएँ (बवासीर के मस्से) अंगूर के गुच्छों की तरह बाहर निकल आएं, ठंडे पानी से धोने से कष्ट थोड़ा कम हो। | *एलो सोक* ३० या २०० |

*सामान्य देख रेख:* खाने में रेशायुक्त भोजन, इसबगोल, चोकर, आदि, का ज़्यादा प्रयोग करें। लगातार व्यायाम एवम् लम्बी सैर करें। बवासीर के मस्सों की सिकाई करने के लिए सहनीय गर्म पानी में 5-10 मिनट बैठें।

# मलद्वार का फटना
## (Fissure in Ano)

सख़्त कब्ज़ में जब रोगी मल निष्कासन के लिए ज़ोर लगाए तो गुदाद्वार की झिल्ली फट सकती है। इसके कारण शौच जाने के समय या बाद में बहुत जलन होती है, और पाख़ाने में खून की लकीर सी दिखती है। बहुत कष्ट होता है, कभी-कभी दर्द के कारण बेहोशी सी भी हो जाती है।

| | |
|---|---|
| ❒ पाख़ाने के समय व बाद में मलद्वार में दर्द हो, जो घंटों बना रहे। रोगी बेचैनी के कारण टहलता रहे। मलद्वार में ऐसा दर्द हो जैसे कि लकड़ी या पत्थर की चैली (splinter) से आहत होने से होता है। | *एसिड नाइट्रिक* ३० या २०० |
| ❒ जब मलद्वार में दर्द पाख़ाना आने के पहले थोड़ा कम व पाख़ाना आने के बाद अधिक हो। आग लगने जैसी जलन। गर्म पानी की सेक से आराम आए। | *रटेनिया* ३० या २०० |
| ❒ जब सख़्त कब्ज़ के कारण मलद्वार फट जाए। कब्ज़ की शिकायत जो गर्म दूध के सेवन से ठीक लगे। | *ग्रेफ़ाइट्स* ३० या २०० |
| ❒ जब खुश्की के कारण मलद्वार के साथ होंठ तथा मुँह के कोर तक भी फट जाएं (आंते भी खुश्क हों)। नमक खाने की प्रबल इच्छा हो। | *नैट्रम म्यूर* 6X या ३० |
| ❒ जब मलद्वार के फटने से स्राव सा बहता रहे और मलद्वार में कतरने जैसा दर्द हो। | *पियोनिया* Q या ३० या २०० |

# भगंदर
## (Fistula in Ano)

मलद्वार के अंदर या उसके आस पास फोड़ा (abscess) होकर नासूर हो जाता है; इसे भगंदर कहते हैं। यह सहज में ठीक नहीं होता।

| | |
|---|---|
| ❒ मलद्वार में खुजली और जलन, पनीला स्राव, पाख़ाना सख़्त, जिसका आधा भाग निकल आने पर फिर वापिस अंदर को खिसक जाए। | *साइलिशिया* ३० या २०० |

| | | |
|---|---|---|
| ❒ | अंध भगंदर (blind fistula)। मलद्वार में खुजली एवम् जलन हो। हाथ-पैरों में जलन हो। होंठ लाल हों। रोगी नहाने से कतराए। | *सल्फ़र* ३० या २०० |
| ❒ | भगंदर और छाती के रोग लक्षण अदल-बदल कर हों। | *कैल्केरिया फ़ॉस* 6x या ३० |

**अन्य महत्वपूर्ण औषधियां:** एसिड फ़्लोरिक, एसिड़ नाइट्रिक, ऑरम मैट, बर्बेरिस वल्गैरिस, कैल्केरिया सल्फ, कॉस्टिकम, चैलिडोनियम, ग्रेफ़ाइट्स, हिपर सल्फ़, हाइड्रेस्टिस, लैकेसिस, मर्क सौल, पियोनिया, प्लैटिना, फ़ॉस्फ़ोरस, पाइरोजिनियम, रटेनिया, सीपिया, सिफ़िलिनम, थूजा एवम् ट्यूबरकुलाईनम, आदि।

***सामान्य देख रेख:*** बाहरी प्रयोग के लिए गर्म पानी में लाल दवा डालकर किसी चौड़े बर्तन में बैठकर सेक करने से फ़ायदा होता है। *कैलेन्डुला* Q और पानी 1 और 10 के अनुपात में मिलाकर मलद्वार को अंदर तक ठीक से धोएं।

## कांच निकलना
## (Prolapsus of Rectum)

जब बड़ी आंत का निचला भाग या फिर श्लेष्मा झिल्ली मलद्वार से बाहर निकल आती हो तो इसे कांच निकलना कहते हैं। यह कभी-कभी स्वयं ही अन्दर चली जाती है, कभी-कभी दबाने से अन्दर जाती है। यह रोग आमतौर पर कमज़ोर बच्चों को हो जाया करता है।

कारण: बवासीर, कब्ज़, पेचिश, मलद्वार में खुजली, सख़्त मल निकालने के लिए ज़ोर लगाना, आदि। बच्चों में यह रोग अक्सर हो जाता है। बूढ़ों या गर्भवती महिलाओं को भी हो सकता है।

| | | |
|---|---|---|
| ❒ | पाख़ाना जाते समय या उसके पहले ही कांच निकल आए। हल्के पीले रंग का, परिमाण में अधिक, बदबूदार, बड़े वेग के साथ मल आए। दस्त सुबह के समय शुरू होकर दोपहर बाद तक हों, और शाम के समय सामान्य पाख़ाना हो। | *पोडोफ़ाइलम* ३० या २०० |
| ❒ | जब मलद्वार की संकोचन पेशी शिथिल हो जाने के कारण गुदा बाहर निकल आए। इस शिथिलता के | *एलो सोक* ३० या २०० |

कारण पाख़ाना तक अनजाने में हो जाए।

- ❐ जब पेशाब करते समय कांच निकलने के साथ पाख़ाना तक हो जाए। *एसिड म्यूर* ६ या ३०
- ❐ जब पाख़ाना जाते समय ज़रा सा जोर लगाने से ही कांच निकल आए। *रूटा* ३० या २००
- ❐ गुदा में खुजली के साथ कांच निकलना। चलते-फिरते रहने से ठीक लगे। *इग्नेशिया* ३०

बायोकैमिक औषधि: *फ़ैरम फ़ॉस* 6X

## हैज़ा
## (Cholera)

हैज़ा - यानि दस्त और उल्टी - एक विषैले जीवाणु विबरियों कॉलेरीश के कारण होता है। यह एक संक्रामक रोग है।

लक्षण: चावल के मांड जैसा, झाग मिला दस्त और उल्टी। प्यास, बेचैनी, ज़्यादा कमज़ोरी, पेशाब में रूकावट, शरीर में ऐंठन, ठंडापन, नाड़ी कमज़ोर व सुस्त।

पानी हमेशा साफ़, प्रदूषण मुक्त पीना चाहिए, विशेषकर बरसात में सड़ी गली चीज़ों के खाने, गंदा पानी पीने, आदि, से ये जीवाणु शरीर में प्रवेश करते हैं। तुरन्त इलाज न होने पर निर्जलन भी हो सकता है। रोगी कुछ ही घंटों में मर भी सकता है।

- ❐ हैज़े की प्रारम्भिक अवस्था में जब शरीर में काफ़ी ठंडक और शक्तिहीनता आने लगे। बदन ठण्डा एवम् नीला पड़ जाए मगर फिर भी रोगी कपड़ा ढकना बर्दाशत नहीं करता। *कैम्फर* ३० या २००
- ❐ जब उल्टी और दस्त काफ़ी मात्रा मे हों और ठंडा पसीना आए। विरेचन (purging), अवसन्नता (prostration), शक्तिपात (collapse)। ठंडे पेय लेने की तीव्र इच्छा। *विरेट्रम एल्ब* ३० या २००
- ❐ जब उल्टी और दस्तों के साथ ऐंठन प्रबल हो। ऐंठन *क्यूप्रम मैट* ३० या

| | |
|---|---|
| शरीर की बाह्य सतह, आमतौर पर अंगुलियों से शुरू हो। | २०० |
| ❒ यदि हैज़े के रोगी में बेचैनी और जलन के लक्षण प्रधान हों। दस्त काले और बहुत बदबूदार हों। अमिट प्यास - थोड़ी-थोड़ी देर में पानी पिए। गर्माहट से (सिर को छोड़कर) रोगी को आराम आए। | *आर्सेनिक एल्ब* ३० या २०० |
| ❒ हैज़े की आखिरी अवस्था में या उल्टी दस्त बंद होने की अवस्था में जब रोगी बर्फ की तरह ठंडा होने लगे, सांस ठंडी हो जाए, मगर रोगी फिर भी हवा के लिए छटपटाए। लगातार पंखा करवाना चाहे; ताज़ी हवा चाहे। | *कार्बो वेज* ३० या २०० |

अन्य महत्वपूर्ण औषधियां: एसिड हाइड्रोसाइनिक, ऐथ्यूज़ा, एन्टिम टार्ट, क्रोटेलस होर, क्यूप्रम आर्स, गुएकम, इपिकैक, मैडोराइनम, फ़ॉस्फ़ोरस, पोडोफ़ाइलम, सोराइनम एवम् सिकेल कोर, आदि।

*'दस्त व गैस्ट्रोऐन्ट्राइटिस' अध्याय भी देखें।*

## हिचकी
## (Hiccough)

पेट की साधारण गड़बड़ी के कारण होने वाली हिचकी चिन्ताजनक नहीं होती, परन्तु कष्ट अवश्य देती है। तेज़ बुखार, हैज़ा, तथा अन्य प्राणघातक बीमारियों में जटिलता के रूप में, जो हिचकी पैदा हो जाती है; वह अगर जल्दी ही बंद न हो तो जानलेवा भी हो सकती है।

| | |
|---|---|
| ❒ दुःख, निराशा या मानसिक उद्वेग, या फिर रोते-रोते हिचकी आने लगे। तंबाकू की खुशबू से और कुछ खाने-पीने से हिचकी आए। नींद के दौरान हिचकी आए। | *इग्नेशिया* ३० या २०० |
| ❒ हिचकी के कारण सारे शरीर में झटका सा लगे; शाम के समय और खड़े होने पर हिचकी बढ़े। | *एगैरिकस* ६ या ३० |

| | |
|---|---|
| ❒ भोजन या धुम्रपान के बाद बार-बार हिचकी आए और पेट फूल जाए। शाम के समय रोग वृद्धि। | *लाइकोपोडियम* ३० या २०० |
| ❒ कब्ज़ व अपच के कारण उल्टी के साथ हिचकी आए; ज़्यादा मात्रा में खाना खाने से रोग वृद्धि। | *नक्स वोमिका* ३० या २०० |
| ❒ खाने के बाद हिचकी आए। गर्भावस्था के दौरान हिचकी आए। डकारों के साथ हिचकी आए। | *साइक्लेमन* ३० या २०० |
| ❒ शराबियों में एसिडिटी के कारण हिचकी की शिकायत - लगातार लम्बे समय तक हिचकी आए। | *एसिड सल्फ* ३० या २०० |
| ❒ किसी वजह से दिमाग के हिल जाने (concussion) के कारण हिचकी आए। पेट में दर्द हो। दौरे के साथ हिचकी आए। | *हायोसाइमस* ३० या २०० |
| ❒ दमा के अटैक के पहले या दौरा पड़ने के पहले, या उल्टी आने के पहले हिचकी आए। बेहोशी के दौरान हिचकी आए। | *क्यूप्रम मैट* ३० या २०० |
| ❒ हिचकियाँ रूकने का नाम न लें - लगातार आती जाएं। सांस के लिए रोगी हाँफने लगे। | *लोरोसिरेसस* ३० या २०० |
| ❒ उल्टी आने के बाद पीड़ादायक हिचकी आए। अत्यधिक मात्रा में जी मिचलाने के साथ उल्टी आए - जो ज़रा भी हिलने-डुलने या कुछ भी पी लेने से बढ़े। | *विरेट्रम विर* ३० या २०० |
| बायोकैमिक औषधिः | *नैट्रम म्यूर* 6X, *मैग फॉस* 6X |

# हर्निया (आंत उतरना)
## (Hernia)

पेट से आंत का नाभी में या अण्डकोष में या उस के पास घुस जाने को हर्निया कहते हैं। बाहर से देखने में सूजन की तरह लग सकती है। कई बार ये आंतें सावधानी से धीरे-धीरे चढ़ा देने या दबा देने से अंदर चली जाती हैं। कभी-कभी ऑपरेशन करवाना ज़रूरी हो सकता है।

कारणः कब्ज़, अधिक खाँसना, भारी वजन उठाना, ज़्यादा घुड़सवारी, अधिक श्रम, ज़्यादा घूमना, टट्टी पेशाब के समय ज़्यादा ज़ोर लगाने, आदि कारणों से यह रोग हो सकता है।

- ❐ दायें ओर का हर्निया; शाम के समय रोग वृद्धि। रोगी को मीठा एवम् गर्म खाना-पीना अच्छा लगे। — *लाइकोपोडियम* ३० या २००
- ❐ बायीं ओर का हर्निया। लम्बे समय तक कब्ज़ के कारण रोग। रोगी गुस्सैल प्रकृति का हो। — *नक्स वोमिका* ३० या २००
- ❐ सख़्त कब्ज़ रहने के कारण हर्निया हो। — *प्लम्बम मैट* ३०
- ❐ जब आंत अचानक बीच में अटक जाए और उसकी वजह से सूजन, जलन वाला तेज़ दर्द, घबराहट, ठंडा पसीना व मृत्यु भय हो। — *एकोनाइट* ३० या २००
- ❐ ख़ासकर मोटे थुलथुले व्यक्तियों में हर्निया की शिकायत। रोगी को ठण्ड ज़्यादा लगे। प्यास खूब लगे। — *कैल्केरिया कार्ब* २०० या 1M

अन्य महत्वपूर्ण औषधियांः एसिड सल्फ़, अमोनियम कार्ब, आर्सेनिक एल्ब, ऑरम मैट, बैलाडोना, कार्बो वेज, कॉकुलस इण्डिका, लैकेसिस, मैग म्यूर, ओपियम, रस टॉक्स, सीपिया, साइलिशिया, स्टेफ़िसएगेरिया, सल्फ़र, सिफ़िलिनम, टैबेकम एवम् थूजा, आदि।

आमतौर पर मूल कारणों (fundamental causes) - सोरा, सिफ़िलिस, साइकोसिस (psora, syphillis, sycosis) या इनके मिले-जुले उद्वेग (acute flare -up) से हर्निया की शिकायत हो सकती है। आमतौर पर हर्निया सोरा या साइकोसिस, या इन दोनों के मिश्रण से होता है। परन्तु यदि सिफ़िलिटिक म्याज़्म् साथ में हो तो यह घातक (destructive) बन जाता है जो कि टी.बी. या कैन्सर का रूप ले सकता है; इसलिए हर्निया का इलाज समय पर एवम् व्यक्तिपरक (constitutional) होना चाहिए।

# अजीर्ण, अधिक गैस बनना व अफारा, आदि
## (Gastric complaints)

| | | |
|---|---|---|
| ❒ | अधिक भोजन करने के कारण अधिक गैस बने। कब्ज़ रहे; बार-बार पाख़ाना आए। रोगी गुस्सैल प्रकृति का हो। ठण्ड महसूस करे। | *नक्स वोमिका* ३० या २०० |
| ❒ | गैस बनने की प्रवृत्ति। रोगी सड़े अंडों जैसी बदबूदार गैस छोड़े। रोगी ठंडी प्रकृति का हो। रोगी के पसीने एवम् अन्य स्रावों से तेज़ बदबू आए। | *सोराइनम* ३० या २०० |
| ❒ | गरिष्ट भोजन खाने से अधिक गैस बने; अपचा भोजन पेट में पड़ा रहे। प्यास न हो। जीभ पर गाढ़ी मैल की परत जमी हो। खुली हवा में अच्छा लगे। | *पल्साटिला* ३० या २०० |
| ❒ | अधिक गैस के कारण अफारा। सारा पेट ढोल की तरह फूल जाए। गैस निकलने से भी आराम न मिले। फल खाने से रोग बढ़े -परन्तु फल खाने का मन करे। | *चाइना* ६ या ३० |
| ❒ | पेट में वायु के कारण अफारा आए। ख़ासकर पेट का ऊपरी हिस्सा फूल जाए। डकार आने या गैस निकलने से आराम आए। पाचन क्रिया धीमी हो। | *कार्बो वेज* ३० या २०० |
| ❒ | कब्ज़ या कड़े मल के साथ पेट में अफारा हो। ख़ासकर पेट का निचला हिस्सा फूल जाए। ख़ासकर शाम को ५ से ८ बजे के बीच रोग वृद्धि। | *लाइकोपोडियम* ३० या २०० |
| ❒ | पेट में अधिक वायु इकट्ठी होने के कारण अफारा। पेट में तरल पदार्थ गड़गड़ बोलें। | *एसाफ़ोटिडा* ६ या ३० |
| ❒ | जब वायु ऊपर या नीचे कहीं से भी न निकले, बहुत परेशानी हो। गर्म डकार आएं। | *रैफेनस सैटाइवा* ६ या ३० या २०० |
| ❒ | गैस के कारण खट्टी डकार आएं। खाना बनते समय खाने की खुशबू से उल्टी सी आए। | *स्टैनम मैट* ३० या २०० |

| | | |
|---|---|---|
| ❑ | वायु इकट्ठा होने के कारण पेट में दर्द। खाने की खुशबू से जी मिचलाए। जोड़ों में दर्द हो। | *कॉल्चिकम* ३० या २०० |

## हाइटस हर्निया
## (Hiatus Hernia)

| | | |
|---|---|---|
| ❑ | हाइटस हर्निया - पेट का अम्ल (acid) वापस खाने की नली (food pipe) में जमा होने लगे। भूख कम लगे। और पेट कम खाने से ही भरा हुआ महसूस हो। पेट फूला रहे। मीठा एवम् गर्म खाने की इच्छा हो। | *लाइकोपोडियम* ३० या २०० |
| ❑ | खाना वापस मुँह तक आए। खाने के एकदम बाद पेट में दर्द हो जो कमर व कन्धों के जोड़ों तक जाए। पेट में जलन व भारीपन हो। बाईं ओर की पसलियों के नीचे छोटे से हिस्से में दुखन व कष्ट हो जो खाने के बाद ठीक लगे। | *काली बाई* ३० या २०० |
| ❑ | पेट में दर्द के साथ हाइटस हर्निया की शिकायत - जो लेटने से बढ़े । खाने के १ से २ घंटे बाद पेट फूला रहे - ऐसे लगे जैसे कि बहुत ज़्यादा खाना खा लिया हो या फिर पेट में पत्थर के समान कोई भारी चीज पड़ी हो। खाना वापस मुँह तक आए (regurgitation) और खाने के स्वाद भरी डकारें आएं। कुछ घंटे पहले खाया हुआ भोजन उल्टी में निकले। गर्म खाने या गर्मी के कारण - गर्म कमरे में रोग वृद्धि। रोगी को खुली हवा में अच्छा लगे। मुँह खुश्क हो, परन्तु फिर भी प्यास न लगे। | *पल्साटिला* ३० या २०० |
| ❑ | अम्लशूल जो चिकनाई युक्त भोजन के बाद बढ़े। खाने के कुछ घंटे बाद पेट में जलन के साथ दर्द हो, जो दबाव से बढ़े। रोगी को ठंडी चीजें व नमकीन खाने की तीव्र इच्छा हो। बर्फ सा ठंडा पानी पीने | *फ़ॉस्फ़ोरस* ३० या २०० |

के कुछ देर बाद, जैसे ही पेट में जाने के कुछ देर बाद गर्म हो - उल्टी हो जाए। रोगी बर्हिमुखी (extrovert) एवम् मृदु भाषी हो - दूसरों का ध्यान रखे और दूसरों का ध्यान अपनी ओर खींचे। ऐसे व्यक्ति को गले लगना, हाथ पकड़ना, लोगों से मिलना-जुलना बहुत अच्छा लगता है।

| | |
|---|---|
| ❐ शारीरिक बेचैनी के साथ ठंड महसूस हो। प्यास लगे। उदर में गैस घड़घड़ाए - जो शरीर की पहली हरकत - जैसे बिस्तर से उठते समय बढ़े। परन्तु चलने-फिरने से ठीक हो जाए। | *रस टॉक्स* ३० या २०० |

—— ◆ ——

"विकार या रोग का कारण परिशुद्ध तत्व के गतिज स्तर में अन्तर्निहित है। जब इसका प्रवाह तत्वात्मक चरण में प्रवेश करता है, इसका उत्सर्जन स्वतः ही बैक्टीरिया का रूप धारण कर लेता है। यह साक्षात कारण से परिणाम का विकास क्रम है। रोगाणु तरल पदार्थ से उत्पन्न होते हैं। तरल पदार्थ संक्रामक होते हैं, परन्तु रोगाणु या जीवाणु - जीव का स्वरूप होने के कारण - संक्रामक नहीं होते। विषाक्तता (sepsis) पहले उत्पन्न होती है, और उसके बाद रोगाणु उत्पन्न होते हैं। रक्त में विषाक्तता स्वतः प्रवर्तित विकास क्रम है।"

"The cause of the disorder is on the plane of simple substance. When it floats forth into the ultimates it evolves spontaneously into bacteria. This is direct evolution from cause to effect. Causes are continued into effects. Germs are caused from the fluids. The fluids are infectious, but the germs — as living beings — are not infectious. Sepsis comes first, then the germs appear. There is spontaneous development of sepsis in blood."

*-Transaction of the first meeting of*
*The Society of Homoeopathicians, Chicago, November, 1910*
*-Dr.J.T. Kent*

# अम्लता एवम् एच पायलोरी संक्रमण, आदि
## (Gastro-Esophageal Reflux Disease-GERD and H. Pylori Infection, etc.)

| | |
|---|---|
| ❑ रात के समय अम्लशूल (heart burn)। (एपिगैस्ट्रियम) अधिजठर में पीड़ा हो एवम् पूरी तरह भरा होने एवम् दबाव पड़ने पर भारीपन महसूस हो - और साथ में भरा होने या खाली होने पर दर्द महसूस हो। पेट गैस के कारण फूला रहे; डकार आने से आराम आए। भूख कम हो जाए; ख़ासकर माँसाहार के लिए अरूचि हो। अम्ल कम बने। मिर्च-मसाले वाला खाना एवम् तरल पदार्थों को खाने का मन करे। सुबह के समय पेट का पानी मुँह तक आने के कारण मिचली आए - जो तरल खाने से कम हो और ठोस आहार से बढ़े। पेट में खाने के किण्वन/खमीर (fermentation) के कारण पेट फूल जाए। बीयर (beer) पीने के बाद मिचली व उल्टी हो। खाने के एक घंटे बाद खट्टी उल्टी हो। | *काली बाई* ३० या २०० |
| ❑ हाइड्रोक्लोरिक एसिड ज़्यादा बने; अम्लशूल। मिचली आए। ख़ासकर पियक्कड़ों में, जो ऐल्कोहौल का लगातार सेवन करते हैं। रोगी को ठण्ड ज़्यादा लगे। प्यास न हो; (पल्साटिला की तरह लक्षण बदलते रहें) फलों का रस पीने का मन करे। रोगी हमेशा हर तरह की जल्दी में रहे। तेज़ चले, खाना जल्दी-जल्दी खाए। | सल्फ़्यूरिक एसिड ६ या ३० |
| ❑ जब शिकायत गरिष्ठ, चिकनाई युक्त भोजन लेने के बाद हो। मुँह खुश्क हो, परन्तु प्यास न हो, या बहुत कम हो - लक्षण बदलते रहें। खाने के १ से २ घंटे बाद पेट फूला रहे - ऐसे लगे जैसे कि बहुत | *पल्साटिला* ३० या २०० |

ज़्यादा खाना खा लिया हो या फिर पेट में पत्थर के समान कोई भारी चीज़ पड़ी हो। खाना वापस मुँह तक आए (regurgitation) और खाने के स्वाद भरी डकारें आएं। कुछ घंटे पहले खाया हुआ भोजन उल्टी में निकले। गर्म खाने या गर्मी के कारण – गर्म कमरे में रोग वृद्धि। खुली हवा में एवम् सांत्वना से अच्छा लगे। रोगी मृदु स्वभाव का हो।

| | |
|---|---|
| ❐ अम्लशूल – पेट में अम्लता अधिक हो, खट्टे एवम् कड़वे डकार आएं। मुँह से गुदा द्वार तक जलन हो। अत्यधिक खट्टी और तेज़ाब की सी उल्टी हो। | *आइरिस वी* ३० या २०० |
| ❐ अत्यधिक अम्लता के कारण उत्तेजक डकारें (irritating eructations) आएं। माथे में दर्द हो। रात में रोग वृद्धि। | *रोबिनिया* ६ या ३० |
| ❐ लगातार डकार आएं। जीभ पर सफेद लेप चढ़ा हो। अम्लशूल (heart burn)। खट्टा अचार, एवम् अम्लीय भोजन खाने की तीव्र इच्छा हो। | *एन्टिम क्रूड* ३० या २०० |
| ❐ पेट में जलन के साथ दर्द हो। पेट फूला रहे एवम् कम खाने से भी पेट भरा लगे। गैस उदर (abdomen) के निचले हिस्से में हो। शाम के समय ४ से ८ बजे के बीच रोग वृद्धि। गर्म व मीठा खाना अच्छा लगे। | *लाइकोपोडियम* ३० या २०० |
| ❐ पेट में गैस के साथ जलन व दर्द हो। खाने की खुशबू – यहाँ तक कि खाने के विचार मात्र से या खाना देखने से मिचली या उगलाई आए। | *कॉल्चिकम* ३० या २०० |
| ❐ रोगी सड़े अंडों जैसी बदबूदार गैस छोड़े। विषाक्त भोजन करने के कारण रोग हो। गेहूँ की रोटी से व दूध एवम् दूध की चीजों से रोग वृद्धि। | *सोराइनम* ३० या २०० |

| | | |
|---|---|---|
| ❑ | गर्मी के दौरान एवम् गर्भावस्था के दौरान पेट में जलन के साथ दर्द हो, जो ठंडा खाने एवम् कुछ भी ठंडा पीने से बढ़े। गर्म पेय या उल्टी लगने से आराम आए। रोगी थोड़ा-थोड़ा पानी जल्दी-जल्दी पिए या प्यास बहुत कम हो। मानसिक बेचैनी हो व रोगी बहुत ठंड महसूस करे। रोगी ईमानदार (conscientious) प्रकृति का एवम् हर बात एवम् काम को उत्कृष्टतम (fastidious) रूप में देखने एवम् करने का आदी हो। | *आर्सेनिक एल्ब* ३० या २०० |
| ❑ | अम्लशूल जो चिकनाई युक्त भोजन के बाद बढ़े। खाने के कुछ घंटे बाद पेट में जलन के साथ दर्द हो, जो दबाव से बढ़े। रोगी ठंडी चीजें व नमकीन स्वाद पसन्द करे। बर्फ सा ठंडा पानी पीने के कुछ देर बाद, जैसे ही पेट में जाने के कुछ देर बाद गर्म हो - उल्टी हो जाए। रोगी बर्हिमुखी (extrovert) एवम् मृदु भाषी हो - दूसरों का ध्यान अपनी ओर खींचे। रोगी को गले लगना, हाथ पकड़ना, आदि अच्छा लगे। | *फॉस्फोरस* ३० या २०० |
| ❑ | अम्लशूल जो सुबह के समय एवम् उबले अंडे खाने के बाद अधिक हो। खड़ा रहने से रोग वृद्धि। रोगी गर्मी ज्यादा महसूस करे। होंठ लाल हो जाएं। हथेली व पंजे गर्म हों। प्यास न लगे। मानसिक बेचैनी हो - परन्तु शारीरिक सुस्ती हो। नहाने से कतराए। | *सल्फर* ३० या २०० |
| ❑ | अम्लशूल; पेट के निचले भाग (pit of stomach) में खाने के २ से ३ घंटे बाद दर्द हो एवम् पेट भरा हुआ लगे। बदबूदार सांस आए; मुँह में अच्छा न लगने वाला स्वाद हो। पेट में खालीपन या गुल्ली | *एनाकार्डियम* ३० या २०० |

**टिप्पणी (note):** इस पुस्तक में अम्लता एवम् एच पायलोरी संक्रमण, आदि के बाद की टिप्पणी अवश्य पढ़ें।

(plug) का सा एहसास - जो ठंडे पेय से बढ़े। मानसिक दबाव हो। खाने के बाद अच्छा लगे।

| | |
|---|---|
| ❑ शारीरिक बेचैनी के साथ ठंड महसूस हो। प्यास लगे हिलने-डुलने से आराम आए। उदर में गैस घड़घड़ाए - जो शरीर की पहली हरकत - जैसे बिस्तर से उठते समय बढ़े। परन्तु चलने-फिरने से ठीक हो जाए। | *रस टॉक्स* ३० या २०० |

**अन्य महत्वपूर्ण औषधियां:** अर्जेन्टम नाइट्रिकम, नैट्रम फॉस एवम् सैंगुनेरिया, आदि।

---

**टिप्पणी (note):** इस पुस्तक में 'हाइटस हर्निया' एवम् 'हेलीकोबेक्टर पाइलोरी जीवाणु' (Helicobacter pylori bacteria) एवम् यू.टी.आई., आदि के संक्रमण जैसे रोगों के बारे में लिखने का एक मात्र उद्देश्य है कि होम्योपैथिक विद्यार्थियों एवम् ऐसे होम्योपैथिक चिकित्सक जिन्होनें अभी हाल में अपनी प्रेक्टिस शुरू की हो, उन्हें इस तरह की बीमारियों से पीड़ित रोगियों को इलाज करने में झिझक न हो। हमेशा ध्यान रखें: किसी भी रोगी के निदान हेतु होम्योपैथी के मूल सिद्धान्तों को ध्यान में रखकर ही औषधि का चुनाव करें। औषधि का असर डा० हैरिंग के 'रोग मुक्ति के दिशा निदेश के सिद्धान्त' (Hering's 'Law of Direction of Cure') के अनुसार ही होना चाहिए। अगर ऐसा न हो तो दोबारा से रोगी की पूरी जानकारी लेकर सही औषधि का चुनाव करें और रोगी को दें।

# हृदय रोग
## (Heart Diseases)

हृदय हमारे शरीर का एक मुख्य अंग है। हृदय सम्बन्धित रोग होने से सारे शरीर पर इसका असर पड़ता है। यह एक नाजुक अंग है और इसके रोग भी विकट और उलझे हुए होते हैं। हृदय रोग का समय रहते इलाज होना आवश्यक है। हृदय के गभीर रोगों में हृदय विशेषज्ञ की सलाह लें।

## दिल का ज़्यादा धड़कना व उसका आभास होना
### (Tachycardia and Palpitation)

हृदय प्रति मिनट औसतन ७२ बार धड़कता है और इस धड़कन से रक्त हमारे पूरे शरीर में चक्कर लगाता रहता है। हृदय का कोई भी रोग होने पर, रक्त की कमी, चिंता, भय, ज़्यादा नशा करने, सूजन, आदि के कारण से हृदय की धड़कन तेज़ हो सकती है।

- ❐ जब रोग अत्यधिक कमज़ोरी के साथ हो। बेचैनी के साथ धड़कन बढ़े। — *क्रेटेगस* Q या ६
- ❐ जब धड़कन के कारण लगे कि हृदय काम करना ही बंद कर देगा। घबराहट व मृत्यु भय हो। — *एकोनाइट* ३० या २००
- ❐ चोट लगने के कारण धड़कन का बढ़ना। — *आर्निका* ३० या २००
- ❐ ऐसा लगे कि हृदय लोहे के शिकंजे में जकड़ा है। करवट के बल लेटना असहनीय हो। — *कैक्टस जी.* Q या ६ या ३० या २००
- ❐ जब धड़कन अधिक रक्त स्राव या किसी अन्य जैविक स्राव के होने के कारण बढ़े। — *चाइना* ६ या ३०
- ❐ चिन्ता के कारण हृदय रोग हो; जब लगे कि कुछ न कुछ हरकत करते रहना चाहिए, नहीं तो कहीं दिल काम करना ही बंद न कर दे। — *जल्सेमियम* ३० या २००
- ❐ जब चलते समय लगे कि हृदय हिल रहा है। रोगी में निराशा एवम् आत्महत्या की इच्छा प्रबल हो। — *ऑरम मैट* ३० या २००

| | |
|---|---|
| ❐ जब बाएं करवट लेटने, सुबह के समय, नाश्ते के बाद, दोपहर के बाद, शाम के समय, सीढ़ियां चढ़ने या फिर संभोग के समय हृदय की धड़कन बढ़े। बेचैनी के साथ व गुस्से से धड़कन बढ़े। | *फॉस्फोरस* ३० या २०० |
| ❐ बेचैनी के साथ धड़कन जो सुबह के समय, आधी रात के बाद एवम् सांस रोकने से व छाती को आगे की ओर झुकाने से बढ़े। मुँह से सड़ी गन्ध आए। नशीले पदार्थों (तम्बाकू आदि) के सेवन के कारण रोग हो। मन दुखी हो व हृदय में दर्द हो। | *स्पाइजिलिया* ३० या २०० |
| ❐ धड़कन जब सुबह जागने के बाद, गर्म पानी से नहाने, आक्षेप (convulsions) या मिर्गी के दौरे से पहले एवम् गर्म पेय लेने से पसीने के साथ बढ़े। | *लैकेसिस* ३० या ५० मिलेसिमल पोटेन्सी |
| ❐ धड़कन सुबह के समय २ से ४ बजे, भूख के दौरान, एवम् शारीरिक कार्य करने से बढ़े। | *काली कार्ब* ३० या २०० |
| ❐ धड़कन जब सुबह के समय एवम् परिश्रम से बढ़े। कमर के बल लेटने से आराम आए। | *कालमिया लैट* ३० या २०० |
| ❐ धड़कन जो रक्ताल्पता एवम् बेचैनी के साथ हो; रात के समय, खाँसी के दौरान एवम् रात्रि भोज के बाद बढ़े। खुली हवा में अच्छा लगे। | *पल्साटिला* ३० या २०० |
| ❐ धड़कन जब बेचैनी के साथ, रात के समय, सीढ़ियां चढ़ने, संभोग के दौरान, खाँसी के दौरान, मिर्गी के दौरे से पहले एवम् परिश्रम से बढ़े। पसीना भी आए। ठण्ड लगे। प्यास हो। रोगी डरपोक प्रकृति का हो। | *कैल्केरिया कार्ब* ३० या २०० |
| ❐ बेचैनी के साथ हृदय की धड़कन; सीढ़ियां चढ़ने, संभोग के बाद एवम् परिश्रम से बढ़े। | *डिजिटेलिस* ६ या ३० |
| ❐ मानसिक बेचैनी के साथ अनियमित धड़कन, पसीना आए। धड़कन रात में ज़्यादा तेज़ सुनाई दे। | *आर्सेनिक एल्ब* ३० या २०० |

| | |
|---|---|
| ❒ जब रोग पुराना हो, परिश्रम से बढ़े, बोलना या बात करना भी मुश्किल हो, गला घुट जाए - सांस लेने में तकलीफ हो। रोगी तिरस्कृत (neglected) महसूस करे - परन्तु इस बारे में किसी से बात न करे। परिश्रमी हो। ठण्ड महसूस करे। | *नाज़ा* ३० या ०/३ या अधिक |
| ❒ धड़कन जब परिश्रम से बढ़े और लेटने से आराम आए। पसीने में तेज़ गंध हो। रोगी ठण्ड महसूस करे। | *सोराइनम* ३० या २०० |
| ❒ ठण्डे पानी में हाथ धोने से धड़कन बढ़े। रोगी गुस्सैल एवम् झगड़ालू प्रकृति का हो। | *टैरेन्टुला हिस्प.* ३० या २०० |
| ❒ बुरी खबर सुनने एवम् आक्षेप के बाद धड़कन बढ़े। | *काली फ़ॉस* 6X या ३० |

## हृदय से सम्बन्धित अन्य विकार
### (Heart, affections of)

| | |
|---|---|
| ❒ चोट लगने या सूजन के कारण हृदय बढ़ जाए, लगे जैसे शिकंजे में जकड़ा है जिसके कारण करवट के बल लेटना असहनीय हो। | *कैक्टस जी.* Q या ६ या ३० |
| ❒ अधिक परिश्रम के कारण हृदय बढ़ जाए। सुबह २-४ बजे रोग वृद्धि। | *काली कार्ब* ३० या २०० |
| ❒ हृदय प्रदेश में चींटियां रेंगने का सा एहसास हो। हृदय बढ़ जाए। हृदय की सूजन एवम् कुड़बुड़ाहट। न्यूरेलजिया (neuralgia) के साथ हृदय रोग हो। | *स्पाइजिलिया* ३० या २०० |
| ❒ सीढ़ियां चढ़ते हुए हृदय में कसाव या भरापन (fullness) महसूस हो, हृदय बढ़ जाए। दर्द एवम् बेचैनी के साथ हृदय की सूजन। हृदय की कुड़बुड़ाहट (murmur)। निराशा एवम् आत्महत्या का भाव प्रबल हो। | *ऑरम मैट* ३० या २०० |

| लक्षण | औषधि |
|---|---|
| ❐ रोगी जब भी हृदय के बारे में सोचे अवसाद (oppression) में खो जाए। चिन्ता ग्रस्त रहे। | *जल्सेमियम* ३० या २०० |
| ❐ हृदय में गति महसूस हो। | *जिंकम मैट* ३०/२०० |
| ❐ हृदय प्रदेश में गति हो। सुबह के समय रोग वृद्धि। रोगी के हाथ-पैर गर्म रहें। नहाने से कतराए। | *सल्फ़र* ३० या २०० |
| ❐ प्रचण्ड संधिवात (acute rheumatism) में छाती में दबाव लगे जो परिश्रम से बढ़े। | *एसाफ़ोटिडा* ३० या २०० |
| ❐ हृदय में संकुचन जो कमर तक जाए - रात में रोग वृद्धि। छाती को आगे की ओर झुकाने से अच्छा लगे। रोगी सीधा न चल पाए। | *लिलियम टिग* ३० या २०० |
| ❐ हृदय की कुड़बुड़ाहट। हृदय का संकुचन। रोगी ठण्डा पानी पीने से आराम पाए। | *फ़ॉस्फ़ोरस* ३० या २०० |
| ❐ हृदय संकुचन जो मिर्गी के दौरे से पहले बढ़े, साथ में जकड़े जाने का एहसास हो। | *लैकेसिस* ३० या २०० |
| ❐ हृदय संकुचन के साथ नकसीर फूटे। ठण्डे पेय की तीव्र इच्छा हो। रोगी साहसी प्रकृति का हो। | *विरेट्रम एल्ब* ३० या २०० |
| ❐ हृदय संकुचन जो परिश्रम से बढ़े। ज़रा भी हिलने-डुलने से रोग वृद्धि। रोगी एक ही स्थिति में चुपचाप पड़ा रहे। प्यास बहुत लगे, या प्यास बिल्कुल न हो। कब्ज़ बना रहे। | *ब्रायोनिया* ३० या २०० |
| ❐ दुख के बाद हृदय संकुचन। दुखी होने से रोग वृद्धि। | *इग्नेशिया* ३०/२०० |
| ❐ हृदय में भरा-भरा सा महसूस हो जो शाम के समय एवम् मासिक के पहले ज़्यादा हो, हृदय में शाम के समय कसाव हो। | *पल्साटिला* ३० |
| ❐ हृदय रोग के साथ सांस लेने में भी परेशानी हो। | *टैरेन्टुला हिस्प.* २०० |

| | | |
|---|---|---|
| ❒ | हृदय रोग के साथ सांस की तकलीफ। शाम के समय हृदय प्रदेश में गर्मी महसूस हो। रोगी तिरस्कृत महसूस करे - परन्तु किसी से न कहे। | *नाज़ा* ३० या ०/३ या अधिक |
| ❒ | पेशाब की तकलीफ के साथ हृदय रोग। हृदय में कसाव हो जो लेटने से कम हो। | *लोरोसिरेसस* ३० या २०० |
| ❒ | स्नायविक प्रभाव एवम् जी मिचलाने के साथ हृदय की विफलता (heart failure)। अत्यधिक कमज़ोरी एवम् चिड़चिड़ापन। संधिवात के बाद हुए हृदय रोग। अधिक परिश्रम के फलस्वरूप हृदय बढ़ जाए। हृदय कपाट की कुड़बुड़ाहट (valvular cardiac murmur)। | *क्रेटेगस* Q या ६ या ३० या २०० |

## हृदय में दर्द
## (Angina Pectoris)

यह दर्द दिल के अंदर के विकार के कारण नहीं, बल्कि मांसपेशियों व स्नायुमंडल में हुई गड़बड़ी के कारण होता है। ज़्यादा शराब के सेवन से, मानसिक परेशानियों, बीड़ी, सिगरेट, वात रोग, आदि से भी हो सकता है। दिल में एकाएक दर्द उठ कर छाती के सामने वाले भाग, बायें कन्धे व बाजू तक फैल जाता है। सांस जल्दी-जल्दी आने लगता है, घबराहट, पसीना, बेहोशी तक हो जाती है। समय पर ठीक उपचार न मिलने पर रोगी की मृत्यु तक हो सकती है।

| | | |
|---|---|---|
| ❒ | सांस की कठिनाई के साथ हृदय में दर्द जो सुबह के समय अधिक हो। संभोग के बाद, उत्तेजना, परिश्रम, प्यार में निराशा, हाथों को ऊपर करने से बढ़े। नब्ज़ धीमी चले। | *डिजिटेलिस* ६ या ३० |
| ❒ | हृदय में दर्द; उठने के दौरान हुए परिश्रम मात्र से एवम् मासिक के दौरान बढ़े। चक्कर आएं। | *कोनियम* ३० या २०० |
| ❒ | अधिक देर जागने से दिल में दर्द हो, साथ में सांस लेने में कठिनाई हो। खाँसने, मेरूदण्ड को छूने एवम् नींद से जागने के बाद रोग बढ़े। | *टैरेन्टुला सी.* ३० या २०० |

| | | |
|---|---|---|
| ❐ | हृदय में दर्द जो दोपहर बाद, एवम् भावुक होने से बढ़े; डकारें आने से आराम आए। | *थूजा* ३० या २०० |
| ❐ | हृदय में दर्द जो जगह बदले और बाएं हाथ तक फैले, शाम को एवम् लेटने से बढ़े; धीरे-धीरे चलने से एवम् खुली, ठण्डी हवा में आराम आए। | *पल्साटिला* ३० या २०० |
| ❐ | हृदय में दर्द जो बाएं हाथ, कंधे एवम् गुद्दी तक फैले। रात के समय एवम् गाड़ी में सफ़र करने से बढ़े। रोगी सिर्फ बाएं करवट ही लेट सके। | *नाज़ा* ३० या ०/३ या अधिक |
| ❐ | हृदय में दर्द के साथ-साथ डिंब कोशिकाओं में भी दर्द हो, हाथ से दबाव डालने से आराम आए। | *लोरोसिरेसस* ३० या २०० |
| ❐ | हृदय में दर्द के साथ-साथ सांस लेने में कठिनाई हो। रोगी कमर के बल हाथ फैलाकर लेटने से आराम महसूस करे। बदबूदार पसीना आए। | *सोराइनम* ३० या २०० |
| ❐ | बेहोशी के साथ हृदय में दर्द एवम् सांस लेने में तकलीफ हो। दर्द काँख एवम् कमर तक फैले; पीठ के बल लेटने से आराम आए। मासिक के पहले व दौरान, दबाव से व हिलने-डुलने से रोग वृद्धि। | *कैक्टस जी.* Q या ६ या ३० या २०० |
| ❐ | हृदय में दर्द जो जगह बदले और पेट के बाएं तरफ तक फैले और संधिवात (rheumatism) के साथ अदल-बदल कर हो साथ में सांस लेने में कठिनाई हो। | *कालमिया लैट* ३० या २०० |
| ❐ | हृदय का दर्द व बच्चेदानी (गर्भाशय) में दर्द अदल-बदल कर हो जो आगे झुकने से, खाने के बाद एवम् परिश्रम से बढ़े व दाएं हाथ तक जाए। | *लिलियम टिग* ३० |
| ❐ | हृदय में दर्द ठण्ड से बढ़े। रोगी ठण्डी प्रकृति एवम् डरपोक किस्म का हो। | *कैल्केरिया कार्ब* ३० या २०० |

| | | |
|---|---|---|
| ❒ | हृदय में दर्द जो दुख, दाईं तरफ लेटने, मासिक के दौरान व बाद में बढ़े। दर्द बाएं हाथ तक जाए। | *लैकेसिस* ३० या ०/३ या उसके अधिक |
| ❒ | हृदय में दर्द जो श्वास अंदर लेने एवम् चलने से बढ़े। बाईं करवट लेटने से रोग वृद्धि। गर्म पानी पीने की तीव्र इच्छा व पीने से राहत मिले। दाईं करवट सिर ऊंचा करके लेटने से आराम आए। | *स्पाइजिलिया* ३० या २०० |
| ❒ | हृदय में दर्द लेटने से व मासिक के पहले बढ़े। | *स्पोंजिया* ३० या २०० |
| ❒ | गद्‌दी (seat) से उठने पर हृदय में दर्द हो। रोगी हमेशा चिन्ताओं से ग्रसित रहे। | *जल्सेमियम* ३० या २०० |
| ❒ | पेशाब करने के पहले, पेशाब करने के दौरान एवम् बाद में हृदय में दर्द हो। | *लिथियम कार्ब* ३० या २०० |
| ❒ | संधिवात का दर्द जो एक जोड़ से दूसरे जोड़ में जगह बदलता रहे और अन्त में दिल में स्थित हो जाए। सीढ़ियां चढ़ने से रोग वृद्धि। | *ऑरम मैट* ३० या २०० |
| ❒ | हृदय में दर्द (ख़ासकर फाड़ने का सा) जो बाईं काँख, बाँह एवम् अंगुलियों तक फैले। | *लैट्रोडेक्टस* ६ या ३० या २०० |
| ❒ | दिल में ऐंठन का सा या डंक लगने जैसा दर्द जो पेट तक जाए। चलने से रोग वृद्धि। | *लाइसिन* ३० या २०० |
| ❒ | जब हृदय की गति बहुत तेज़ हो। बाईं ओर घूमने से हृदय में सुई चुभने जैसा दर्द हो। | *आइबेरिस* Q या ६ या ३० |
| ❒ | जब हृदय दर्द के साथ बाईं कोहनी में भी दर्द हो। मगर फिर भी रोगी कहे कि उसे कोई परेशानी नहीं है। | *आर्निका मोन्ट* ३० या २०० |
| ❒ | जब पेट में वायु के दबाव के कारण हृदय दर्द हो। रोगी खुली बहती हवा चाहे या लगातार पंखा कराना चाहे (air hunger)। | *कार्बो वेज* ३० या २०० |

- ❑ दर्द हृदय की मांसपेशियां कमज़ोर होने के कारण हो। *स्ट्रोफ़ैन्थस* Q या ६ या ३०

बायोकैमिक औषधिः *मैग्नेशिया फ़ॉस* 6X

# रक्तचाप का बढ़ना
## (High Blood Pressure)

मनुष्य के शरीर में रक्त का दबाव आमतौर पर सिस्टोलिक (systolic) 120 से 140 और डायस्टोलिक (diastolic) 80 से 100 m.m. of Hg तक रहता है। इस स्तर से अधिक होने पर उच्च रक्तचाप (high blood pressure) और कम होने पर निम्न रक्तचाप (low blood pressure) कहलाता है। दोनों ही दशाओं में हृदय पर अधिक दबाव पड़ने से हृदय कमज़ोर हो जाता है। आजकल बी.पी. 120/80 सामान्य माना जाता है।

अधिक मानसिक श्रम या चिन्ता, शारीरिक श्रम का कम होना; अति गरिष्ठ भोजन, भोग-विलास, मोटापा, शराब, धूम्रपान, या खान-पान की गड़बड़ से शिराओं का कड़ा होना और उनकी फैलने की शक्ति में कमी होने के कारण रक्तचाप बढ़ जाता है।

लक्षणः सिर में दर्द या चक्कर, घबराहट, बेचैनी, दिल में दर्द, नींद न आना आदि।

- ❑ जब खुली हवा में चलने-फिरने या शारीरिक परिश्रम करने से रोगी को अच्छा लगे। *रॉवलफ़िया सर.* Q या ६ या ३०
- ❑ कनपटियों मे दर्द हो, गर्मी व धूप से रोग बढ़े। *ग्लोनॉइन* ६ या ३०
- ❑ सिर हिलाते ही चक्कर आए। अविवाहितों में अधिक रक्तचाप। सोने के लिए आँख बंद करते ही रोगी को अत्यधिक पसीना आए। *कोनियम* ३० या २००
- ❑ जब नींद में एवम् नींद से जगने के बाद रोग बढ़े। हमेशा खुले कपड़े पहनने की इच्छा हो। गर्दन के चारों ओर तंग कपड़े बिलकुल सहन नहीं होते। *लैकेसिस* ३० या २००
- ❑ मोटे व्यक्तियों में, जो मांसाहारी भोजन ज़्यादा लेते हैं उनका रक्तचाप बढ़ जाए। *एलियम सैटाइवा* Q या ६ या ३०

- ❑ दुखी या ग़म के मारे लोगों में, जिनमें नमक खाने की इच्छा ज़्यादा हो। सहानुभूति अच्छी नहीं लगती। — *नैट्रम म्यूर* ३० या २००
- ❑ अचानक बुरी ख़बर या घबराहट के कारण। रोगी चिन्ता ग्रस्त हो। — *जल्सेमियम* २०० या 1M
- ❑ जो लोग छोटी सी बात की चिन्ता करें और बड़ी समस्या न समझ सकें। बेचैनी हो, ठण्ड महसूस करे। प्यास लगे मानसिक व शारीरिक विकास में तालमेल न हो। — *बैराइटा म्यूर* 3X या ६
- ❑ अचानक से ज़ोर का सिर दर्द एवम् घबराहट। त्वचा चमकदार लाल एवम् गर्म हो। रोगी सुस्त हो जाए, ठण्ड महसूस करे। प्यास हो। नींबू पानी पीना चाहे। — *बैलाडोना* ३० या २००

*सामान्य देख रेख:* नमक कम से कम इस्तेमाल करें। ज़्यादा शारीरिक परिश्रम न करें। ब्लड प्रेशर की नियमित जांच कराते रहें।

## रक्तचाप का घटना
## (Low Blood Pressure)

रक्तचाप कम होने पर रोगी को सुस्ती, आलस्य, निराशा, और घबराहट सी रहती है।

- ❑ जब घटे रक्तचाप के कारण नब्ज़ क्षीण व धीमी हो, दिल पर बोझ सा महसूस हो। — *विस्कम एल्ब* Q या ६ या ३०
- ❑ जब लगे कि शारीरिक हरकत बंद करते ही दिल काम करना बंद कर देगा। रोगी चिन्ताग्रस्त रहे। आँखें भारी हों, प्यास कम लगे। ठण्ड महसूस करे। — *जल्सेमियम* ३० या २००
- ❑ महत्त्वपूर्ण तरल पदार्थों (उल्टी, दस्त, वीर्य एवम् खून) स्राव के रूप में शरीर से निकल जाने के कारण रक्तचाप घट जाए। रोगी की त्योरी चढ़ी रहे। हमेशा हर चीज़ से परेशान रहे। — *चाइना* ६ या ३०

| | | |
|---|---|---|
| ❑ | सभी शारीरिक प्रणालियां सुस्त पड़ जाएं (stasis)। रोगी पंखे के नीचे या बहती हवा में अच्छा महसूस करे। अपने आप को अभागा माने। | *कार्बो वेज* ६ या ३० या २०० |
| ❑ | कमज़ोर व बढ़ती उम्र के लोगों में रक्तचाप का घटना। भुना मांस अच्छा लगे। लोगों का ध्यान अपनी ओर खींचना चाहे मगर लोगों को अपने ज़्यादा नजदीक न आने दे। | *कैल्केरिया फॉस* 6X या ३० या २०० |
| ❑ | रोगी धूप में बेहोश हो जाए। नमक खाने की इच्छा ज़्यादा हो। रोगी को सांत्वना अच्छी न लगे। | *नैट्रम म्यूर* 6X या ३० या २०० |

*सामान्य देख रेख:* खाने-पीने में पौष्टिक व संतुलित आहार लें। चिन्ता न करें। फल व सब्ज़ियां प्रचुर मात्रा में लें।

—— ◆ ——

"रोग से निपटने की ताकत प्रत्येक जीव में अन्तर्निहित है; प्रत्येक शक्तिकृत औषधि जिसका परिक्षण स्वस्थ व्यक्तियों पर हो चुका है - उत्तेजक ऊर्जा से परिपूर्ण है, और ऐसी औषधि अपनी प्रतिकृति जो विकार स्वरूप किसी रोगी में हो उसकी अपेक्षा करती है; इस वास्तविकता को अमल में लाना हमारा दायित्व है।"

"The healing power is inherent in every living being; the quickening fire is in every proved and potentized remedy, waiting to meet its image in disorder; the truth is ours to employ."

*- Dr. J.T. Kent*

# मूत्रतन्त्र के रोग
# (Diseases of the Urinary System)

## मूत्राशय - प्रदाह
## (Cystitis)

सर्दी लगना, डर जाना, सीलन भरे स्थान में अधिक समय रहना, पथरी, सूजाक, मूत्रनली का सिकुड़ना, चोट, संक्रमण, आदि, के कारण मूत्राशय प्रदेश में दर्द, सर्दी से चुभन मालूम होना, अकड़न या भार महसूस होना, कंपकंपी होना। खाँसने पर कष्ट से पेशाब निकलना, मूत्र में रक्त या श्लेष्मा होना, आदि, लक्षण हो सकते हैं। रोग पुराना होने पर पीप जैसा गाढ़ा श्लेष्मा के साथ ज़्यादा पेशाब एवम् दर्द कमर तक फैल सकता है। मूत्र-ग्रन्थि प्रदाह में दर्द नीचे की ओर बढ़ता है।

| | |
|---|---|
| ❑ जब पेशाब बूंद-बूंद कर दर्द के साथ आए, जलन हो, कभी पेशाब में खून भी आए, और मूत्रनली में लोहे की गर्म सलाख डालने जैसा तीव्र दर्द हो। | *कैन्थेरिस* ३० या २०० |
| ❑ मूत्राशय में सूजन के कारण पेशाब की एक बूंद तक भी अत्यन्त पीड़ा के साथ निकले। पेशाब काला, लाल या भूरा और सड़ांध वाला हो। रोगी बेहद बेचैनी महसूस करे। गर्मी लगे। | *टैरेन्टुला हिस्पेनिया* ३० |
| ❑ जब रोगी पेशाब जाते समय दर्द के मारे चीख़ उठे, दर्द जांघ से नीचे की ओर फैले। | *पैरिआरा ब्रावा* Q या ६ या ३० |
| ❑ जब दर्द के साथ रक्त मिला गर्म पेशाब आए। ज़ोर लगाने के बाद कुछ बूंद ही निकलें। गर्मी लगे। प्यास न लगे। मूत्राशय या मूत्रनली का संक्रमण। शरीर में सूजन हो। | *एपिस मैलिफिका* ३० या २०० |
| ❑ जब पेशाब में खून व एल्ब्यूमिन, आदि आए, तथा पेशाब करते समय जलन व कटने जैसा दर्द हो। | *टैरेबिंथ* Q या ६ या ३० |
| ❑ नवविवाहित स्त्रियों को जब मूत्राशय सम्बन्धित कष्ट संभोग के बाद हो। अति संवेदनशील व्यक्ति जो | *स्टेफ़िसएगेरिया* ३० या २०० |

अचानक ही रोग ग्रस्त हो जाते है। क्योंकि इस तरह के व्यक्ति अपना मनोभाव व्यक्त नहीं कर पाते। ऐसे व्यक्ति अपना गुस्सा ऐसे लोगों पर उतारते हैं - जो इन्हे पलट कर कुछ नहीं कहते - जैसे माँ, पत्नी, छोटे भाई, बहन, घर के नौकर-चाकर, आदि। अति संवेदनशीलता के कारण रोगी में तेज़ी से ऊर्जा का ह्रास होता है जिसके फलस्वरूप रोगी सुस्त हो जाता है, ठण्ड ज़्यादा महसूस करता है और प्यास कम हो जाती है। बुखार के पहले एवम् बुखार के दौरान खूब भूख लगती है।

| | |
|---|---|
| ❐ जब दर्द के मारे रोगी कांपने लगे या रोने लगे। खुली, ठण्डी हवा में अच्छा लगे। रोग लक्षण बदलते रहें। गर्मी लगे - प्यास न लगे। सुस्त पड़ जाए। मानसिक बेचैनी हो। सांत्वना अच्छी लगे। | *पल्साटिला* ३० या २०० |
| ❐ ख़ासकर जब बीमारी सूजाक (syphilis) के कारण हो। रोगी एक ही विषय के बारे में बार-बार बातें करे। ज़ोर से हंसें व ज़ोर से बात करे। हर बात बढ़ा चढ़ा कर करे। | *कैनेबिस सैटाइवा* ३० या २०० |
| ❐ रोग की पुरानी अवस्था में जब पेशाब रात के समय बार-बार हो और पेशाब के साथ गाढ़ा, डोरी की तरह खिंचने वाला, श्लेष्मा निकले। पेशाब करते समय दर्द न हो। | *चिमाफ़िला* ३० या २०० |

अन्य महत्वपूर्ण औषधियांः एसिड फ़ॉस, एन्टिम क्रूड, एन्टिम टार्ट, आर्सेनिक एल्ब, बैराइटा कार्ब, बैलाडोना, ब्रायोनिया, कैल्केरिया कार्ब, कैनेबिस इंडिका, कार्बो वेज, कैमोमिला, चाइना, सिना, कॉफ़िया, यूपेटोरियम पर्फ़, फ़ैरम मैट, फ़ैरम फ़ॉस, जल्सेमियम, हायोसाइमस, इग्नेशिया, इपिकैक, काली सल्फ़, लैकेसिस, लाइकोपोडियम, मर्क सौल, नैट्रम कार्ब, नैट्रम म्यूर, नक्स मौस्केटा, नक्स वोमिका, ओपियम, फ़ॉस्फ़ोरस, रस टॉक्स, सीपिया, साइलिशिया, स्ट्रामोनियम, सल्फ़र, थूजा, ट्यूबरकुलाईनम कोच एवम् विरेट्रम एल्ब, आदि।

# अनजाने में पेशाब निकल जाना
## (Involuntary Urination)

स्नायु तंत्र के पूर्ण विकास न होने के फलस्वरूप यह रोग अक्सर बच्चों में होता है। बड़े लोगों में मूत्राशय की पेशियों की कमज़ोरी की वजह से पेशाब रोकने की शक्ति कम हो जाती है। यह रोग सूजाक, चोट, गुर्दे में पथरी, पेट में कीड़ों की वजह से और स्त्रियों में प्रसव के दौरान हो सकता है।

- ❐ बच्चा - जब पेट में कीड़ों की वजह से बिस्तर में पेशाब करे। बच्चा दयनीय रूप से रोए। बार-बार नाक में अंगुली ड़ाले। — *सिना* ३० या २००
- ❐ जब पेशाब में घोड़े के पेशाब जैसी बदबू हो। रोगी बिस्तर में पेशाब करे। — *एसिड बेन्ज़* ३० या २००
- ❐ जब नींद में ऐसा महसूस हो जैसे कि रोगी पेशाब-घर में ही पेशाब कर रहा है - और बिस्तर गीला करे। — *क्रियोज़ोट* ३० या २००
- ❐ जब पेशाब सिर्फ दिन में ही ज़्यादा हो। रोगी को ठंड महसूस हो - प्यास लगे। सुस्ती हो। रोगी संतुष्ट प्रकृति का हो। — *साइलिशिया* ३० या २००
- ❐ मूत्र-तंत्र की शिथिलता के कारण पेशाब अनजाने में ही निकल जाए। — *कॉस्टिकम* ३० या २००
- ❐ जब रोगी लम्बे समय से बिस्तर में पेशाब करे या पेशाब अनजाने में निकल जाए। सिर व हाथ-पैर गर्म रहें। होंठ लाल हों। नहाने से कतराए। — *सल्फ़र* ३० या २००
- ❐ बूढ़ें व्यक्तियों में जब अनजाने में या बिस्तर में पेशाब निकल जाए। ख़ासकर अविवाहितों में। — *कोनियम* ३० या २००
- ❐ नम्र स्वभाव के रोगियों को, जब हर समय ध्यान पेशाब में ही लगा रहता है। अनजाने में पेशाब निकल जाए। गर्मी लगे - परन्तु प्यास कम हो। ठण्डी, खुली हवा अच्छी लगे। — *पल्साटिला* ३० या २००

- ❒ बिस्तर में पेशाब हो जाए। पेशाब अचानक ही निकल जाए। पेशाब की नली में तेज़ काटने जैसा दर्द एवम् ख़ारिश हो। — *पेट्रोसेलिनम* ३० या २००

- ❒ स्त्रियों में लगातार पेशाब की शिकायत हो, लगे कि योनिपथ से गर्भाशय ही बाहर निकल जाएगा। — *पोडोफ़ाइलम* ३० या २००

## गुर्दे में पथरी
## (Renal Calculus)

मूत्रतन्त्र की क्रियाओं में गड़बड़ी होकर चूर्ण की तरह का पदार्थ, जैसे कि कैल्शियम ऑग्जीलेट, कैल्शियम फ़ॉस्फ़ेट, सिस्टिन, जैन्थिन, आदि, गुर्दे या मूत्राशय में इकट्ठा होने लगता है। इसे गुर्दा या मूत्र-पथरी कहते हैं। जब यह खिसक कर मूत्रनली में आ जाता है तो असहनीय दर्द हो सकता है।

लक्षणः पेशाब में रूकावट, बार-बार पेशाब होना, कभी-कभी पेशाब के साथ खून आना, असहनीय दर्द, जलन आदि।

- ❒ गुर्दे में असहनीय दर्द, ख़ासकर जब दर्द बाईं तरफ हो और मूत्रद्वार तक फैले; बार-बार पेशाब जाने की इच्छा बनी रहे। दर्द जो एक जगह से दूसरी जगह चलता फिरता लगे। — *बर्बेरिस वल्गैरिस* ३० या २००

- ❒ पुराने रोग में पेशाब गाढ़े लाल रंग का हो। दर्द दाईं तरफ शुरू हो। पेशाब धीरे-धीरे आए, ज़ोर लगाना पड़े, कभी-कभी पेशाब में रूकावट भी हो। शाम को ४ से ८ बजे रोग वृद्धि। गर्म पेय व गर्म खाने की इच्छा हो। पेट में वायु की अधिकता हो। — *लाइकोपोडियम* ३० या २००

- ❒ मूत्र-पथरी के दर्द में इतनी तकलीफ हो कि रोगी दर्द के कारण जमीन पर लेटने लगे। बूंद-बूंद पेशाब आए। पेशाब घुटनों के बल झुककर सिर को फर्श या दीवार पर ज़ोर से दबाने के बाद आए। — *पैरिआरा ब्रावा* ३० या २००

- ❒ पेशाब करते समय बहुत तेज़ जलन व दर्द हो। पेशाब गाढ़ा व खून मिला, धुंधला, कालापन लिए हुए हो। — *टैरेबिंथ* Q या ६ या ३० या २००

| लक्षण | औषधि |
|---|---|
| पेशाब में नीलपुष्पों के समान गन्ध आए। बिना किसी दर्द के पेशाब में खून आए। | |
| ❒ पेशाब में सफ़ेद चूर्ण सा या खून आए। किडनी का दर्द। पेशाब की नली में जलन हो एवम् जल्दी-जल्दी पेशाब जाने की हाज़त हो। | *हाइड्रेन्जिया* Q या ६ या ३० या २०० |
| ❒ पेशाब के अंत में असहनीय दर्द हो। खड़े होकर पेशाब करने से पेशाब आसानी से हो जाए। गर्म खाने-पीने से तकलीफ बढ़े पर गर्म सेक से आराम आए। दाहिनी ओर के गुर्दे में दर्द हो। पेशाब में रेत के समान पथरी का चूरा आए। जननांगों से असहनीय बदबू आए। | *सरसापरिला* ६ या ३० या २०० |
| ❒ गुर्दे व मूत्राशय में सूजन, तेज़ कटने-फटने जैसा या जलनयुक्त दर्द, पेशाब मुश्किल से हो, पेशाब की जगह बूंद-बूंद करके खून आए। पेशाब की हाज़त लगातार बनी रहे। | *कैन्थेरिस* ३० या २०० |

बायोकैमिक औषधिः *मैग्नेशिया फ़ॉस* 6X

अन्य महत्वपूर्ण औषधियांः एकोनाइट, आर्निका, कोलोसिंथ, कैमोमिला, मैग्नेशिया फ़ॉस, मैडोराइनम एवम् स्टेफ़िसएगेरिया, आदि।

*सामान्य देख रेखः* साफ, स्वच्छ पानी खूब मात्रा में पीना चाहिए। यदि पथरी कैल्शियम की हो तो दूध एवम् दूध से बनी चीज़ों का परहेज़ करें। पथरी यदि ऑग्जेलेट की बनी हो तो पत्ते वाली सब्जियाँ, जैसे पालक एवम् टमाटर, आदि का परहेज करें।

# पेशाब में रूकावट
## (Retention of urine)

पेशाब में रूकावट दूसरे मूत्रतंत्र रोगों का एक उपसर्ग मात्र है। मूत्र की थैली में पेशाब रहता है पर निकलता नहीं या बहुत कष्ट से निकलता है। मूत्र प्रदेश में बहुत जलन होती है। पथरी, गठिया, कृमि, हिस्टीरिया, वात, मूत्रग्रंथि प्रदाह, मूत्राशय प्रदाह, मूत्र तंत्र का संक्रमण, आदि, कारणों से यह रोग हो सकता है। रोग की बढ़ी हुई अवस्था में मूत्र के साथ पीप व श्लेष्मा मिला हो सकता है।

- ❒ जब रोग जीभ पर गंदे धब्बों के साथ हो; ठण्ड लगने या किसी अन्य कारण से, दानों या स्रावों के दब जाने के कारण या हैज़ा रोग में पेशाब रूक जाए। — *कैम्फ़र* ६ या ३० या २००
- ❒ ठण्डी, खुश्क हवा लगने के कारण पेशाब रूक जाए। मानसिक बेचैनी एवम् डर। बच्चा जब भी सर्दी से ग्रसित हो पेशाब रूक जाए। — *एकोनाइट* ३० या २००
- ❒ पेशाब में घोड़े के पेशाब जैसी बदबू आए। पेशाब करते समय ठण्डा महसूस हो। — *एसिड नाइट्रिक* ३० या २००
- ❒ पेशाब में अत्यधिक बदबू हो। पेशाब गहरे भूरे रंग का व मात्रा में काफी कम आए। — *एसिड बेन्ज़* ३० या २००
- ❒ चोट लगने, अधिक परिश्रम या पेचिश के दौरान पेशाब रूक जाए। पेशाब करते समय मूत्र मार्ग में रगड़ खाने का सा दर्द हो। दर्द के कारण किसी के भी छू जाने का डर बना रहे। — *आर्निका* ३० या २००
- ❒ पेशाब की नली में जलन, पेशाब बूंद-बूंद कर आए। गुर्दे व मूत्राशय में सूजन, तेज़ कटने-फटने जैसा दर्द। पेशाब मुश्किल से हो, पेशाब की जगह बूंद-बूंद करके खून आए। पेशाब की हाज़त लगातार बनी रहे। — *कैन्थेरिस* ३० या २००
- ❒ पुराने सूजाक के कारण पेशाब की रूकावट। मूत्रमार्ग अति संवेदनशील - यहाँ तक कि चलते समय यदि टाँगे भी छू जाएं तो तेज़ दर्द हो। — *कैनेबिस सैटाइवा* ३० या २००

| | | |
|---|---|---|
| ❒ | पेशाब थोड़ा-थोड़ा आए एवम् बहुत बदबूदार हो। पेट में अफारा। दर्द रहित, एल्ब्यूमिन युक्त, रक्त के साथ; रक्त के रंग का या काले रंग का पेशाब आए। पेशाब में नीलपुष्प के समान गन्ध हो। | *टैरेबिंथ* ३० या २०० |
| ❒ | रोगी पेशाब के लिए जितना तेज़ ज़ोर लगाए पेशाब उतना ही कम आए। | *काली कार्ब* ३० या २०० |
| ❒ | रोगी पेशाब घुटनों के बल झुक कर सिर को फर्श या दीवार से दबाव डालकर ही कर सके। आधी रात के बाद रोग वृद्धि। | *पैरिआरा ब्रावा* ३० या २०० |
| ❒ | पेशाब रूक-रूक कर आए। मूत्राशय खाली करने के लिए ५-६ बार पेशाब करना पड़े। ज़्यादा चाय पीने वालों में ऐसे लक्षण अक्सर देखें गए हैं। | *थूजा* ३० या २०० |
| ❒ | बीयर पीने से पेशाब रूक जाए। रोगी गुस्सैल एवम् ठण्डी प्रकृति का हो। | *नक्स वोमिका* ३० या २०० |
| ❒ | मूत्र मार्ग में संकुचन के कारण रूकावट (stricture) पेशाब रूक-रूक कर आए या पूरी तरह रूक जाए। रोगी जैसे ही सोने के लिए आँखें बन्द करे - पसीने से नहा जाए। पेशाब खड़े होकर ही आसानी से आए या फिर पेशाब बैठ कर करने से ही आए। हैज़ा के दौरान, सिर दर्द के दौरान पेशाब रूक जाए। | *कोनियम* ३० या २०० |
| ❒ | हैज़ा के दौरान पेशाब रूक जाए। | *विरेट्रम एल्ब* २०० |
| ❒ | पेशाब सम्बन्धित पुराना रोग, ख़ासकर कंपकंपी के दौरान, ठण्डे फर्श या खंड़जे पर खड़े रहने से, पेट दर्द के साथ रोग हो। ख़ासकर मोटे-थुलथुले, डरपोक एवम् ठण्डी प्रकृति के रोगियों में। | *कैल्केरिया कार्ब* ३० या २०० |
| ❒ | पेशाब दर्द के साथ रूक जाए। मूत्राशय में थक्कों के कारण रोग हो। प्रोस्टेट ग्रन्थि के बढ़ जाने से, | *कॉस्टिकम* ३० या २०० |

ऑपरेशन एवम् प्रसव के बाद पेशाब रूक जाए।

| | | |
|---|---|---|
| ❒ | मूत्राशय एवम् योनि में थक्कों के कारण एवम् ठण्डी हवा लगने से पेशाब रूक जाए। | *कैक्टस* ६ या ३० या २०० |
| ❒ | किसी अन्य प्राणी की उपस्थिति में या जब कोई साथ में हो तो रोगी पेशाब न कर पाए। | *नैट्रम म्यूर* ३० या २०० |
| ❒ | दहशत के बाद, कंपकंपी के दौरान, प्रसव के बाद, एक बार पेशाब करते हुए यदि रोगी सांस न ले तो पेशाब उतरना बन्द हो जाए और दुबारा ज़ोर लगाने से ही आए। | *स्ट्रामोनियम* ३० या २०० |
| ❒ | प्रोस्टेट ग्रन्थि के बढ़ जाने के कारण या अधिक हस्तमैथुन के कारण पेशाब में रूकावट हो। अति संवेदनशील व्यक्ति जो अचानक ही रोग ग्रस्त हो जाते है। क्योंकि इस तरह के व्यक्ति अपना मनोभाव व्यक्त नहीं कर पाते। ऐसे व्यक्ति अपना गुस्सा ऐसे लोगों पर उतारते हैं - जो इन्हे पलट कर कुछ नहीं कहते - जैसे माँ, पत्नी, छोटे भाई, बहन, घर के नौकर-चाकर, आदि। अति संवेदनशीलता के कारण रोगी में तेज़ी से ऊर्जा का ह्रास होता है जिसके फलस्वरूप रोगी सुस्त हो जाता है, ठण्ड ज़्यादा महसूस करता है और प्यास कम हो जाती है। बुखार के पहले एवम् बुखार के दौरान खूब भूख लगती है। | *स्टेफ़िसएगेरिया* ३० या २०० |
| ❒ | दहशत के बाद, बुखार के दौरान या प्रसव के बाद पेशाब रूक जाए। | *ओपियम* २०० या 1M |
| ❒ | मासिक के दौरान पेशाब रूक जाए। | *काली बाई.* ३० |
| ❒ | गुस्सा दब जाने से पेशाब रूक जाए। | *कोलोसिंथ* ३० या २०० |
| ❒ | सिर्फ लेटने के दौरान ही पेशाब आए; पेशाब की धार फव्वारे की तरह फूटे, खाँसते समय पेशाब बूंद-बूंद टपके। | *क्रियोज़ोट* ३० या २०० |

# बहुमूत्र या मधुमेह
## (Diabetes)

मधुमेह रोग दो प्रकार का होता है।

१) जहाँ इन्सुलिन पर निर्भरता न हो - ऐसे रोगियों में आमतौर पर वशांगत प्रभाव पाया जाता है।

२) जहाँ इन्सुलिन पर निर्भरता हो - इसमें पैनक्रियाज़ के द्वारा इन्सुलिन की अपर्याप्त मात्रा या फिर पैनक्रियाज़ द्वारा इन्सुलिन का स्राव बिल्कुल ही नहीं होता है।

इस रोग में मूत्र की मात्रा बढ़ जाती है और मूत्र बार-बार होता है। मधुमेह में मूत्र के साथ चीनी भी मौजूद रहती है। रोगी धीरे-धीरे दुर्बल हो जाता है। इस रोग के रोगी को ज़ख्म हो जाएं तो जल्दी नहीं भरते। कभी-कभी सड़ भी जाते हैं। रोग बढ़ने पर भूख नदारद, दुबलापन, पैरों में सूजन, काम-वासना का बढ़ना, क्षय, खाँसी, फेफड़े की सूजन, दिन-रात में बहुत अधिक पेशाब, आदि, लक्षण हो सकते हैं।

| लक्षण | औषधि |
|---|---|
| ❐ पेशाब में शक्कर आए। शरीर के ऊपरी हिस्से में घमोरियां हों। ज़ख्म देर से ठीक हों। | *सिज़ीज़ियम जैं.* Q या ३० या २०० |
| ❐ जीभ सफ़ेद रंग की हो जाए। पेशाब में शक्कर आए। | *यूरेनियम निट* ६ |
| ❐ पेशाब में जलन व एल्ब्यूमिन एवम् शक्कर आए। पेशाब में नीलपुष्प के समान गन्ध हो। | *टैरेबिंथ* Q या ६ या ३० |
| ❐ हाथ पैरों में जलन, पित्त की अधिकता के साथ मधुमेह रोग हो। | *सिफ़ेलैण्ड्रा इण्डिका* Q या ६ या ३० |
| ❐ बहुमूत्र के साथ जोड़ों में दर्द। | *लैक्टिक एसिड* ३० |
| ❐ जल्दी-जल्दी, दूधिया रंग का पनीला पेशाब आए। पेशाब आने से पहले बेचैनी व बाद में जलन हो। रात के समय पेशाब जल्दी-जल्दी आए। पेशाब में फ़ॉस्फ़ेट हो। कमज़ोरी महसूस करे। पेशाब की मात्रा पिए गए पानी की मात्रा से अधिक हो एवम् पेशाब में शक्कर आए। | *एसिड फ़ॉस* Q या ६ या ३० |
| ❐ अत्यधिक पेशाब आए, जो पानी की तरह साफ एवम् शक्कर-युक्त हो। गर्भाशय रोग के बाद जब मधुमेह | *हैलोनियास* Q या ६ या ३० |

हुआ हो। गुर्दे के प्रदेश में लगातार दर्द बना रहे और छूने पर बढ़े। जब जीभ सफ़ेद हो; प्यास ज़्यादा लगे।

| | | |
|---|---|---|
| ❒ | जीभ चमकीली लाल रंग की हो जाए। प्यास ज़्यादा लगे। पेशाब में शक्कर आए। | *नैट्रम सल्फ़* ३० या २०० |
| ❒ | अधिक शराब पीने के फलस्वरूप रोग हुआ हो। रोगी शर्मीली प्रकृति का हो। रोगी खाने के बाद भी भूख महसूस करे। पेशाब में शक्कर आए। | *मैडोराइनम* २०० या 1M |

बायोकैमिक औषधिः *बायो नं० 7*

***सामान्य देख रेखः*** रोगी को खाने में कड़ा परहेज़ रखना चाहिए। मिठाई और चीनी बिल्कुल बंद कर देनी चाहिए। मूली, जामुन, करेला, मेथी, आदि, कड़वे एवम् कसैले स्वाद वाले फल एवम् सब्जियां फ़ायदेमंद हैं। टहलना और कसरत करते रहना इस रोग में बहुत लाभदायक है।

## पेशाब में रक्त
## (Haematuria)

मूत्र में रक्त आने को रक्त-मूत्र कहते हैं। यह रोग चोट लगने के कारण, मूत्रनली की सूजन, या सर्दी लगने, आदि, के कारण हो सकता है। इस रोग के मुख्य कारण हैं - गुर्दे या पेशाब की नली में पथरी, टी. बी., गुर्दे में सिस्ट, मूत्राशय प्रदाह, आदि।

पेशाब से सम्बन्धित सभी रोगों का विवरण देखें। रोगी को उसकी मूल प्रकृति, समस्त विकृत लक्षण एवम् उस समय पर सक्रिय म्याज़्म्, आदि को ध्यान में रख कर ही औषधि का चुनाव करें।

# पेशाब की नली का इन्फेक्शन (यू.टी.आई.)
## (Urinary Tract Infection)

| लक्षण | औषधि |
|---|---|
| ❏ पेशाब की नली का इन्फेक्शन। शरीर में ख़ासकर चेहरे पर सूजन आ जाए। कुछ करने का मन न करे। रोगी को गर्मी लगे, प्यास न लगे या बहुत कम हो। रोगी सुस्त पड़ जाए; क्रोधी प्रकृति का हो। पेशाब में अत्यधिक जलन, पेशाब करते समय पेशाब की नली में दुख़न या डंक मारने जैसा दर्द हो। पेशाब बार-बार या रूक-रूक कर बूंद-बूंद आए। | *एपिस मैलिफिका* ३० या २०० |
| ❏ पेशाब की नली में ई. कोली (E. Coli) का बार-बार संक्रमण (infection) हो। तेज बुखार। ठण्ड़ लगे। पेशाब की नली में पेशाब करते समय जलनयुक्त दर्द हो। | *ई. कोली* (E. Coli) 200 या 1M या 10M |
| ❏ पेशाब गर्म, रक्त मिला, थोड़ा-थोड़ा या बिल्कुल रूक जाए। पेशाब करते समय व उसके पहले जलनयुक्त तेज दर्द हो। बुखार हो एवम् ठंड़ लगे। | *कैन्थेरिस* ३० या २०० |
| ❏ पेशाब की नली में पेशाब करते समय जलन हो, बुखार आए, रात में गर्मी महसूस हो। या तो पेशाब बहुत आए या बिल्कुल कम आए - साथ में सिर दर्द भी हो सकता है। | *बर्बेरिस वल्गैरिस* ३० या २०० |
| ❏ पेशाब रक्त युक्त; भूरे या दूध की तरह सफेद रंग का - मात्रा में कम या अधिक हो सकता है, गर्म व जलन के साथ आए, तेज़ गंध हो। पेशाब की नली में जलनयुक्त सूई चुभने जैसा दर्द हो, जो पेशाब जाने से पहले और पेशाब करते समय बढ़े। बुखार के साथ रात में गर्मी महसूस हो। | *कैनेबिस सैटाइवा* ३० या २०० |
| ❏ अचानक तेज़ बुखार आए, चेहरा लाल एवम् गर्म हो जाए - ठण्ड व गर्मी अदल-बदल कर लगे जो | *बैलाडोना* ३० या २०० |

| | | |
|---|---|---|
| | शाम एवम् रात को बढ़े। पेशाब गर्म, रक्त मिला सुर्ख लाल रंग का, मात्रा में कम या ज़्यादा। साथ में सर दर्द हो। पेशाब में अमोनिया जैसी गंध आए। | |
| ❐ | ठण्ड के साथ बुखार आए; पेशाब गर्म (किसी किसी रोगी को पेशाब ठण्डा भी लग सकता है) व मात्रा में कम हो। पेशाब में घोड़े के पेशाब जैसी गंध हो। पेशाब की नली में रूकावट हो। | एसिड नाइट्रिक ३० या २०० |
| ❐ | पेशाब भूरे रंग का, गाढ़ा, कभी-कभी रक्त मिला भी हो सकता है। पेशाब में कस्तूरी की गंध जैसी गंध आए। पेशाब की नली में संक्रमण के कारण आया प्रदाह; साथ में बुखार, पेट दर्द व कमज़ोरी। | ओसीमम सैंक्टम ३० या २०० |

अन्य महत्वपूर्ण औषधियांः एसिड फ़्लोरिक, एसिड फ़ॉस, एन्टिम क्रूड, एन्टिम टार्ट, आर्सेनिक एल्ब, बैराइटा कार्ब, ब्रायोनिया, कैल्केरिया कार्ब, कैनेबिस इंडिका, कार्बो वेज, कैमोमिला, चिमाफ़िला, चाइना, सिना, कॉफ़िया, यूपेटोरियम पर्फ़, फ़ैरम मैट, फ़ैरम फ़ॉस, जल्सेमियम, हिपर सल्फ़, हायोसाइमस, इग्नेशिया, इपिकैक, काली सल्फ़, क्रियोज़ोट, लैकेसिस, लाइकोपोडियम, मर्क सौल, नैट्रम कार्ब, नैट्रम म्यूर, नक्स मौस्केटा, नक्स वोमिका, ओपियम, पैरिआरा ब्रावा, पेट्रोसेलिनम, फ़ॉस्फ़ोरस, सोराइनम, पल्साटिला, पाइरोजिनियम, रस टॉक्स, सीपिया, साइलिशिया, स्टेफ़िसएगेरिया, स्ट्रामोनियम, सल्फ़र, टैरेन्टुला हिस्पेनिया, थूजा, ट्यूबरकुलाईनम कोच, उवा उर्सि, एवम् विरेट्रम एल्ब, आदि।

डा० हैरिंग के मतानुसार, "शरीर में पाए जाने वाले विषाक्त पदार्थ (toxins) द्वारा उत्पन्न रोगों को उन्ही toxins से तैयार शक्तिकृत (attenuated/potentised) औषधियों से ठीक किया जा सकता है। ई. कोली (E.coli) इसका ही उदाहरण है। चिकित्सा की यह विधि 'आइसोपैथी (isopathy)' के नाम से जानी जाती है। औषधियां तैयार करने की विधि होम्योपैथिक औषधियों को तैयार करने जैसी ही है।

# गुर्दे के विकार
## (Afflictions of Kidney)

पिछले करीब ४५-४६ सालों के चिकित्सकीय अनुभव के दौरान, हमने ऐसा अनुभव किया है कि गुर्दे के विकार होने से पहले ही उसके संकेत मिलने लगते हैं। सबसे पहले पेशाब में प्रोटीन आना शुरू हो जाता है। पेशाब में झाग बनते हैं और बदबू आने लगती है। धीरे-धीरे कमज़ोरी आने लगती है, और पैरों में सूजन आने लगती है। त्वचा पर खुजली होने लगती है और धब्बे पड़ने शुरू हो जाते हैं। हीमोग्लोबिन कम होने लगता है - और सांस फूलने लगती है। धीरे-धीरे खून में यूरिया की मात्रा बढ़ने के साथ-साथ क्रिएटिनिन बढ़ने लगता है - और जी मिचलाने लगता है। वज़न कम होने लगता है। हड्डियों में दर्द शुरू हो जाता है। मरीज़ को ठण्ड ज़्यादा लगने लगती है। रक्तचाप बढ़ने लगता है।

यहां यह ध्यान देने योग्य है कि रक्तचाप (blood pressure) मानसिक कारणों, हृदय विकार एवम् गुर्दे के विकार के मिले-जुले प्रभाव की वज़ह से बढ़ता है।

जैसा कि डा० जे.टी. कैन्ट ने लिखा है कि "मनुष्य का जीवन, उसकी आत्मा, उसका मन, और इच्छा उसके शरीर के अंगों के अनुरूप कार्य करते है . . . . शारीरिक अंग, अंदरूनी आत्मस्वरूप मनुष्य की इच्छा और समझ के अनुरूप कार्य करते हैं . . . . मनुष्य के गुर्दे उसकी बुद्धि की तरह - जो कि सच और झूठ का फैसला करती है उसी प्रक्रिया के अनुरूप गुर्दे खून से अनावश्यक तत्त्वों को अलग करने का महत्वपूर्ण कार्य करते हैं।"

इस तथ्य को गहराई से समझने के लिए डा० जे.टी. कैंट द्वारा लिखित "correspondence of organs" का अध्ययन करें।

आजकल समाज में नैतिक स्तर में तेज़ी से गिरावट आ रही है। युवा लड़के-लड़कियां शादी किए बिना ही साथ रहने लगे हैं। समलैंगिक रिश्ते एवम् इसी तरह की अन्य बहुत सी विकृतियां शुरू हो गई हैं। मानसिक रूप से संवेदनशील प्रकृति के लोग जो ज़रा सी तौहीन (insult) से ही विचलित हो जाते हैं, वह ये सब बर्दाशत नहीं कर पाते। वहीं दूसरी तरफ कुछ लोग जो अपने क्षेत्र में शीर्ष पर होते हैं जिनकी अपने क्षेत्र में तूती बोलती हो - या फिर परिवार का मुखिया - जो अपनी मर्जी का मालिक रहा हो, या कोई अन्य इंसान - इन्हें जब अपने इस रूतबे वाले अस्तित्व के छिन जाने की आशंका होने लगे और लगे कि अब ये लोग अकेले पड़ गये हैं - दोस्तों-रिश्तेदारों - सभी ने इन्हें त्याग दिया है - बुद्धि के स्तर पर हुए

इस आत्म-सम्मान को ठेस लगने वाले बदलाव एवम् अकेला पड़ जाने के डर के अनुरूप शरीर के अंग, उदाहरण के लिए किडनी भी अपना कार्य सही ढ़ग से नहीं कर पाते। ये सब परिवर्तन सिफ़िलिटिक म्याज़्म् के सक्रिय होने के फलस्वरूप होते हैं। क्रिएटिनिन (creatinine) बढ़ने लगता है - और धीरे-धीरे गुर्दे के विकार प्रकट होने लगते हैं। सटीक होम्योपैथिक औषधि जब डा० हैरिंग के 'रोग मुक्ति के दिशा निदेश के सिद्धान्त' (Hering's 'Law of Direction of Cure') के अनुसार कार्य करती है - और जैसे ही सिफ़िलिटिक म्याज़्म् साइकोसिस में परिवर्तित होता है तो विजातीय द्रव्य किडनी स्टोन के रूप में या किसी अन्य रूप में बनने / निकलने शुरू हो जाते हैं। यहां पर हम शारीरिक अंगों का बुद्धि एवम् इच्छा के साथ सामंजस्य Correspondence of organs to will and intellect (dynamic origin of disease) समझने के लिए ये संक्षिप्त तालिका दे रहे हैं:

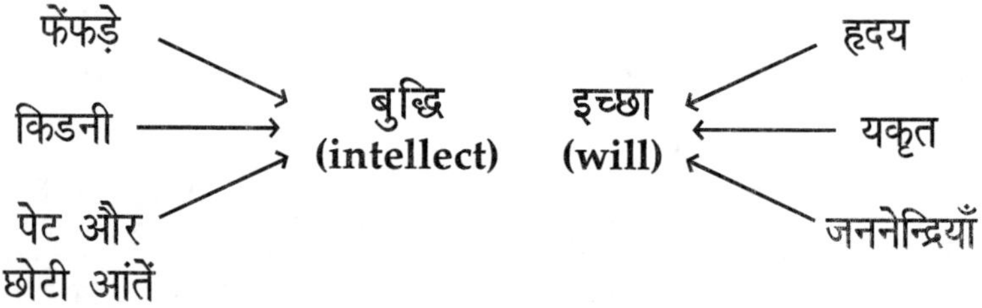


यहां पर हम अपने अनुभव के आधार पर कुछ मुख्य औषधियां जो गुर्दे के विकार में उपयुक्त हो सकती हैं, उनका संक्षिप्त विवरण दे रहे हैं:

- ❑ ऐसा व्यक्ति जो अत्यंत संवेदनशील रहा हो और ज़रा सी कहा सुनी से भी अपमानित महसूस करता था और अपने मन की बात नहीं कह पाता था। ऐसा व्यक्ति आवेगशील, ढीठ एवम् बेशर्म प्रकृति का बन जाए। ऐसे व्यक्ति को सट्टेबाजी का शौक हो सकता है। मनमौजी एवम् गुस्सैल हो। रक्ताल्पता। दूसरों के लिए अपशब्दों का इस्तेमाल करने लगे - बुद्धि के स्तर पर आए इस बदलाव के कारण ऐसे व्यक्ति को किसी भी कारण से अपमानित महसूस करने के बाद गुर्दे का रोग हो जाए। — *स्टेफ़िसएगेरिया* ३० या २००

| | | |
|---|---|---|
| ❑ | मनमौजी, बेचैन, असभ्य एवम् झगड़ालू प्रकृति के रोगी जो दूसरों के लिए अपमान जनक शब्दों का प्रयोग कर दूसरों को अपमानित करते हैं। रोगी आवेगशील हो परन्तु दर्द के प्रति अति संवेदनशील हो। हमेशा जिम्मेवारियों से बच निकले। प्यास लगे। ठण्ड महसूस करे। जी मिचलाए। सांस लेने में कठिनाई हो। ऐसे इंसान के आत्म सम्मान को ठेस लगने के कारण गुर्दे का रोग हो जाए। | *कैमोमिला* ३० या २०० |
| ❑ | रोगी तीव्र व्यथा से ग्रसित एवम् आवेगशील हो। तेज़ गुस्सा आए, दूसरों के लिए अपमान जनक शब्दों का इस्तेमाल करे। ऐसे व्यक्ति के आत्म सम्मान को ठेस लगने के कारण गुर्दे का रोग हो जाए। गुर्दे की सूजन। ठंड लगे, सांस लेने में कठिनाई हो। रोगी को लगे - उसे सबने त्याग दिया है - अब उसका कोई दोस्त रिश्तेदार नहीं है। किसी को नुकसान न पहुँचाए और खुदकुशी करना चाहे। | *ऑरम मैट* ३० या २०० |
| ❑ | रोगी सनकी एवम् बेशर्म प्रकृति का हो। तेज़ गुस्सा आए। सट्टेबाजी की लत हो या रही हो। दूसरों के लिए अपमान जनक शब्दों का इस्तेमाल करे, ऐसे व्यक्ति के आत्म सम्मान को ठेस लगने के कारण गुर्दे का रोग हो जाए। रोगी को ऐसा लगे जैसे कि सबने उसका परित्याग कर दिया है - अब उसका कोई नहीं है। सांस लेने में कठिनाई हो। रक्ताल्पता। | *प्लैटिना* ३० या २०० |
| ❑ | रोगी साहसी एवम् उच्च किस्म का एवम् उच्च वर्ग के लोगों के साथ दिखावे वाला जीवन जीने का आदी हो या रहा हो। दूसरों के लिए अपशब्दों का इस्तेमाल करे एवम् उन्हें नीचा दिखाए। सनकी, ढीठ एवम् बेशर्म प्रकृति का हो। किसी भी जिम्मेवारी से बच निकले। ऐसे व्यक्ति को जब ऐसा लगे कि उसे सबने | *विरेट्रम एल्ब* ३० या २०० |

त्याग दिया है – अब उसका कोई नहीं है। इस प्रकार से आत्म सम्मान को ठेस लगने के कारण गुर्दे का रोग हो जाए। जी मिचलाए। सांस लेने में कठिनाई हो। हड्डियों में दर्द हो।

- ❒ गुस्सैल एवम् चालाक प्रकृति का रोगी। गाली गलौच करे। अन्धेरे में या अन्धकारमय भविष्य को सोचकर भयभीत रहे। बुढ़ापे तक परिपक्व न हो – बच्चों जैसी हरकतें करे। रोगी को ऐसा डर लगने लगे कि उसे सबने त्याग दिया है – अब उसका कोई दोस्त या रिश्तेदार उसका साथ देने के लिए नहीं है – और उसे बहम हो जाए कि उसे कोई असाध्य रोग होने वाला है या हो गया है, खासकर गुर्दे का रोग हो जाए। — *लैकनैन्थिस* ३० या २००

अन्य महत्वपूर्ण औषधियां : एसिड बेन्ज़, एसिड फ़्लोरिक, एसिड नाइट्रिक, एपिस मैल, एनाकार्डियम, अर्जेन्टम नाइट्रिकम, आर्निका, आर्सेनिक एल्ब, ऑरम म्यूर, बैराइटा कार्ब, बैलाडोना, बोरहाविया डिफ्यूसा, कैल्केरिया कार्ब, कैनेबिस इंडिका, कैन्थेरिस, कार्बो वेज, कार्सिनोसिन, चाइना, कॉल्चिकम, क्रोटेलस होर., डिजिटेलिस, फ़ैरम फ़ॉस, हैलेबोरस, हैलोनियास, हिपर सल्फ़, इग्नेशिया, काली कार्ब, काली आयोड, लैकेसिस, लोरोसिरेसस, लीडम पैल, लाइकोपोडियम, लाइसिन, मैडोराइनम, मर्क कौर, मर्क बिन आयोडाइड, मर्क प्रोटो आयोडाइड, मर्क सौल, मॉस्कस, नैट्रम सल्फ़, नक्स वोमिका, ओसिमम कैन, पैलेडियम, फ़ॉस्फ़ोरस, सोराइनम, पल्साटिला, सरसापरिला, सीपिया, साइलिशिया, स्ट्रामोनियम, सोलीडेगो, सल्फ़र, सिफिलिनम, टैरेन्टुला हिस्पेनिया, थूजा, थायरोएडिनम, ट्रिबुलस टेरेस्ट्रिस, एवम् ट्यूबरकुलाईनम कोच, आदि।

---

**“I am what I think”** - मैं जो सोचता हूँ वही मैं हूँ।
**‘I think, I will and I act’**- मैं सोचता हूँ, दृढ़ निश्चय करता हूँ और तदानुसार कार्य करता हूँ। निरन्तर होने वाली इस क्रिया के फलस्वरूप जो स्वरूप **(pattern)** बनता है ब्रह्मांडीय ऊर्जा **(cosmic energy)** जो मुझे जीवन प्रदान **(animate)** करती है, इस स्वरूप के आधार पर मेरे लिए पदार्थ एवम् अन्य ऊर्जाएं **(matter and other forces)**, पंच मूलभूत तत्वों **(five basic/ essential elements)** के रूप में मुहैय्या **(arrange)** कराती है। “जैसा कर्म वैसा फल” इसी सत्य को दर्शाता है। अतः अपने विचार एवम् अपनी सोच को सकारात्मक बनाएं। – सुमन धामा

# त्वचा के रोग
# (Diseases of the skin)

## खुजली
## (Scabies)

यह रोग सारकोप्टिस स्केबिआए (sarcoptes scabiei) नामक एक परजीवी के कारण होता है। यह परजीवी त्वचा के अन्दर घुस कर छिप जाता है। यह रोग संक्रामक रोग है - जहाँ तक हो सके परिवार के एक सदस्य को यह रोग होने पर दूसरे सदस्यों को भी अपना इलाज करा लेना चाहिए। एक-दूसरे के कपड़ों का इस्तेमाल नहीं करना चाहिए।

इस रोग में शरीर में खुजली, त्वचा का लाल हो जाना, खुजलाते-खुजलाते खून निकल आना, गर्मी लगना आदि लक्षण होते हैं। बाहरी मल्हम लगा देने पर रोग अंदर दब जाता है और शरीर के किसी और अंग में रोग हो सकता है। इसलिए इस रोग को दबाना नहीं चाहिए। जहां तक हो सके इसे व्यक्तिपरक औषधि (constitutional remedy) से ही ठीक करना चाहिए। रोगी के कपड़े लगातार २ से ३ दिन खौलते पानी में धोने चाहियें तथा कपड़ों को धूप लगानी चाहिए।

हम जो भोजन करते हैं वह चयापचय (metabolism) या रसायनिक प्रतिक्रियाओं:

a) अपचयः कार्बनिक पदार्थों का विघटन कर कोशिकीय श्वसन से ऊर्जा का उत्पादन करता है।

b) उपचयः इस ऊर्जा का प्रयोग कर प्रोटीन एवम् नाभिकीय अमलों जैसे कोशिकाओं के अंशों का निर्माण करता है। परन्तु यदि शरीर में पोषक तत्वों की कमी या श्वसन प्रक्रिया की गड़बड़, प्रदुषित हवा में सांस लेने, आदि के फलस्वरूप शरीर से विजातीय द्रव्य बाहर निकालने में दिक्कत आए तो सोरिक म्याज़्म् सक्रिय हो उठता है। और सोरिक म्याज़्म् के सक्रिय होने से जो अति संवेदनशीलता पैदा होती है वह खारिश-खुजली एवम् विभिन्न प्रकार के सोरा (म्याज़्म्) जन्य रोगों को बुलावा एवम् बढ़ावा देती है। इस संवेदनशीलता के बाद ही अन्य म्याज़्म् बाद में सक्रिय होते हैं।

कई रोगियों में जब विजातीय द्रव्य बाहर निकाले जाते हैं - उनमें सुस्ती एवम् कमज़ोरी के साथ पसीने, मूत्र या मल से बदबू आने लगती है। ऐसे में किसी भी तरह से शरीर को स्वयं को स्वास्थ्य प्रदान करने वाली इस प्रक्रिया को भूल कर भी न रोकें। शरीर पर कोई मल्हम, डियो या अन्य बाहरी औषधि का इस्तेमाल न करें। आवश्यक हो तो दिन में २-३ बार स्नान कर सकते हैं।

| | |
|---|---|
| ❒ खुजली का रोगी नहाने से कतराए। हाथ-पैर गर्म रहें। होंठ लाल हों। सुबह के समय रोग वृद्धि। | *सल्फ़र* ६ या ३० |
| ❒ जब खुजली रात में ज़्यादा हो। गर्मी लगे। प्यास हो। खूब पसीना आए। प्रतिक्रियाशील ऊर्जा की कमी के कारण रोगी ठण्ड एवम् गर्मी के प्रति संवेदनशील हो जाए। मुँह से एवम् बदन से बदबू आए। रोगी विद्रोही प्रकृति का मगर बुद्धिमान हो। | *मर्क सौल* ३० या २०० |
| ❒ खुजली के साथ शरीर में छोटे-छोटे दाने हों। शारीरिक बेचैनी हो, ठण्ड से रोग बढ़े। चलते-फिरते रहने से रोगी को अच्छा लगे। | *रस टॉक्स* ६ या ३० या २०० |
| ❒ जब हर समय खारिश बनी रहे। ख़ासकर आँखों व कानों के आसपास खारिश ज़्यादा हो। | *फैगोपाइरम* ६ या ३० |
| ❒ जब खारिश करने के बाद त्वचा पर थोड़ा दर्द भी महसूस हो। रोगी के पसीने से बदबू आए। रोगी को ठण्ड ज़्यादा लगे। | *सोराइनम* ३० या २०० |
| ❒ गर्मी से खुजली का रोग बढ़े; डंक मारने जैसा दर्द हो। प्यास कम हो। पेशाब की शिकायत हो। चेहरे या हाथ-पैरों में सूजन हो जाए। | *एपिस मैल* ३० या २०० |
| ❒ जब खुजली छोटी-छोटी मवाद भरी फुंसियों के रूप में हों एवम् दर्द करें। रोगी ठंडी प्रकृति का एवम् अति संवेदनशील हो। | *हिपर सल्फ़* ३० या २०० |
| ❒ खुजली इतनी तेज़ हो कि रोगी का हाथ रूके ही नहीं और खुजलाते-खुजलाते खून निकल आए। त्वचा पर जगह-जगह खुरन्ड बन जाएं जिनके नीचे मवाद भरी हो। | *मैज़ेरियम* ३० या २०० |
| ❒ जननेन्द्रिय के आस पास खुजली एवम् दुखन। | *ऐम्ब्रा ग्रिज़िया* ३० |

*सामान्य देख रेखः* नीम के पत्ते पानी में उबाल कर नहाना-धोना व नीम का तेल लगाना लाभदायक हो सकता है।

# फोड़ें - फुन्सियां
## (Boils)

| लक्षण | औषधि |
|---|---|
| ❒ प्रारम्भिक अवस्था में जब अचानक से दर्द के साथ लाल रंग की फुन्सियां निकलें जिनमें सूजन, व जलन हो। प्यास लगे - रोगी को नींबू पानी पीने की तीव्र इच्छा रहे। रोगी ठण्ड महसूस करे। | *बैलाडोना* ३० या २०० |
| ❒ फुन्सियों में - जब मवाद बनना शुरू हो जाए। मगर प्रतिक्रियाशील ऊर्जा की कमी के कारण समय से मवाद न बन पा रही हो। रोगी ठण्ड एवम् गर्मी के प्रति संवेदनशील हो। गर्मी महसूस करे। मसूड़ों में दांतों की जड़ों में फोड़ा हो। | *मर्क सौल* ३० या २०० |
| ❒ यदि फोड़ा फुन्सी ठीक से पका न होने के कारण, फुन्सियों में असहनीय दर्द हो। रोगी ठंडी प्रकृति का एवम् अति संवेदनशील हो। | *हिपर सल्फ़* ३० या २०० |
| ❒ जब फोड़े की मवाद अपने आप से न निकले। रोगी ठण्डी एवम् संतुष्ट प्रकृति का हो। पढ़ाई में मन लगे। जिद्दी हो मगर बात आसानी से मान ले। | *साइलिशिया* 12X या ३० या २०० |
| ❒ छोटे-छोटे गुच्छे के रूप में अत्यधिक दाने हों, लगे जैसे कोई घनी फसल उगी है। फुन्सियों में रगड़ (bruised) खाने जैसा दर्द हो। | *आर्निका* ३० या २०० |
| ❒ मवाद निकल जाने के बाद जब फोड़ा सूखने का नाम न ले। ज़ख्म भरने में समय लगे। रोगी गर्मी महसूस करे। डरपोक प्रकृति का मगर मिलनसार हो। | *कैल्केरिया सल्फ* 6X या ३० या २०० |
| ❒ यदि फोड़े-फुन्सियों में जलन ज़्यादा हो। मानसिक बेचैनी हो। रोगी को ठंड ज़्यादा लगे। | *आर्सेनिक एल्ब* ६ या ३० |
| ❒ जब फोड़े-फुन्सियां बार-बार हों। रोगी नहाने से कतराए। होंठ लाल हों। सिर एवम् हाथ पैर गर्म रहें। | *सल्फ़र* ३० या २०० |

# मुंहासे
## (Pimples)

चेहरे पर जवानी के दिनों में छोटे-छोटे दाने हो जाते हैं। इनमें अक्सर मवाद भर जाती है या कील बन जाती है। अधिकतर ये हॉर्मोन्स (hormones) के प्रभाव के कारण होते हैं।

| लक्षण | औषधि |
|---|---|
| ❒ चेहरे पर बड़े बड़े कील वाले मुंहासे। मासिक धर्म के समय या कॉफी, चीनी, मांस, आदि, खाने से बढ़ें। खारिश हो। पसीना आने पर रोगी अच्छा महसूस करे। पसीने में बदबू आए। ठण्ड लगे। | *सोराइनम* २०० या 1M |
| ❒ चेहरे पर लाल रंग के छोटे-छोटे दानें जो मासिक के कम होने के कारण हों। कोई दर्द न हो। | *कोनियम* ३० या २०० |
| ❒ छोटे-छोटे मुंहासे, चेहरे एवम् शरीर के अन्य अंगों पर भी हों। | *मैग सल्फ़* ३० या २०० |
| ❒ जब मुंहासे के लाल दानों के चारों ओर सफ़ेद घेरा हो। रोगी को नीचे गिरने का डर लगे। | *बोरैक्स* ३० या २०० |
| ❒ मुंहासे जामुनी आभा लिए हों। प्रतिक्रियाशील ऊर्जा की कमी के कारण रोग ठीक होने में न आए। रोगी रात के समय ठीक महसूस न करे। पसीना आए - परन्तु कोई आराम न आए। | *मर्क सौल* ३० या २०० |
| ❒ जब मुंहासों में सफ़ेद मवाद हो व तेज़ दर्द हो। रोगी ठण्ड़ी प्रकृति का एवम् अति संवेदनशील हो। | *हिपर सल्फ़* ३० या २०० |
| ❒ ख़ासकर जवानी में मुंहासे जब ठुड्डी, नाक के अगल-बगल एवम् मुँह के पास हों। | *एस्टेरियास रयूबैंस* ३० या २०० |
| ❒ ख़ासकर माथे एवम् चेहरे पर मुंहासें हों। मुंहासे में खारिश हो। | *काली ब्रोम* ३० या २०० |
| ❒ जब मुंहासे सर्दियों में व अण्डा खाने से बढ़ें। | *स्ट्रैप्टोकौक्सिन* २०० |

| | | |
|---|---|---|
| ❐ | चेहरे पर मुंहासे। त्वचा का रंग साफ़ न हो। त्वचा खुश्क एवम् खुरदुरी हो। दाने सिर से चहरे एवम् गर्दन तक फैलें। | *बर्बेरिस एक्वि.* Q या ६ |
| ❐ | मुंहासे बहुत पास-पास हों व उनसे सहज ही खून निकले। त्वचा खुश्क हो। | *थूजा* ३० या २०० |
| ❐ | सफ़ेद रंग के दाने, खुजलाने से शहद के जैसा, चिपचिपा स्राव निकले; मासिक के दौरान रोग बढ़े। | *ग्रेफ़ाइट्स* ३० या २०० |
| ❐ | मासिक के पहले चेहरे पर मुंहासे हो जाएं; गर्म कमरे में रहने से रोग वृद्धि। | *मैग म्यूर* ३० या २०० |
| ❐ | मुंहासों में रगड़ने से डंक सा लगे। रोगी नहाने से कतराए। ठण्डे पानी से नहाने एवम् मुँह धोने से रोग वृद्धि। होंठ लाल हों। सिर व हाथ-पैर गर्म रहें। | *सल्फ़र* २०० या 1M |
| ❐ | ठंडी प्रकृति के रोगियों में मुंहासे। रोगी अच्छे-बुरे के बारे में अत्यन्त संवेदनशील हो। सुस्ती हो। प्यास लगे। | *साइलिशिया* २०० या 1M |
| ❐ | जवानी के दिनों में, जब पेट में गैस बनती हो। शारीरिक प्रणालियां सुस्त हों। पंखे के नीचे अच्छा लगे। | *कार्बो वेज* ३० या २०० |

*सामान्य देख रेख:* बहुत घी, तेल, वाली चीज़ें न खाएं। हल्का, सादा खाना खाएं, हरी सब्ज़ियां व मौसमी फल प्रचुर मात्रा में लें। तेलीय क्रीम इस्तेमाल न करें।

# कीलौएड्स
## (Keloids)

चोट लगने या ऑपरेशन आदि के निशानों पर, ट्यूमर की तरह के से उभार बन जाते हैं इन्हे कीलौएड्स कहते हैं। कई रोगियों में ये काफी कष्टदायक हो सकते हैं।

| | | |
|---|---|---|
| ❐ | कीलौएड्स की बदसूरती के कारण जीने तक का मन न करे, खुदकशी करने के विचार आएं। | *ऑरम मैट* ३० या २०० |
| ❐ | जब कीलौएड्स में गहरी दरारें पड़ने लगें; कब्ज़ रहे। ठंडी प्रकृति के मोटे रोगी जिनकी त्वचा खुश्क हो। | *ग्रेफ़ाइट्स* ३० या ०/५, (और उच्च) |

| | |
|---|---|
| ❐ जब रोगी ठंडी प्रकृति का हो एवम् उसे अच्छे बुरे का फर्क पता हो। किसी को कष्ट न दे, संतुष्ट हो। | *साइलिशिया* ३० या २०० |
| ❐ कीलौएड्स के सिरे लाल हो जाएं; उनमें खुजली हो। पसीने से बदबू आए। गर्माहट से कष्ट बढ़ें। | *एसिड फ़्लोर* ३० या २०० |
| ❐ जल जाने या पुरानी चोट आदि के कारण कीलौएड्स हों। खुश्क मौसम में रोग बढ़े। | *कॉस्टिकम* ३० या ०/३ (और उच्च) |
| ❐ कीलौएड्स में दर्द हो। पेशाब में घोड़े के पेशाब जैसी तेज़ बदबू आए। | *एसिड नाइट्रिक* ३० या २०० |
| ❐ ऐसे रोगी जिनके परिवार में टी.बी. की बीमारी रही हो या जो स्वयं टी.बी. के मरीज़ रहे हों, उनमें कीलौएड्स हो जाएं। | *ट्यूबरकुलाईनम कोच* २०० या 1M |
| ❐ जब रोगी में साइकोसिस म्याज़्म् सर्वोपरि हो। रोगी समुद्र के किनारे अच्छा महसूस करे। | *मैडोराइनम* २०० या 1M |
| बायोकैमिक औषधिः | *कैल्केरिया फ़्लोर* 12x या 30x |

अन्य महत्वपूर्ण औषधियांः कैल्केरिया कार्ब, कारसिनोसिन, नैट्रम म्यूर, सीपिया, थायोसिनेमिनम, एवम् थूजा, आदि।

## बिवाइयां
## (Chilblains)

| | |
|---|---|
| ❐ बिवाई में बर्फ़ के समान ठण्डी सुइयों के चुभने जैसा दर्द हो। लालिमा, गर्माहट एवम् जलन हो। | *एगैरिकस* ६ या ३० |
| ❐ बिवाइयों में सुई चुभने जैसा दर्द हो जो शाम को बढ़े। ठण्डी, खुली हवा में रोगी को अच्छा लगे। | *पल्साटिला* ३० या २०० |
| ❐ जब बिवाइयों में खुजली, जलन, व तेज़ दर्द हो। रोगी असभ्य एवम् झगड़ालू प्रकृति का हो। | *कैमोमिला* ३० या २०० |

| | |
|---|---|
| ❐ जब बिवाइयों में अत्यधिक जलन हो। मानसिक बेचैनी हो। रोगी बहुत सफाई पसन्द हो। रोगी को ठंड ज़्यादा लगे। | *आर्सेनिक एल्ब* ३० या २०० |
| ❐ खुजली व जलन के साथ बिवाइयां नम एवम् गहरी हों। त्वचा सख़्त एवम् खुरदुरी हो। | *पेट्रोलियम* ३० या २०० |
| ❐ जब रोग भीगने (नहाने, धोने) से बढ़े व सर्दियों में कष्ट बढ़े। त्वचा मोटी, अकड़ी हुई एवम् खुश्क हो। | *रस टॉक्स* ६ या ३० या २०० |
| ❐ खुश्क बिवाइयां। त्वचा खुश्क एवम् खुरदुरी हो। खारिश हो। रोगी नहाने से कतराए। होंठ लाल हों। सिर एवम् हाथ-पैर गर्म रहें। | *सल्फ़र* ३० या २०० |
| ❐ बिवाइयों में तेज़ खारिश हो। रोगी ठण्डी प्रकृति का हो। पसीना आने से रोगी को अच्छा लगे। पसीने से बदबू आए। | *सोराइनम* ३० या २०० |

*सामान्य देख रेख:* बाह्य प्रयोग के लिए सफ़ेद वैसलीन या नारियल का तेल इस्तेमाल कर सकते हैं।

## दाद
## (Ringworm)

दाद की बहुत सी लगाने वाली दवाएं बाज़ार में मिलती हैं, किंतु दाद उनसे एक बार अच्छा होने के बाद दुबारा या तिबारा हो जाता है या अक्सर दब जाता है। और कालान्तर में अन्य रोगों के रूप में दिखता है। रोगी के समस्त विकृत लक्षणों, उस समय के सर्वोपरि म्याज़्म् एवम् रोगी की मूल प्रकृति के आधार पर ही होम्योपैथिक औषधि का चुनाव करें।

| | |
|---|---|
| ❐ रोगी को बार-बार सर्दी, जुकाम हो। दाद एवम् आँखों की पलकों का एक्ज़ीमा। | *बैसिलिनम* २०० या 1M |
| ❐ जननेन्द्रिय या अंडकोष के पास दाद जो सर्दियों में बढ़े। रोगी ठण्डी एवम् संवेदनशील प्रकृति का हो। | *हिपर सल्फ़* ३० या २०० |

| | |
|---|---|
| ❑ दाद जिसमें अत्यधिक खुजली हो (ख़ासकर चेहरे पर नाई के यहां के उस्तरे के इस्तेमाल से हुआ रोग)। | *टैल्यूरियम* ३० या २०० |
| ❑ मोटे थुलथुले रोगियों में जिनके हाथ पैर ठंडे रहते हों दाद हो जाए। रोगी डरपोक एवम् ठण्डी प्रकृति का हो। रोगी हमेशा सहारा तलाशे एवम् अपनी आराम प्रिय दैनिक जिन्दगी ही जीना चाहे। | *कैल्केरिया कार्ब* ३० या २०० |
| ❑ जब अम्ल (acid) ज़्यादा बनने के साथ दाद हो; भूख न लगे। रोगी नहने से कतराए। होंठ लाल हों। | *सल्फ़र* ३० या २०० |
| ❑ अंगूठी की तरह गोल दायरे वाले दाद। भूरे रंग के दाने जिनसे खुश्क, सफ़ेद परत उतरे। सुई चुभने का सा अहसास हो। | *सीपिया* ३० या २०० |
| ❑ जीभ पर दाद। (ख़ासकर दाहिनी ओर)। | *सैनिक्युला* ३० |
| ❑ जीभ के दाहिने भाग पर दाद। | *नैट्रम म्यूर* ३० |
| ❑ जब रोग पूरे शरीर पर फैला हो - जलन हो। जल्दी ठीक होने का नाम न ले। बदबूदार पसीना आए। | *सोराइनम* ३० या २०० |
| ❑ जलन के साथ दाद, त्वचा से खुश्क परत सी उतरे व खारिश हो। | *बोविस्टा* ३० या २०० |

## एक्ज़ीमा
## (Eczema)

खुजली, जलन, और दर्द के साथ त्वचा के ऊपर होने वाले छोटे-छोटे दानों को एक्ज़ीमा कहते हैं। यह शरीर में कहीं भी हो सकता है। कान, शरीर के जोड़ या माथे, या कान के पीछे यह रोग ज़्यादा होते देखा गया है। दानों में से चिपचिपा पदार्थ निकले तो उसे बहने वाला एक्ज़ीमा कहते हैं व दाने ख़ुश्क हों तो ख़ुश्क एक्ज़ीमा कहते हैं।

# खुश्क एक्ज़ीमा
# (Dry Eczema)

| | | |
|---|---|---|
| ❐ | त्वचा खुश्क, खुरदुरी, व छिछड़ेदार (scaly)। रोगी की आँख की पलकें, कान, नाक के अगले हिस्से लाल हों। हथेली व पंजे गर्म रहें। सुबह १०-११ बजे असहनीय भूख लगे। त्वचा गंदी सी लगे। रोगी नहाने से कतराए। | *सल्फ़र* ६ या ३० |
| ❐ | त्वचा ख़ुश्क व छिछड़ेदार, ख़ासकर चेहरे व सिर में। बदबूदार स्राव के कारण छिछड़े व नये दाने लगातार बनते रहते हैं। पसीना आने से रोगी को अच्छा लगता है। पसीना बदबूदार हो। रोगी को ठंड बहुत ज़्यादा लगे। | *सोराइनम* ३० या २०० |
| ❐ | ख़ुश्की के कारण त्वचा में सख्त दरारें बने। खुजलाने के कारण दाने हो जाएं। सख़्त कब्ज़ हो। पतला मल भी मुश्किल से आए। सर्दियों में एवम् बिस्तर की गर्मी से रोग वृद्धि। | *एल्यूमिना* ३० या २०० |
| ❐ | त्वचा पर दाने व फुन्सियों के कारण अत्यधिक खुजली। ठण्ड से रोग वृद्धि। चलने-फिरने से अच्छा लगे। जीभ का अगला तिकोना भाग लाल रहे। | *रस टॉक्स* ३० या २०० |
| ❐ | रोग जब सर्दियों में बढ़े। खुश्की के कारण त्वचा पर गहरी दरारें पड़ जाएं। पतला पानी के समान स्राव आए। | *पेट्रोलियम* ६ या ३० |
| ❐ | सिर के एक्ज़ीमा में जब छिलके से (crusts) परत दर परत जम कर गोंद की तरह बालों को जकड़ लें। त्वचा पर जगह-जगह खुरन्ड बन जाएं जिनके नीचे मवाद भरी हो। | *मैज़ेरियम* ३० या २०० |

# बहने वाला एक्ज़ीमा
## (Wet Eczema)

| | |
|---|---|
| ❒ त्वचा पर एक्ज़ीमा के हिस्से से जब शहद की तरह का चिपचिपा स्राव आए। गर्मी व रात में रोग वृद्धि। | *ग्रेफ़ाइट्स* ३० या २० |
| ❒ जब रोग खुश्क व ठंडी हवा से बढ़े। छूने से दर्द हो। एक्ज़ीमा के दानों में मवाद के साथ खुजली हो। रोगी ठण्डी एवम् संवेदनशील प्रकृति का हो। | *हिपर सल्फ़* ३० या २०० |
| ❒ एक्ज़ीमा के चकत्तों के किनारे आडे तिरछे (undefined) हों। त्वचा चिपचिपी हो - चिपचिपा पसीना आए। प्रतिक्रियाशील ऊर्जा की कमी के कारण रोग पुराना हो। रोगी ठण्ड एवम् गर्मी के प्रति अति संवेदनशील हो। रात में रोग वृद्धि। | *मर्क सौल* ३० या २०० |

*त्वचा रोग के अन्य अध्याय भी देखें।*

# पित्ती
## (Urticaria)

इस रोग में शरीर में जगह-जगह ददोड़े होकर फूल उठते हैं; उनमें खुजली व जलन होती है। इसमें कभी-कभी अपने आप आराम आ जाता है। कभी-कभी रोगी का कष्ट अत्यन्त बढ़ जाता है। यह रोग खाने-पीने की किसी वस्तु, किसी प्रकार के कपड़े से या किसी अन्य एलर्जी या किसी बीमारी के दबने के कारण हो सकता है।

| | |
|---|---|
| ❒ चकत्तों में डंक चुभने जैसा आभास; जलन व खुजली। सूजन अधिक हो, प्यास कम या बिल्कुल न लगे। गर्मी लगे। हवा या मौसम बदलने से रोग वृद्धि। | *एपिस मैल* ३० या २०० |
| ❒ रोगी को गर्मी लगे एवम् जलन हो। रह्यूमेटिज़्म के साथ अदल-बदल कर पित्ती उभरे। पेट में एस्केरिस के कारण रोग हो। कसरत करने एवम् नहाने से रोग वृद्धि। | *अर्टिका यूरेन्स* ६ या ३० |

| | |
|---|---|
| ❑ चकत्तों में अत्यधिक मानसिक बेचैनी के साथ जलन व खुजली हो। थोड़ा-थोड़ा पानी बार-बार पीने की इच्छा हो। गर्माहट से आराम आए। | *आर्सेनिक एल्ब* ६ या ३० या २०० |
| ❑ चकत्तों में जलन व खुजली हो; ठंड से रोग वृद्धि। भीगने से या पसीने के दौरान रोग बढ़े। चलने-फिरने से रोगी को अच्छा लगे। | *रस टॉक्स* ३० या २०० |
| ❑ शराब पीने के कारण पित्ती हो। शाम के समय रोग वृद्धि। रोगी गुस्सैल एवम् ठंडी प्रकृति का हो। | *नक्स वोमिका* ३० या २०० |
| ❑ गरिष्ठ या अधिक चिकनाई युक्त भोजन करने के कारण पित्ती हो। प्यास कम लगे। खुली ठंडी हवा में अच्छा लगे। रात में रोग वृद्धि। | *पल्साटिला* ३० या २०० |
| ❑ जब रोग पुराना हो और चकत्तों में खुजली रात को बिस्तर की गर्मी से बढ़े। रोगी नहाने से कतराए। | *सल्फ़र* ३० या २०० |
| ❑ खुजली के साथ पित्ती निकले। | *ऐस्टेकस फ़्लेवस* ३० |
| ❑ छोटे-छोटे दानों के से उभार हों। रात में बिस्तर की गर्माहट एवम् मांस खाने से रोग वृद्धि। | *एन्टिम क्रूड* ३० या २०० |
| ❑ मासिक के दौरान एवम् उत्तेजना के बाद पित्ती निकले। रात में रोग वृद्धि। | *बोविस्टा* ३० या २०० |

# सोराइआसिस
## (Psoriasis)

यह एक स्वप्रतिरक्षित रोग (auto immune disease) है। मानसिक तनाव या किसी अन्य रोग के दब जाने के कारण हो सकता है। ऐसा न्यूरो एन्डोक्राइन (neuro-endocrine) सिस्टम के प्रभावित होने के कारण होता है। इस रोग में त्वचा पर लाल या सिल्वर के रंग जैसे चकत्ते बनने लगते हैं। इन चकत्तों में सूजन, खुजली एवम् कभी-कभी खून भी रिसने लगता है और त्वचा रूसी (डैंड्रफ) की तरह झड़ने लगती है। सोराइआसिस रोग का प्रभाव त्वचा, नाखूनों एवम् हडिड्यों में भी हो सकता है।

**सोराइआसिस रोग की विभिन्न अवस्थाएं:** सोरिक म्याज़्म् के कारण खारिश एवम् त्वचा के प्रदाह के बाद जब साइकोसिस म्याज़्म् सक्रिय होता है तो त्वचा की मृत कोशिकाएं परत के रूप में रूसी (dandruff) की तरह झड़ने लगती हैं। जैसे-जैसे साइकोसिस म्याज़्म् के बाद सिफ़िलिस म्याज़्म् सक्रिय होता है तब इस रोग में त्वचा पर गहरी दरारें पड़ने लगती हैं और उनसे खून भी रिस सकता है।

**रोग जब ठीक होने लगता है:** डा० हैरिंग के 'रोग मुक्ति की दिशा निदेश के सिद्धान्त' के अनुसार रोग जब सिफिलिस म्याज़्म् से साइकोसिस में बदलता है तब यह दरारें भरने लगती हैं। और त्वचा की बड़ी-बड़ी परतें सी उतरने लगती हैं। साइकोसिस म्याज़्म् से जब रोग सोरिक म्याज़्म् में बदलता है तो रोग धीरे-धीरे ठीक हो जाता है और त्वचा का पुराना रूप वापस लौट आता है। अतः किसी भी अन्य रोग की भांति सोराइआसिस के रोगी के इलाज़ के दौरान भी डा० हैरिंग के 'रोग मुक्ति की दिशा निदेश के सिद्धान्त' (Hering's 'Law of Direction of Cure') का पालन करें।

- ❏ त्वचा खुश्क एवम् मोटी हो जाए - पतला छिलका सा उतरे -दरारें पड़ने लगें जो पानी लगने से बढ़ें। बिस्तर की गर्माहट से, ठंडे मौसम में एवम् सुबह के समय रोग वृद्धि। होंठ लाल हों। सिर व हाथ-पैर गर्म रहें। रोगी नहाने से कतराए। नाखून मोटे हो जाएं और आसानी से टूटने लगें। — *सल्फ़र* ३० या २००
- ❏ त्वचा रूखी, पपड़ीदार हो एवम् बहुत खुजली हो। त्वचा से छिलके की तरह बड़ी-बड़ी परतें उतरने के कारण प्रभावित भाग छिल जाए। — *आर्सेनिक आयोड* ३० या २००
- ❏ त्वचा से छिल्का सा उतरे। नहाने या ठंड से रोग बढ़े। — *आर्सेनिक एल्ब* ३०

| | |
|---|---|
| गर्माहट से आराम आए; मानसिक बेचैनी हो। थोड़ा-थोड़ा पानी जल्दी-जल्दी पीने की इच्छा बनी रहे। नाखूनों पर आडी (transverse) धारियां हो जाएं। | या २०० |
| ❒ चकत्ते कमर, भुजाओं या कहुनियों से फैलें; परत के रूप में छिछड़े उतरें जो नीचे लाल रंग की त्वचा छोड़ें। बहुत खुजली हो। भुजाओं व घुटनो के जोड़ों के पीछे की त्वचा सिकुड़ी सी हो। | *काली आर्स* ३० या २०० |
| ❒ शरीर में जलन - जैसे आग लगी हो। खारिश हो। त्वचा मोटी हो जाए एवम् त्वचा से छिल्का सा उतरे। | *रेडियम ब्रोम* ३० या २०० |
| ❒ त्वचा खुश्क हो - छिल्का सा उतरे - गहरी दरारें हो जाएं जिनसे खून रिसे। नाखूनों पर धब्बे पड़ जाएं, नाखून बदरंग हो जाएं - माँस में धसने लगें और दर्द करें। | *एसिड नाइट्रिक* ३० या २०० |
| ❒ त्वचा सख़्त एवम् मोटी हो जाए - खारिश हो - गहरी दरारें पड़ जाएं जिनसे खून रिसे। सर्दियों में रोग वृद्धि। सिफिलिटिक म्याज़्म् के कारण हुई मानसिक विकृति (perversion) जैसे कि रोगी के सोच-विचार, इच्छा एवम् कार्य, आदि सामान्य आचरण प्राकृतिक आचरणों के उलट हो जाएं। | *पेट्रोलियम* ३० या २०० |
| ❒ त्वचा सख्त हो जाए - खारिश हो - खुजलाने से जलन हो। त्वचा से छिल्का सा उतरे - दरारें पड़ने लगें। रोगी को ठण्डी चीजें, आइसक्रीम आदि, पसन्द हों। | *फ़ॉस्फ़ोरस* ३० या २०० |
| ❒ शरीर के मुड़ने वाली जगहों (folds) से रोग शुरू हो। त्वचा से छिल्का सा उतरे - दरारें पड़ने लगें। नहाने-धोने से एवम् ठंडे मौसम में रोग वृद्धि। रोगी सुस्त, ठण्डी एवम् डरपोक प्रकृति का हो। | *कैल्केरिया कार्ब* ३० या २०० |
| ❒ त्वचा पर खारिश हो, खुजलाने से जलन हो। त्वचा | *मर्क सौल* ३० या |

| | | |
|---|---|---|
| | से छिल्का सा उतरे – गहरी दरारें पड़ने लगें। नाखून आसानी से टूटने लगें। पसीने से बदबू आए। रात में रोग वृद्धि। रोगी प्रतिक्रिया शक्ति (defensive power) के अभाव के कारण, ठंड से, गर्मी से, मौसम के किसी भी बदलाव से अति संवेदनशील हो जाए। रोगी विद्रोही प्रकृति का मगर बुद्धिमान हो। | २०० |
| ❑ | त्वचा से छिल्का सा उतरे – दरारें पड़ने लगें। रोगी जीवन से निराशा हो जाए – अपना जीवन समाप्त करने की इच्छा करे – परन्तु किसी और को नुकसान पहुंचा कर नहीं। सर्दी के मौसम में ठण्ड ज्यादा महसूस करे। | *ऑरम मैट* ३० या २०० |
| ❑ | त्वचा खुश्क, खुरदरी एवम् मोटी हो जाए। त्वचा की मृत कोशिकाएं पाउडर की तरह झड़ें। सोराइआसिस के कारण त्वचा में दरारें पड़ जाएं और उन से खून रिसे। रोगी एक दम हताश हो – अपना जीवन समाप्त करना चाहे। रोगी को लगता है कि वह कभी ठीक नहीं होगा। अत्यधिक ठण्ड महसूस करे – यहाँ तक कि गर्मी के मौसम में भी पूरे शरीर को गर्म कपड़ों से पूरी तरह से ढक कर रहे। ठण्डक बिल्कुल बर्दाशत न हो। पसीने से तेज घिनावनी बदबू आए। | *सोराइनम* ३० या २०० |
| ❑ | हथेलियों व पंजों पर सोराइआसिस के चकत्ते। | *कोरेलियम रयूब्रम* ३० |
| ❑ | जब सोराइआसिस रोग के कारण त्वचा मोटी हो जाए। | *हाइड्रोकोटाइल* ३० |
| | बायोकैमिक औषधि: | *नैट्रम म्यूर* 12X व *नैट्रम सल्फ* 12X |

**अन्य महत्वपूर्ण औषधियां:** कैन्थेरिस, कार्सिनोसिन, कार्बो वेज़, इलैप्स कॉर, ग्रेफ़ाइट्स, काली ब्रोम, काली कार्ब, काली सल्फ़, लाइकोपोडियम, मैडोराइनम, नेट्रम म्यूर, सरसापरिला, सीपिया, साइलिशिया, सिफ़िलिनम, थूजा, थायरोएडिनम, ट्यूबरकुलाईनम एवम् वाइपैरा, आदि।

***सामान्य देख रेख:*** बाह्य प्रयोग के लिए सफ़ेद वैसलीन या नारियल का तेल प्रयोग कर सकते हैं। किसी बाहरी दवा का इस्तेमाल न करें।

# मस्से
## (Warts)

मस्से हयूमन पैपिलोमा वाइरसों (human papilloma viruses) के विभिन्न विषाणु प्रभेद (strains) के कारण होते हैं। अलग-अलग विषाणु (strains) शरीर के अलग-अलग हिस्सों में मस्से पैदा कर सकते हैं। मस्से शरीर के एक हिस्से से दूसरे हिस्से - या फिर एक व्यक्ति से दूसरे व्यक्ति में मस्सों से सम्पर्क द्वारा फैल सकते हैं। टीकाकरण (vaccination) के बाद अक्सर मस्से हो सकते हैं।

साइकोसिस म्याज़्म् के सक्रिय होने के फलस्वरूप मानसिक एवम् शारीरिक स्तर पर जो पूर्ववृत्ति (predisposition) उत्पन्न होती है उसके फलस्वरूप शरीर की रक्षात्मक प्रतिक्रिया पूर्वनिर्धारित होती है। इसके स्राव या इस से मुक्ति, गाँठों (tumors), कीलौएड्स, मस्से या पुरानी सूजन, आदि के रूप में दिखते हैं। साइकोसिस म्याज़्म् के सक्रिय होने के बाद रोगी धीरे-धीरे संतुष्ट एवम् परोपकारी होने लगता है। परन्तु मृत्यु का भय हमेशा बना रहता है।

| | |
|---|---|
| ❒ शरीर के किसी भी हिस्से पर ऐसे मस्से जिनमें छोटे-छोटे तंतू से निकले हों। जिनका अन्दर का भाग एक ट्यूब की तरह अन्दर से खोखला सा हो - इन्हें फिग वार्ट्स या ट्यूबूलर वार्ट्स भी कहते हैं। टीका लगने के बाद इस तरह के मस्से हो सकते हैं। इनमें से स्राव या खून का रिसाव भी हो सकता है। इनसे सड़े मक्खन (cheese) की सी बदबू आ सकती है। | *थूजा* २०० या 1M |
| ❒ सींग जैसे नोकदार चुभने वाले मस्से, जिनका आधार नर्म हो। रोगी सुस्त, ठण्डी एवम् डरपोक प्रकृति का हो। | *कैल्केरिया कार्ब* ३० या २०० |
| ❒ आकार में बड़े, सिंघाड़े की तरह नोकदार या डंठल के से ठोस मांस के से नर्म या फ्लैट या पैने मस्से जो ख़ासकर चेहरे, आँखों की पलकों पर, नाक की नोक पर या अंगुलियों पर नाखूनों के पास हों - जिनसे थोड़ा स्राव या खून भी रिस सकता है। शरीर के किसी भी हिस्से पर ऐसे मस्से हो सकते हैं। | *कॉस्टिकम* ३० या २०० |

| | | |
|---|---|---|
| ❑ | टेढ़े-मेढ़े, खुरदुरे, बड़े-बड़े मस्से। चेहरे, ऊपर के होंठ, गर्दन या नाक के अन्दर मस्से, मुँह धोने के समय इनसे खून निकल सकता है। | *नाइट्रिक एसिड* ३० या २०० |
| ❑ | मस्से ख़ासकर हाथों पर जिनमें चुभने, डंक मारने या सुई चुभने जैसा दर्द हो। छूने से दुखें व ज़ख्म बन जाए। रोगी ठण्डी प्रकृति का हो, परन्तु सूर्य की गर्मी सहन न कर सके। रोगी मानवद्वेषी हो - लोगों को पसन्द न करे। अकेला रहना चाहे। | *नैट्रम कार्ब* ३० या २०० |
| ❑ | दर्द करने वाले कठोर मस्से ख़ासकर अंगुलियों के चारों तरफ। रोगी नहाने से कतराए। सिर एवम् हाथ-पैर गर्म रहें। होंठ लाल हों। | *सल्फ़र* ३० या २०० |
| ❑ | हथेली एवम् अंगुलियों पर मस्से। दबाने से दर्द करें। | *नैट्रम म्यूर* २०० |
| ❑ | हाथों पर मस्से। | *काली म्यूर* 6X/३० |
| ❑ | हाथों, चेहरे एवम् गर्दन पर एवम् जननेन्द्रिय की आगे की त्वचा के अगले हिस्से पर, शरीर पर बड़े-बड़े काले मस्से। खारिश हो। रोगी उदासीन (indifferent) प्रकृति का हो। | *सीपिया* ३० या २०० |

बायोकैमिक औषधिः *साइलिशिया* 12X

अन्य महत्वपूर्ण औषधियांः एन्टिम क्रूड, ऑरम म्यूर, कैल्केरिया फ़्लोर, कैल्केरिया रेनेलिस, कार्सिनोसिन, डल्कामारा, फ़ैरम पिक, काली सिलिकाटा, लाइकोपोडियम, मैग सल्फ़, मैडोराइनम, नैट्रम सल्फ़, सोराइनम, फ़ॉस्फ़ोरस, सरसापरिला, साइलिशिया, एवम् स्टेफ़िसएगेरिया, आदि।

# कॉर्न या गट्टे
## (Corns)

| | |
|---|---|
| ❐ पैर के तलवों पर कॉर्न। फन्गस का फैलाव - जिससे खून का रिसाव हो। नम मौसम व पानी के सम्पर्क से रोग वृद्धि। | *थूजा* ३० या २०० |
| ❐ जूते के दबाव पड़ने से पैरों में कॉर्न हो जाएं। रोगी नहाने से कतराए। सिर एवम् हाथ-पैर गर्म रहें। होंठ लाल हों। | *सल्फ़र* ३० या २०० |
| ❐ जब गट्टे बहुत ही दर्द करते हों। रोगी मानसिक रूप से दुखी हो। | *इग्नेशिया* ३० या २०० |
| ❐ मोटे, कठोर, सूजे हुए गट्टे, तलवों में ख़ासकर, एड़ियों में बेहद दर्द हो। दर्द के कारण रोगी ठीक से चल भी नहीं पाता। | *एन्टिम क्रूड* ३० या २०० |
| ❐ जब गट्टों को छुआ भी न जा सके, बेहद दर्द हो। | *रैननक्युलस* ३० |
| ❐ पीले रंग के गट्टों के लिए। | *फ़ैरम पिक* 3X/६ |
| बायोकैमिक औषधि: | *साइलिशिया* 12X |

अन्य महत्वपूर्ण औषधियां: ऐसेटिक एसिड, एसिड नाइट्रिक, एसिड फ़ॉस, एसिड सल्फ़, एगैरिकस, अमोनियम कार्ब, आर्निका, बैराइटा कार्ब, बोरैक्स, बोविस्टा, ब्रायोनिया, कैल्केरिया कार्ब, कैल्केरिया कॉस्टिकम, कैल्केरिया सल्फ़, कैल्केरिया सिलिकेटा, कार्बो एनिमेलिस, कॉस्टिकम, चाइना, कोलोसिंथ, ग्रेफाइट्स, हिपर सल्फ़, हाइड्रेस्टिस, हाइपैरिकम, काली आर्स, लाइकोपोडियम, लाइसिन, मैडोराइनम, नैट्रम कार्ब, नैट्रम म्यूर, नक्स वोमिका, पेट्रोलियम, फ़ॉस्फ़ोरस, प्लम्बम मैट, सोराइनम, रोहोडोडैन्ड्रॉन, रस टॉक्स, रयूमैक्स, सैंगुनेरिया, सीपिया, साइलिशिया, एवम् स्टेफ़िसएगेरिया, आदि।

---

**टिप्पणी (note):** पुस्तक में विभिन्न रोगों के इलाज के लिए लक्षणों की पुनरावृत्ति देखने को मिलेगी, जो अजीब लग सकती है। एक ही तरह के लक्षण अनेक बीमारियों में देखने को मिलते हैं। ऐसा इसलिए है क्योंकि होम्योपैथी में रोग की नहीं, रोगी एवम् उसके लक्षणों की अहमियत है।

# त्वचा पर सफ़ेद दाग (फुलवेरी)
## (Leucoderma)

ल्यूकोडर्मा/सफेद दाग - सिफ़िलिटिक म्याज़्म् के कारण होने वाला एक गम्भीर रोग है। सिफ़िलिस म्याज़्म् के सक्रिय होने से जो लक्षण कुछ ख़ास औषधियों में पाए जाते हैं, जो ल्यूकोडर्मा/सफेद दाग के रोगियों के लिए उपयुक्त हैं, उन्हे हम यहाँ दे रहे हैं। ये औषधियां मात्र उदाहरण के तौर पर दी गई हैं। इन औषधियों को यहाँ लिखने का तात्पर्य मात्र ये समझाना है कि किसी भी रोगी में जब सिफ़िलिस म्याज़्म् सक्रिय होता है तो वह रोगी अपनी संवेदनशीलता के अनुसार मानसिक व शारीरिक विकृत लक्षण दर्शाता है। ऐसे लक्षणों के साथ रोगी की मूल प्रकृति के अनुरूप जो औषधि चयन की जाती है वह औषधि सही सादृश्य (correct similimum) साबित होती है। यह जरूरी नही है कि यहाँ पर दी गई औषधियों में से ही कोई औषधि इस रोग से ग्रसित हर व्यक्ति के लिए उपयुक्त हो।

ल्यूकोडर्मा के रोगी होम्योपैथिक इलाज के दौरान जब डा० हैरिंग के 'रोग मुक्ति के दिशा निदेश के सिद्धान्त' (Hering's 'Law of Direction of Cure') के अनुसार सिफ़िलिस म्याज़्म् से साइकोसिस म्याज़्म् में लौटते हैं तो उनमें मेलानोसाइट्स (melanocytes) बढ़ने शुरू हो जाते हैं - जिसके फलस्वरूप त्वचा का रंग फिर से सामान्य होने लगता है।

हमेशा ध्यान रहे समस्त विकृत लक्षणों के अनुसार, सक्रिय म्याज़्मूस आदि को ध्यान में रखकर सटीक सादृश (correct similimum) औषधि की मात्र एक खुराक काफ़ी होती है। ऐसा इसलिए है कि होम्योपैथिक औषधि का काम मात्र शरीर में उत्तेजना पैदा करना (to stimulate or stir the organism) है। ऐसी सादृश औषधि अपनी प्रकृति के अनुसार रोग से प्रभावित अंग की अन्तः शक्ति, जो कि अन्तर्निहित ऊर्जा के नाम से जानी जाती है - को उत्तेजित कर रोग के कारण पैदा हुए विषाक्त द्रव्य (toxic/metabolic waste) शरीर के उस अंग से रक्षात्मक प्रतिक्रिया विधि (defence mechanism) द्वारा बाहर निकालने में डा० हैरिंग के 'रोग मुक्ति के दिशा निदेश के सिद्धान्त' (Hering's 'Law of Direction of Cure') के अनुसार कार्य करने में मदद करती है। शेष कार्य रोगी की जीवनी शक्ति, प्रकृति के मूल सिद्धान्त 'समः समं शमयति' के अनुसार कार्य कर शरीर को पुनः स्वास्थ्य प्रदान (restoration of health) करती है।

| | |
|---|---|
| ❐ सिफ़िलिटिक म्याज़्म् के कारण हुई मानसिक विकृति (perversion) जैसे कि रोगी के सोच-विचार, इच्छा | *पेट्रोलियम* ३० या २०० |

एवम् कार्य, आदि सामान्य आचरण प्राकृतिक आचरणों के उलट हो जाते हैं - स्त्री पुरूषों की भांति आचरण करना चाहती है - उनके जैसे कपड़े पहनना व बोलना शुरू कर देती है। ऐसे ही पुरूष स्त्रियों की तरह आचरण करने लगता है। अपने ही लिंग के प्रति आकर्षण व सम्भोग की ललक आदि पैदा हो सकती है। त्वचा का रंग धीरे धीरे बदलने लगे। त्वचा पर सफ़ेद दाग हो जाएं।

- सिफ़िलिटिक म्याज़्म् के सक्रिय होने के कारण अंतः करण की बेचैनी (anxiety of conscience), रोगी को लगे जैसे उसने कोई ऐसा पाप किया है, जो माफ नहीं किया जा सकता। रोगी उत्तेजित, अधीर, एवम् अपनी प्रतिष्ठा को लेकर डरने लगता है। रोगी को अन्धेरे से डर लगे एवम् पागल हो जाने का डर हो। हमेशा जल्दी में रहे। अगर विधार्थी है तो परीक्षा से पहले बहुत चिन्तित हो जाता है। त्वचा पर सफ़ेद दाग हो जाएं। — *मैडोराइनम* २०० या 1M

- रोगी आवेग (impulse) में अपने आप को मारने का विचार या प्रयास करे; मौत का भय भी हो - अन्तरात्मा में ऐसी चिन्ता हो जैसे कोई गुनाह किया है। बहुत तेज़ गर्म खाना/पीना पसन्द करे। चेहरे पर या त्वचा के अन्य भागों पर पीली आभा लिए सफ़ेद दाग हो जाएं। — *चैलिडोनियम* ३० या २००

- सिफ़िलिटिक म्याज़्म् के सक्रिय होने के कारण रोगी जीवन से निराश हो जाए - रोगी अपना जीवन समाप्त करने की इच्छा करे - परन्तु किसी और को नुकसान पहुंचा कर नहीं। सर्दी के मौसम में ठंड ज्यादा महसूस करे। त्वचा पर सफ़ेद दाग हो जाएं। — *ऑरम मैट* ३० या २००

| | |
|---|---|
| ❒ रोगी में सुस्ती एवम् निष्क्रियता प्रबल हो - ज़रा से भी खतरे या जिम्मेवारी से कतराए। रोगी डरपोक एवम् ठंडी प्रकृति का हो। जब रोगी अपनी कमज़ोरी को छुपाने के बचाव (protection) हेतु अपने परिवार जनों की शरण से हट कर ईश्वर या धर्म गुरूओं का ऐसा अनुसरण करे कि स्वयं अपनी व अपने कर्तव्यों एवम् रोजी-रोटी तक की चिन्ता न करे। रोगी ऐसा इसलिए करता है कि उसे लगने लगता है कि ईश्वर उसके रक्षक बने रहेंगें। सुस्ती, निराशा एवम् मानसिक उलझन हो। सिर पर बदबूदार पसीना आए, ख़ासकर नींद में। रोगी व्यभिचारी हो सकता है - कामवासना अत्यधिक बढ़ सकती है। अपने ही लिंग (पुरूष पुरूष के प्रति एवम् स्त्री स्त्री के प्रति) के प्रति आकर्षित हो एवम् अपने ही लिंग के साथ सम्बन्ध बनाए, ऐसे विचार उत्पन्न हो सकते हैं। त्वचा पर सफ़ेद दाग हो जाएं। | *कैल्केरिया कार्ब* ३० या २०० |
| ❒ रोगी को जब नींद आने लगे उस समय एवम् रात में सिर पर दुर्गन्धयुक्त पसीना आए। धारदार हथियार, चाकू या उस्तरा देखते ही मन में स्वयं को या दूसरे व्यक्ति को मारने का अनियन्त्रित विचार (impulse) आए। रोगी प्रतिक्रिया शक्ति (defensive power) के अभाव के कारण, ठंड से, गर्मी से, मौसम के किसी भी बदलाव से अति संवेदनशील हो जाए। मुँह से एवम् बदन से गन्दी बदबू आए। रोगी विद्रोही प्रकृति का मगर बुद्धिमान | *मर्क सौल* ३० या २०० |

ल्यूकोडर्मा/सफेद दाग रोग के लिए; यहां पर जो औषधियां दी गई हैं वह किसी भी अन्य रोग में जो सिफ़िलिस म्याज़्म् के सक्रिय होने के फलस्वरूप हुआ हो, यदि ऐसे लक्षण पाएं जाए तो उतनी ही लाभदायक होगीं, जितनी कि इस रोग में। ऐसा इसलिए है क्योंकि होम्योपैथिक इलाज रोगी के समस्त विकृत लक्षणों के अनुसार ही किया जाता है - रोग के नाम का कोई विशेष महत्व नहीं है।

हो। त्वचा की रंगत गंदी दिखे - सफ़ेद दाग हो जाएं।

| | | |
|---|---|---|
| ❒ | नतीजों की चिंता न करते हुए बिना किसी सोच एवम् व्यवस्था के कार्य करना। उदाहरण के रूप में जुआ खेलना - पैसे हार जाना। बिना जरूरत के चीजें खरीदना, आदि। हर तरह की मानसिक विकृति जो सनक एवम् आवेग को बढ़ावा दे। पशु समान सोच हो एवम् रोगी पशु समान ही आचरण करे। त्वचा की रंगत गंदी दिखे - सफ़ेद दाग हो जाएं। | *सिफ़िलिनम* २०० या 1M |
| ❒ | त्वचा पर सफ़ेद दाग हो जाएं। रोगी एक दम हताश हो - खुदकुशी करना चाहे। रोगी को लगता है कि वह कभी ठीक नहीं हो सकता। अत्यधिक ठण्ड एवम् कमज़ोरी महसूस करे, यहां तक कि गर्मी के मौसम में भी पूरे शरीर को गर्म कपड़ों से ढक कर रहे। ठण्ड बिल्कुल बर्दाश्त न हो। पसीने से तेज़ घिनावनी बदबू आए। त्वचा की रंगत गंदी दिखे। | *सोराइनम* २०० या 1M |

अन्य महत्वपूर्ण औषधियांः एसिड फ़्लोरिक, एसिड नाइट्रिक, एल्यूमिना, आर्सेनिक एल्ब, आर्स सल्फ़ फ़्लेवम, कैल्केरिया फ्लोर, कार्सिनोसिन, काली कार्ब, लैक कैन, लैकेसिस, लाइकोपोडियम, मेलेनिन, माइका, नैट्रम कार्ब, नैट्रम म्यूर, फ़ॉस्फ़ोरस, सैलेनियम, सीपिया, साइलिशिया, सल्फ़र, एवम् अन्य सभी ऐसी एन्टी सिफ़िलिटिक औषधियां जो सिफ़िलिटिक म्याज़्म् को साइकोसिस म्याज़्म् की ओर घुमाने (reverse) में सक्षम हों।

---

☞ ऊपर दर्शायी गई ल्यूकोडर्मा/सफेद दाग के रोगियों में उपयोगी औषधियों के अध्ययन से हम एक ही निष्कर्ष निकाल सकते हैं - और वह है, अपने विचार शुद्ध रखें, अपनी गन्दी आदतें एवम् इच्छाएं बदल दें और गन्दे काम करना बन्द करें। जब म्याज़्मस डा० हैरिंग के 'रोग मुक्ति की दिशा निदेश के सिद्धान्त' (Hering's 'Law of Direction of Cure') के अनुसार सिफ़िलिस म्याज़्म् से साइकोसिस, एवम् साइकोसिस म्याज़्म् से सोरिक म्याज़्म् में पलटा खाते हैं तो ये सब सहज ही होने लगता है। अतः हमें अपने आचरण के प्रति हमेशा सजग रहना चाहिए। नैतिकता का पालन पूर्ण निष्ठा के साथ करना चाहिए।

- सुमन धामा

# बिना मुँह का फोड़ा
## (Carbuncle)

यह फोड़ा अक्सर मधुमेह के मरीज़ों को हुआ करता है, किसी अन्य को भी यह रोग हो सकता है। यह गर्दन, पीठ, कंधे, कूल्हे, कहीं भी हो सकता है। इसकी जड़ें शरीर के भीतर नाड़ियों तक फैल जाती हैं। जब यह फूटता है तो कई जगह से मवाद रिसने लगती है। इसमें बहुत तेज़ जलन एवम् दर्द होता है।

| | | |
|---|---|---|
| ❐ | बिना मुँह का फोड़ा। फोड़े में नृशंस (atrocious) जलनयुक्त दर्द हो - ऐसा लगे जैसे कि गर्म कोयले रख दिए हों। स्राव तारकोल की तरह गाढ़ा एवम् स्राव से अत्यन्त दुर्गन्धित बदबू आए। बहुत तेज़ी से सड़न शुरू हो जाए। | *ऐन्थ्राक्सिनम* ३० या २०० |
| ❐ | कार्बंकल में बहुत जलन हो और फोड़े पर जलते अंगारे रखे हों ऐसा जलनयुक्त दर्द हो। गर्म सेक से आराम आए। मधुमेह के रोगियों में यह रोग घातक हो सकता है। मानसिक बैचेनी हो। | *आर्सेनिक एल्ब* ३० या २०० |
| ❐ | कार्बंकल में बहुत बेचैनी के साथ दर्द हो व ज़रा सी भी छुअन बर्दाशत न हो। फोड़े में मवाद पड़ जाए। रोगी ठण्डी एवम् संवेदनशील प्रकृति का हो। | *हिपर सल्फ* ६ या ३० या २०० |
| ❐ | जब फोड़ा बहुत धीरे-धीरे बढ़े उसमें से मवाद आने लगे। रोगी में धैर्य की कमी हो। रोगी संतुष्ट एवम् ईमानदार प्रकृति का हो। | *साइलिशिया* 12X या ३० |
| ❐ | मधुमेह के रोगियों में जब खून में शक्कर की मात्रा ज़्यादा होने के कारण फोड़ा ठीक न हो। | *सिज़ीज़ियम* Q या ३० या २०० |
| ❐ | घाव का रंग काला पड़ जाए। फोड़े में जलन हो एवम् बदबूदार स्राव आए। शारीरिक गतिविधियां धीमी पड़ जाएं। रोगी हमेशा पंखा कराना चाहे। ताज़ी, बहती हवा में अच्छा महसूस करे। | *कार्बो वेज* ३० या २०० |

| | | |
|---|---|---|
| ❒ | जलन के साथ मवाद युक्त फोड़ा - जिसके किनारे आड़े तिरछे हों। रात में रोग वृद्धि। प्रतिक्रिया शक्ति (defensive power) के अभाव में कार्बंकल समय से ठीक न हो पा रहा हो। त्वचा चिपचिपी रहे। तैलीय पसीना आए - पसीने से कोई राहत न मिले। | *मर्क सौल* ३० या २०० |
| ❒ | फोड़े में डंक मारने जैसा दर्द हो, सहज ही खून रिसे। मोटर कार से यात्रा करते समय अच्छा लगे। | *नाइट्रिक एसिड* ३० या २०० |
| ❒ | पुराना फोड़ा; गाढ़ी, सफ़ेद रक्त मिश्रित मवाद आए। रोगी गर्मी महसूस करे। रोगी डरपोक प्रकृति का परन्तु बातूनी एवम् मिलनसार हो। | *कैल्केरिया सल्फ़* १२X या ३० |
| ❒ | फोड़े में तेज़ जलनयुक्त दर्द हो। शरीर में जलन व बेचैनी। कंपकंपी के साथ तेज़ ज्वर आए। रोगी को गर्मी लगे; बेचैन एवम् एकदम निडर प्रकृति का हो। | *टैरेन्टुला हिस्प* ३० या २०० |
| ❒ | जब फोड़े के चारों ओर बैंगनी रंग के छोटे-छोटे फफोले हो जाएं। फोड़े में मवाद धीरे-धीरे बने एवम् तेज़ जलन हो। | *लैकेसिस* ३० या २०० |

यदि फोड़ा मधुमेह के मरीज़ को हो तो मधुमेह को किसी भी तरह से नियंत्रण में रखना अति आवश्यक है नहीं तो गेंग्रीन होने का डर रहता है।

## कोढ़
### (Leprosy)

इस रोग में त्वचा पर धब्बे (सफ़ेद या गुलाबी से) आ जाते हैं जिनमें धीरे-धीरे संवेदना खत्म हो जाती है, और वह हिस्सा गलने लगता है।

| | | |
|---|---|---|
| ❒ | सोरिक म्याज़्म् से सीधे सिफ़िलिटिक म्याज़्म् के सक्रिय होने से ग्रसित रोगियों में कोढ़ हो जाए। रोगी नहाने से कतराए। होंठ लाल हों। सिर एवम् हाथ-पैर गर्म रहें। | *सल्फ़र* २०० या 1M |

| | |
|---|---|
| ❐ त्वचा बहुत मोटी हो व त्वचा से छिछड़े (scale) से झड़ते हों। | *हाइड्रोकोटाइल* ३० या २०० |
| ❐ सूडो-सोरा (psora+syphilis) से ग्रसित रोगियों में कोढ़। रोगी सर्दी-जुकाम से लम्बे समय तक प्रभावित रहा हो। | *बैसिलिनम* २०० या 1M |
| ❐ जब नाक से बहुत बदबूदार व सड़ांध वाला स्राव निकले और रोगी जिंदगी से निराश हो गया हो। | *ऑरम मैट* २०० या 1M |
| ❐ जब अंगुलियां व अंगूठे झड़ जाएं। हरा घाव सा दिखे एवम् उसमें कांटे से चुभें। | *आर्सेनिक आयोडाइड* ३० या २०० |
| ❐ जब फटी हुई त्वचा में से शहद का सा चिपचिपा स्राव निकले। कब्ज़ रहे। | *ग्रेफ़ाइट्स* ३० या २०० |
| ❐ संवेदनाहारी कोढ़। पैर के तलवों की त्वचा फटी रहे। | *एनाकार्डियम ओक्सी.* ३०/२०० |
| ❐ कोढ़ के साथ शरीर पर उपदंश (Syphilis) के दाने व चकत्ते हों। रात में रोग वृद्धि। | *सिफ़िलिनम* २०० या 1M |

अन्य महत्वपूर्ण औषधियांः आर्सेनिक एल्ब, क्रोटेलस होर., पाइपर मैथि., सिकेल कोर, सीपिया, साइलिशिया एवम् थायरोएडिनम, आदि।

## सौन्दर्य एवम् होम्योपैथी
### (Some Beauty Tips)

कई बार मस्से, त्वचा का ज़्यादा खुरदरापन, या चेहरे की चिकनाहट, अनचाहे बाल, बालों का असमय सफ़ेद होना, त्वचा पर धब्बे, कील, मुहांसे, आँखों का अन्दर को धंसे होना, आदि के कारण व्यक्ति कुरूप नज़र आने लगता है। मगर समय पर होम्योपैथिक चिकित्सा द्वारा इस कुरूपता को बहुत हद तक रोका जा सकता है।

| | |
|---|---|
| ❐ ख़ुश्क व खुरदरी त्वचा। रोगी नहाने से कतराए। साबुन से नहाने से त्वचा पर लाल धब्बे उभर आएं। | *सल्फ़र* ३० या २०० |

| | |
|---|---|
| ❒ खुश्क व खुरदरी त्वचा - खारिश के बाद दर्द महसूस हो। रोगी ठण्डी प्रकृति का हो। खूब पसीना आए परन्तु पसीने से तेज़ बदबू आए। | *सोराइनम* ३० या २०० |
| ❒ औरतों में आँखों के चारों ओर काले धब्बे जब किसी पुराने दुख या मनोभाव दबाने के कारण हुए हों। | *स्टेफिसएगेरिया* ३० या २०० |
| ❒ जब आँखों के चारों ओर काले धब्बे स्नायविक कमज़ोरी के कारण हों। रोगी को ठण्डी एवम् नमकीन चीज़ें खाने पीने में बहुत पसन्द हों। | *फ़ॉस्फ़ोरस* ३० या २०० |
| ❒ जब आँखों के चारों ओर काले धब्बे अत्यधिक जैविक स्राव के ह्रास के कारण हों। | *चाइना* ६ या ३० |
| ❒ जब आँखों के चारों ओर काले धब्बे किसी गहरे मानसिक आघात या दुख (shock or grief) के कारण हों। रोगी को सांत्वना अच्छी न लगे। | *नैट्रम म्यूर* ३० या २०० |
| ❒ चेहरा पीला व साथ में चेहरे व सीने पर पीले या भूरे धब्बे। नाक के ऊपर पीले रंग का जीन (saddle) का सा निशान। रोगी विरक्त प्रकृति का हो। | *सीपिया* ३० या २०० |
| ❒ जलनयुक्त सफ़ेद, काले या नीले रंग के धब्बे। मानसिक बेचैनी। बुज़ुर्गों में मृतक शरीर पर होने के से धब्बे (death spots) हों। रोगी को ठंड ज़्यादा लगे। थोड़ी-थोड़ी देर बाद पानी पिए। | *आर्सेनिक एल्ब* ३० या २०० |
| ❒ हरे या पीले रंग के धब्बे। रोगी को गर्दन एवम् पेट पर कपड़ा तक न सुहाए। | *लैकेसिस* ३० या २०० |
| ❒ चेहरे या अन्य किसी अंग पर लाल रंग की धारियां। रोगी को ऐसा महसूस हो जैसे कि हवा में ऊपर को उठ रहा है। | *हाइपैरिकम* ३० या २०० |

| | | |
|---|---|---|
| ❑ | चेहरे का रंग मुर्दे के समान पीला व आँखों के चारों ओर नीले रंग की पट्टी सी दिखाई दे। | *बिस्मथ* ३० या २०० |
| ❑ | रक्त की कमी (anaemia) के कारण चेहरे का पीलापन। हालांकि चेहरा फिर भी स्वस्थ दिखे (false plethora)। | *फ़ैरम मैट* 3X या ३० |
| ❑ | कठोर एवम् नीलवर्ण की त्वचा। रोगी जल्दी से गुस्से में आ जाए। | *सरसापरिला* ३० या २०० |
| ❑ | चेहरे पर निशान जो फोड़े-फुंसियों या मुंहासों, आदि के कारण हुए हों। ख़ासकर टीकाकरण के बाद। रोगी संतुष्ट प्रकृति का हो - बीमारी में भी किसी को कष्ट न दे। | *साइलिशिया* 6X या ३० |
| ❑ | बैंगनी रंग के बुरे दिखने वाले धब्बे। | *सिकेल कोर* ३० या २०० |

*सामान्य देख रेखः* खाने में दूध, दही, फल, हरी सब्ज़ियां, अंकुरित अनाज व सलाद खूब खाएं।

---

**टिप्पणी (note):** शरीर में प्रोटीन की मात्रा अधिक होने से मेलेनिन के बढ़ने के कारण त्वचा का रंग (ख़ासकर चेहरे का) सांवला हो जाता है। ऐसा इसलिए होता है - क्योंकि मेलेनिन भी प्रोटीन का ही एक प्रकार है। चीनी जो कि एक प्रोटीन का ही प्रकार है से भी चाय में ड़ालकर ज़्यादा पीने से ऐसा होता है। इसलिए कहा जाता है कि ज़्यादा चाय मत पियो - काले हो जाओगे।

# आम विकार एवम् अन्य महत्वपूर्ण जानकारी
## (General Ailments)

## पसीना
### (Perspiration)

पसीना आना शरीर की एक सामान्य परन्तु आवश्यक क्रिया है। जैसे ही हमारे शरीर का अन्दरूनी ताप बढ़ने लगता है - तुरन्त ही हमारी हाइपोथैलेमस ग्रंथि (hypothalamus) हमारे शरीर में हर जगह विद्यमान बाह्यस्रावी ग्रंथि (eccrine sweat glands) को बताती है कि शरीर का तापमान कम करने के लिए पसीना बहाओ। और जैसे ही पसीना वाष्पित होता है, शरीर का तापमान धीरे-धीरे सामान्य होने लगता है।

| | | |
|---|---|---|
| ❒ | केवल सिर पर पसीना आए या शरीर के सिर्फ एक भाग पर पसीना आए। पसीना खट्टा तथा ठंडा हो। | *कैल्केरिया कार्ब* ३० या २०० |
| ❒ | अधिक पसीने के कारण सारा सिर, माथा, गला, मुँह, सब भीग जाएं। ख़ासकर पाँव का पसीना बहुत बदबूदार हो और पाँव में घाव तक कर दे। | *साइलिशिया* ३० या २०० |
| ❒ | सिर को छोड़कर बाकी सारे शरीर पर पसीना आए। पसीने की हालत में भीग जाने पर (सर्द गर्म हो जाने पर) खाँसी, जुकाम या बुखार हो सकता है। | *रस टॉक्स* ३० या २०० |
| ❒ | बगलों में बहुत दुर्गन्धित पसीना आए। | *पेट्रोलियम* ३० |
| ❒ | बहुत कमज़ोरी से या घातक रोग के बाद ज़्यादा पसीना आए। रोगी हवा में अच्छा महसूस करे। | *चाइना* ६ या ३० |
| ❒ | दिन के समय आँख बंद करते ही या सोते ही खूब पसीना आए। शारीरिक व मानसिक कमज़ोरी हो। | *कोनियम* ३० या २०० |
| ❒ | शरीर के बिना ढके हिस्से पर या सिर्फ ढके हिस्से पर ही पसीना आए। पसीने से खट्टी या शहद की सी बदबू आए। | *थूजा* ३० या २०० |

| लक्षण | औषधि |
|---|---|
| ❑ शरीर को अत्यन्त कमज़ोर कर देने वाला पसीना। रोगी मृदु स्वभाव का हो। खाने पीने में नमकीन एवम् ठंडी चीज़ें एवम् ठंडा पानी अच्छा लगे। | *फ़ॉस्फ़ोरस* ३० या २०० |
| ❑ संगीत का आनन्द लेते समय ज़्यादा पसीना आए। रोगी निडर प्रकृति का हो। | *टैरेन्टुला हिस्प.* ३० या २०० |
| ❑ नींद से जागते ही पसीना आए। बच्चा पैदा होने के बाद कमज़ोरी पैदा करने वाला पसीना आए। | *सैम्बुकस* ३० या २०० |
| ❑ टायफ़ॉएड, आदि रोगों के बाद दिन-रात पसीना आए। ज़रा सा हिलने-डुलने से पसीना बढ़े। पसीने से कपड़ों पर सफ़ेद दाग पड़े। पसीना बदबूदार हो। रोगी को ठंड ज़्यादा लगे। | *सोराइनम* ३० या २०० |
| ❑ रोगी जिस करवट लेटे उसके दूसरी ओर खूब पसीना आए। पेशाब में तेज़ गंध हो। | *एसिड बैन्ज़ोइक* ३० या २०० |
| ❑ कमज़ोर करने वाला पसीना जो खाने से बढ़े। पसीने से कपड़े पर पीला दाग पड़े। | *कार्बो एनिमेलिस* ३० या २०० |
| ❑ ख़ासकर जननांगों में। बहुत मात्रा में शरीर से बह जाने एवम् पसीजने वाला पसीना आसानी से आए। | *एसिड फ़ॉस* ३० या २०० |
| ❑ चलते समय बेहद पसीना आए। खाते समय ठंडा पसीना आए। रात के समय रोग वृद्धि। रोगी ठंड व गर्मी के प्रति अति संवेदनशील हो। रोगी का स्वभाव उपेक्षा भरा एवम् विद्रोही किस्म का हो। | *मर्क सौल* ३० या २०० |
| ❑ श्लैष्मिक झिल्लियों की बेहद खुश्की की वजह से आँख, नाक, जीभ, मुँह, गला, व होंठ खुश्क व सूखे हुए। पसीना बिल्कुल न आए। | *नक्स मौस्केटा* ३० या २०० |
| ❑ पसीना रूक जाने से खून भरी टट्टियां आने लगें। रोगी को तेज़ प्रकाश या शोर एवम् जवाब देने के लिए बाध्य करने पर गुस्सा आए। | *नक्स वोमिका* ३० या २०० |

| | | |
|---|---|---|
| ❑ | अचानक पसीना रूक जाने से जुकाम या बुखार हो जाए। बेचैनी एवम् भय हो। | *एकोनाइट* ३० या २०० |
| ❑ | संभोग के बाद पसीना आए। रात्री में गर्मी से पसीना बढ़े - परन्तु रोगी शरीर से कपड़ा हटाना न चाहे। | *ग्रेफ़ाइट्स* ३० या २०० |
| ❑ | खाँसी एवम् दस्त के साथ ठण्डा एवम् पसीजने वाला पसीना जी मिचलाने के साथ आए। | *विरेट्रम एल्ब* ३० या २०० |
| ❑ | गैस निकलते समय चिपचिपा पसीना आए। | *काली बाई* ३० |
| ❑ | डर के कारण पसीना आए। गर्म पसीना जो पैरों को छोड़कर पूरे शरीर में आए। | *ओपियम* ३० या २०० |

## प्यास
## (Thirst)

प्यास एक सामान्य परन्तु आवश्यक शारीरिक क्रिया है। शरीर को जब पानी की आवश्यकता महसूस होती है उसी समय हाइपोथैलेमस ग्रंथि (hypothelamus) हमारी जीभ को सूचित करती है, और जीभ सूखने लगती है। इस क्रिया के फलस्वरूप हमें कुछ पीने की अनुभूति होती है और हम पानी पीते हैं। अलग-अलग व्यक्तियों में प्यास अलग-अलग होती है। यह सब व्यक्ति की दिनचर्या, आदि पर निर्भर करता है।

| | | |
|---|---|---|
| ❑ | बुखार के दौरान गर्मी की हालत में प्यास न लगे। बुखार से पहले की कंपकपी के पहले प्यास लगे। | *चाइना* ६ या ३० या २०० |
| ❑ | अत्यधिक प्यास लगे। चाय के स्वाद की डकारें आएं | *लाइकोपस विर* ३० |
| ❑ | जब अधिक प्यास के कारण नींद तक न आए। | *एलियम सैटाइवा* ३० |
| ❑ | मरीज़ पानी बहुत पीता है और खाना कम खाता है। सिर एवम् हाथ-पैर गर्म रहें। होंठ लाल हों। | *सल्फ़र* ३० या २०० |
| ❑ | प्यास बहुत हो व भूख बिल्कुल खत्म हो जाए। | *डिजिटेलिस* ३० |
| ❑ | थोड़ी-थोड़ी देर में थोड़े-थोड़े पानी की अमिट | *आर्सेनिक एल्ब* ३० |

| | |
|---|---|
| प्यास। बुखार से पहले की कंपकपी के पहले ठंडे पेय के लिए प्यास लगे। मानसिक बेचैनी हो। ठंड लगे। | या २०० |
| ❑ खाने की इच्छा समाप्त हो जाए परन्तु ठंडे पानी के लिए प्यास हो - ख़ासकर रात में ज़्यादा प्यास लगे। | *कैल्केरिया आर्स* ३० या २०० |
| ❑ गले में तीव्र जलन एवम् बहुत अधिक प्यास हो। पेशाब जलन के साथ आए। | *कैन्थेरिस* ३० |
| ❑ मुँह ख़ुश्क रहने पर भी प्यास न लगे। बुखार से पहले की कंपकपी के पहले एवम् कंपकपी के दौरान प्यास लगे। खुली हवा में अच्छा लगे। | *पल्साटिला* ३० या २०० |
| ❑ बुखार में ठंड लगने की अवस्था में भी बेहद प्यास हो। नमक या नमकीन चीज़ें खाने का मन करे। | *नैट्रम म्यूर* ३० या २०० |
| ❑ प्यास अधिक लगे। लम्बे अन्तरात से एक बार में अधिक मात्रा में पानी पिए। बुखार से पहले होने वाली कंपकपी के पहले और कंपकपी के दौरान खूब प्यास लगे। ज़रा भी हिलने-डुलने से रोग वृद्धि। | *ब्रायोनिया* ३० या २०० |
| ❑ बुखार में तेज़ प्यास लगे एवम् बेचैनी हो। रोगी जल्दी-जल्दी थोड़ा-थोड़ा पानी पिए। | *एकोनाइट* ३० या २०० |
| ❑ मुँह लार से तर हो फिर भी प्यास लगे। रोगी ठंड व गर्मी के प्रति अति संवेदनशील हो। रात में रोग वृद्धि। रोगी का स्वभाव उपेक्षा भरा एवम् विद्रोही किस्म का हो। | *मर्क सौल* ३० |

रोगी के अन्य विकृत लक्षणों एवम् सक्रिय म्याज़्म्, आदि को ध्यान में रख कर सही चुनी गई औषधि एवम् उसकी शक्ति आवश्यकतानुसार दें।

# उबासियां (जम्हाई)
## (Yawning)

- ❏ नींद न आए पर उबासियां लगातार आती रहें। बेचैनी एवम् मृत्यु भय हो। — *एकोनाइट* ३० या २००
- ❏ खाना खाने के बाद उबासियां आएं। रोगी को मीठा एवम् गर्म खाना पसन्द हो। शाम के समय रोग वृद्धि। — *लाइकोपोडियम* ३० या २००
- ❏ सो कर उठने के बाद उबासियां इतनी ज़्यादा कि लगे जबड़ा ही हिल जाएगा। — *इग्नेशिया* ३० या २००
- ❏ उबासियों के साथ शरीर में ठिठुरन महसूस हो। — *नैट्रम म्यूर* ३०
- ❏ उबासियों के साथ डकारें भी आएं। — *सल्फ़र* ३० या २००
- ❏ उबासियों के साथ अंगड़ाइयां आएं, लगे कि रोगी सारी रात सो नहीं पाएगा। — *चैलिडोनियम* ६ या ३०
- ❏ कमर दर्द और बहुत बेचैनी के साथ लगातार उबासियां आएं। गर्दन के आसपास रोगी को कोई कपड़ा अच्छा न लगे। — *लैकेसिस* ३० या २००

# सूजन
## (Oedema)

किसी विशेष अंग जैसे सिर, हाथ-पैर एवम् पेट आदि पर सूजन होने को स्थानीय शोथ (oedema) कहते हैं, सारे शरीर पर सूजन होने पर सर्वांगीण शोथ (anasarca) कहलाता है।

कारणः जिगर या तिल्ली का बढ़ना, मलेरिया, मासिक धर्म की गड़बड़ी, पुराना अतिसार; पसीना, पेशाब, या पाख़ाने का रूकना, आदि।

लक्षणः सूजी हुई जगह नरम हो जाती है। दबाने पर उस जगह गड्ढा (pitting) पड़ता है जो धीरे-धीरे भरता है।

- ❏ प्यास बिल्कुल न हो। त्वचा ख़ुश्क, पीली मोम जैसी; पेशाब बहुत थोड़ा। गर्मी में कष्ट बढ़े; ठंडक से — *एपिस मैल* ३० या २००

आराम आए। शरीर में डंक मारने जैसा दर्द हो।

| | | |
|---|---|---|
| ❐ | तेज़ प्यास लगे, परन्तु पानी पीते ही उल्टी हो जाए। रोगी को ठंड अच्छी नहीं लगती। | *एपोसाइनम* ६ या ३० |
| ❐ | गुर्दे में विकार के कारण सूजन आए। | *टैरेबिंथ* ६ या ३० |
| ❐ | मानसिक बेचैनी, परेशानी, अमिट प्यास। छाती, दिल, जिगर, तथा गुर्दे की बीमारी की वजह से सूजन हो जाए। रोगी ठण्डी प्रकृति का हो। | *आर्सेनिक एल्ब* ३० या २०० |
| ❐ | हृदय रोग के कारण सूजन हो जाए। नाड़ी धीमी व कमज़ोर हो। पेशाब थोड़ा, काले रंग का एल्ब्यूमिन मिला हुआ आए। ठंडा पसीना आए। | *डिजिटेलिस* ६ या ३० |
| ❐ | पेशाब या तो बहुत थोड़ा आता है या आता ही नहीं। मरीज़ बेहोशी में सोया रहता है; सब इन्द्रियां शिथिल हो जाती हैं। शरीर में सूजन आ जाती है। | *हैलेबोरस* ३० या २०० |
| ❐ | कमज़ोर करने वाली बीमारी या शरीर से आवश्यक द्रव्यों के ह्रास के बाद सूजन आए। | *चाइना* ६ या ३० |
| ❐ | किसी रूके या दबे हुए चर्म रोग के कारण सूजन हो। सिर एवम् हाथ-पैर गर्म रहें। होंठ लाल हों। | *सल्फ़र* ३० या २०० |

रोगी के अन्य विकृत लक्षणों एवम् सर्वोपरि म्याज़्म्, आदि को ध्यान में रख कर सही चुनी गई औषधि एवम् उसकी शक्ति आवश्यकतानुसार दें।

*सामान्य देख रेख:* नमक का इस्तेमाल कम से कम करना चाहिए। हल्का और सादा भोजन लें।

# रक्ताल्पता (खून की कमी)
## (Anaemia)

शरीर में खून की मात्रा कम हो जाए या रक्त-कणों (red blood corpuscles) की कमी हो जाए, तब यह रोग हो जाता है। रोगी का चेहरा पीला या सफ़ेद सा दिखता है।

कारणः सामर्थ्य से अधिक श्रम या विलासिता, भूखा रहना या अपुष्टिकर भोजन करना। नींद न आना या अधिक सोना। अधिक खून निकल जाना या खून का न बनना। पाचन क्रिया की गड़बड़ी, आदि के कारण ताज़ा रक्त न बनना, आदि, कारणों से रक्ताल्पता हो सकती है।

| लक्षण | दवा |
|---|---|
| ❐ शरीर का रक्त, वीर्य, आदि, आवश्यक जैविक स्राव नष्ट हो जाने के बाद रक्त की कमी हो जाने से बहुत कमज़ोरी हो। हाथ पैर ठण्डे रहें। | *चाइना* ६ या ३० |
| ❐ थोड़ा बोलने या परिश्रम से रोगी हाँफने लगता है। बेहद कमज़ोरी हो। चेहरा कभी लाल, कभी पीला। मगर चेहरा स्वस्थ दिखे (false plethora)। | *फ़ैरम मैट* 3X या ६ या ३० |
| ❐ रति-क्रिया की अधिकता की वजह से रक्ताल्पता। शर्मिन्दगी या गुस्से को दबाने की वजह से रोग हो। | *एसिड फ़ॉस* ६ या ३० |
| ❐ शारीरिक गतिविधियां सुस्त पड़ जाने के कारण रक्ताल्पता। शरीर अत्यन्त ठंडा रहे, रोगी मृत प्रायः पड़ा रहे। बदन पर ठंडा पसीना आए, धागे सी सूक्ष्म नब्ज़ चले। रोगी हमेशा पंखे की हवा चाहे। | *कार्बो वेज* ३० या २०० |
| ❐ बहुत दिन तक मलेरिया रोग भोगने के बाद रक्ताल्पता। दुबलापन, शरीर की त्वचा सूखी और रूखी। अधिक नमक खाने की इच्छा। प्यास लगे। | *नैट्रम म्यूर* ६ या ३० या २०० |
| ❐ मासिक धर्म की गड़बड़ी की वजह से रक्ताल्पता। रोगी को भीतर से बहुत ठंड लगती है परन्त फिर भी खुली हवा में अच्छा लगता है। | *पल्साटिला* ३० या २०० |

- चिड़चिड़े व निर्मोही स्वभाव के रोगी में रक्ताल्पता। रोगी किसी भी काम में दिलचस्पी न ले। दुर्बलता, कमज़ोरी एवम् नीरसता। — *सीपिया* ३० या २००

बायोकैमिक औषधिः *कैल्केरिया फ़ॉस* 6X

बायोकैमिक कॉम्बिनेशनः *नं० 1*

## रोग को दबाने या रोग के बाद के विकार (Ailments after suppressions)

- दस्त रोकने के बाद हुए रोग। — *एब्रोटेनम* ३० या २००
- खसरे (measles), टायफ़ॉएड आदि, के दब जाने से दमा, आदि रोग। जी मिचलाए जो उल्टी होने के बाद भी ठीक न हो। जीभ साफ रहे। — *इपिकैक* ६ या ३०
- बच्चों में खसरे या अन्य प्रकार के त्वचा रोग के दब जाने से, बहरापन, दमा, आदि हो जाए। रोगी को खुली ठण्डी हवा में अच्छा लगे। प्यास कम हो। — *पल्साटिला* ३० या २००
- पित्ती दब जाने के कारण हुए रोग। गर्मी लगे। प्यास न लगे। शरीर में सूजन हो। पेशाब में दिक्कत हो। — *एपिस मैल* ३० या २००
- जब दाने ठीक से उभरने से पहले ही दबा दिए जाने के कारण रोग हो। — *ज़िंकम मैट* ३० या २००
- त्वचा के दाने दब जाने के कारण दस्त लगें। मुँह खुश्क हो। प्यास कम हो जाए। रोगी चुपचाप एक ही स्थिति में लेटा रहे। ज़रा भी हरकत से रोग वृद्धि। — *ब्रायोनिया* ३० या २००

# खाने पीने की चीज़ो से रोग वृद्धि
# (Aggravation from food & drinks)

| | |
|---|---|
| ❐ अण्डों की गंध से रोग वृद्धि। | *कॉल्चिकम* |
| ❐ आइसक्रीम खाने से रोग वृद्धि। टोमेन विषाक्तन (ptomaine poisoning) से हुए रोग। | *आर्सेनिक एल्ब* |
| ❐ मुर्गे का मांस (chicken) खाने से रोग वृद्धि। | *नक्स वोमिका* |
| ❐ ठण्डा दूध पीने से रोग वृद्धि। | *काली आयोडाइड* |
| ❐ गर्म दूध पीने से रोग वृद्धि। | *सीपिया* |
| ❐ स्ट्रॉबेरी खाने से रोग वृद्धि। | *सीपिया* |
| ❐ घी, तेल, चिकनाई, खाने से रोग वृद्धि। | *पल्साटिला* |
| ❐ मिर्च-मसाले वाला खाना खाने से रोग वृद्धि। | *नक्स वोमिका* |
| ❐ छाछ (मट्ठा) पीने से रोग वृद्धिः | *पल्साटिला, सीपिया* |
| ❐ गाजर खाने से रोग वृद्धिः | *कैल्केरिया कार्ब, लाइकोपोडियम* |
| ❐ गन्दा पानी पीने से रोग वृद्धिः | *कैम्फ़र, ज़िन्ज़िबर* |
| ❐ खट्टी चीज़ों से रोग वृद्धिः | *फ़ैरम आर्स, लैकेसिस* |
| ❐ शहद खाने से रोग वृद्धिः | *नैट्रम कार्ब, फ़ॉस्फ़ोरस* |
| ❐ मांस की गंध से रोग वृद्धिः | *आर्सेनिक एल्ब, कॉल्चिकम* |
| ❐ तरबूज़ खाने से रोग वृद्धिः | *एसिड फ़्लोर, ज़िन्ज़िबर* |

| | |
|---|---|
| ❑ चाय पीने से रोग वृद्धिः | *चाइना, कॉफ़िया, सीपिया* |
| ❑ मीठा खाने से रोग वृद्धिः | *अर्जेन्टम नाइट्रिकम, कैमोमिला, नैट्रम कार्ब* |
| ❑ गर्म चीज़ें खाने से रोग वृद्धिः | *ब्रायोनिया, कार्बो वेज, पल्साटिला* |
| ❑ मां का दूध पीने से रोग वृद्धिः | *सिना, नैट्रम कार्ब, साइलिशिया* |
| ❑ अण्डा खाने से रोग वृद्धिः | *कैल्केरिया कार्ब, कॉल्चिकम, पल्साटिला, सल्फ़र* |
| ❑ मटर व फलियां खाने से रोग वृद्धि। | *पेट्रोलियम, फ़ॉस्फ़ोरस, पल्साटिला, सीपिया, ब्रायोनिया, कैल्केरिया कार्ब, चाइना, काली कार्ब, लाइकोपोडियम* |
| ❑ पत्ता गोभी खाने से रोग वृद्धिः | *ब्रायोनिया, चाइना, लाइकोपोडियम, पेट्रोलियम, फ़ॉस्फ़ोरस, पल्साटिला, सीपिया* |
| ❑ काली मिर्च खाने से रोग वृद्धिः | *आर्सेनिक एल्ब, चाइना, सिना, नक्स वोमिका, सीपिया* |
| ❑ आलू खाने से रोग वृद्धिः | *एल्यूमिना, पल्साटिला, मर्क सौल, सीपिया* |

# प्रबल इच्छाऐं
## (Strong Desires)

| | |
|---|---|
| ❑ रेत, कोयला, आदि खाने की प्रबल इच्छा। रोगी अपने कॉलर या तोलिया का कोना चबा ड़ाले: | *टैरेन्टुला हिस्पेनिया* |
| ❑ कड़वी चीज़ें खाने की तीव्र इच्छा: | *डिजिटेलिस, नैट्रम म्यूर* |
| ❑ अंडा खाने की तीव्र इच्छा: | *कैल्केरिया कार्ब, पल्साटिला* |
| ❑ पत्ता गोभी खाने की तीव्र इच्छा: | *साइक्यूटा वी, कोनियम* |
| ❑ कोयला खाने की तीव्र इच्छा: | *एल्यूमिना, साइक्यूटा वी* |
| ❑ शहद खाने की तीव्र इच्छा: | *सैबाडिला, विरेट्रम एल्ब* |
| ❑ आइसक्रीम खाने की तीव्र इच्छा: | *कैल्केरिया कार्ब, फ़ॉस्फ़ोरस* |
| ❑ ठंडा दूध पीने की तीव्र इच्छा: | *एपिस मैल, एसिड फ़ॉस* |
| ❑ मिट्टी, चूना, चॉक, रेत, कोयला, आदि, खाने की तीव्र इच्छा: | *एल्यूमिना, नाइट्रिक एसिड, नक्स वोमिका, टैरेन्टुला हिस* |
| ❑ चिकनाई वाला खाना खाने की तीव्र इच्छा: | *कैल्केरिया फ़ॉस, मैज़ेरियम, नक्स वोमिका, नाइट्रिक एसिड* |
| ❑ मछली खाने की तीव्र इच्छा: | *नैट्रम म्यूर, नैट्रम फ़ॉस, फ़ॉस्फ़ोरस* |
| ❑ फल खाने की तीव्र इच्छा: | *एल्यूमिना, कार्बो वेज, एसिड फ़ॉस, एसिड सल्फ़, विरेट्रम एल्ब* |
| ❑ दूध पीने की तीव्र इच्छा: | *ऑरम मैट, चैलिडोनियम, मर्क सौल, रस टॉक्स, सैबाडिला* |
| ❑ अचार खाने की तीव्र इच्छा: | *एन्टिम क्रूड, हिपर सल्फ़, लैकेसिस, सल्फ़र* |

- ❐ ओएस्टर खाने की तीव्र इच्छाः — *ब्रायोनिया, कैल्केरिया कार्ब, लैकेसिस, लाइकोपोडियम, नैट्रम म्यूर, रस टॉक्स*
- ❐ सुअर का गोश्त (pork) खाने की तीव्र इच्छाः — *कैल्केरिया फ़ॉस, क्रोटेलस होर, मैज़ेरियम, नक्स वोमिका, ट्यूबरकुलाईनम*

## अरूचि
## (Aversions)

- ❐ नहाने से, खट्टी चीज़ों से, पढ़ाई से, मांस से। — *सल्फ़र*
- ❐ अंधरे से। — *सैनिक्युला*
- ❐ खेलने से (बच्चों में)। केले से, फलों से, आड़ू से। — *बैराइटा कार्ब*
- ❐ स्कूल जाने के लिए। सादे उबले खाने से। बच्चों को, मां का दूध नमकीन लगने के कारण। — *कैल्केरिया फ़ॉस*
- ❐ गणित से। किसी के पास आने से, डबल रोटी से, सूप से, अपने ही बच्चों से। — *लाइकोपोडियम*
- ❐ डबल रोटी व मक्खन से। चिकनाई से, मांस से, बाहर जाने से। — *साइक्लेमन*
- ❐ प्रकाश से। काली चीज़ों से, रोटी से, चॉकलेट से, मांस से। — *टैरेन्टुला हिस*
- ❐ अंडों की गन्ध से। खाने की खुशबू से। — *कॉल्चिकम*
- ❐ प्याज़, लहसुन से। खट्टी चीज़ों से। — *सैबाडिला*
- ❐ नमक से, नमकीन मछली से, बदबू से, गर्म खाने-पीने से। — *फ़ॉस्फ़ोरस*
- ❐ मां के दूध से। गर्म खाने से। — *साइलिशिया*

- ❐ जवाब देने को बाध्य करने, बीयर से, कॉफी से। *नक्स वोमिका*
- ❐ किसी के सम्पर्क या पास आने से। *कैमोमिला*
- ❐ माँस से, डबल रोटी से, मक्खन से, चिकनाई से। *पल्साटिला*
- ❐ फलों से, ऐल्कोहौल से, ब्राण्डी से, छुए जाने से। *इग्नेशिया*

## कुछ ख़ास कारणों से हुए रोग
## (Causations)

- ❐ रोगी कहे कि रोग फ़लां साल में फ़लां शिकायत के होने के बाद से है। क्लोरो–माइसिटिन का बुरा असर। रेल यात्रा में पेट दर्द। शारीरिक गतिविधियां सुस्त पड़ जाने के कारण रोग हो –मल, मूत्र एवम् पसीने से बदबू आए। शरीर अत्यन्त ठंडा रहे, रोगी मृत प्रायः पड़ा रहे। बदन पर ठंडा पसीना आए, धागे सी सूक्ष्म नब्ज़ चले। रोगी हमेशा पंखे की हवा चाहे। रोगी डरपोक प्रकृति का होते हुए भी व्यंग्यपूर्ण बर्ताव करे। *कार्बो वेज* ३० या २००
- ❐ गुस्से के बाद हुए रोग (अपच, सांस रोग, आदि)। रोगी असभ्य एवम् गुस्सैल प्रकृति का हो। *कैमोमिला* ३० या २००
- ❐ बिजली गिरने, बिजली कौंधने आदि से अंधापन हो जाए। तेज़ गंध (सुगन्ध या दुर्गन्ध) से रोग बढ़े। रोगी ठण्डा पानी एवम् नमकीन स्वाद पसन्द करे। *फ़ॉस्फ़ोरस* ३० या २००
- ❐ रोने से खाँसी बढ़े। चोट लगने के कारण रोग हो। *आर्निका* ३० या २००
- ❐ गर्म दूध पीने से दस्त आएं। खाना पकने की गंध से उल्टी आए या जी मिचलाए। *सीपिया* ३० या २००
- ❐ मीठा खाने से दस्त आएं। *अर्जेन्टम निट* ३०
- ❐ अचानक डर के कारण रोग हो। *एकोनाइट* २००
- ❐ गर्म कॉफ़ी पीने से दस्त आएं। *नैट्रम म्यूर* ३०

| | |
|---|---|
| ❐ ठण्डा, बासी, सड़ा, भोजन खाने से उल्टी, दस्त हों। | *आर्सेनिक एल्ब* ३० |
| ❐ कॉफी पीने से सिर दर्द। रात में जागने से अपच। | *नक्स वोमिका* ३० |
| ❐ धूप (सूरज की गर्मी) से सिरदर्द व उल्टी हो। | *ग्लोनॉइन* ६ या ३० |
| ❐ ज़हरीले घाव (जो ठीक होने में न आएं)। | *लैकेसिस* ३० या २०० |
| ❐ चिकनाई युक्त या गरिष्ठ भोजन से अपच, आदि। | *पल्साटिला ३०* |
| ❐ यात्रा के दौरान उल्टी व मिचली। | *कॉकुलस इण्डिका* ३० |
| ❐ धुंए (मोटर गाड़ियों, फैक्टरी आदि के धुंए से ख़ासकर शहरों में) श्वास सम्बंधी रोग हों। | *एसिड सल्फ़्यूरोसम* ३० या २०० |
| ❐ गीले (wet) मौसम में शियाटिका, दर्द, आदि बढ़े। | *रस टॉक्स* २०० |
| ❐ मानसिक उत्तेजना या चिन्ता के कारण दस्त लगें या दस्त की हाज़त हो। फ़्लू के बाद हुए रोग। | *जल्सेमियम* ३० या २०० |
| ❐ मन में पुरानी दहशत के कारण हाथ-पैर कांपना। | *ओपियम* ३० या २०० |
| ❐ भयभीत होने के बाद हुए रोग। अंधेरे या अकेला रहने से भयंकर डर लगे। | *स्ट्रामोनियम* २०० या 1M |
| ❐ डी.पी.टी. के टीकाकरण के बाद हुए रोग। | *कैल्केरिया सल्फ* २०० |
| ❐ बिजली के झटके के बाद हुए रोग। | *मोरफ़िनम* २०० |
| ❐ किसी प्रिय जन की मृत्यु, दुख के कारण रोग हो। | *इग्नेशिया* २०० या 1M |
| ❐ बाल कटवाने के बाद सर्दी-जुकाम, आदि रोग हों। | *बैलाडोना* २०० |
| ❐ तरबूज़ खाने के बाद दस्त, उल्टी, बुखार रोग हो। | *ज़िन्ज़िबर* ३० |
| ❐ न्यूमोनिया के बाद हुए रोग। | *काली कार्ब* ३० |
| ❐ धूप में लगातार काम करने से हुए रोग। | *नैट्रम कार्ब* ३० |
| ❐ टायफ़ॉएड के बाद हुए रोग। | *सोराइनम* २०० |

| | | |
|---|---|---|
| ❒ | तैरने या पानी में गिर जाने के बाद हुए रोग। नहाने से सिर दर्द हो। | *एन्टिम क्रूड* ३० या २०० |

## कुछ असाधारण लक्षण
## (Some Peculiar Symptoms)

| | | |
|---|---|---|
| ❒ | रात के अंधेरे में फ़र्नीचर मानव शक्ल का दिखे। रात को नींद खुलने पर दूसरे कमरे में पद-चाप सुनाई दे। | *नैट्रम फ़ॉस* ३० या २०० |
| ❒ | मूर्छा के साथ अनायास ज़ोर की चीख़ निकले। | *एपिस मैल* २०० |
| ❒ | शरीर में जलन हो, मगर गर्म चीज़ों के सेवन से आराम आए। जबकि सिर की शिकायतें ठण्डें से ठीक रहें। | *आर्सेनिक एल्ब* ३० या २०० |
| ❒ | शरीर के सभी छिद्रों के किनारे, होंठ आदि लाल हों। सिर एवम् हाथ-पैर गर्म रहें। | *सल्फ़र* ३० या २०० |
| ❒ | पेशाब की हाज़त के बाद तुरन्त पेशाब न किया जाए तो सिर दर्द हो जाए। | *एसिड फ़्लोर* ३० या २०० |
| ❒ | बहते पानी को देखने, नदी का पुल पार करने से चक्कर आएं। | *ब्रोमियम* ३० या २०० |
| ❒ | रोगी गर्म प्रकृति का हो परन्तु ठण्डा खाने-पीने से रोग वृद्धि हो एवम् गर्म खाने-पीने से आराम आए। | *लाइकोपोडियम* ३० या २०० |
| ❒ | रोगी ठण्डी प्रकृति का होते हुए भी ठण्डे खाने-पीने से अच्छा महसूस करे। | *फ़ॉसफ़ोरस* ३० या २०० |
| ❒ | अंधेरे में एवम् भयभीत होने से रोग हों। | *स्ट्रामोनियम* २०० |
| ❒ | धीरे-धीरे टहलने से रोग में आराम आए। | *फ़ैरम मैट* ३० |
| ❒ | वाचालता के साथ हंसी-दिल्लगी करने का भाव। | *काली आयोड* ३० या २०० |

- ❑ काफ़ी मात्रा में दवा खाने की इच्छा हो। *कैक्टस जी* ३०
- ❑ आगामी घटना को सोच कर चिन्ता बनी रहे। *जल्सेमियम* २००
- ❑ सोते समय सिर में खुजली हो। *ऐग्नस कास्ट* ३०
- ❑ अंधेरे में उठने से लगे मानो दम घुट जाएगा। *ऐथ्यूज़ा* ३०
- ❑ सोने के लिए आँखें बन्द करते ही लगे कि अगली सुबह नहीं उठ पाएगा। *सीपिया* ३० या २००
- ❑ सोने के लिए आँखें बन्द करते ही पसीने से नहा जाए। *कोनियम* ३० या २००

## रोग लक्षणों का घटना/बढ़ना
## (Ameliorations/Aggravations)

- ❑ एक टांग को दूसरी पर कैंची की तरह रखने से आराम महसूस हो। *सीपिया* ३० या २००
- ❑ हड्डियों के रोग में ठण्ड से आराम आए। *एसिड फ़्लोर* ३० या २००
- ❑ रोगी को गर्मी से आराम आए। *साइलिशिया* ३० या २००
- ❑ रात में रोग बढ़ें। *मर्क सौल* ३० या २००
- ❑ तर (नम) मौसम में रोग वृद्धि। *नैट्रम सल्फ़* ३० या २००
- ❑ ज़ोर से पंखे की हवा लगने से आराम आए। *कार्बो वेज* ३० या २००
- ❑ गर्म जगह में रोग बढ़े, मुँह सूखा हो फिर भी प्यास न लगे। गरिष्ठ भोजन खाने से रोग बढ़े। *पल्साटिला* ३० या २००
- ❑ आलू खाने से रोग बढ़े। *एल्यूमिना* ३० या २००
- ❑ रोटी खाने से रोग बढ़े। *नैट्रम म्यूर* ३० या २००
- ❑ ज़रा भी हिलने-डुलने से रोग बढ़े। *ब्रायोनिया* ३० या २००
- ❑ ज़्यादा देर खड़े रहने से रोग बढ़े। *सल्फ़र* ३० या २००

- ❐ सोने के दौरान या सोने के बाद रोग बढ़े। — *लैकेसिस* ३० या २००
- ❐ चलने-फिरने से रोग घटे। — *रस टॉक्स* ३० या २००

# मोटापा
## (Obesity)

जब व्यक्ति आराम प्रिय ज़िंदगी व्यतीत करे, खूब खाए-पिए या अपनी तासीर के अनुरूप भोजन न करे, चलने-फिरने व कसरत करने से कतराए तब उसके शरीर में चर्बी जमा होने लगती है। यह तो हम सभी जानते हैं कि जो भोजन हम करते हैं उससे हमें ऊर्जा मिलती है जिससे हम शरीर की गतिविधियों को चलाते हैं। अतः यदि हम भोजन ज़्यादा करें जिससे हमें ज़्यादा ऊर्जा मिले और उस ऊर्जा को हम ठीक से इस्तेमाल न कर पाएं तो यही ऊर्जा चर्बी के रूप में हमारे शरीर में जमा होने लगती है जिससे हम मोटे हो जाते हैं। कई व्यक्तियों में यह रोग हॉर्मोन्स की गड़बड़ी के कारण भी हो सकता है। आजकल देखने में आया है कि मेटाबोलिज़्म के गड़बड़ाने से अक्सर यह रोग हो जाता है।

- ❐ जब मोटापे के साथ-साथ गला भी ख़राब (sore throat) होने की प्रवृत्ति हो। — *फ़ाइटोलाक्का बेरी* ३० या २००
- ❐ जब रोगी मोटा व थुलथुला हो। सोते समय सिर पर खूब पसीना आए। ऐसे रोगी जिनमें दांत निकलना, चलना एवम् बोलना, आदि देर से शुरू हुआ हो। स्रावों, पसीने आदि से खट्टी गंध आए। — *कैल्केरिया कार्ब* २०० या 1M
- ❐ गले में गॉयट्र (goitre) की शिकायत हो। थाएरौएड ग्रन्थि की शिथिलता (hypothyroidism) के कारण मोटापा हो। — *फ़्यूकस वेस* ३० या २००
- ❐ जब मोटापा पेट की गड़बड़ी के कारण हो, कब्ज़ रहे। जीभ पर सफ़ेद परत जमे। त्वचा मोटी एवम् अस्वस्थ हो। टांगें पतली परन्तु बाकी शरीर मोटा हो। — *एन्टिम क्रूड* ३० या २००
- ❐ जब थाएरौएड ग्रन्थि की गड़बड़ी के कारण मोटापा हो। ख़ासकर रजोनिवृत्ति के समय। — *थायरोएडिनम* ३० या २००

| | |
|---|---|
| ❏ ख़ासकर औरतों में। जब कब्ज़ रहे और मोटापा हो। रोगी को गर्म दूध पीना अच्छा लगे। | *ग्रेफ़ाइट्स* ३० या २०० |
| ❏ जब मोटापे के साथ खून की कमी (anaemia) हो। | *फ़ैरम मैट* 3X या ३० |
| ❏ कमर के निचले हिस्से से जांघों तक ज़्यादा चर्बी चढ़ी हो, परन्तु टांगें पतली हों। | *अमोनियम म्यूर* ३० या २०० |
| ❏ बुजुर्गों में मोटापा। बच्चों की सी हरकत करें। मानसिक एवम् शारीरिक विकास में तालमेल न हो। | *बैराइटा कार्ब* २०० या 1M |
| ❏ बुजुर्गों में मोटापा। सुबह २-४ बजे परेशानी महसूस हो। रोगी चिड़चिड़े स्वभाव का हो। | *काली कार्ब* २०० या 1M |
| ❏ हाथ पैरों की क्षीणता के साथ शरीर में मोटापा हो। मार दिए जाने का डर हो। | *प्लम्बम मैट* ३० या २०० |
| ❏ भूख कम हो फिर भी मोटापा बढ़ता जाए। | *गिंकगो बिलोबा* Q |
| ❏ रजोनिवृत्ति (menopause) के दौरान मोटापा। | *सीपिया* २०० या 1M |

रोगी के अन्य विकृत लक्षणों एवम् सर्वोपरि सक्रिय म्याज़्म्, आदि को ध्यान में रख कर सही चुनी गई औषधि एवम् उसकी शक्ति आवश्यकतानुसार दें।

व्यक्तिपरक चिकित्सा (constitutional treatment) से फ़ायदा होता है। नियमित व्यायाम करें व खाना अपनी तासीर के अनुरूप एवम् उतना ही खाएं जितने की आवश्यकता हो। कैलोरी चार्ट्स भी आजकल उपलब्ध हैं जिससे पता लगाया जा सकता है कि कौन सा व कितना भोजन करें। अपनी तासीर के अनुरूप भोजन के बारे में किसी कुशल डाइटिशियन (भोजन विशेषज्ञ) की सलाह लें।

यदि दूसरे लक्षण जैसे अधिरोमता (hirsutism), मानसिक विकार, आदि के साथ मोटापा हो तो हॉर्मोन्स का स्तर एवम् अल्ट्रासाउन्ड आदि परिक्षण किसी कुशल चिकित्सक की देख रेख में कराकर यह पता कर लेना जरूरी है कि कहीं रोगी को मोटापा थाएरौएड विकार या अन्य किसी कारण से तो नहीं है। कारण का पता लगाकर उसके अनुरूप चिकित्सा करें।

# टिटेनस (धनुष्टंकार)
## (Tetanus)

इस रोग में शरीर पीठ की ओर से धनुष की तरह टेढ़ा हो जाता है। यह रोग एक प्रकार के जीवाणु (chlostridium tetani) के शरीर में घुसने के कारण होता है। यह जीवाणु प्रायः हाथ पैर में जंग लगे लोहे से कट जाने के कारण हुए घाव से या जब घाव या कटा स्थान गन्दा रहे तो उस से शरीर में प्रवेश करते हैं।

लक्षणः रोगी मुंह नहीं खोल पाता। गर्दन अकड़ जाती है। जबड़े बंद हो जाते हैं। शरीर प्रायः पीठ की तरफ से धनुषाकार में मुड़ जाता है। कभी-कभी बच्चे की नाल काटते हुए जंग लगा गंदा औज़ार इस्तेमाल करने या गंदा कपड़ा बांधने से भी यह जीवाणु शरीर में प्रवेश कर जाते हैं। इसलिए बच्चे की नाल काटते समय पूरी सावधानी बरतनी चाहिए।

| | |
|---|---|
| ❐ ख़ासकर नुकीले औज़ारों जैसे कील आदि से हुए घाव। घाव वाले स्थान ठण्डे हों। | *लीडम पैल* २०० या 1M |
| ❐ यदि कील आदि चुभने के बाद समय पर लीडम न दिया गया हो। ख़ासकर स्नायु (nerve) की चोट के कारण। | *हाइपैरिकम* २०० या 1M |
| ❐ चोट के कारण या इडियोपैथिक टिटेनसः रोग जो पास से गुजरने वाले रोगी की सांस लेने मात्र से हो जाए या बढ़े। | *फ़ाइसोस्टिगमा* ३० या २०० |

आमतौर पर टिटेनस से बचने के लिए एलोपैथिक पद्धति में टिटेनस टॉक्सोइड़ का इन्जेक्शन दिया जाता है। समय रहते उपचार करना अति आवश्यक है। अन्यथा रोगी की जान भी जा सकती है।

# तिल्ली (प्लीहा) के विकार
## (Affections of Spleen)

पेट में बाईं ओर (नाभी के थोड़ा ऊपर की ओर) तिल्ली होती है। बहुत दिन तक बुखार आने, आदि कारणों से यह बढ़ जाती है और सख़्त भी हो सकती है।

| | |
|---|---|
| ❐ प्लीहा की सूजन। प्लीहा बढ़ जाए; कटने या टांका लगने जैसा दर्द हो; दर्द जो बाएं करवट लेटने से | *सिएनोथस* Q या ६ या ३० |

बढ़े। प्लीहा का कैन्सर।

| लक्षण | औषधि |
|---|---|
| ❐ मलेरिया बुखार के बाद तिल्ली बढ़ जाए। गर्मी के दौरान सूजन हो; कपड़ों के दबाव से दर्द महसूस हो। | *नैट्रम म्यूर* ६ या ३० या २०० |
| ❐ जब मानसिक बेचैनी व अमिट प्यास के साथ रोग हो। रोगी ठण्डी प्रकृति का हो। सफाई पसन्द हो। | *आर्सेनिक एल्ब* ३० या २०० |
| ❐ मलेरिया ज्वर में कुनीन के अधिक सेवन से प्लीहा बढ़ जाए। | *आर्स आयोड* ३० या २०० |
| ❐ रक्तहीनता एवम् अधिक कमज़ोरी के साथ यकृत तथा प्लीहा दोनों ही बढ़े हुए हों। | *फ़ैरम आर्स* ३० या २०० |
| ❐ प्लीहा खूब बढ़ी हुई। ज्वर में रोगी को हमेशा ठण्ड लगे, ठंड से रोगी मानो जम सा जाए। | *एरेनिया डाया.* ३० या २०० |
| ❐ ज्वर के साथ प्लीहा बढ़ जाए; इतना दर्द हो कि हाथ भी नहीं लगाया जा सके। प्लीहा खूब बड़ी व कड़ी हो उस पर हाथ लगाने से उसकी तह कटी-कटी सी मालूम दे। | *यूकेलिप्टस* ३० या २०० |
| ❐ प्लीहा में दर्द हो। प्लीहा का कैन्सर। | *केडमियम मैट* ३० |
| ❐ प्लीहा की सूजन; प्लीहा बढ़ जाए। प्लीहा में कटने, दबाव वाला, दुखन या टांका लगने का सा दर्द हो। पेट में गैस रूके, पेट कड़ा हो जाए। | *चाइना* ६ या ३० |
| ❐ प्लीहा बढ़ जाए, प्लीहा में सूजन हो। पेट दर्द बना रहे। पेट सख़्त हो एवम् पेट में गैस हो। | *आयोडियम* ६ या ३० |
| ❐ प्लीहा की सूजन, प्लीहा बढ़ जाए। लम्प सा महसूस हो; कंपकंपी के दौरान दर्द हो। पेट का कड़ापन एवम् पेट में गैस हो। | *सल्फ़र* ६ या ३० |
| ❐ प्लीहा की सूजन। प्लीहा बढ़ जाए, दुखन महसूस | *कैप्सिकम* ६ या |

| | | |
|---|---|---|
| | हो। पेट कड़ा रहे एवम् पेट में गैस बने। | ३० |
| ❑ | प्लीहा में सूजन के साथ टांका लगने का सा या फाड़ने जैसा दर्द हो। पेट में गैस बनी रहे। | *कोनियम* ६ या ३० |
| ❑ | प्लीहा बढ़ जाए एवम् दर्द करे। पेट में गैस बने। | *हाइड्रेस्टिस* Q या ६ |
| ❑ | प्लीहा बढ़ जाए। दुखन बनी रहे। पेट में गैस हो। रोगी ठंडी प्रकृति एवम् डरपोक किस्म का हो। | *कैल्केरिया कार्ब* ३० या २०० |
| ❑ | प्लीहा का भारीपन एवम् पेट भरा-भरा लगे। | *काली आयोड* ६ या ३० |
| ❑ | प्लीहा में दर्द हो, पेट गुड़गुड़ाए। | *हैलोनियास* Q या ६ |
| ❑ | प्लीहा का कड़ापन, टांका लगने का सा दर्द जो सुबह के समय बढ़े। रोगी के पसीने से बदबू आए। | *सोराइनम* ३० या २०० |
| ❑ | पेट में गर्माहट हो जो प्लीहा तक फैले। | *एसाफ़ोटिडा* ३० या २०० |
| ❑ | प्लीहा में जलनयुक्त दर्द हो। | *कार्बो एनी.* ३० या २०० |
| ❑ | प्लीहा में फटने का सा दर्द हो। | *मैडोराइनम* २०० |

## अपेन्डिक्स की सूजन
## (Appendicitis)

पेट में दाई तरफ जहां छोटी और बड़ी आंत मिलती है वहां एक छोटा सा दुम जैसा अंग है जिसे 'अपेन्डिक्स' कहते हैं। जब इस अंग में किन्हीं कारणों से सूजन हो जाए तो यह रोग अपेन्डिक्स की सूजन कहलाता है। यदि किसी कारण से यह फट जाए तो मृत्यु तक हो सकती है।

लक्षणः पेट के निचले हिस्से में नाभी के दाईं ओर भयंकर दर्द हो, जी मिचलाए, उल्टी, बुखार, आदि हो।

| | | |
|---|---|---|
| ❑ | मुँह ख़ुश्क हो; पेट के गड्ढे में मृत्यु का सा अहसास। अपेन्डिक्स वाले हिस्से में बेहद दर्द हो। दर्द वाली जगह को छूने से दर्द बढ़े। | *आइरिस टेनैक्स* ६ या ३० या २०० |
| ❑ | अचानक दर्द के साथ चेहरा सुर्ख लाल हो जाए। दर्द | *बैलाडोना* ३० या |

| | |
|---|---|
| अचानक उठे और अचानक समाप्त हो जाए। अपेन्डिक्स वाला हिस्सा लाल, गर्म एवम् जलनयुक्त हो। | २०० |
| ❑ जब दर्द में दाहिनी ओर लेटने से आराम आए। कब्ज़ हो। अधिक प्यास लगे व बुखार हो; ज़रा भी हिलने-डुलने से रोग वृद्धि। रोगी चुपचाप एक ही स्थिति में दम साधे पड़ा रहे। | *ब्रायोनिया* ३० या २०० |
| ❑ जब अपैन्डिक्स की जगह पेट पर कपड़ा तक छू जाना असहनीय हो जाए। | *लैकेसिस* ३० या २०० |
| ❑ जब दाहिनी ओर लेटने से रोग वृद्धि हो एवम् मवाद पड़ने का डर हो। प्रतिक्रियाशील ऊर्जा की कमी के कारण रोगी ठण्ड एवम् गर्मी के प्रति संवेदनशील हो जाए। बेचैनी हो, प्यास लगे। पसीने से खट्टी दुर्गन्ध आए। पसीना आने से भी आराम न लगे। रोगी विद्रोही प्रकृति का मगर बुद्धिमान हो। | *मर्क सौल* ३० या २०० |
| ❑ पेट में अफ़ारा, बदबूदार उदर वायु। पेट में तेज़ धक्का सा लगे। पेट को छूने से दर्द बढ़े। रोगी को छुए जाने या कहीं टकराने का डर बना रहे। बहुत गर्मी व बुखार हो परन्तु हाथ-पैर ठण्डे हों। | *आर्निका* ३० या २०० |
| ❑ पेट में अफ़ारा व गड़गड़ाहट। ख़ासकर पेट की दाहिनी ओर तकलीफ़ महसूस हो। रोगी को लगे जैसे उसके टुकड़े होकर बिखरे पड़े हैं और रोगी उन्हें इकट्ठा करने के लिए बिस्तर में करवटें बदलता रहे। | *बैप्टीशिया* २०० या 1M या 10M |

अन्य महत्वपूर्ण औषधियां : क्रोटेलस सी., इचिनेशिया, लाइकोपोडियम, नाइट्रिक एसिड, फ़ॉस्फ़ोरस, प्लम्बम मैट, रस टॉक्स, साइलिशिया एवम् ट्यूबरकुलाईनम, आदि।

यदि रोग ज़्यादा बढ़ गया हो तो दवा देकर मरीज़ को अनुभवी डॉक्टर को दिखाना चाहिए। आवश्यकता हो तो तुरन्त अस्पताल पहुंचाएं। अपैन्डिक्स सड़ जाने पर तुरन्त ऑपरेशन करवाना आवश्यक हो सकता है।

# पित्त की पथरी का दर्द
## (Gall Stone Colic)

| | |
|---|---|
| ❑ जब पित्त की पथरी के कारण दाएं कन्धे के निचले हिस्से में दर्द हो। यकृत में दबाने से दर्द महसूस हो। चेहरा पीला, फीका सा लगे। उल्टियां आएं। पसीना पीला दाग छोड़े। | *चैलिडोनियम* ३० या २०० |
| ❑ पित्त की थैली में पथरी। पीलिया। यकृत वाले हिस्से में बेचैनी एवम् भारीपन महसूस हो। | *कारडुअस मार* Q या ६ या ३० |
| ❑ पित्त की थैली में पथरी व पीलिया। खाने की इच्छा न हो। ठण्ड लगे। ज़रा भी शान्तिभंग (शोर शराबा) होने या जवाब के लिए बाध्य करने से रोगी क्रोधित हो। | *नक्स वोमिका* ३० या २०० |
| ❑ पेट के अन्दर कमज़ोरी एवम् खालीपन का एहसास हो। यकृत बढ़ा हुआ हो। रोगी को ठण्डे पेय पीने की तीव्र इच्छा हो - परन्तु जैसे ही ठंडा पानी या अन्य ठंडे पेय पेट में थोड़े समय बाद गर्म हों, उल्टी के साथ निकल जाएं। | *फॉस्फोरस* ३० या २०० |
| ❑ जब पित्त की थैली में पथरी का दर्द बंधे समय पर आए (periodical)। यकृत में छूने एवम् दबाने से दर्द महसूस हो । खाने की इच्छा न हो जबकि भूख लगती हो। पाचन क्रिया मन्द हो। | *चाइना* ६ या ३० |
| ❑ पित्त की थैली में पथरी बने। कब्ज़ की शिकायत बनी रहे। | *चियोनैन्थस विर* Q या ३० |
| ❑ पित्त की थैली में पथरी; खाने की खुशबू से जी मिचलाए। भूख न लगे। | *कॉल्चिकम* ३० या २०० |
| ❑ पित्त की थैली में पथरी। नोचने जैसा दर्द हो। रोगी को आत्महत्या के प्रबल विचार आएं - मुश्किल से अपने आप को रोक पाए। | *नैटम सल्फ़* २०० |

| | |
|---|---|
| ❐ जब पित्त की थैली में पथरी के कारण अचानक दर्द के साथ चेहरा सुर्ख लाल हो जाए। दर्द अचानक उठे और अचानक समाप्त हो जाए। | *बैलाडोना* ३० या २०० |
| ❐ पित्त की पथरी हो एवम् नींद न आए। पीलिया रोग। दुःसाध्य यकृतीय कैन्सर। | *कोलैस्ट्रीनम* 3X या ६X या ६ |

## फैटी लिवर (यकृत पर चर्बी जमा होना)
## (Fatty Liver)

| | |
|---|---|
| ❐ फैटी लिवर। यकृत की सूजन। खाना देर से पचे। किसी बीमारी के बाद, जैसे टायफ़ॉइड़ आदि या शरीर से महत्वपूर्ण तरल पदार्थों की कमी के कारण रोग हो। सुस्ती हो। ठंड लगे। फल खाने का मन करे। | *चाइना* ६ या ३० या २०० |
| ❐ शराब पीने के कारण यकृत का फैटी होना। यकृत के एंजाइम बढ़े हों। मुँह में बार-बार छाले हों। यकृत की सूजन। (इस औषधि को हमने कैन्सर के रोगियों में भी लाभप्रद पाया है।) | *फाइलैंथस* Q या ६ या ३० |
| ❐ हृदय रोग के साथ यकृत का बढ़ना व ऐंठन के साथ दर्द। रोगी असभ्य व्यवहार के प्रति संवेदनशील हो, मगर कुछ न करे। कब्ज़। बकरी की मैंगनी जैसा मल। | *मैग म्यूर* ३० या २०० |
| ❐ हृदय रोग के साथ हुआ फैटी लिवर। पीलिया रोग के साथ लिवर कैन्सर। भूख न लगे। | *माईरिका* ३० या २०० |
| ❐ फेंफड़ों के रोग के साथ फैटी लिवर। लिवर का बायां अंग अति संवेदनशील हो। कब्ज़। गांठदार मल आए। | *कारडुअस मार* ६ या ३० |
| ❐ लिवर बढ़ा हुआ। लिवर का शोष (atrophy) हाथ-पैरों की सूजन। | *ऑरम आयोड* ६ या ३० |

अन्य महत्वपूर्ण औषधियांः एंड्रोग्राफिस, बर्बेरिस वल्गैरिस, कॉलोफ़ाइलम, सिएनोथस, चैलिडोनियम, चियोनैन्थस, क्रोटन टिग, डाइस्कोरिया, हाइड्रेस्टिस, इपिकैक, लैकेसिस, लाइकोपोडियम, मर्क सौल, फॉसफोरस एवम् टैरक्सिकम, आदि।

# ट्यूमर, लाइपोमा, आदि
## (Tumour and Lipoma, etc.)

| | | |
|---|---|---|
| ❑ | जब बहुत से लाइपोमा या बहुत से यूरो फ़ाइब्रोमेटा शरीर पर हों। रोगी में बचपना हो एवम् मानसिक विकास कम हुआ हो। रोगी शर्मीला एवम् डरपोक प्रकृति का हो। | *बैराइटा कार्ब* ३० या २०० |
| ❑ | स्तन में गांठ, शरीर पर बहुत से लाइपोमा। रोगी बहुत ज़्यादा खाने पीने के बावजूद भी दुबला-पतला ही रहे। | *बैराइटा आयोड* ३० या २०० |
| ❑ | लाइपोमा, ख़ासकर शरीर के बाएं हिस्से में हो। नमक खाने की तीव्र इच्छा। बच्चों का सा स्वभाव। | *बैराइटा म्यूर* ३० या २०० |
| ❑ | पेट के निचले हिस्से के कोमल उत्तकों में ट्यूमर जो धीरे-धीरे बढ़ता जाए, ख़ासकर जब पेट में चोट लगने का इतिहास हो। | *बैलिस पी.* ३० या २०० |
| ❑ | ठंडी एवम् डरपोक प्रकृति के रोगियों में, नाक में पॉलिप, बच्चेदानी में पॉलिप या अन्य कोई नरम वृद्धि जिनसे सहज ही रक्त स्राव हो। प्यास खूब लगे। सिर पर पसीना आए। जलने के बाद हुई अंगूर के बराबर की सिस्टिक ग्रोथ। | *कैल्केरिया कार्ब* ३० या २०० |
| ❑ | पत्थर की तरह सख़्त ग्रन्थियां। गर्दन, स्तन, आदि अंगों की एवम् गॉयट्र ट्यूमर। | *कैल्केरिया फ़्लोर* 12x या ३० |
| ❑ | जबड़े का ट्यूमर एवम् फोड़ा, जबड़े की हड्डियों का ओस्टियो सारकोमा (osteo sarcoma)। | *हैक्ला लावा* 3x या 6x |
| ❑ | नेत्र गुहा में हड्डी की सी ट्यूमर हो जाए; बच्चेदानी का फ़ाइब्रोएड। रोगिनी को घर का काम करना कतई पसन्द न हो। पार्टियों में जाना पसन्द करे। रोगिनी मस्त-मोला प्रकृति की हो। | *काली आयोड* ६ या ३० |

| | लक्षण | औषधि |
|---|---|---|
| ❑ | माँसल (fleshy) ट्यूमर। आरर्थाइटिक नोड्स। मेहनती, पढ़ाकू एवम् कर्तव्यनिष्ठ परन्तु बहुत भावुक व्यक्ति में गुस्सा दबाने या शर्मिन्दगी के बाद, यहां तक की जब किसी की कोई बात या काम पसन्द न आए, कोई भी रोग हो जाए। आजकल हर घर में, स्कूल कॉलेज, ऑफिस यहां तक की खेल के मैदान में, पति-पत्नी या किसी की डांट/फटकार या छोटे-मोटे मनमुटाव से भी ऐसे व्यक्ति अचानक ही रोग ग्रस्त हो जाते है। क्योंकि इस तरह के व्यक्ति अपना मनोभाव व्यक्त नहीं कर पाते। ऐसे व्यक्ति अपना गुस्सा ऐसे लोगों पर उतारते हैं - जो इन्हे पलट कर कुछ नहीं कहते - जैसे माँ, पत्नी, छोटे भाई, बहन, घर के नौकर-चाकर, आदि। अति संवेदनशीलता के कारण रोगी में तेज़ी से ऊर्जा का ह्रास होता है जिसके फलस्वरूप रोगी सुस्त हो जाता है, ठण्ड ज़्यादा महसूस करता है और प्यास कम हो जाती है। बुखार के पहले एवम् बुखार के दौरान खूब भूख लगती है। | *स्टेफिसएगेरिया* २०० |
| ❑ | न्यूरोमा। पुराना पीड़ादायक स्नायु (nerve) का दर्द। | *कैलेंडुला* ३० या २०० |
| ❑ | ख़ासकर किसी अंग के काट (amputation) दिए जाने के बाद हुए रोग - स्नायु का तेज़ दर्द। | *एलियम सीपा* २०० या 1M |
| ❑ | चेहरे का एंजिओमा (angioma)। एक अंग से दूसरे अंग में बीमारी जाए (metastasis)। | *एब्रोटेनम* ३० या २०० |
| ❑ | नोकिली ग्रोथ, एंजिओमा (angioma), सिस्टिक ग्रोथ। हाथ-पैर गर्म रहें। होंठ लाल हों। रोगी नहाने से कतराए। | *सल्फर* ३० या २०० |

*बायोकैमिक इलाज के लिए लेखिका की 'आधुनिक बायो चिकित्सा' नामक पुस्तक पढ़ें ।*

# विभिन्न प्रकार के दर्द एवम् अन्य रोग
## (Pains & aches, etc.)

## शिऐटिका का दर्द
### (Sciatica pain)

कमर के निचले हिस्से (कूल्हे) से एड़ी तक जो एक स्नायु (nerve) जाती है उसको शिऐटिक स्नायु (sciatic nerve) कहते हैं। आम बोल चाल की भाषा में उसी के दर्द को शिऐटिका कहा जाता है।

| | |
|---|---|
| ❑ जलनयुक्त दर्द, जब दर्द ख़ासकर दिन के समय व दोपहर में हो, कभी-कभी भोर में ४ बजे भी हो, ख़ासकर दाहिनी टांग में। दर्द कूल्हे से घुटने या एड़ी तक जाए। चलते-चलते टांग में दर्द बढ़े व टांग सुन्न हो जाए। दर्द वाली टांग का घुटना मोड़कर लेटने से या उस पर लेटने (दबाव) से आराम आए। | *कोलोसिंथ* २०० या 1M |
| ❑ जलनयुक्त शिऐटिका का दर्द साथ में सुन्नपन हो; दर्द आधी रात के बाद ज़्यादा हो। ठंड से या लेटने से दर्द बढ़े। चलते-फिरते रहने से अच्छा लगे। | *रस टॉक्स* २०० या 1M |
| ❑ दिन के समय, ख़ासकर दोपहर के पहले, कभी - कभी रात में भी खांसने से दर्द बढ़े। त्वचा पर भूरे दाग हों। दर्द एड़ी में जाकर सीमित हो जाए। गर्भावस्था के दौरान दर्द कम हो। | *सीपिया* २०० या 1M |
| ❑ दाहिनी टांग में जलनयुक्त दर्द हो। बैठने से दर्द बढ़े। गर्माहट से दर्द कम हो। रोगी को मीठा एवम् गर्म खाना-पीना अच्छा लगे। | *लाइकोपोडियम* २०० या 1M |
| ❑ टांग में सुन्नपन हो। दर्द एवम् सुन्नपन अदल-बदल कर हों। टांग को पेट के साथ सिकोड़ कर लेटने से व कुर्सी पर बैठने से आराम आए; चलने-फिरने से दर्द बढ़े। | *नैफ़ेलियम* २०० या 1M |

| | |
|---|---|
| ❑ रोगी लंगड़ा कर चले, टांग सुन्न हो जाए। रोग रात के समय बढ़े। रोगी को अपने परिवार जनों एवम् बच्चों से कोई लगाव न हो। | *काली आयोड* ३० या २०० |
| ❑ ज़रा भी हिलने-डुलने से दर्द बढ़े। दर्द वाली टांग पर लेटने (दबाव) से दर्द कम हो। कब्ज़ रहे। | *ब्रायोनिया* ३० या २०० |
| ❑ अधिक मेहनत करने या ठण्ड लगने के कारण दर्द हो। चलने फिरने से आराम आए। रोगी असभ्य एवम् झगड़ालू प्रकृति का हो। | *कैमोमिला* ३० या २०० |
| ❑ जब दर्द असहनीय हो, लगातार चलते रहने से दर्द कम हो। रोगी को बहुत तरह के डर हों। | *मैडोराइनम* २०० या 1M |
| ❑ दर्द अचानक शुरू हो व अचानक ही गायब हो जाए एवम् मानसिक कार्य करने से, ठंड से दर्द बढ़े। दबाने से एवम् गर्माहट से दर्द में आराम आए। | *मैग फ़ॉस* ३० या २०० |
| ❑ चोट लगने के कारण शिऐटिका का दर्द। | *आर्निका* ३० या २०० |
| ❑ जब शिऐटिका का दर्द नीचे से ऊपर को जाए। आगे की ओर झुकने से एवम् नीचे देखने से रोगी वृद्धि। | *कालमिया लैट* ३० या २०० |
| ❑ हंसने से या धमक से शिऐटिका का दर्द बढ़े। पेशाब करने से दर्द कम हो। मेरूदण्ड की संवेदनशीलता के कारण रोग हो। | *टैल्यूरियम* ३० या २०० |
| ❑ टांग सिकोड़ने पर एवम् चलने से शिऐटिका का दर्द कम हो। टांग लटकाने एवम् खड़े होने से दर्द बढ़े। | *वैलेरियाना* ३० या २०० |
| ❑ पीछे झुकने से एवम् खाँसने से दर्द बढ़े। | *कैप्सिकम* ३० या २०० |
| ❑ जब दर्द दोनों तरफ अदल-बदल कर हो। | *लैक कैन* २०० या 1M |
| ❑ जलन के साथ दर्द ख़ासकर बाईं टांग में; ख़ासकर शाम के समय; ठंड से बढ़े; कमर के बल लेटने से आराम आए। | *फ़ॉस्फ़ोरस* ३० या २०० |

- ❒ जलनयुक्त दर्द, दर्द नीचे से ऊपर या ऊपर से नीचे की ओर जाए; बिस्तर में लेटे हुए दर्द बढ़े। — *रूटा* ३० या २००
- ❒ टांगें कमज़ोर हो जाएं और शिऐटिका का दर्द हो। — *प्लम्बम मैट* ३०
- ❒ शिऐटिका का दर्द रात के समय बढ़े। — *सिफ़िलिनम* २०० या 1M
- ❒ आधी रात के पहले दर्द बढ़े, दर्द वाली टांग ठंडी हो। गर्माहट से दर्द बढ़े; ठण्डक से आराम आए। — *लीडम पैल* ३० या २००
- ❒ दर्द के साथ टांगों की मांसपेशियां एवम् नसें संकुचित हो जाएं एवम् टांगों में ठंड लगे। टांग उठाते समय दर्द हो। ज़रा भी शान्तिभंग (शोर शराबा) होने या जवाब के लिए बाध्य करने से रोगी क्रोधित हो। — *नक्स वोमिका* ३० या २००
- ❒ खुली हवा में अच्छा लगे, टांग सिकोड़ने से व धीरे चलने से दर्द कम हो। दर्द के लक्षण बदलते रहें। — *पल्साटिला* ३० या २००
- ❒ खड़े होने पर दर्द कम हो, गर्मियों में शिएटिका दर्द व सर्दियों में खाँसी हो। मेहनती, पढ़ाकू एवम् कर्तव्यनिष्ठ परन्तु बहुत भावुक व्यक्ति में गुस्सा दबाने या शर्मिन्दगी महसूस करने के बाद रोग बढ़े। — *स्टेफ़िसएगेरिया* ३० या २००

## कमर दर्द
## (Backache)

अधिक काम करने, वजन उठाने, ठंड लगने, झटका, या कमर में मोच आ जाने, कशेरूकाओं के खिसकने, या अन्य किसी कारण से कमर दर्द हो सकता है।

- ❒ ठंडी हवा लगने के कारण अचानक कमर दर्द हो जाए। साथ में अत्यधिक भय एवम् बेचैनी हो। — *एकोनाइट* ३० या २००
- ❒ जब दर्द चलने-फिरने से घटे, टांगे क्रॉस करने, ठंड से, लेटे रहने एवम् पसीना रूकने से दर्द बढ़े। — *रस टॉक्स* २०० या 1M
- ❒ जब दर्द ठंड से, ज़रा भी हिलने-डुलने या चलने-फिरने या खाँसने तक से बढ़े। रोगी चुपचाप — *ब्रायोनिया* ३० या २००

दर्द वाली ओर करवट से लेटा रहे।

- ❐ कमर के निचले हिस्से में (रीढ़ की हड्डी के निचले भाग में) झटका आने से दर्द हो। रोगी को कब्ज़ रहता हो। — *ऐस्कुलस* ६ या ३० या २००
- ❐ कमर दर्द, लगे जैसे कि कुछ चुभ रहा है। कमज़ोरी व पसीना। प्रातः ३-४ बजे दर्द बढ़े। साहनुभूति से रोग वृद्धि। ऐसे रोगी जो अपने परिवार जनों - यहां तक की दोस्तों और रिश्तेदारों तक को नापसन्द करते हों। जिन्हे बाहरी लोग अच्छे लगते हैं। — *काली कार्ब* ३० या २००
- ❐ रीढ़ की निचली हड्डी (गुदास्थी) में दर्द हो; रात में, छींकते समय, सुबह एवम् तूफ़ान आने से पहले दर्द बढ़े। दर्द अण्डकोषों तक जाए। — *सल्फ़र* ६ या ३०
- ❐ ज़्यादा काम करने या चोट लगने के कारण रोग हो। रगड़ लगने का सा दर्द हो, छू जाने का डर हो। — *आर्निका* ३० या २००
- ❐ नहाते समय या बाद में कमर में दर्द हो। दर्द टांगों तक जाए। ठण्ड लगे। रोगी डरपोक प्रकृति का हो। हमेशा किसी का सहारा तलाशे। — *कैल्केरिया कार्ब* २०० या 1M
- ❐ लेटे-लेटे कमर दर्द जिसकी वजह से रोगी करवट भी बैठ कर ही बदल सके। ठण्ड लगे। ज़रा भी शान्तिभंग (शोर शराबा) होने या जवाब के लिए बाध्य करने से रोगी क्रोधित हो। — *नक्स वोमिका* ३० या २००
- ❐ सोने व आराम करने से अच्छा लगे, कमर के निचले हिस्से में दर्द हो (ख़ासकर औरतों में)। धीरे चलने से व खुली हवा में एवम् सांत्वना से अच्छा लगे। कमर दर्द सिर तक जाए। रोग लक्षण बदलते रहें। — *पल्साटिला* ३० या २००
- ❐ कमर दर्द में डकारें आने से व काम करने से आराम आए। घुटनों के बल झुकने से दर्द बढ़े। ऐसा लगे जैसे हथौड़े से वार किया हो। कमर दर्द पैरों की — *सीपिया* ३० या २००

एड़ियों तक जाए।

| | |
|---|---|
| ❒ गहरी सांस लेने से कमर दर्द बढ़े। बैठने से आराम आए। | *सरसापरिला* ६ या ३० |
| ❒ हस्तमैथुन के बाद या अधिक सहवास के कारण कमर दर्द हो। बैठने से आराम आए। बहुत भावुक व्यक्ति में गुस्सा दबाने या शर्मिन्दगी महसूस करने के बाद रोग बढ़े। | *स्टेफ़िसएगेरिया* ६ या ३० या २०० |
| ❒ शोर शराबे से एवम् दबक से कमर दर्द बढ़े। | *टैल्यूरियम* ३० |
| ❒ बहते पानी के शोर से कमर दर्द हो जाए। | *लाइसिन* २०० या 1M |
| ❒ असहनीय कमर दर्द, मालिश से आराम आए। कमर दर्द गुदा द्वार तक जाए। | *फ़ॉस्फ़ोरस* ३० या २०० |
| ❒ पेशाब जाने के बाद एवम् रात में कमर दर्द बढ़े। सुबह के समय बहुत कमज़ोरी महसूस हो। | *सिफ़िलिनम* २०० या 1M |
| ❒ पेशाब जाने के बाद कमर दर्द कम हो। दर्द कंधों तक जाए। रोगी को मीठा एवम् गर्म खाना अच्छा लगे। | *लाइकोपोडियम* ३० या २०० |
| ❒ पेशाब जाने के बाद कमर दर्द कम हो। रोगी विभिन्न प्रकार के डर से घिरा रहे। | *मैडोराइनम* २०० या 1M |
| ❒ कमर दर्द घुटनों तक जाए। सुबह ४ से ६ बजे के बीच दर्द ज़्यादा हो। साहनुभूति से रोग वृद्धि। ऐसे रोगी जो अपने परिवार जनों - यहां तक की दोस्तों और रिश्तेदारों तक को नापसन्द करते हों। | *काली कार्ब* ३० या २०० |
| ❒ तूफ़ान के दौरान व ठंडे मौसम में दर्द बढ़े। | *रोहोडोडैन्ड्रान* २०० |
| ❒ स्नायु पर चोट लगने के कारण कमर दर्द हो। | *हाइपैरिकम* ६ या ३० |
| बायोकैमिक औषधिः | *कैल्केरिया फ़्लोर* 6X या 12X, *मैग फ़ॉस* 6X |

# जोड़ों का दर्द, गठिया व वात रोग, आदि
## (Gout, Rheumatoid-arthritis, Osteoarthritis, etc.)

जोड़ों के दर्द कई तरह के होते हैं।

रूह्यूमेटॉएड आर्थराइटिस एक ऐसी बीमारी है जो immune system की गड़बड़ के कारण होती है। जोड़ों का दर्द जब काफ़ी पुराना हो जाता है तब जोड़ विकृत यानि टेढे-मेढ़े हो जाते हैं। तब इसे पुराना सन्धि प्रदाह (सूजन) (arthritis deformans) कहते हैं।

ऑस्टियो आर्थराइटिस बुढ़ापे में होने वाली बीमारी है। इसमें हड्डियों पर छोटे-छोटे दानों के से उभार बन जाते है जिन्हें ऑस्टियोफ़ाइट्स (osteophytes) कहते हैं।

वात रोग (gout) में जोड़ों की गांठें सूज जाती हैं, बुखार हो जाता है, बेहद दर्द तथा बेचैनी होती है। यह रोग रक्त में यूरिक एसिड की वृद्धि एवम् जोड़ों में उसके जमा होने के कारण होता है।

ओस या सर्दी लगना, देर तक भीगना, अधिक मांस, खटाई या ठंडी वस्तुएं खाना, शराब का अधिक सेवन करना व विलासिता, मानसिक तनाव, आदि दर्द का कारण बन सकते हैं।

| | |
|---|---|
| ❒ जब रोग अचानक खुश्क, ठंडी हवा लगने के कारण शुरू हो। डर व बेचैनी हो। | *एकोनाइट* ३० या २०० |
| ❒ जब पेशाब में यूरिक एसिड व यूरेट्स काफ़ी मात्रा में आएं। गठिया जब बुखार के साथ हो। जोड़ों के दर्द की शिकायतों के साथ जब पित्ती के से दाने निकलें। बुखार के साथ गठिया का उग्र प्रकोप। | *अर्टिका यूरेन्स* Q या ६ या ३० |
| ❒ छोटे जोड़ो में दर्द व सूजन। दर्द कटने या चुभने जैसा, रात में या चलने-फिरने से बढ़े। खाने की खुशबू सहन न हो - मिचली आए। | *कॉल्चिकम* ३० या २०० |
| ❒ जब दर्द एक जोड़ से दूसरे जोड़ में चलता-फिरता रहे। धीरे-धीरे चलना एवम् खुली हवा में अच्छा लगे। रोग लक्षण बदलते रहे। प्यास कम लगे। | *पल्साटिला* ३० या २०० |
| ❒ रोग ख़ास कर पैर के अंगूठे में सूजन के साथ शुरू हो। ठंड या बर्फ की पट्टी से रोग घटे। दर्द नीचे से | *लीडम पैल* ३० या २०० |

ऊपर को जाए। दर्द वाली जगह ठंडी हो।

- ❐ जब गठिया रोग त्वचा के रोगों या उनके दब जाने के कारण हो। सुबह के समय रोग वृद्धि। होंठ लाल हों। सिर एवम् हाथ-पैर गर्म रहें। रोगी नहाने से कतराए। — *सल्फ़र* ६ या ३०
- ❐ जब रोग ठंड से बढ़े। गर्माहट व चलने-फिरने से आराम आए। रोगी शारीरिक रूप से बेचैन रहे। — *रस टॉक्स* ३० या २००
- ❐ ज़रा सा छूने से दर्द बढ़े; कमज़ोरी व पसीना ख़ासकर काफी खून बहने व उल्टी-दस्त होने के बाद रोग हो। खट्टी चीज़ें एवम् फल खाने की तीव्र इच्छा हो। रोगी की त्योरियां चढ़ी रहें। — *चाइना* ६ या ३०
- ❐ जब दर्द ज़रा भी हिलने-डुलने से बढ़े। आराम करने से कम हो। दर्द वाली तरफ चुपचाप लेटने से अच्छा लगे। कब्ज़ हो। प्यास लगे। — *ब्रायोनिया* ३० या २००
- ❐ जोड़ों में लाली व कुचले जाने का सा दर्द हो। दर्द छूने से बढ़े। छुए जाने का डर हो। — *आर्निका* ३० या २००
- ❐ हाथ पैरों के छोटे-छोटे जोड़ों में सूजन व दर्द। — *एक्टिया स्पाई.* ३०
- ❐ मौसम बदलने के साथ रोग की पुनरावृत्ति। रोगी ठंडी एवम् डरपोक प्रकृति का हो। सभी प्रकार के स्रावों से खट्टी दुर्गन्ध आए। प्यास लगे। सिर एवम् माथे पर पसीना आए। रोगी ठंडा पानी पिए। — *कैल्केरिया कार्ब* ३० या २००
- ❐ ख़ासकर शराबियों या ज़्यादा देर तक काम करने वाले लोगों में जोड़ों का दर्द। ज़रा भी शान्तिभंग (शोर शराबा) होने या जवाब के लिए बाध्य करने से रोगी क्रोधित हो। — *नक्स वोमिका* ३० या २००
- ❐ एड़ियों का गठिया। एड़ियों पर पूरा वज़न डालने से — *बर्बेरिस वल्गैरिस*

| | | |
|---|---|---|
| | आराम आए। साथ में गुर्दे व जिगर के रोग हों। | Q या ३० या २०० |
| ❒ | जब दर्द ऊपर से नीचे को जाए तथा जोड़ सुन्न हो जाएं। आगे की ओर झुकने से एवम् नीचे देखने से रोग वृद्धि। | *कालमिया लैट* ३० या २०० |
| ❒ | जब दर्द जोड़ों को छोड़ कर दिल में स्थान ग्रहण कर ले। ऐसा लगे जैसे दिल शिकंजे में जकडा है। | *कैक्टस* Q या ६ या ३० या २०० |
| ❒ | जब दर्द स्थान बदलता रहे। हिलने-डुलने से रोग बढ़े। साथ में जिगर में दर्द हो। | *स्टैलेरिया मीडिया* Q या ६ |
| ❒ | भीगने व ठंड लगने से दर्द हो। सीलन वाली जगहों में रहने से दर्द बढ़े। | *डल्कामारा* ३० या २०० |
| ❒ | मलेरिया बुखार के बाद जोड़ों में दर्द हो। | *मलेरिया औफ* ३० |
| ❒ | चलने से दर्द बढ़े। | *फ़ैरम पिक* ६ या ३० |
| ❒ | अंगुलियों के जोड़ों का दर्द, साथ में पेट में गैस भी बनी रहे। शाम के समय रोग वृद्धि। | *लाइकोपोडियम* ३० या २०० |
| ❒ | दर्द, जब पेशाब में यूरेट्स व एल्ब्यूमिन के कारण हो। जोड़ों की सूजन। चलने-फिरने व ठंड से रोग बढ़े; दबाने से आराम आए। | *फ़ोरमिका रूफ़ा* 3X या ६ या ३० |
| ❒ | तेज़ दर्द जो कुछ समय के लिए ठंडक से ठीक रहे, पसीना यदि दर्द वाली जगह को ढक ले तो दर्द बिना ढकी जगह चला जाए। सुबह २-४ बजे रोग वृद्धि। साहनुभूति से रोग वृद्धि। ऐसे रोगी जो अपने परिवार जनों - यहां तक की दोस्तों और रिश्तेदारों तक को नापसन्द करते हों। | *काली कार्ब* ३० या २०० |
| ❒ | दर्द में गर्म सेक से आराम आए। | *मैग फ़ॉस* 6X या ३० |
| | बायोकैमिक औषधिः | *बायोकैमिक मिश्रण नं० १६* |

# लक्वा या पक्षाघात
## (Paralysis)

*('जोड़ों का दर्द, गठिया, वात रोग'* अध्याय भी देखें)

यह स्नायु संस्थान (nervous system) का रोग है। यह दो तरह का हो सकता है। **संवेदनात्मक पक्षाघात** (sensory paralysis) या **प्रतिरोधक पक्षाघात** (motor paralysis) - यह दोनों अलग-अलग या साथ-साथ भी हो सकते हैं।

**संवेदनात्मक पक्षाघातः** इसमें रोगी की संवेदन शक्ति, जानने, पहचानने, काम करने की शक्ति चली जाती है। स्पर्श का ज्ञान नहीं रहता। प्रभावित अंग अपने आप हिलता रहता है।

**प्रतिरोधक पक्षाघातः** इसमें रोगी अंगों को हिला डुला नहीं सकता, रोगी कुछ उठा नहीं सकता, चल फिर नहीं सकता।

| | |
|---|---|
| ❑ सारे शरीर में कमज़ोरी, भारीपन, मांसपेशियों की शिथिलता, सुन्नपन, सिहरन। शरीर के अलग-अलग अंगों में समन्वय न रहे। सारे अंग ढीले पड़ जाएं। रोगी चिन्ताओं से घिरा रहे। | *जल्सेमियम* ३० या २०० |
| ❑ पैरों के तलवों में स्पर्श का अनुभव न हो। पिन चुभने पर भी दर्द का अहसास न हो। टांगे इतनी भारी हो जाएं कि उन्हें घसीट कर चलना पड़े। बैठे-बैठे टांगें भारी महसूस हों। मेरूदंड के क्षय के कारण टांगों का पक्षाघात। रक्त का बहाव एवम् शरीर की अन्य कार्य प्रणालियां शिथिल पड़ जाएं। कब्ज़ बना रहे - पतला मल भी बहुत कठिनाई से आए। | *एल्यूमिना* ३० या २०० |
| ❑ ज़रा सा भी स्पर्श सहन न हो। अंगों में डंक लगने और फाड़ने जैसी वेदनाएं। सुन्नपन, कुछ एक मांसपेशियों के पक्षाघात में उपयोगी, जैसे कलाई का झूल जाना (wrist drop), पैर का झूल जाना (foot drop) आदि। अत्यधिक कब्ज़ हो। ऐसी बीमारियां जिनका ताल्लुक़ मेरूदण्ड से हो। | *प्लम्बम मैट* ३० या २०० |

| | | |
|---|---|---|
| ❒ | किसी भी प्रकार के पक्षाघात में उपयोगी। ज़्यादातर दाईं तरफ का पक्षाघात। शरीर के किसी एक हिस्से का दुखन के साथ पक्षाघात। ठण्डी हवा लगने से टायफ़ॉएड या डिफ्थीरिया के बाद पक्षाघात। ऐसे रोगी जो डरपोक प्रकृति के होते हुए भी गलत काम बर्दाश्त न करते हों - दूसरों के प्रति साहनुभूति रखते हों। पक्षाघात जो धीरे-धीरे हुआ हो। | *कॉस्टिकम* ३० या २०० |
| ❒ | पक्षाघात जो क्रमशः नीचे से ऊपर के अंगों की तरफ जाए। आँख बंद करते ही रोगी को पसीना आने लगे। सिर को इधर-उधर करने से चक्कर आएं। | *कोनियम* ३० या २०० |
| ❒ | चोट लगने के कारण पक्षाघात। | *आर्निका* २०० या 1M |
| ❒ | अगर रूहूमेटॉएड आर्थराइटिस (rheumatoid arthritis) के कारण टांगों का पक्षाघात हो। बहुत बेचैनी हो व रोगी को चलते-फिरते रहने से अच्छा लगे। | *रस टॉक्स* ३० या २०० |
| ❒ | टांगों में अकड़ाहट। बैठते हुए रोगी टांग न फैला सके। पिंडलियां तनी रहें। रोगी सामने झुक कर बैठे। कठिनाई से ही तनकर सीधा हो सके। | *लैथाइरस* ६ या ३० या २०० |
| ❒ | आधे चेहरे का पक्षाघात। रोगी बोल नहीं पाता। रोगी को अपने चेहरे पर मकड़ी का जाला सा चिपटा अनुभव होता है। | *ग्रेफ़ाइट्स* ३० या २०० |

अन्य महत्वपूर्ण औषधियांः अर्जेन्टम नाइट्रिकम, बैराइटा कार्ब, कार्बो वेज, कैमोमिला, चाइना, कॉकुलस इण्डिका, कॉल्चिकम, डल्कामारा, हैलेबोरस, हैलोडर्मा, हैलोनियास, हायोसाइमस, इग्नेशिया, काली फ़ॉस, लैक कैन, लैकेसिस, लाइकोपोडियम, मर्क सौल, नैट्रम म्यूर, नक्स वोमिका, ओपियम, फ़ॉस्फ़ोरस, सैंगुनेरिया कैन, साइलिशिया, स्टेफ़िसएगेरिया, स्ट्रामोनियम, सल्फ़र, टैरेन्टुला हिस्पेनिया एवम् ज़िंकम मैट आदि।

# कशेरूका का खिसकना
## (Slipped Disc स्लिप्ड डिस्क)

मेरूदंड में २६ कशेरूकाएं हैं। हर दो कशेरूकाओं के बीच कार्टिलेज का पैड होता है जिससे ये आपस में रगड़ नहीं खातीं। पैड में कोई विकार होने या इसका लचीलापन खत्म होने पर या किसी अन्य कारण से कशेरूका अपने स्थान से हट जाती है। आमतौर पर ज़्यादा वज़न उठाने, झटका या चोट लगने से भी ऐसा हो सकता है। इसे कशेरूका का खिसकना (slipped disc) कहते हैं। ऐसा होने से इस स्थान की स्नायु (nerve) कशेरूकाओं के बीच दब जाने से दर्द करने लगती हैं। इस रोग का ज़रा भी शक होने पर एक्सरे या एम.आर.आई. के ज़रिये रोग की उग्रता को ध्यान में रखकर सटीक सार्दश औषधि (correct remedy) का चुनाव करें। फ़िज़ियोथैरेपी एवम् यौगिक क्रियाओं के साथ होम्योपैथिक औषधियों से अत्यन्त लाभ होता है।

| | |
|---|---|
| ❒ चोट लगने से कशेरूका का अपने स्थान से खिसक जाना। दुखन व रगड़ लगने का सा दर्द हो। छू जाने का डर बना रहे। रोगी को बिस्तर सख़्त फट्टे के समान लगे। बिस्तर में नर्म जगह खोजे। | *आर्निका* ३० या २०० |
| ❒ वज़न उठाने, अधिक परिश्रम करने, भीगने या ठंड के कारण रोग हुआ हो। आराम करने से दर्द व जकड़न बढ़े। चलने-फिरने एवम् गर्माहट से आराम आए। रोगी मानवीय गुणों से भरपूर हो। सभी का सम्मान करे। | *रस टॉक्स* ३० या २०० |
| ❒ कशेरूका का आगे की ओर खिसक जाना। मेरूदण्ड के आस-पास दर्द हो। खाँसने से रोग वृद्धि। | *अमोनियम कार्ब.* ३० या २०० |
| ❒ ऐसा लगे जैसे कशेरूकाएं एक दूसरे के ऊपर फिसल रही हैं। सुबह के समय रोग वृद्धि। | *सल्फ़र* ३० या २०० |
| ❒ गिरने से, चोट लगने के कारण मेरूदण्ड का आघात। सेकरम के ऊपर दबाव महसूस हो। | *हाइपैरिकम* ३० या २०० |

अन्य महत्वपूर्ण औषधियां: सिमिसिफ्यूगा, कोनियम, यूपिओन, नैफ़ेलियम, जुगलन्स सी., काली कार्ब, कालमिया लैट, मैग फॉस, नैट्रम म्यूर, फ़ॉस्फ़ोरस, फ़ाइटोलाक्का, प्लम्बम मैट, रेडियम ब्रोम, साइलिशिया, स्ट्रिचनिनम, टैल्यूरियम एवम् ज़िंकम मैट, आदि।

# स्नायु की सूजन एवम् दर्द
## (Neuritis and Neuralgia)

इस रोग में किसी एक स्नायु (nerve) में सूजन आ जाती है या कई स्नायुओं में एक ही समय में सूजन आ जाती हैं। स्नायु में दर्द एवम् सुन्नपन आ जाता है। चोट लगना, सर्दी लगना, या टायफ़ॉएड, डिफ्थीरिया, आदि घातक रोगों के परिणाम स्वरूप भी यह रोग हो सकता है। गलत दवाओं और ज़्यादा शराब पीने, आदि कारणों से भी यह रोग हो सकता है।

स्नायुओं (nerves) के दर्द को ही स्नायु शूल कहते हैं। यह कोई अलग बीमारी नहीं है बल्कि दूसरी बीमारी का लक्षण मात्र है। इसमें शरीर के किसी भी हिस्से में तेज़ दर्द हो सकता है, जो अक्सर असहनीय होता है।

| | |
|---|---|
| ❒ खुश्क, ठंडी हवा लगने की वजह से स्नायु में दर्द, चेहरे का स्नायु शूल। दिन के समय, चलने-फिरने, शोर व ठंडी हवा से रोग वृद्धि। दबाने से आराम आए। | *एकोनाइट* ३० या २०० |
| ❒ अचाानक से स्नायु में टपकन की तरह तेज़ दर्द एवम् रक्त संकुलता के कारण तेज़ बुखार हो। दर्द अचानक आए और अचानक ही चला जाए। | *बैलाडोना* ३० या २०० |
| ❒ चोट लगने की वजह से स्नायु कुचली जाए (nerve injury)। उदाहरणार्थ अंगुलियों के दरवाजे एवम् चौखट के बीच दब जाने से, नाखून पर चोट लगने, आदि कारणों से। | *हाइपैरिकम* ६ या ३० या २०० |
| ❒ स्नायु में दर्द जो धीरे-धीरे शुरू हो व धीरे-धीरे ख़त्म हो। दर्द किसी भी अंग में हो सकता है। | *स्टैनम मैट* ३० या २०० |
| ❒ स्नायु में ऐसा दर्द जैसे बिजली का करंट दौड़ गया हो। स्नायु दर्द के दौरे से पड़ने लगें। | *प्लम्बम मैट* ३० या २०० |
| ❒ दाएं चेहरे का स्नायु शूल। ऊपरी जबड़े से दर्द चारों ओर फैले, घुटनों के बल झुकने से सिर को फर्श पर दबाने से आराम आए। | *सैंगुनेरिया* ३० या २०० |
| ❒ दर्द में गर्म सेक से आराम आए। ठंडक से दर्द बढ़े। | *मैग्नेशिया फ़ॉस* ३० |

| | | |
|---|---|---|
| ❒ | बाएं चेहरे का स्नायु शूल। दिन के समय रोग वृद्धि। | *स्पाइजिलिया* ३० या २०० |
| ❒ | हाथों में व छाती में दर्द, चलने-फिरने से दर्द घटे। नम मौसम में एवम् आराम करने से रोग वृद्धि। | *रस टॉक्स* ३० या २०० |
| ❒ | चोट लगने के कारण। रगड़ लगने के जैसा दर्द हो। | *आर्निका* ३० या २०० |
| ❒ | चेहरे का स्नायु शूल - फटने (tearing) का सा तेज़ दर्द। गुस्सा, चिन्ता या निराशा के कारण रोग हो। आँखों की पलकें भारी हों, ठण्ड ज़्यादा लगे, प्यास कम हो या बिल्कुल न हो। | *जल्सेमियम* ३० या २०० |
| ❒ | ट्राइजोमिनल न्यूराल्जिया - चेहरे के किसी भी ओर चाकू मारने या करंट लगने जैसा तेज़ दर्द हो। रोगी ठण्ड के प्रति अति संवेदनशील हो। किसी भी तरह की ठण्ड - आन्तरिक या बाहरी से रोग वृद्धि। गला ठण्डे से जल्दी खराब हो। | *सोराइनम* २०० या 1M या 10M |

## मेरूदंड का शोथ
## (Spondilytis)

| | | |
|---|---|---|
| ❒ | गर्दन का शोथ (cervical spondilytis)। ऐसा लगे जैसे कि किसी ने हड्डियां (कशेरूकाएं) चाकू से खुरच दी हों। मेरूदण्ड की कमज़ोरी। काम करने से रोग बढ़े। गर्माहट से आराम आए। | *एसिड फ़ॉस* ३० या २०० |
| ❒ | रीढ़ की हड्डियों में तेज़ दर्द, ऐसा लगे जैसे हड्डियां टूट गई हैं। चक्कर आएं जो आँखें खोलने से बढ़ें। | *थेरिडियोन* ३० या २०० |
| ❒ | कमर के बीच के हिस्से (lumbar and sacral) में दर्द हो जो दाएं कन्धे तक जाए। | *क्लोरोमाइसिटिन* ३० या २०० |
| ❒ | कमर के निचले हिस्से का शोथ व मेरूदण्ड की कशेरूकाओं की गड़बड़ी व कमज़ोरी (deformities and softening)। रोगी को ठंड ज़्यादा लगे व हाथ- | *कैल्केरिया कार्ब* ३० या २०० |

| | | |
|---|---|---|
| | पैर ठंडे रहें। रोगी डरपोक प्रकृति का हो। खूब प्यास लगे - ठंडा पानी पीए एवम् मीठा पसन्द करे। | |
| ❒ | कमर के सबसे निचले हिस्से (coccyx) में जलन के साथ दर्द हो। सुबह के समय रोग वृद्धि। | *सल्फ़र* ३० या २०० |
| ❒ | रक्ताल्पता के रोगी जो लम्बाई में तो खूब बढ़ जाते हैं मगर शरीर कमज़ोर ही रहता है। नमकीन एवम् ठंडे पेय की तीव्र रूचि रहती है। अन्धेरे से डर लगता है। जलन के साथ तेज़ कमर दर्द जो सिर तक जाए। | *फ़ॉस्फ़ोरस* ३० या २०० |
| ❒ | कमर व कन्धों के बीच में दर्द। कमर के बीच के हिस्से (lumbar and sacral) में दर्द। शारीरिक व मानसिक कमज़ोरी। बार-बार चक्कर आएं। ख़ासकर अविवाहित रोगियों के लिए। | *कोनियम* ३० या २०० |
| ❒ | कमर के निचले हिस्से में दर्द व कमज़ोरी। मेरूदण्ड में जलन जो कूल्हों तक जाए व चलने से बढ़े। साहनुभूति से रोग वृद्धि। ऐसे रोगी जो अपने परिवार जनों - यहां तक की दोस्तों और रिश्तेदारों तक को नापसन्द करते हों। | *काली कार्ब* ३० या २०० |
| ❒ | ठंड लगने, वज़न उठाने या भीग जाने के कारण कमर दर्द। गर्माहट व चलने-फिरने से आराम आए। | *रस टॉक्स* २०० या 1M |
| ❒ | कमर के बीच के हिस्से (lumbo sacral) में दर्द जो ज़रा भी हिलने-डुलने से बढ़े। कमर के निचले हिस्से (small of back) में कड़ापन व सुई चुभने का सा दर्द। रोगी चुपचाप एक ही स्थिति में लेटा रहे। कब्ज़ हो। प्यास लगे। | *ब्रायोनिया* ३० या २०० |
| ❒ | जब मेरूदण्ड की शोथ के कारण जलन के साथ कमर दर्द हो। दिन के समय दर्द ज़्यादा हो व समुद्र के किनारे दर्द कम हो। रोगी अनेक प्रकार के डर से ग्रसित रहे। | *मैडोराइनम* २०० या 1M |

# दुर्घटनाएं
## (Accidents)

दुर्घटनाएं आए दिन होती रहती हैं। लड़ाई झगड़ा हो जाने से, गिर जाने, या फिसल जाने से आघात व चोट लगती रहती है। ये चोटें विभिन्न प्रकार की हो सकती हैं और इनके प्रभाव भी अलग-अलग हो सकते हैं। ऐसे रोगियों का इलाज उनके समस्त विकृत लक्षणों, सक्रिय म्याज़्म् एवम् रोगी की मूल प्रकृति, आदि के अनुरूप ही होना चाहिए।

## चोट लगना
### (Injury)

| | |
|---|---|
| ❒ सिर में चोट लगने से-मानसिक आघात (stroke)। अचानक चोट लगना, लड़ाई, झगड़ा, मारपीट के बाद - दुखन या रगड़ लगने का सा दर्द हो। चोट की जगह नीली या काली पड़ जाए। छू जाने का डर बना रहे। | *आर्निका* ३० या २०० |
| ❒ सिर में चोट के कारण माइग्रेन हो जाए। सिर दर्द के कारण खुदकुशी करने के विचार आएं - रोगी मुश्किल से अपने को गोली मारने से रोक पाए। | *नैट्रम सल्फ़* ३० या २०० |
| ❒ स्नायु की चोट; सुई, पिन, कील, आदि चुभने के बाद खून कम निकले मगर बहुत दर्द हो। | *हाइपैरिकम* ३० या २०० |
| ❒ हड्डी टूटने पर (एक्स-रे करा कर प्लास्टर ज़रूरी हो तो अवश्य कराएं।) उसे जल्दी जोड़ने के लिए। | *सिम्फ़ाइटम* 3X या ६ |
| ❒ जब हड्डी का फ्रेक्चर देर से जुड़े। रोगी कमज़ोरी महसूस करे - खूब भूख लगे - मगर फिर भी शरीर क्षीण होता जाए। | *थाइरोएडिनम* ३० |
| ❒ जब चोट या भय के कारण रोगी बेहोश हो जाए एवं शरीर ठंडा हो फिर भी रोगी कपड़ा न ओढ़े। | *कैम्फ़र* ६ या ३० |

| | | |
|---|---|---|
| ❐ | चोट के बाद बेहोशी। शारीरिक क्रियाएं शिथिल होने के कारण शरीर ठंडा पड़ जाए। रोगी को हवा में अच्छा लगे। लगातार पंखे के नीचे रहना चाहे। | *कार्बो वेज* ६ या ३० या २०० |
| ❐ | यदि बेहोशी व ठंड कार्बो वेज से ठीक न हो। रोगी को ठंडा पानी पीने की तीव्र इच्छा हो - नींबू पानी, जूस एवमू ठंडे ताज़गी देने वाले पेय पसन्द करे। ठंडा पसीना आए। | *विरेट्रम एल्ब* ६ या ३० या २०० |
| ❐ | कुन्द वस्तु से गुम आघात। मोच आना। | *रूटा* ३० या २०० |
| ❐ | सिर में चोट लगने के बाद मिर्गी का दौरा पड़े। | *साइक्यूटा वी.* ३० या २०० |
| ❐ | चोट के कारण ज़ख्म हो जाए; यदि ज़ख्म बड़ा हो तो डॉक्टर से टांके अवश्य लगवाएं। | *फैरम फॉस* 1X या 3X का पाउडर ज़ख्म पर छिड़कें |
| ❐ | तेज़ चाकू, छुरी आदि से कटने के कारण खून बहता रहे। ज़रा सी छुअन भी बर्दाश्त न हो। | *स्टेफिसएगेरिया* Q, की पट्टी करें व ३० पोटेन्सी दें |
| ❐ | चाकू या किसी धारदार औजार से कटे ज़ख्म को जल्दी ठीक करने के लिए। | *कैलेन्डुला* Q की पट्टी करें व ३० पोटेन्सी दें |
| ❐ | टूटी हड्डी को जोड़ने में मदद के लिए बायोकैमिक औषधि। | *कैल्केरिया फॉस* 6X |

## कीड़े या किसी जानवर का काटना
## (Insect or Animal Bites)

ततैया, बिच्छु, भँवरा, या मधुमक्खी, आदि, के काटने पर पहले सावधानी पूर्वक डंक निकाल देना चाहिए। फिर स्पिरिट आफ़ कैम्फ़र रूई में भिगो कर उस जगह पट्टी बांध देनी चाहिए।

| | | |
|---|---|---|
| ❐ | ततैया, बिच्छू, आदि के काटने पर। (पहले डंक निकालें - कैलेन्डुला या इचिनेशिया से पट्टी करें।) | *एपिस मैल* ३० या २०० |
| ❐ | मधुमक्खी के काटने पर। | *एसिड कार्ब* ३० या २०० |

| | | |
|---|---|---|
| ❐ | पागल कुत्ते, बिल्ली, गीदड़, बन्दर, आदि के काटने पर। (अस्पताल जाकर तुरन्त टीके लगवाएं)। | *हाइड्रोफोबिनम* २०० व बाद में *बैलाडोना* ३० या २०० |
| ❐ | मकड़ी के विष का असर खत्म करने के लिए (प्रतिविष)। प्रभावित हिस्सा ठंडा हो जाए। | *लीडम पैल* ३० या २०० |

## आग से जलना
### (Burns)

कपड़ों में आग लग जाने पर कभी भागना नहीं चाहिए; बल्कि फ़ौरन जमीन या फर्श पर लेट जाना चाहिए और दरी, कंबल, चादर या कुछ मोटा कपड़ा जो भी मिले उससे फ़ौरन शरीर को ढक लेना चाहिए। ज़्यादा जल जाने पर प्राथमिक उपचार के तुरन्त बाद मरीज़ को फ़ौरन अस्पताल ले जाना चाहिए।

| | | |
|---|---|---|
| ❐ | जब आग से जलने के बाद फफोले पड़ जाएं और उनमें बेहद जलन हो। | *कैन्थेरिस* ६ या ३० |
| ❐ | जब ज़्यादा जलने के कारण ज़ख्म हो जाएं। | *कैलेन्डुला* ३० |
| ❐ | जब ज़्यादा जलने के कारण मृत्यु भय, बेचैनी एवम् घबराहट आदि हो। | *एकोनाइट* ३० या २०० |
| ❐ | यदि आग से जलने के बाद अमिट प्यास हो - रोगी थोड़ा-थोड़ा पानी जल्दी जल्दी पिए। कमज़ोरी एवम् मानसिक बेचैनी हो। | *आर्सेनिक एल्ब* ३० या २०० |
| ❐ | यदि ज़ख्मों में मवाद पड़ने लगे व बेहद दर्द हो। रोगी ठंडी एवम् अति संवेदनशील प्रकृति का हो। | *हिपर सल्फ़* ३० या २०० |
| ❐ | जब जलने के बाद ज़ख्म सड़ने लगें। रोगी ठण्डी एवम् संतुष्ट प्रकृति का हो। पढ़ाई में मन लगे। जिद्दी हो मगर बात आसानी से मान ले। | *साइलिशिया* ३० या २०० |
| ❐ | जलने के बाद जब बार-बार ज़ख्म हों। कीलौएड्स बन जाएं। नम मौसम में रोगी को अच्छा लगे। | *कॉस्टिकम* ३० या २०० |

- ❑ गर्म पानी या तेल से जलने पर जब छाले न बने हों। *अर्टिका यूरेन्स* ३०

# बेहोशी
## (Unconsciousness)

कभी-कभी अचानक घबराहट, भय, कमज़ोरी, या किसी सदमे से व्यक्ति बेहोश हो जाता है। रोगी के पास से भीड़ हटा दें, हवा लगने दें, कपड़े ढीले कर दें। मुँह पर ठंडे पानी के छींटें दें। अगर किसी रोग की वजह से बेहोशी हुई है तो उस रोग की चिकित्सा करनी चाहिए।

| | | |
|---|---|---|
| ❑ | गुस्से या मानसिक कष्ट के कारण बेहोशी। रोगी असभ्य एवम् झगड़ालू प्रकृति का हो। | *कैमोमिला* २०० |
| ❑ | जब मानसिक दुख या ग़म - प्यार में धोखा खाने या बुरी ख़बर के कारण बेहोशी हो। | *इग्नेशिया* ३० या २०० |
| ❑ | जब अचानक भय के कारण बेहोशी हो। | *एकोनाइट* ३० या २०० |
| ❑ | अधिक स्राव (खून बहना, उल्टी, व दस्त) के कारण बेहोशी हो। | *चाइना* ६ या ३० |
| ❑ | डर (दुर्घटना, आदि, की पुरानी याद) के कारण बेहोशी हो। जब डर या डर का विचार मन में रहे या डर का कारण आँखों के सामने आए। | *ओपियम* ३० या २०० |
| ❑ | लगातार जागने (अस्पताल में, या जागरण, आदि, में) के कारण बेहोशी हो। ज़रा भी शान्तिभंग (शोर शराबा) होने या जवाब के लिए बाध्य करने से रोगी क्रोधित हो। | *नक्स वोमिका* ३० या २०० |
| ❑ | तेज़ दर्द, या अचानक कोई खुशी होने के कारण बेहोशी हो। | *कॉफ़िया* ३० या २०० |
| ❑ | ठंड या बर्फ गिरने के कारण बेहोशी हो। रोगी का शरीर ठंडा हो जाए। | *कैम्फ़र* ३० या २०० |

# यात्रा के दौरान उल्टी
## (Travel Sickness)

कई व्यक्तियों को कार, रेल, बस, नाव, हवाई जहाज़, आदि, में यात्रा करने पर जी मिचलाने लगता है। पहाड़ों की यात्रा में, कार, बस या रेल से यात्रा करने पर जी मिचलाना व उल्टी हो जाती है। सबको यह कष्ट नहीं होता, परंतु कुछ लोगों को यह कष्ट अत्यधिक होता है। यात्रा के दौरान नींबू चूसना, या इलायची मुँह में रखना लाभदायक हो सकता है।

| लक्षण | औषधि |
|---|---|
| ❐ कार, बस या जहाज़ में यात्रा करने से मितली व उल्टी आए। ठण्ड से रोग वृद्धि। | *कॉकुलस इण्डिका* ३० या २०० |
| ❐ कार से यात्रा करने से उल्टी आए। मितली के साथ मुँह में पानी भर आए। | *पेट्रोलियम* ३० या २०० |
| ❐ सिगरेट का धुंआ बुरा लगे, चक्कर आएं, व जी मिचलाए। उत्तेजक पदार्थ लेने की इच्छा हो। | *स्टेफ़िसएगेरिया* ३० |
| ❐ हवाई जहाज़ से यात्रा करने के दौरान उल्टी आए। | *बैलाडोना* ३० या २०० |
| ❐ आँख बंद करने, पानी पीने, व पानी की ओर देखने से उल्टी आए। हर आवाज़ शरीर के सभी अंगों को भेदती सी लगे और उल्टी एवम् चक्कर आएं। | *थेरिडियोन* ३० या २०० |
| ❐ जहाज नीचे उतरते समय उल्टी या चक्कर आएं। | *बोरैक्स* ३० या २०० |
| ❐ खट्टी उल्टी हों; कम सोने के कारण कष्ट बढ़े। ज़रा भी शान्तिभंग (शोर शराबा) होने या जवाब के लिए बाध्य करने से रोगी क्रोधित हो। | *नक्स वोमिका* ३० या २०० |
| ❐ पर्वतों पर जाने से उल्टी आए, जी मिचलाए एवम् सांस फूले। | *कोका* ६ या ३० |
| ❐ पर्वतों पर जब लगे कि दिल शिकंजे में जकड़ा है। सांस फूले, उल्टी आए एवम् जी मिचलाए। | *कैक्टस* Q या ६ या ३० |

# धूप या लू लगना
## (Sun Stroke)

गर्मी के मौसम में तेज़ धूप व गर्म हवा लगने (लू) के कारण सिर दर्द व घबराहट हो सकती है। रोगी को तेज़ बुखार (कभी १०५ डिग्री से भी अधिक) हो सकता है। ऐसे में रोगी के सिर पर ठण्डे पानी की पट्टी करें (जब तक बुखार १०२ डिग्री तक न आ जाए ठण्डे पानी की पट्टी करते रहें)।

| लक्षण | औषधि |
|---|---|
| ❒ लू लगने से सिर में चक्कर आएं, बुखार हो एवम् घबराहट हो। खून का दौर सिर एवम् हृदय की ओर हो। | *ग्लोनॉइन* ६ या ३० |
| ❒ लू लगने से माथा तेज़ गर्म, आँखें लाल, व अचानक से तेज़ बुखार हो। बुखार के कारण माथा तपने लगे। | *बैलाडोना* ६ या ३० या २०० |
| ❒ लू लगने के कारण तेज़ बुखार हो - रोगी को चुपचाप पड़े रहने की इच्छा हो। प्यास न हो। आँखों की पुतलियां भारी हों। | *जल्सेमियम* ६ या ३० या २०० |
| ❒ लू लगने के परिणाम स्वरूप गर्मी में जी घबराए व सिर दर्द हो। गर्मी के मौसम में अधिक गर्मी या धूप के कारण कमज़ोरी लगे। रोगी ठण्डी प्रकृति का हो - परन्तु फिर भी धूप सहन न कर पाए। | *नैट्रम कार्ब* ६ या ३० या २०० |
| ❒ दिन में ११-१२ बजे रोग ज़्यादा (सिर दर्द, बुखार) हो। पसीना आने से आराम आए। प्यास लगे। | *नैट्रम म्यूर* ६ या ३० |
| ❒ लू लगने के कारण तेज़ बुखार, छाती व माथे में रक्त संचय हो। रोगी ठंडा होने लगे। शरीर के सभी अंगों में नब्ज़ फड़कें। नब्ज़ अचानक ही सामान्य से अधिक हो और धीरे-धीरे सामान्य से कम हो जाए। | *विरेट्रम विर* 3X या ६ |

गर्मियों में धूप से बचें, कच्चे आम का पन्ना व प्याज़ खाना लाभप्रद माना जाता है। सिर व शरीर को धूप में ढक कर रखें। शरीर में पानी की कमी न होने दें - खूब पानी पिएं।

# मादक द्रव्यों और ख़राब भोजन के दुष्परिणाम
## (Bad effects of food & drinks , etc.)

ज़्यादा शराब पीने, अफ़ीम, चरस, आदि, लेने वाले व्यक्तियों में कई बार भिन्न-भिन्न प्रकार के विकार उत्पन्न हो जाते हैं।

| लक्षण | दवा |
|---|---|
| ❐ शराब ज़्यादा पीने के कारण बेहोशी हो जाए। गहरी नींद आए - परन्तु नींद से जागते ही रोगी चुस्त महसूस करे। | *ओपियम* ३० या २०० |
| ❐ जब कोई बच्चा गलती से शराब पी ले। कॉफ़ी ज़्यादा पीने के कारण अनिद्रा, सिर दर्द, कब्ज़ आदि। ज़रा भी शान्तिभंग (शोर शराबा) होने या जवाब के लिए बाध्य करने से रोगी क्रोधित हो। | *नक्स वोमिका* ३० या २०० |
| ❐ जब शराब पीने के कारण चेहरा सुर्ख लाल एवम् तमतमाया हुआ हो। तेज़ सिर दर्द हो। | *बैलाडोना* ३० या २०० |
| ❐ धूम्रपान व आयरन (टॉनिक आदि) के दुष्परिणाम। गर्मी लगे - परन्तु प्यास कम हो। खुली हवा अच्छी लगे। | *पल्साटिला* ३० या २०० |
| ❐ खट्टी चीज़ या खट्टे फल खाने के बाद रोग बढ़े। | *लैकेसिस* ३० या २०० |
| ❐ मर्करी या मर्करीयुक्त दवाओं के दुष्परिणाम। रोगी ठण्डी प्रकृति का एवम् अत्यन्त संवेदनशील हो। | *हिपर सल्फ़* ६ या ३० या २०० |
| ❐ बासी या सड़ा भोजन करने के बाद उल्टी, दस्त या बुखार, आदि रोग हो। टोमेन पोएज़निंग। मानसिक बेचैनी हो। | *आर्सेनिक एल्ब* ३० या २०० |
| ❐ मोरफ़ीन के बुरे असर को कम करने के लिए। | *एवेना सैटिवा* Q |

"हर प्रकार के साध्य रोग (curable sicknesses), अपने संकेतों एवम् लक्षणों के द्वारा एक समझदार चिकित्सक को अपनी जानकारी देते हैं। (Organon of Medicine - aphorism 14) इसी वजह से संकेतों एवम् लक्षणों के अभाव में रोग असाध्य (incurable) होते हैं। बहरहाल ऐसा इसलिए भी हो सकता है कि चिकित्सक लक्षणों को खोजने में असफल रहे, या फिर कोई लक्षण ही न मिलें, जैसा कि असाध्य वृद्धि (malignant growths) के रोगियों में, या फिर रोगी अपने लक्षणों को छुपाए और चिकित्सक को उनके बारे में पता ही न चले।"

All curable sicknesses make themselves known to the intelligent physician "in signs and symptoms. (Organon of Medicine - aphorism 14) Diseases are, therefore, incurable when they do not make themselves known in signs and symptoms. Whether the physician fails to find the symptoms, or whether there are no symptoms, as in malignant growths, or whether the patient conceals the symptoms, they are unknown to the prescriber.

*- The President's Address*
*The Homoeopathician, February 1912, Vol.1, No.2*

# बच्चों के रोग
# (Diseases of Children)

## बच्चों के लिए कुछ ख़ास औषधियां
## (Some important remedies for children)

| | |
|---|---|
| ❑ जब बच्चे का विकास बहुत धीमे हो, जैसे चलना, बोलना, दांत निकलना, वज़न बढ़ना आदि। ठंड के प्रति अति संवेदनशील हो। ठंड लगने से गला खराब हो। कम बुद्धि वाला, शर्मीला एवम् डरपोक प्रकृति का हो। | *बैराइटा कार्ब* ३० या २०० |
| ❑ दुबला पतला - मरियल (सुखण्ड़ी रोग से ग्रसित) सा बच्चा जो चिड़चिड़ा एवम् तुनक मिज़ाज़ हो। ज़रा सी बात पे गुस्सा खाए। हमेशा नीचे गिरने का डर हो। पेशाब अनजाने में ही निकल जाए। मिज़ाज़ बदलता रहे, पल में खुश और अगले ही पल रोंदू। पढ़ते-पढ़ते या खेलते-खेलते अचानक ही बिना किसी कारण के रोना चिल्लाना शुरू कर दे। सिर, गुद्दी एवम् माथे पर खूब पसीना आए। स्रावों से बदबू आए। रात में रोग वृद्धि। | *सैनिक्युला* ३० या 200 |
| ❑ ज़ोर से बोलने या डांटने से बच्चा सहम जाए। बच्चा बहुत सी चीज़ों के लिए मचले परन्तु दिए जाने पर उन्हें लेने से इन्कार करे। मेहनती, पढ़ाकू एवम् कर्तव्यनिष्ठ परन्तु बहुत भावुक बच्चे में गुस्सा दबाने या शर्मिन्दगी के बाद कोई भी रोग हो, जैसे सर्दी, जुकाम, बुखार, वायरल संक्रमण, आदि। आजकल हर घर में, स्कूल, कॉलेज, ऑफिस यहां तक की खेल के मैदान में, पति - पत्नी या किसी की डांट/फटकार या छोटे-मोटे मनमुटाव से भी ऐसे बच्चे रोग ग्रस्त हो जाते है। क्योंकि इस मनोवृत्ति | *स्टेफिसएगेरिया* ३० या २०० |

के बच्चे अपना मनोभाव व्यक्त नहीं कर पाते। ये अपना गुस्सा ऐसे लोगों पर उतारते हैं - जो इन्हे पलट कर कुछ नहीं कहते - जैसे माँ, छोटे भाई, बहन, घर के नौकर-चाकर, आदि। अति संवेदनशीलता के कारण रोगी में तेज़ी से ऊर्जा का ह्रास होता है जिसके फलस्वरूप रोगी सुस्त हो जाता है, ठण्ड ज़्यादा महसूस करता है और प्यास कम हो जाती है। बुखार के पहले एवम् बुखार के दौरान खूब भूख लगती है।

| | |
|---|---|
| ❐ जब सर्दी जुकाम बार-बार हो। शारीरिक बेचैनी हो। बच्चा कभी भी एक जगह चैन से न बैठे। हमेशा मज़ाक व बदमाशी करता रहे। हाथ-पैर लगातार चलते रहें। गुस्से में अपना सिर दिवार या फर्श पर दे मारे, दूसरों को अपने सिर से मारे। अपनी बात मनवाने के लिए खूब रोए। एक मिनिट का भी सब्र न हो। संगीत एवम् नाचना बेहद पसन्द हो। ठंड लगे। प्यास हो (बुखार में प्यास न लगे) कहना न माने। अपाच्य चीज़ें जैसे कोयला, रेत आदि, खाए। अपना कॉलर, तौलिया या रूमाल का कोना चबा जाए। | *टैरेन्टुला हिस्पेनिया* ३० या २०० |
| ❐ शर्मीली प्रकृति का बच्चा जो हमेशा पेट के बल लेटे। टौन्सिल्स बढ़े हों - हमेशा खाँसी से ग्रसित रहे। डरपोक एवम् पिच्छ-लग्गू किस्म की प्रकृति हो। गर्दन की बाईं ओर की लिम्फ नोड्स बढ़ी हों। | *बैराइटा म्यूर* ६ या ३० |
| ❐ बच्चे का दूध पीने का मन न करे। सुअर का मांस व मिठाई खाने की इच्छा करे। घूमने का बडा शौक हो। स्वभाव से बहुत जिद्दी हो। | *ट्यूबरकुलाईनम* २०० या 1M |
| ❐ बच्चे के शरीर से खट्टी बू आए। त्वचा के रोग जिनमें जल्दी ही मवाद भरे एवम् ग्रन्थियों की सूजन हो। ठण्ड के प्रति अति संवेदनशील हो। गुस्से वाला हो। | *हिपर सल्फ़* ३० या २०० |

| | |
|---|---|
| ❐ बच्चा देर से बातचीत करना सीखे। चोरों का भयंकर डर हो। किसी और के समीप होने पर पेशाब न कर पाए। | *नैट्रम म्यूर* ३० या २०० |
| ❐ बच्चा चलना देर से सीखे। हड्डियों का विकास ठीक प्रकार से न हो। सर्दी, जुकाम आसानी से हो। सिर एवम् गर्दन पर ज़्यादा पसीना आए। पूर्णिमा के दिन रोग वृद्धि। बच्चा डरपोक एवम् ठण्डी प्रकृति का हो। हमेशा किसी न किसी का सहारा चाहे। | *कैल्केरिया कार्ब* २०० या 1M |
| ❐ बच्चा कमज़ोरी के कारण अपने सिर का बोझ न संभाल पाए। दूध या दूध से बनी चीज़ों से रोग वृद्धि। लैक्टोज़ से एलर्जी हो। | *ऐथ्यूज़ा* ३० या २०० |
| ❐ शारीरिक व मानसिक कमज़ोरी। बच्चा हर किसी की बात दोहराए, हर वक्त पैर हिलाता रहे। | *ज़िंकम मैट* ३० या २०० |
| ❐ बच्चा डर या सज़ा के कारण गुमसुम हो जाए। मानसिक संताप या दुख के दुष्परिणाम स्वरूप कोई भी रोग हो। विरोधाभाषी लक्षण हों। | *इग्नेशिया* २०० या 1M |
| ❐ बच्चा ठंड ज़्यादा महसूस करे। टीके के बुरे असर। बच्चे में धैर्य कम हो। जिद्दी हो - मगर आसानी से बात मान जाए। पढ़ने में रूचि हो। | *साइलिशिया* ३० या २०० |
| ❐ दांत कठिनाई से निकलें। बच्चे के शरीर एवम् दस्तों से खट्टी बू आए। | *र्‍ह्यूम* ३० या २०० |
| ❐ बदबूदार एवम् काले रंग के दस्तों के साथ शरीर से खट्टी बदबू आए। बच्चा हर काम में जल्दबाजी करे - यहां तक कि खाना भी बहुत जल्दी खाए। | *एसिड सल्फ* ३० या २०० |
| ❐ अण्डकोषों की सूजन एवम् दर्द, कठोरपन, या क्षीणता। बच्चा चन्द्रमा की रोशनी में बहुत अच्छा महसूस करे। | *ऑरम मैट* ३० या २०० |

| लक्षण | औषधि |
|---|---|
| ❑ रक्ताल्पता, सुखन्डी रोग, मांसपेशियों की कमज़ोरी। बच्चों का मानसिक, व शारीरिक विकास रूक जाए। ठंड ज़्यादा लगे। | *थाइरोएडिनम* ३० या २०० |
| ❑ बच्चे में जब अण्डकोष नीचे न उतरे हों। अण्डकोषों की सूजन। | *ऑरम म्यूर नैट्रम* ६ या ३० |
| ❑ गुस्से का दमन (repressed anger)। ऐसे बच्चे जो गोद लिए गए हों - कुछ ख़ास बच्चे जो जन्म के तुरन्त बाद कूड़ेदान तक में फैंक दिए गए और मानवीय गुणों से भरे भले लोगों द्वारा पाले एवम् अपनाए गए हों - जब उन्हें अपने पालक (foster) माता-पिता या किसी ओर से ये सच्चाई पता चलती है तो उनकी मनोदशा बहुत पीड़ादायक होती है। जीवन के प्रारम्भिक क्षणों / दिनों में माँ का स्पर्श एवम् दुलार न मिल पाने के कारण ऐसे बच्चे अपनी भावनाओं का दमन करते है। उन्हें लगता है कि इसके सिवाए उनके पास और कोई उपाय नहीं है। आमतौर पर प्रोढ़ावस्था में ही इन्हे ये सच्चाई बताई जाती है। ऐसे बहुत से मरीज़ों, जिनमें लड़कियों की संख्या बहुत अधिक है - हमने सफलतापूवर्क उपचार किया है। रोगी अन्दर ही अन्दर सुलगता रहे - परन्तु कोई प्रतिक्रिया न करे। ज़रा से स्पर्श से ही चौंक जाए। बच्चा दूध हज़म न कर सके। पूरे शरीर से खट्टी गन्ध आए। | *मैग कार्ब* ३० या २०० |
| ❑ बच्चा दिन में खुश रहे, मगर रात में परेशान करे। रात में न सोए - दिन में सोए। | *लाइकोपोडियम* ३० या २०० |
| ❑ बच्चा दिन भर खुश रहे व रात में बेचैन एवम् दुखी हो। बच्चा पसीना आने से अच्छा महसूस करे। | *सोराइनम* ३० या २०० |
| ❑ बच्चा दिन भर खुश रहे व रात में बेचैन एवम् दुखी। | *लैक कैन* ३० या २०० |

# दांत निकलते समय कष्ट
## (Teething Troubles)

| | |
|---|---|
| ❑ दांत निकलते समय बच्चा दर्द सहन न कर सके, चिल्लाए; सिर्फ गोद में उठाने से शांत हो। रात में परेशानी बढ़े। बच्चा असभ्य एवम् चिड़चिड़ी प्रकृति का हो। ठंड ज़्यादा महसूस करे। प्यास लगे। | *कैमोमिला* ३० या २०० |
| ❑ दांत निकलने के दिनों में रक्त संकुलता के कारण बच्चे का शरीर ऐंठना। नींबू पानी या कोई लैमन ड्रिंक पीने की तीव्र इच्छा हो। | *बैलाडोना* ३० या २०० |
| ❑ मोटे, थुलथुले बच्चों में दस्त हों, हड्डियां कमज़ोर हों, सिर पर पसीना आए। सभी स्रावों से खट्टी गन्ध आए। अण्डे खाने की तीव्र इच्छा हो। | *कैल्केरिया कार्ब* ३० या २०० |
| ❑ दांत निकलते समय पतले दस्त, जो मात्रा में बहुत अधिक हों; बच्चा मसूड़ों को दबाता रहे। | *पोडोफ़ाइलम* ३० या २०० |
| ❑ दांत देर से निकलें, ख़ासकर, जब परिवार में टी. बी. के रोग का इतिहास हो। बच्चा जिद्दी हो। | *ट्यूबरकुलाईनम* २०० या 1M |
| ❑ मन्द-बुद्धि बच्चों के लिए। बच्चे का मानसिक एवम् शारीरिक विकास ठीक से न हो। | *बैराइटा कार्ब* ३० या २०० |
| ❑ कमज़ोरी के कारण दांत निकलते समय लकवा हो जाए। कांच निकलना। स्नायु की कमज़ोरी। | *काली फ़ॉस* 6X या ३० |
| बायोकैमिक औषधिः | *कैल्केरिया फॉस* 6X, या *बायो नं०* २१ |

# बच्चों के कुछ ख़ास मानसिक लक्षण एवम् उनकी औषधियां (Mental Symptoms)

बच्चों के कुछ ख़ास मानसिक लक्षणों के आधार पर कुछ होम्योपैथिक औषधियां उनके व्यक्तित्व का विकास करने में सहायता करती है। ऐसी कुछ औषधियों के बारे में हम यहां बता रहे हैं।

| लक्षण | औषधि |
|---|---|
| ❐ बच्चों में टीका लगने के बाद उभरे लक्षणों के लिए। जब बच्चा ठंडी एवम् जिद्दी प्रकृति का हो परन्तु बात आसानी से मान ले। पढ़ने में रूचि हो। | *साइलिशिया* २०० या 1M |
| ❐ बुरी आदतें, बच्चा हमेशा कुछ न कुछ क्रूर काम करे। दस्त दब जाने के बाद वात रोग। | *एब्रोटेनम* २०० या 1M |
| ❐ गुस्सैल, निर्दयी प्रकृति के बच्चे, जो दूसरे बच्चों के साथ मार-पीट करें। ऐसे बच्चे को बस में करना मुश्किल हो। | *सिफ़िलिनम* २०० या 1M |
| ❐ हठी बच्चे, जिन्हें चुप कराना मुश्किल हो। घूमना-फिरना अच्छा लगे। | *ट्यूबरकुलाईनम बी.* २०० या 1M |
| ❐ बच्चा किसी के पास न जाना चाहे। हमेशा अप्रसन्न रहे। दयनीय रूप से रोए। पेट में कीड़े हों। | *सिना* २०० या 1M |
| ❐ हीन भावना से ग्रसित, आत्मविश्वास की कमी, बच्चा कुछ भी याद न रख सके, दूसरों को चिड़ाए, लड़े-झगड़े। अकेला रहने से डरे। खाने में बहुत जल्दबाज़ी करे। मीठा और गर्म खाना पसन्द करे। | *लाइकोपोडियम* 1M या 10M |
| ❐ बच्चे जो बहुत ज़िद्दी व गुस्सैल हों। कभी प्रसन्न न हों, न हंसे, किसी से न डरें। कुत्तों से डरें। | *ट्यूबरकुलाईनम कोच.* २०० या 1M |
| ❐ जब बच्चा ज़िद्दी हो, ज़रा भी मानसिक प्रयत्न गुस्सा बढ़ाए। बच्चा मोटा होता जाए। ठंडी प्रकृति | *कैल्केरिया कार्ब* २०० या 1M |

| | | |
|---|---|---|
| | का हो। अंडे खाने की तीव्र इच्छा हो। कोई काम करने का मन न करे - कामचोर हो। | |
| ❒ | जब बच्चा ज़िद्दी हो, आज्ञा न माने, धमकी दे, और तोड़-फोड़ व मार-धाड़ पर आमादा हो जाए, परन्तु संगीत प्रेमी हो - नाचना अच्छा लगे। | *टैरेन्टुला हिस्पेनिया* २०० या 1M |
| ❒ | जब बच्चों में झूठ बोलने व चीज़ें चुराने की मनोवृत्ति हो। | *ओपियम* २०० या 1M |
| ❒ | बच्चा बिना रोए कुछ न बोल पाए। अंधेरे में डरे - लगे जैसे कोई पीछा कर रहा है। | *मैडोराइनम* २०० या 1M |
| ❒ | अकेला रहने पर मृत्यु भय हो। डर लगे जैसे हर कोने में कुछ रेंग रहा है। अकेला रहने, अंधेरे व तूफ़ान से डरे। गुस्सा जल्दी आए। लाड़ प्यार व ठंडे पेय पसन्द करे। मृदु स्वभाव का हो। | *फ़ॉस्फ़ोरस* २०० या 1M |
| ❒ | नम्र स्वभाव वाले बच्चे जो छुटपन में आराम से गोदी में रहना चाहें व जिन्हें प्यार बहुत पसन्द हो। ऐसे बच्चों को अचानक गुस्सा आए। अधिक चिकनाई वाले भोजन व गर्मी से रोग बढ़ें। प्यास कम लगे। खुली हवा में अच्छा महसूस करे। | *पल्साटिला* २०० या 1M |
| ❒ | मेहनती, पढ़ाकू एवम् कर्तव्यनिष्ठ परन्तु बहुत भावुक बच्चे में गुस्सा दबाने या शर्मिन्दगी के बाद कोई भी रोग हो। अपने आप को संभाल न पाए, गुस्से में चीज़ें फेंक दे। | *स्टेफ़िसएगेरिया* २०० या 1M |
| ❒ | डर जाने या दहशत के बाद उभरे लक्षणों के लिए। निर्दयी प्रकृति का बच्चा। गन्दा रहे एवम् उग्र प्रकृति का हो। नाखून खाए, चीज़ें चुराए और कुत्तों से डरे। अकेला रहने व अंधेरे से अत्यधिक डरे। | *स्ट्रामोनियम* २०० या 1M |
| ❒ | ट्यूबरकुलर प्रकृति, सर्दी जल्दी लग जाए। दम घोटने | *ड्रॅासेरा* 1M या |

| | | |
|---|---|---|
| | वाली तेज़ खाँसी हो। | 10M |
| ❑ | बच्चा ज़िद्दी एवम् झगड़ालू हो - प्यार से बोलने पर चिल्लाए। शर्मीला हो, माँ के पल्लू से चिपटा रहे, गम्भीर विषयों को भी हंस कर टाले। मेरे-तेरे की भावना हो। | *साइलिशिया* २०० या 1M |
| ❑ | चलना व बोलना देर से हो; अच्छा खाते-पीते भी कमज़ोर हो जाए। नमकीन चीज़ें खाने की इच्छा हो। हाल-चाल पूछने पर रो पड़े। सान्तवना अच्छी न लगे। | *नैट्रम म्यूर* २०० या 1M |
| ❑ | बच्चा अपने प्रियजनों से भी ईर्ष्या करे। | *एसिड फ़्लोर* २०० |
| ❑ | शर्मीला, कायर, फ़र्नीचर या माँ के पीछे छुपे, अजनबियों से डरे, दूसरे बच्चों के साथ न खेले। मन व शरीर का अविकसित होना। मन्द बुद्धि। | *बैराइटा कार्ब* २०० या 1M |
| ❑ | बच्चा किसी की परवाह न करे, जो जी में आए वही करे। स्वार्थी हो। अपने को फटे-पुराने कपड़ों में भी किसी राजा महाराजा से कम न समझे। | *सल्फ़र* २०० या 1M |

## बिस्तर में पेशाब हो जाना
## (Bed Wetting)

| | | |
|---|---|---|
| ❑ | बच्चा दिन में भी खड़े-खड़े पेशाब कर दे। रात में बिस्तर में पेशाब करे। | *पेट्रोसेलिनम* २०० या 1M |
| ❑ | सोने के तुरन्त बाद पेशाब निकल जाए। तुनक मिज़ाज़ रोगी; ठंड जल्दी लगे। | *सीपिया* २०० या 1M |
| ❑ | गहरी नींद में बिस्तर गीला करे और सपने में देखे कि ठीक जगह पर ही पेशाब कर रहा है। दंत क्षय। | *क्रियोज़ोट* ३० या २०० |
| ❑ | ख़ासकर नम्र स्वभाव के बच्चों के लिए। गर्मी में परेशानी हो - खुली ठण्डी हवा अच्छी लगे। | *पल्साटिला* ३० या २०० |

| | | |
|---|---|---|
| ❐ | पहली नींद के दौरान; बच्चे को पता तक न लगे कि पेशाब किया है - गहरी नींद सोया रहे। | *कॉस्टिकम* ३० या २०० |
| ❐ | जब चुपचाप बैठे-बैठे या पहली नींद के बाद बिस्तर में पेशाब निकल जाए। चलते फिरते रहने के दौरान कोई परेशानी न हो। | *रस टॉक्स* ३० या २०० |
| ❐ | जब पेशाब परिमाण में बहुत ज़्यादा हो। | *प्लाण्टेगो* ३० या २०० |
| ❐ | जब बच्चा पेशाब सिर्फ आदत की वजह से करे, और कोई ख़ास लक्षण न हो। | *एक्विज़िटम* ६ या ३० या २०० |
| ❐ | जब पेशाब में बिल्ली के पेशाब की सी गंध आए। | *वायोला टी* ३० |
| ❐ | बच्चा कीड़ों की वजह से बिस्तर में पेशाब करे। ठंड ज़्यादा महसूस हो। बच्चे में धैर्य न हो। | *साइलिशिया* ३० या २०० |
| ❐ | जब पेशाब में तेज़ दुर्गन्ध हो। | *एसिड बैन्ज़ौइक* ३० |
| ❐ | कमज़ोर बच्चों में, ख़ासकर जैविक स्रावों के ह्रास के बाद बिस्तर में पेशाब हो। | *चाइना* ६ या ३० |
| ❐ | त्वचा के रोगियों में जब शहद का सा चिपचिपा स्राव हो। बच्चा रात में बिस्तर में पेशाब करे। | *ग्रेफ़ाइट्स* ३० या २०० |
| ❐ | पीला सा, मरियल, पेटू बच्चा बिस्तर में पेशाब करे। खाने में मीठा अच्छा लगे। नहाने धोने से कतराए। | *सल्फ़र* ३० या २०० |
| ❐ | डर या दहशत के परिणाम स्वरूप बिस्तर में पेशाब हो जाए। ख़ासकर अंधेरे में पेशाब निकल जाए। | *स्ट्रामोनियम* २०० या 1M |
| ❐ | रात में बिस्तर में पेशाब हो जाए। रोगी को मीठा एवम् गर्म खाना अच्छा लगे। | *लाइकोपोडियम* ३० या २०० |
| ❐ | पेशाब अनजाने में काफ़ी मात्रा में हो। पेट में कीड़े हों। बार-बार नाक में अंगुली ड़ाले। दयनीय रूप से रोए। | *सिना* ३० या २०० |

- ❒ जब पेशाब स्वप्न के साथ हो और नींद खुल जाए। *लैक कैन* २०० या 1M
- ❒ मोटे थुलथुले बच्चों में, जिन्हें आसानी से पसीना आए ख़ासकर सिर एवम् गर्दन पर। अंडा खाने की तीव्र इच्छा हो। ख़ासकर ठंड में बिस्तर गीला करें। ठंडा पानी खूब पिए। मीठा पसन्द करे। *कैल्केरिया कार्ब* २०० या 1M

## सूखा रोग
## (Marasmus)

- ❒ जब टांगें पहले पतली पड़ जाएं और उसके बाद शरीर का ऊपरी हिस्सा धीरे-धीरे सूखता जाए। *एब्रोटेनम* ३० या २००
- ❒ जब सूखा रोग के कारण बच्चा बूढ़ा लगने लगे। *ऐम्ब्रा ग्रिज़िया* ३०
- ❒ जब अच्छा खाते-पीते हुए भी कमज़ोरी महसूस हो। शरीर का ऊपरी हिस्सा (सबसे पहले गर्दन) पहले पतला पड़े व निचला हिस्सा बाद में। *नैट्रम म्यूर* ३० या २००
- ❒ पहले गर्दन पतली पड़े उसके बाद शरीर का निचला हिस्सा। ४ से ८ बजे के बीच रोगी अच्छा महसूस न करे। मीठा व गर्म खाना पसन्द हो। *लाइकोपोडियम* ३० या २००
- ❒ जब रोगी अच्छा खाए पीए और कमज़ोरी तो महसूस न हो, परन्तु पूरा शरीर सूखता चला जाए। रोगी गर्म प्रकृति का हो। स्तन ग्रन्थियों को छोड़कर शरीर की अन्य सभी ग्रन्थियां बढ़ जाएं। *आयोडियम* ३० या २००
- ❒ सारा शरीर सूखने लगे। मीठा खाने की तीव्र इच्छा हो। *अर्जेन्टम नाइट्रिकम* ३० या २००
- ❒ शरीर में सब अंग सूखने लगें। पेट फूल जाए एवम् पेट में जलन हो। रोगी गर्म प्रकृति का हो। हाथ-पैर गर्म बने रहें। रोगी नहाने से कतराए। *सल्फ़र* ३० या २००
- ❒ शरीर के सब अंग सूखने लगें। हड्डियों का विकास *कैल्केरिया कार्ब*

ठीक से न हुआ हो। रोगी ठण्डी एवम् डरपोक प्रकृति का हो। अण्डे खाने की तीव्र इच्छा हो। ३० या २००

- ❐ जब सूखा रोग में पेट अंदर को धंस जाए। पतले दस्त हों और रोगी घुमक्कड़ प्रकृति का हो। भुना व नमकीन मांस खाने की तीव्र इच्छा हो। *कैल्केरिया फ़ॉस* 6X या ६
- ❐ बोतल से दूध पीने वाले बच्चों में सूखा रोग हो, पेट फूला हुआ एवम् जिगर बढ़ा हो। *नैट्रम फ़ॉस* 6X या ३०
- ❐ जब किसी ख़ास डर के कारण बच्चा सूखता जाए। सख़्त कब्ज़ बना रहे। रोगी सुस्त प्रकृति का हो। *ओपियम* २०० या 1M
- ❐ जो बच्चे बहुत जल्दी बढ़ते हैं, पतले व सुकुमार, उनमें सूखा रोग हो जाए। बहुत ही ठण्डे पेय एवम् ठंडा खाने की तीव्र इच्छा हो। *फ़ॉस्फ़ोरस* ३० या २००
- ❐ बच्चे को जल्दी ठंड लगती हो, शरीर से बू आए। पसीना आने से आराम आए। पसीना कपड़ों पर सफ़ेद दाग छोड़े। *सोराइनम* २०० या 1M
- ❐ असाध्य सूखा रोग में जब पेट फूला हो व नाभी के आसपास भयंकर दर्द हो। टट्टी की जगह में ऊपर की ओर खिंचाव हो व कब्ज़ हो। *प्लम्बम मैट* ३० या २००
- ❐ कमज़ोर व ठंडी प्रकृति के बच्चों में जिनका सिर बड़ा हो, पेट बड़ा मगर हाथ पैर कमज़ोर व हड्डियों का विकास ठीक से न हुआ हो। *साइलिशिया* 12X या ३०
- ❐ सूखा रोग। बच्चा घुमक्कड़ एवम् जिद्दी प्रकृति का हो। ठण्ड जल्दी लगे। *ट्यूबरकुलाईनम* २०० या 1M
- ❐ जब पेट में कीड़े हों, बच्चा पालने में झूलते हुए ही सोना चाहे। मीठा खाने की इच्छा हो, नाक रगड़े। *सिना* ३० या २००
- ❐ जब शारीरिक व मानसिक दोनों विकास नगण्य हों। बच्चा शर्मीला एवम् डरपोक प्रकृति का हो। *बैराइटा कार्ब* २०० या 1M

# बच्चों मे हड्डियों का मुलायम होना
## (Rickets)

बच्चों की हड्डियां कैल्शियम की कमी के कारण कड़ी न होकर मुलायम रह जाती हैं। जिसकी वजह से बच्चे के बड़े होने पर हड्डियां पतली रह जाती हैं, और टेढ़ी मेढ़ी हो जाती हैं। सिर की हड्डियां जुड़ती नहीं, जिससे सिर बड़ा दिखता है। पेट बाहर को निकल आता है। हाथ पैर दुबले पड़ जाते हैं। यह सब पोषण क्रिया की गड़बड़ी के कारण भोजन में कैल्शियम के भाग को पूरी तरह से न ले सकने की वजह से होता है।

| | | |
|---|---|---|
| ❒ | मोटे थुलथुले बच्चों में। रात में खूब पसीना आए ख़ासकर सिर एवम् माथे पर। पाख़ाने में खट्टी गंध हो। शरीर में जगह-जगह ग्रंथियां फूल जाएं। अंडा खाने की तीव्र इच्छा हो। | *कैल्केरिया कार्ब* २०० या 1M |
| ❒ | दुबले-पतले बच्चों में, शरीर पर मांस न के बराबर हो, पेट कद्‌दू की तरह बड़ा हो जाए। मांसपेशियां पुष्ट न हों। दूध न पचे। | *साइलिशिया* ३० या २०० |
| ❒ | माथा बड़ा और शरीर दुबला-पतला। पोषण की कमी की वजह से दुबलापन और अस्थि विकार। पेट अंदर को धंसा हुआ। गर्दन बहुत पतली जो कि सिर को न संभाल पाए। बालक मूर्ख सा दिखे। भुना एवम् नमकीन मांस खाने की तीव्र इच्छा हो। | *कैल्केरिया फ़ॉस* 6X या ३० |
| ❒ | बच्चे का सिर बड़ा हो, खूब भूख लगे, खाता भी खूब हो फिर भी कमज़ोर होता जाए। बूढ़ा सा लगे, झुर्रियां पड़ जाएं। चमड़ी लटकने लगे। | *सल्फ़र* ३० या २०० |

अन्य महत्वपूर्ण औषधियांः एसिड नाइट्रिक, एसिड फ़ॉस, एसाफ़ोटिडा, बैलाडोना, फ़ैरम आयोड, हिपर सल्फ़, इपिकैक, काली आयोडाइड, लाइकोपोडियम, मर्क सौल, फ़ॉस्फ़ोरस, सोराइनम, पल्साटिला, रस टॉक्स, सीपिया, स्टेफ़िसएगेरिया एवम् थूजा, आदि।

# पोलियो
## (Polio)

यह रोग प्रायः बच्चों को होता है। एक प्रकार के संक्रामक रोग के विष से यह रोग उत्पन्न होता है। इससे मेरूदंड तथा मस्तिष्क में सूजन आ जाती है। बुखार, खाँसी, जुकाम, गला दुखना, कभी-कभी दस्त आना, ऐंठन होना, आदि, लक्षण होते हैं। और फिर पक्षाघात हो जाता है, अंग जैसे टांगें पतली पड़ने लगती हैं। रोगी ठीक से चल नहीं पाता।

- ❐ पेट तथा आंतों में शक्तिहीनता के कारण बच्चा दूध पीते ही उलट दे। हाथ पैरों में सुन्नपन हो। बच्चा सिर को संभालने व खड़े होने में असमर्थ हो। — *ऐथ्यूज़ा* ३० या २००
- ❐ जब पोलियो के साथ सख़्त कब्ज़ हो। रोगी उदास रहे। शरीर तेज़ी से क्षीण हो। — *प्लम्बम मैट* २००
- ❐ इन्फ्लुएंज़ा, आदि के बाद जब अंगों में कमज़ोरी, टांगों में कड़ापन महसूस हो। थकान हो। पोलियो रोग हो जाए। — *लैथाइरस* ६ या ३०
- ❐ टांगें सुन्न हों एवम् उनमें झनझनाहट महसूस हो। चींटियां सी चलती महसूस हों। रोगी बदन पर कपड़ा नहीं ओढ़ना चाहता। — *सिकेल कोर* ३० या २००

अन्य महत्वपूर्ण औषधियांः एल्यूमिना, अर्जेन्टम नाइट्रिक, आर्निका, कैल्केरिया कार्ब, कॉस्टिकम, जल्सेमियम, हायोसाइमस, काली फ़ॉस, लैकेसिस, ओपियम, फ़ॉस्फ़ोरस, रस टॉक्स, सल्फ़र एवम् ट्यूबरकुलाईनम, आदि।

# बच्चों में ऐंठन
## (Convulsions)

किसी-किसी बच्चे में रक्त संकुलता के कारण ऐंठन (convulsions) होने लगती है और कई बार इस रोग का कारण तक भी आसानी से समझ नहीं आता। कई बार ऐंठन, कमज़ोरी, बुखार, दांत निकलते समय, चोट, या पेट में कीड़े, मानसिक तनाव, स्नायु विकार, आदि के कारण हो सकती है।

- ❐ जब ऐंठन का कारण समझ न आए। किसी दुख — *इग्नेशिया* ३० या

| | | |
|---|---|---|
| | या ग़म के बाद रोग हो। | २०० |
| ❐ | अचानक तेज़ बुखार में रक्त संकुलता के कारण बेहोशी की सी हालत के साथ ऐंठन हो। । | *बैलाडोना* ३० या २०० |
| ❐ | अगर गुस्से के साथ शरीर में ऐंठन आए। एक गाल लाल व गर्म और दूसरा पीलापन लिए ठंडा हो। | *कैमोमिला* ३० या २०० |
| ❐ | रोग जब पेट में कीड़ों के कारण हो। | *सिना* ३० या २०० |
| ❐ | अगर मन में बैठे किसी डर के कारण रोग हो। | *ओपियम* २०० या 1M |
| ❐ | जब जी मिचलाए व उल्टी हो, जीभ साफ हो। छाती पर बोझ सा लगे। प्यास बिल्कुल न हो। | *इपिकैक* ३० या २०० |
| ❐ | जब रोग दहशत के बाद शुरू हुआ हो। रोगी अकेला रहने एवम् अंधेरे से या चमकने वाली चीजों, जैसे शीशा, आदि से बहुत डरे। | *स्ट्रामोनियम* २०० या 1M |
| ❐ | जब परिवार में टी.बी. का इतिहास हो। रोगी को घूमना फिरना अच्छा लगे। | *ट्यूबरकुलाईनम* २०० |
| ❐ | सिर में चोट लगने के कारण रोग हो। रोगी मसखरी करे। बच्चा बात-बात पर शाबाशी चाहे। | *साइक्यूटा विरोसा* ३० या २०० |
| ❐ | ख़ासकर गुस्सा आने के बाद मलेरिया बुखार की तरह शरीर में भयंकर कंपकंपी (shuddering) के साथ रोग हो। थोड़े से उत्तेजक कारण से भी अत्यधिक प्रतिक्रिया हो - बच्चा अगर रोना शुरू करे तो सुबक-सुबक कर लम्बे समय तक रोए। बच्चे का अपनी भावनाओं पर नियंत्रण न हो। | *मॉस्कस* ३० या २०० |

अन्य महत्वपूर्ण औषधियां: कैल्केरिया कार्ब, कॉस्टिकम, क्यूप्रम मैट, जल्सेमियम, हैलेबोरस, हाइयोसाइमस, काली कार्ब, काली फ़ॉस, लैकेसिस, लाइकोपोडियम, नक्स वोमिका, प्लम्बम मैट, सल्फ़र, थूजा एवम् टैरेन्टुला हिस्पेनिया, आदि।

बच्चों के लिए दवा का चुनाव करते समय इस पुस्तक में दिये गए अन्य अध्याय भी देखें तथा रोगी के सम्पूर्ण विकृत लक्षणों, बच्चे की मूल प्रकृति एवम् सर्वोपरि म्याज़्म्, आदि के अनुसार ही औषधि का चुनाव करें।

# स्त्री रोग
# (Diseases of Women)

## मासिक धर्म में विलम्ब
## (Amenorrhoea)

यह दो तरह का होता है, क) मासिक धर्म में प्राथमिक विलम्ब (primary amenorrhoea), ख) मासिक धर्म में द्वितीयक विलम्ब (secondary amenorrhoea)।

### मासिक धर्म में प्राथमिक विलम्ब

हमारे देश में बालिकाओं को प्रायः 10-13 वर्ष की आयु तक मासिक धर्म शुरू हो जाता है, परन्तु कई बार युवावस्था आने पर भी मासिक (menses) नहीं होता। उसे मासिक धर्म में प्राथमिक विलम्ब कहा जाता है।

कारणः वंशानुगत, पूर्ण रूप से शारीरिक विकास न होने, हॉर्मोन्स की गड़बड़ी, रक्ताल्पता, योनिच्छद झिल्ली में छिद्र न होने, आदि के कारण हो सकता है।

| | | |
|---|---|---|
| ❑ | रोगिणी बहुत संवेदनशील हो, बात-बात पर रो देती हो। गर्मी सहन न हो। खुली हवा में एवम् सांत्वना से अच्छा लगे। मुँह खुश्क हो - मगर प्यास न लगे। | *पल्साटिला* २०० या 1M |

व्यक्तिपरक चिकित्सा (constitutional treatment) से लाभ होता है।

अन्य महत्वपूर्ण औषधियांः एसिड फॉस, एलेटेरिस फ़ैरिनोसा, अशोका, बैराइटा कार्ब, बैराइटा म्यूर, कैल्केरिया कार्ब, कैल्केरिया फ़ॉस, कॉस्टिकम, फ़ैरम मैट, इग्नेशिया, फ़ोलिकुलाइनम, गौसिपियम, ग्रेफ़ाइट्स, काली कार्ब, मैग्नेशिया कार्ब, मैग्नेशिया म्यूर, नैट्रर म्यूर, पिट्यूटरी, सीपिया, स्टेफ़िसएगेरिया, थायरोएडिनम एवम् ट्यूबरकुलाईनम, आदि।

### मासिक धर्म में द्वितीयक विलम्ब

जब मासिक एक बार शुरू होकर फिर रूक जाए और कुछ महीनों तक न हो।

| | | |
|---|---|---|
| ❑ | रोगिणी का स्वभाव चिड़चिड़ा हो, उदासी बनी रहे, एकान्त में रहने की इच्छा हो। मासिक स्राव बहुत ही कम हो या बिल्कुल बन्द हो जाए। सफ़ेद पानी की शिकायत हो। कब्ज़ हो। योनि में भारीपन लगे। ऐसा लगे जैसे जननांग बाहर निकल आएंगे। | *सीपिया* ३० या २०० |

- ❒ मासिक न होने पर सिर में दर्द हो, ठंड लगे, व कब्ज़ हो। नमक खाने की तीव्र इच्छा हो। सांत्वना बिल्कुल अच्छी न लगे। — *नैट्रम म्यूर* ३० या २००
- ❒ खून की कमी की वजह से मासिक स्राव न हो। — *फैरम मैट* ६ या ३०
- ❒ मासिक स्राव मात्र १ धंटा या ज़्यादा से ज़्यादा एक दिन ही हो। आँखों से खूब पानी आए। — *यूफ्रेशिया* ३० या २००
- ❒ डर या अचानक खुश्क ठंडी हवा लग जाने से मासिक स्राव न हो। बुखार हो जाए, प्यास लगे एवम् बेचैनी हो। — *एकोनाइट* ३० या २००
- ❒ मासिक धर्म न होकर नाक से या मुँह से खून निकलने लगे। ज़रा भी हिलने-डुलने से रोग वृद्धि। कब्ज़ हो। प्यास खूब लगे। — *ब्रायोनिया* ३० या २००
- ❒ जैविक स्राव अधिक होने से आई कमज़ोरी के कारण मासिक स्राव न हो। फल खाने की इच्छा हो। — *चाइना* ६ या ३०
- ❒ भीगने से मासिक स्राव रूक जाए, चक्कर आएं। खुली हवा में रोगी अच्छा महसूस न करे। — *साइक्लेमन* ३० या २००
- ❒ कमर दर्द, दिल घबराना, पेट दर्द, मसूड़ों व गालों में सूजन, सफ़ेद पानी की शिकायत। सुबह २-४ बजे रोग वृद्धि। — *काली कार्ब* ३० या २००
- ❒ पैर में सर्दी लगकर या बहुत ज़्यादा ठंडी हवा लगने के बाद मासिक स्राव बंद हो जाए, मासिक के बदले सफेद पानी जाए, युवावस्था के आरम्भ की बीमारी। खुली हवा में एवम् सांत्वना से अच्छा लगे। प्यास कम लगे। रोगी बात बात पे रो पड़े। — *पल्साटिला* ३० या २००

जब रोग रक्ताल्पता के कारण हो तो रोगी को बायोकैमिक कॉम्बिनेशन न० १ कुछ दिन लगातार देने से फ़ायदा हो सकता है। खाने-पीने में हरी शाक सब्जियों का भरपूर सेवन करना चाहिए। यदि आवश्यक हो तो कमज़ोरी एवम् भूख की कमी के लिए अल्फ़ाल्फ़ा टॉनिक दे सकते हैं।

# अनियमित मासिक स्राव
## (Irregular Menstruation)

मासिक स्राव नियत समय पर न हो, कभी समय से पहले व कभी समय के बाद हो, बहुत कम मात्रा में या बहुत ज़्यादा मात्रा में हो तो अनियमित मासिक स्राव कहलाता है।

| लक्षण | औषधि |
|---|---|
| ❐ देर से व बहुत थोड़ी मात्रा में मासिक स्राव हो। संवेदनशील व गर्म प्रकृति का रोगी। प्यास कम हो। खुली हवा में एवम् सांत्वना से अच्छा लगे। | *पल्साटिला* ३० या २०० |
| ❐ थोड़ी मात्रा में एवम् देर से मासिक स्राव आए। चक्कर आएं। स्तनों में दुखन एवम् कड़ापन - ख़ासकर मासिक के दौरान बढ़े। | *कोनियम* ३० या २०० |
| ❐ हर १५ दिन में मासिक स्राव हो जाए। ख़ासकर दुख या ग़म के कारण रोग हो। रोगी परिश्रमी प्रकृति का हो। | *इग्नेशिया* ३० या २०० |
| ❐ अनियमित मासिक स्राव, ख़ासकर जब देर से हो। | *सैनेशियो* Q या ६ |
| ❐ समय से पहले अत्यधिक, काले रंग का, थक्केदार मासिक स्राव। शरीर ठंडा हो। स्राव से पहले गर्भाशय की भित्ति में ऐंठन के कारण तेज़ दर्द हो। | *अमोनियम कार्ब* ३० या २०० |
| ❐ स्राव चमकीले लाल रंग का हो। मात्रा में अधिक हो। जी मिचलाने के साथ व समय से पहले मासिक स्राव हो। सुस्ती एवम् कमज़ोरी हो और ठंड ज़्यादा लगे। प्यास कम हो। | *इपिकैक* ३० या २०० |

# ऋतु शूल
# (Dysmenorrhoea)

मासिक धर्म के समय कमर या पेट के निचले हिस्से में कभी-कभी असहनीय दर्द होता है। हॉर्मोन्स के असंतुलन या हॉर्मोन्स की अस्थिरता ही इसका मुख्य कारण समझा जाता है। आमतौर पर दर्द गर्भाशय की भित्ति (दीवारों) में ऐंठन आने से होता है। मासिक स्राव कम होता है और दर्द अधिक।

- ❒ मासिक धर्म से पहले कमर में एवम् गर्भाशय की भित्ति में ऐंठन के कारण तेज़ दर्द हो। ठंड लगे एवम् जी मिचलाए। — *कॉलोफ़ाइलम* ३० या २००
- ❒ चिड़चिड़ी, क्रोधित व उत्तेजित स्वभाव की स्त्रियों में ऋतु के दो एक दिन पहले से ही गर्भाशय की भित्ति में ऐंठन के कारण (पेट में) तेज़ दर्द हो। काले रंग का जमा हुआ रक्त मासिक स्राव के रूप में निकले। — *एब्रोमा अगस्टा* Q या ६ या ३०
- ❒ बहुत तेज़ दर्द के साथ अधिक मात्रा में मासिक स्राव हो। प्रसव वेदना की तरह गर्भाशय की भित्ति में ऐंठन के कारण तेज़ दर्द हो व दस्त आएं। रोगिणी असभ्य एवम् चिड़चिड़ी प्रकृति की हो। ठंड ज़्यादा महसूस करे। प्यास लगे। — *कैमोमिला* ३० या २००
- ❒ नियमित समय से बहुत पहले बहुत कम मात्रा में मासिक स्राव हो। मासिक स्राव से कमर दर्द हो लगे जैसे कि कमर टूट गई है। पेट में गर्भाशय की भित्ति में ऐंठन के कारण तेज़ दर्द हो, लगे जैसे कि पेट के अंदर पत्थर आपस में एक दूसरे से टकरा रहे हैं। — *कॉकुलस इण्डिका* ३० या २००
- ❒ ऋतु स्राव थोड़ी मात्रा में हो, पेट में गर्भाशय की भित्ति में ऐंठन के कारण तेज़ दर्द हो एवम् जी मिचलाए। — *क्यूप्रम मैट* ३० या २००
- ❒ मासिक स्राव बहुत मात्रा में हर दसवें या पंद्रहवें दिन हो। काला, थक्केदार, दुर्गन्धयुक्त मासिक स्राव हो। — *इग्नेशिया* ३० या २००

| | | |
|---|---|---|
| ❒ | पेट दर्द में गर्म सेक से आराम आए। मासिक स्राव शुरू होने से पेट दर्द में आराम आए। | *मैग फ़ॉस* 6X या ३० या २०० |
| ❒ | दर्द गर्भाशय से शुरू हो कर जांघों के अगले भाग तक फैल जाए और एकाएक शुरू हो। | *वाइबर्नम ओपुलस* Q या ६ या ३० |
| ❒ | मासिक स्राव कम होने पर दर्द बढ़ जाता है; और स्राव ज़्यादा होने पर दर्द कम हो जाता है। मासिक स्राव बहुत देर से व कम मात्रा में हो। रोगिणी को पेट एवम् गर्दन के आस पास कपड़ा नहीं सुहाता। नींद के दौरान एवम् नींद से उठने के बाद रोग वृद्धि। | *लैकेसिस* ३० या २०० |
| ❒ | युवावस्था में जब मासिक स्राव सही उम्र में आरम्भ न हो, अनियमित हो। रोगिणी गर्म प्रकृति की हो परन्तु दर्द के दौरान ठंड महसूस करे। रोग लक्षण बदलते रहें, कभी दर्द कहीं होता है, कभी कहीं। प्यास न लगे। खुली हवा में अच्छा लगे। | *पल्साटिला* ३० या २०० |
| ❒ | उत्तेजित एवम् क्रोधी स्वभाव की रोगिणी में पेट में बहुत तेज़ दर्द हो; दबाने एवम् गर्म सेक से आराम आए। दर्द के कारण रोगिणी दोहरी हो जाए। | *कोलोसिंथ* ३० या २०० |

## दो मासिक धर्म के बीच रक्त स्राव
## (Metrorrhagia)

*ऋतु शूल अध्याय भी देखें*

| | | |
|---|---|---|
| ❒ | ज़्यादा मासिक रक्त स्राव के कारण बहुत कमज़ोरी हो। रक्त स्राव बहुत समय तक लगातार होता रहे। | *चाइना* ६ या ३० |
| ❒ | मात्रा में बहुत अधिक काले रंग का थक्केदार मासिक स्राव। हर दसवें या पन्द्रहवें दिन रजः स्राव हो। | *इग्नेशिया* ३० या २०० |
| ❒ | गर्भाशय की कमज़ोरी के कारण अधिक रक्त स्राव। | *अशोका* Q या ६ |
| ❒ | गर्भाशय से चमकीले लाल रंग का काफी रक्त स्राव | *फ़ाइकस रिलिजियोसा* |

| | | |
|---|---|---|
| | हो। जी मिचलाए एवं प्रसव वेदना का सा दर्द हो। | Q या ६ या ३० |
| ❐ | रोगी मासिक स्राव के बाद स्वस्थ भी नहीं हो पाता कि अगले महीने का रक्त स्राव शुरू हो जाता है। | *थ्लैस्पी बर्सा पी.* Q या ६ |
| ❐ | चिड़चिड़ी व उग्र स्वभाव की असभ्य एवम् गुस्सैल प्रकृति की स्त्रियों में असहनीय पेट दर्द के साथ काला थक्केदार रक्त स्राव हो। | *कैमोमिला* ३० या २०० |
| ❐ | प्रसव के बाद बहुत रक्त स्राव हो। गर्भाशय में ऐंठन के कारण तेज़ दर्द हो। | *कॉलोफाइलम* ३० या २०० |
| ❐ | दुर्गन्धमय काला थक्केदार मासिक रक्त स्राव हो। सोने या लेटने पर रक्त स्राव बढ़े, उठ कर बैठने पर रक्त स्राव बंद हो जाए। | *क्रियोज़ोट* ३० या २०० |
| ❐ | अविवाहिता स्त्रियों में गर्भाशय से बहुत मात्रा में रक्त स्राव हो। रात को सोने के बाद रोग वृद्धि। | *मैग्नेशिया म्यूर* ३० या २०० |
| ❐ | गर्भाशय से चमकीला लाल रंग का गर्म रक्त स्राव हो। गर्भाशय में रक्त संकुलता के कारण बहुत तेज़ दर्द हो। ठंड लगे। प्यास लगे - नींबू पानी पीने की तीव्र इच्छा हो। | *बैलाडोना* ३० या २०० |
| ❐ | पहले मासिक का स्राव खत्म होने से पहले ही दूसरे मासिक का स्राव शुरू हो जाए। मासिक रक्त स्राव चमकीला लाल रंग का एवम् मात्रा में अधिक हो। | *सैबाइना* ३० या २०० |
| ❐ | गर्भाशय में प्रसव वेदना जैसा दर्द हो व दुर्गन्धयुक्त काले रंग का मासिक रक्त स्राव हो। शरीर ठंडा हो मगर फिर भी रोगिणी शरीर पर कपड़ा ओढ़ना पसन्द न करे। त्वचा पर तेज़ जलन, लगे जैसे आग के गोले गिर रहे हैं। | *सिकेल कोर* ३० या २०० |

# श्वेत प्रदर
## (Leucorrhoea)

रोगिणी की योनि (vagina) से कभी-कभी या लगातार सफ़ेद रंग का सा स्राव निकलता है जिसे श्वेत प्रदर या सफ़ेद पानी कहते हैं, परंतु यह किसी और रंग का भी हो सकता है। श्वेत प्रदर का रंग और स्वरूप (गाढ़ा, पतला, स्राव का स्वभाव - उसकी गंध, आदि), उस समय के सर्वोपरि सक्रिय म्याज़्म् के ऊपर निर्भर करते हैं।

| | |
|---|---|
| ❐ पेट के निचले हिस्से में लगातार बोझ बना रहे लगे जैसे कि भीतर के सभी जननांग बाहर निकल आएंगे और इस वजह से रोगिणी पैर पर पैर कैंची की तरह रखकर बैठती है। पतला दूधिया, पीला या हरापन लिए श्वेत प्रदर स्राव, जो खारिश के साथ त्वचा को छीलने वाला हो; दिन के समय अधिक हो। सख़्त कब्ज़ हो। प्यास न लगे - रोगिणी ठंड ज़्यादा महसूस करे, आलसी एवम् विरक्त प्रकृति की हो। चुपचाप लेटे रहना चाहे। | *सीपिया* ३० या २०० |
| ❐ त्वचा छील देने वाला, ज़्यादा देर तक रहने वाला एवम् जलन पैदा करने वाला श्वेत प्रदर स्राव। रोगिणी बहुत कमज़ोरी महसूस करे और साथ में कमर दर्द हो। स्राव से कच्चे भुट्टे की सी गंध आए। कपड़ों पर पीला दाग छोड़े। | *क्रियोज़ोट* ३० या २०० |
| ❐ साधारण श्वेत प्रदर में जब श्लेष्मा का रूप दूध की मलाई जैसा हो। प्यास कम लगे। बात-बात पर रो दे व सहानुभूति की भूखी हो। श्वेत प्रदर का स्राव सामान्य हो जब कि शरीर के अन्य स्राव चमड़ी को छीलने वाले हों। रोगिणी खुली हवा में अच्छा महसूस करे। | *पल्साटिला* ३० या २०० |
| ❐ जलन पैदा करने वाला श्वेत प्रदर स्राव जिससे खुजली हो और त्वचा छिल जाए। रात में रोग वृद्धि। प्रतिक्रियाशील ऊर्जा की कमी के कारण रोगिणी ठंड | *मर्क सौल* ३० या २०० |

| | | |
|---|---|---|
| | एवम् गर्मी के प्रति संवेदनशील हो जाए। विद्रोही प्रकृति की हो मगर बुद्धिमान हो। मुँह से एवम् बदन से बदबू आए। | |
| ❒ | दही या अण्डे की सफ़ेदी जैसा गर्म श्वेत प्रदर स्राव जो पानी की तरह बहे। स्राव के कारण जाघों एवम् पैरों तक गर्म पानी बहने जैसी अनुभूति हो। | *बोरैक्स* ३० या २०० |
| ❒ | पतला, दूधिया सा श्वेत प्रदर स्राव, बच्चियों में ख़ासकर जो मासिक से पहले हो। रोगिणी ठंडी एवम् डरपोक प्रकृति की हो, सुस्त हो। सिर एवम् माथे पर खूब पसीना आए। ठंडा पानी पिए - मीठा पसन्द करे। बिना किसी की मदद के कुछ न कर पाए। | *कैल्केरिया कार्ब* २०० या 1M |
| ❒ | श्वेत प्रदर स्राव इतना अधिक हो कि टांगों तक बह जाए। जलन पैदा करे एवम् त्वचा को छील दे। रस्सी के जैसा या पारदर्शी पानी जैसा स्राव दिन के समय एवम् मासिक के बाद अधिक हो। ठंडे पानी से साफ़ करने से अच्छा लगे। सख़्त कब्ज़ हो - पतला मल भी बहुत प्रयास के बाद निकले। रोगिणी कोई छोटे से छोटा निर्णय भी न ले पाए। | *एल्यूमिना* ३० या २०० |
| ❒ | मासिक धर्म की जगह काफ़ी मात्रा में पतला, पीला या सफ़ेद रंग का - त्वचा को छील देने वाला श्वेत प्रदर हो। ऐसे स्राव की वजह से कमर में काफ़ी कमज़ोरी हो। गुप्तांगों में बहुत खुजली व दाने हो जाएं। कब्ज़ बना रहे। | *ग्रेफ़ाइट्स* ३० या २०० |
| ❒ | मासिक स्राव एवम् श्वेत प्रदर मात्रा में अधिक हों। ऐसी रोगिणी को बार-बार गर्भपात हो। आँखों की पलकें भारी हों, माथे पर भूरे रंग के दाग हों। | *कॉलोफ़ाइलम* ६ या ३० या २०० |
| ❒ | पानी की तरह पतला, त्वचा को छील देने वाला श्वेत प्रदर स्राव - साथ में डिम्ब ग्रन्थियों में चाकू | *सिफ़िलिनम* २०० या 1M |

| लक्षण | औषधि |
|---|---|
| से काटने जैसा दर्द हो। रात में रोग वृद्धि। | |
| ❐ कपड़ों को काट डालने वाला गाढ़ा, लसलसा श्वेत प्रदर स्राव - साथ में दाहिनी डिम्ब ग्रन्थि में लकड़ी की पच्चर फंसे होने का सा दर्द हो। खाँसी व श्वेत प्रदर अदल-बदल कर हों। | *आयोडियम* ३० या २०० |
| ❐ योनि में जलन के साथ त्वचा को छीलने वाला श्वेत प्रदर स्राव। पूर्णिमा एवम् उसके आस-पास श्वेत प्रदर ज़्यादा हो। रोगी को मीठा एवम् गर्म खाना पीना अच्छा लगे। रोगिणी की प्रवृत्ति दूसरों पर हावी होने वाली हो। | *लाइकोपोडियम* ३० या २०० |
| ❐ गाढ़ा, पीला, त्वचा को छीलने वाला श्वेत प्रदर स्राव जो मासिक रक्त स्राव के बाद ज़्यादा हो। पेट में कमज़ोरी महसूस हो। श्वेत प्रदर का स्राव रस्सी की तरह खिंचने वाला एवम् लसलसा हो। | *हाइड्रेस्टिस* Q या ३० |
| ❐ मासिक से पहले या फिर मासिक स्राव के बजाय अण्डे की सफ़ेदी जैसा श्वेत प्रदर स्राव हो। बार-बार पेशाब की इच्छा बनी रहे। सुबह के समय, चलते समय अधिक श्वेत प्रदर हो। रोगिणी को नमकीन एवम् ठंडी चीज़ें एवम् ठंडे पेय पसन्द हों। | *फ़ॉस्फ़ोरस* ३० या २०० |

## मासिक स्राव का ज़्यादा होना
## (Menorrhagia)

मासिक के समय कभी-कभी बहुत अधिक मात्रा में रक्त स्राव हो। अधिक रक्त निकल जाने से रोगिणी बहुत दुर्बलता महसूस करती है व उसका चेहरा पीला पड़ सकता है।

| लक्षण | औषधि |
|---|---|
| ❐ मासिक अधिक मात्रा में हो। कभी-कभी गर्भाशय में ट्यूमर होने की वजह से भी ज़्यादा रक्त स्राव होता है। जननांग की खुजली व यौन सम्बन्ध के लिए अधिक उत्तेजना। | *हाइड्रेस्टिस* Q या ६ या ३० |

| | |
|---|---|
| ❒ मासिक स्राव समय से पहले व बहुत मात्रा में हो। ख़ासकर मोटी थुलथुली स्त्रियों में। ज़रा भी मानसिक उत्तेजना से मासिक स्राव फिर से शुरू हो जाए। रोगिणी ठंडी एवम् डरपोक प्रकृति की हो। जल्दी थक जाए। प्यास लगे - ठंडा पानी एवम् ठंडे पेय पसन्द करे। मीठा खाना अच्छा लगे। | *कैल्केरिया कार्ब* ३० या २०० |
| ❒ रोगिणी में कैल्केरिया कार्ब के उपरोक्त सभी लक्षण हों - परन्तु प्यास न हो। रोगिणी को थकान कम महसूस हो। | *कैल्केरिया फ़ॉस* ३० या २०० |
| ❒ ज़्यादा मात्रा में काले रंग का मासिक रक्त स्राव हो जिसकी वजह से बेहद कमज़ोरी हो। | *चाइना* ६ या ३० |
| ❒ दर्द के साथ बहुत अधिक मात्रा में बहुत दिन तक रहने वाला मासिक रक्त स्राव। | *थ्लैस्पी बर्सा पी.* Q या ६ या ३० |
| ❒ पेट के निचले हिस्से में बहुत भारीपन के साथ अधिक मात्रा में काले रंग का मासिक रक्त स्राव। साथ में पेट में प्रसव वेदना की तरह का दर्द हो। | *एलेटेरिस फ़ैरिनोसा* Q या ६ |
| ❒ बहुत अधिक मात्रा में व बहुत दिनों तक रहने वाला मासिक रक्त स्राव। | *अशोका* Q या ६ |
| ❒ चोट लगने से चमकीले लाल रंग का मासिक रक्त स्राव। | *आर्निका* ३० या २०० |
| ❒ मासिक धर्म समय से बहुत पहले व मात्रा में बहुत अधिक हो। जी मिचलाए और पेट में बेहद दर्द हो। | *बोरैक्स* ३० या २०० |
| ❒ चमकीले लाल रंग का गर्म मासिक रक्त स्राव। सिर में रक्त संकुलता के कारण तेज़ दर्द हो। चक्कर आएं एवम् आँखें सुर्ख लाल हों। गर्भाशय में दबाव बना रहे। | *बैलाडोना* ३० या २०० |

| | |
|---|---|
| ❐ गर्भाशय से बहुत अधिक एवम् सुर्ख लाल रक्त का मासिक स्राव। कमर के निचले हिस्से एवम् पैल्विस में तेज़ दर्द हो लगे जैसे हड्डी के टुकड़े हो गए हैं। | *ट्रिलियम पी* Q या ६ या ३० या २०० |
| ❐ मानसिक आघात या दुःख के कारण ज़्यादा मासिक रक्त स्राव हो। रोगिणी परिश्रमी प्रकृति की हो। | *इग्नेशिया* ३० या २०० |
| ❐ बहुत चमकीले लाल रंग का पतला मासिक रक्त स्राव। ज़रा से झटके से बहुत मात्रा में रक्त स्राव हो। पेट में तेज़ दर्द हो। लगातार जी मिचलाए जो उल्टी आने से भी कम न हो। जीभ साफ रहे। | *इपिकैक* ३० या २०० |
| ❐ बिना दर्द के बहुत ज़्यादा मात्रा में सुर्ख लाल रंग का मासिक रक्त स्राव हो। | *मिलिफ़ोलियम* Q या ६ या ३० या २०० |
| ❐ प्रौढ़ उम्र की स्त्रियों में मासिक धर्म बंद होने के पहले बहुत मात्रा में रक्त स्राव हो। मासिक स्राव शुरू होते ही रोगिणी की शिकायतें कम हो जाएं। पेट एवम् गर्दन के आस पास कपड़ा तक न सुहाए। | *लैकेसिस* ३० या २०० |

## मासिक स्राव कम होना
## (Scanty Menstruation)

गर्भाशय के किसी विकार या बहुत दिनों तक कोई बीमारी भोगने, आदि के कारण शरीर में रक्त की कमी हो जाने से या हॉर्मोन्स के असंतुलन या मानसिक तनाव, आदि के कारण मासिक स्राव जितना होना चाहिए उसकी अपेक्षा कम मात्रा में हो सकता है।

रोग के मूल कारण, जिसकी वजह से मासिक स्राव कम हुआ हो या रूक गया हो, रोगिणी का स्वभाव एवम् उस समय पर सर्वोपरि सक्रिय म्याज़्म् एवम् अन्य विकृत लक्षणों के आधार पर ही रोगिणी की औषधि का चयन करें।

# रजोनिवृत्ति
## (Menopause)

स्त्रियों में ४०-५० वर्ष की उम्र में मासिक धर्म होना हमेशा के लिए बंद हो जाता है। इसे रजोनिवृत्ति कहते हैं। उस समय कई तकलीफें हो सकती हैं, जैसे बहुत ज़्यादा रक्त स्राव होना, चिड़चिड़ापन व शरीर में गर्मी की लपटें सी महसूस होना, आदि।

- ❒ रजोनिवृत्ति के दौरान या उसके बाद रोगिणी को शरीर में गर्मी की लपटें सी महसूस हों, चिड़चिड़ापन हो। पसीना आए। नींद के दौरान एवम् नींद से उठने के बाद रोग वृद्धि। पेट एवम् गर्दन के आस पास कपड़ा तक न सुहाए। — *लैकेसिस* ३० या २००
- ❒ रजोनिवृत्ति के दौरान या उसके बाद चेहरा एकदम गर्म हो। हल्का पसीना आए। सिर में गर्मी लगे, पैर ठंडे रहें व पेट में कमज़ोरी हो। सुबह के समय रोग वृद्धि। रोगिणी नहाने से कतराए। — *सल्फ़र* ३० या २००
- ❒ रजोनिवृत्ति के दौरान या उसके बाद लम्बी, पतली, उदासीन औरतों में जब अचानक गर्मी की लपटें महसूस हों। सफ़ेद पानी की शिकायत हो व कमर के निचले हिस्से में दर्द हो। ठंड लगे। — *सीपिया* ३० या २००
- ❒ रजोनिवृत्ति के दौरान या उसके बाद गर्मी महसूस हो और रोग लक्षण बदलते रहें। लक्षण बताते समय रोगिणी रो पड़े। सांत्वना अच्छी लगे। प्यास न लगे। — *पल्साटिला* ३० या २००
- ❒ रजोनिवृत्ति के समय रजः स्राव काफ़ी मात्रा में हो। कब्ज़ बना रहे। ज़रा भी शान्तिभंग (शोर शराबा) होने या जवाब के लिए बाध्य करने से रोगिणी क्रोधित हो जाए। — *नक्स वोमिका* ३० या २००

अन्य महत्वपूर्ण औषधियांः बैलाडोना, कैक्टस जी., कैल्केरिया कार्ब, क्रोटेलस कैस, ग्रेफ़ाइट्स, लाइकोपोडियम, म्यूरैक्स, नैट्रम म्यूर, फ़ॉस्फ़ोरस एवम् विरेट्रम एल्ब, आदि।

# कामोन्माद
## (Nymphomania)

जब स्त्री में कामेच्छा इतनी प्रबल हो कि वह अपने पर नियंत्रण न रख पाए तो उस मनोदशा को कामोन्माद कहते हैं। मुख्यतया सिफ़िलिटिक म्याज़्म् के सक्रिय होने एवम् हॉर्मोन्स की गड़बड़ी के कारण ऐसा होता है।

| | |
|---|---|
| ❐ जननांगों की संवेदनशीलता के कारण अधिक कामोत्तेजना। ख़ासकर अविवाहितों में; उत्तेजना इतनी ज़्यादा कि हर किसी से संबंध बनाना चाहे। | *प्लैटिना* २०० या 1M |
| ❐ रोगिणी अपनी जननेंद्रियों को उघाड़े। कामवासना रोकना उसके वश से बाहर हो जाए। आलिंगन की भयंकर इच्छा हो। | *फ़ॉस्फ़ोरस* ३० या २०० |
| ❐ जननांगों में ज़रा सा भी स्पर्श होने से अत्यधिक कामोत्तेजना हो। | *म्यूरैक्स* ३० या २०० |
| ❐ जब योनि में कृमि (worms) पहुंच जाने के कारण योनि खुजलाने से कामोत्तेजना हो। | *कैलेडियम* ३० या २०० |
| ❐ स्वतः ही जननांगों में बेहद खुजली, व बेचैनी के साथ कामोत्तेजना बढ़ जाए। आलिंगन की इच्छा हो। | *एगैरिकस* ३० या २०० |
| ❐ जब कामोत्तेजना के साथ श्वेत प्रदर भी हो। | *सीपिया* २०० या 1M |
| ❐ कामोत्तेजना अधिक हो। रोगिणी की मनोवृत्ति बदलती रहे - पल में खुश पल में दुखी। खुली हवा में एवम् सांत्वना से अच्छा लगे। | *पल्साटिला* २०० या 1M |
| ❐ रोगिणी बहुत अश्लील हरकतें करे। अपने जननांगों को उघाड़े। बेशर्म हो जाए। किसी की शर्म न करे। | *हायोसाइमस* २०० या 1M |
| ❐ मासिक धर्म के दौरान बेहद कामोत्तेजना बढ़ जाए। रोगिणी को अन्धेरे में भंयकर डर लगे। | *स्ट्रामोनियम* २०० या 1M |

# संभोग से विमुखता

## (Aversion to coition)

| | | |
|---|---|---|
| ❐ | रक्ताल्पता के कारण मासिक धर्म के बाद संभोग की इच्छा न हो। संभोग के दौरान योनि की शुष्कता के कारण दर्द महसूस हो। | *नैट्रम म्यूर* २०० या 1M |
| ❐ | बच्चे की पैदाइश के बाद से संभोग दर्द पूर्ण हो। और स्त्री में संभोग की इच्छा न हो। | *लाइसिन* २०० या 1M |
| ❐ | सफ़ेद प्रदर के साथ; मासिक धर्म के बाद संभोग में आनन्द न आए - इसलिए स्त्री में संभोग की इच्छा न हो। | *कॉस्टिकम* २०० या 1M |
| ❐ | रजोनिवृत्ति के दिनों में संभोग की इच्छा न हो। चक्कर आएं। | *कोनियम* २०० या 1M |
| ❐ | मासिक धर्म के बाद संभोग से विमुखता। रोगिणी मृदु स्वभाव की हो। नमकीन एवम् ठंडा खाना पीना अच्छा लगे। | *फ़ॉस्फ़ोरस* २०० |
| ❐ | मासिक के बाद, संभोग में आनन्द न आए, योनि की शुष्कता के कारण संभोग के दौरान दर्द हो। | *सीपिया* २०० या 1M |
| ❐ | मासिक धर्म के बाद संभोग से विमुखता। पति एवम् परिवार के अन्य सदस्यों के प्रति कोई आर्कषण न हो। ठंड लगे। रोगिणी डरपोक प्रकृति की हो। | *काली कार्ब* २०० |
| ❐ | दर्द के कारण संभोग में आनन्द न आए। रोगिणी अपने आप को औरों से बेहतर समझे परन्तु पोरूषहीन हो जाए। | *प्लैटिना* २०० या 1M |

अन्य महत्वपूर्ण औषधियांः ऐग्नस कास्टस, फ़ैरम मैट, ग्रेफ़ाइट्स, लाइकोपोडियम, मैडोराइनम, पेट्रोलियम एवम् स्टेफ़िसएगेरिया, आदि।

# बांझपन
## (Sterility)

जब स्त्री सन्तान उत्पन्न करने में असमर्थ हो। यह गर्भाशय (uterus) के विकार, डिम्ब ग्रंथियों के विकार, या हॉर्मोन्स के असंतुलन, आदि के कारण हो सकता है।

| | |
|---|---|
| ❒ बांझपन। मासिक धर्म की अनियमितता, श्वेत प्रदर व कब्ज़। रोगिणी उदासीन रहे। | *सीपिया* २०० या 1M |
| ❒ डिम्ब ग्रन्थियां (ovaries) व स्तन ग्रन्थियां सिकुड़ व सूख गई हों। जिसके कारण स्त्री सन्तान उत्पन्न न कर सके। | *बैराइटा कार्ब* 1M या 10M |
| ❒ बांझपन। स्त्री को सहवास से सख़्त नफ़रत हो। मासिक रक्त स्राव कम हो। जननांग ढीले हों - और श्वेत प्रदर की शिकायत हो। | *ऐग्नस कास्ट* ३० या २०० |
| ❒ गर्भाशय संबंधित विकारों के कारण बांझपन। | *ऑरम म्यूर नैट्रोनेटम* 3X या ६ |
| ❒ श्वेत प्रदर की अधिकता के कारण बांझपन। | *बोरैक्स* ६ या ३० |
| ❒ स्त्री में कामेच्छा बिल्कुल खत्म हो गई हो। मासिक बहुत जल्दी या बहुत देर से हो। | *औनोस्मोडियम* २०० या 1M |
| ❒ मानसिक उदासीनता के कारण बांझपन। रोगिणी को लगे उसका कोई नही है। आत्महत्या का विचार प्रबल हो। रोगिणी जीना न चाहे। | *ऑरम मैट* २०० या 1M |
| ❒ हॉर्मोन्स के असंतुलन एवम् श्वेत प्रदर के कारण बांझपन। जननांगों में बेहद बदबूदार पसीना आए। टांगों और हाथों पर खूब बाल हों। | *थूजा* २०० या 1M |

अन्य महत्वपूर्ण औषधियांः कैल्केरिया कार्ब, लाइकोपोडियम, नैट्रम कार्ब, नैट्रम म्यूर, फ़ॉस्फ़ोरस, स्टेफ़िसएगेरिया एवम् सिफ़िलिनम, आदि।

# स्तन रोग
# (Diseases of Mammae)

## स्तन में फोड़ा या सूजन
## (Abscess, mastitis, etc.)

| लक्षण | औषधि |
|---|---|
| ❒ स्तन की सूजन की प्रारम्भिक अवस्था में जब स्तन भारी महसूस हों, लाल व कड़े हों। रक्त संकुलता के कारण तेज़ दर्द जो स्तनाग्र से शुरू हो। दर्द अचानक शुरू हो और अचानक ही समाप्त हो जाए। | *बैलाडोना* ३० या २०० |
| ❒ स्तन में मवाद हो जाने पर ज़रा सा स्पर्श भी सहन न हो। रोगिणी ठंडी एवम् गुस्सैल प्रकृति की हो। ज़रा भी ठंड सहन न हो। | *हिपर सल्फ़* ३० या २०० |
| ❒ बच्चे का सिर लगने, चोट लगने, या स्तन में दूध इकट्ठा हो जाने से स्तन में सख़्त गांठें बन जाएं। दर्द स्तनाग्र से शुरू हो कर चारों तरफ फैल जाए। | *फ़ाइटोलाक्का* ६ या ३० या २०० |
| ❒ स्तन में दूध इकट्ठा हो जाने पर स्तन बहुत कड़े हो जाएं। स्तन गर्म हों एवम् उनमें दुखन हो। ज़रा भी हिलने-डुलने से रोग वृद्धि। | *ब्रायोनिया* ३० या २०० |
| ❒ स्तन की रंगत फोड़े की वजह से नीली या जामुनी से रंग की हो जाए। रोगिणी को स्तनों एवम् गर्दन के आस पास कपड़ा तक न सुहाए। नींद के दौरान एवम् नींद से उठने के बाद रोग वृद्धि। | *लैकेसिस* ३० या २०० |
| ❒ स्तनों में दुखन एवम कड़ापन - ख़ासकर मासिक काल के दौरान रोग बढ़े। चक्कर आएं। | *कोनियम* ३० या २०० |
| ❒ मासिक काल के दौरान स्तन दुखें। स्पन्दन सहन न हो। रोगिणी सीढ़ी चढ़ते या उतरते समय स्तनों को दृढ़ता से पकड़े। | *लैक कैन* ३० या २०० |

# स्तनों का सिकुड़ जाना
## (Atrophy of Mammae)

| लक्षण | औषधि |
|---|---|
| ❑ स्तनों का ठीक से विकास न हुआ हो। स्तन दुखें। स्तनाग्रों में खुजली हो। | *औनोस्मोडियम* 1M या 10M |
| ❑ स्तन तेज़ी से सिकुड़ जाएं या बहुत ज़्यादा बढ़ जाएं। | *चिमाफ़िला* Q या ३० |
| ❑ स्तन, जो बहुत अच्छे गोलाई का रूप लिए हुए थे, अचानक सिकुड़ जाएं। मुँह के अन्दर रूई की तरह की सी गाढ़ी श्लेष्मा भरी हो। | *नक्स मौस्केटा* 3X या ३० या २०० |
| ❑ स्तन सिकुड़ जाएं एवम् स्तनों की त्वचा लटक जाए। ख़ासकर बूढ़ी औरतों में – रजोनिवृत्ति काल के आस पास रोग वृद्धि। | *कोनियम* ३० या २०० |
| ❑ स्तन सिकुड़ जाएं एवम् साथ ही शरीर की अन्य ग्रंथियां बढ़ जाएं या सूज जाएं। रोगिणी को गर्मी ज़्यादा लगे। | *आयोडियम* ३० या २०० |
| ❑ गर्भाशय के विकारों एवम् मासिक बहुत देर से होने के कारण स्तन सिकुड़ जाएं। | *सैबाल सैरूलाटा* Q या ६ या ३० |

# स्तनों का बढ़ जाना
## (Hypertrophy)

| लक्षण | औषधि |
|---|---|
| ❑ स्तन बहुत बढ़ जाएं व भारी लगें। बच्चा जब स्तनपान करे तो दर्द स्तनाग्रों से शुरू होकर पूरे शरीर में फैल जाए। | *फ़ाइटोलाक्का* ३० या २०० |
| ❑ स्तनों में बहुत ज़्यादा दूध हो जाए। | *फ़्रैगेरिया* २०० |
| ❑ स्तन बहुत बढ़ जाएं (सिकुड़ने पर भी दर्द करें), ख़ासकर मासिक काल के दौरान। | *कोनियम* २०० या 1M |
| ❑ स्तन बढ़ जाएं अथवा सिकुड़ जाएं। | *चिमाफ़िला* Q या ३० |

| | | |
|---|---|---|
| ❒ | स्तन बढ़ जाएं। दुखन एवम् सूजन जो ख़ासकर मासिक काल के दौरान बढ़े। स्तनों में दूध कम हो परन्तु स्तन फिर भी फूल जाएं। रोगिणी को ठंड लगे। ठंडा पानी खूब पिए एवम् मीठा पसन्द करे। | *कैल्केरिया कार्ब* २०० या 1M |

## स्तनों में दूध विकार
## (Affections of breast milk)

| | | |
|---|---|---|
| ❒ | स्तनों में दूध कम हो। ख़ासकर जब रोगिणी मोटी-थुलथुली, डरपोक, ठंडी एवम् सुस्त प्रकृति की हो। रोगिणी को ठंड लगे। ठंडा पानी खूब पिए एवम् अण्डे व मीठा पसन्द करे। सिर व चेहरे पर ज़्यादा पसीना आए। | *कैल्केरिया कार्ब* ३० या २०० |
| ❒ | जब जवान माताओं में स्तनों में दूध कम बने। | *लैक वैक डैफ़* ६ या ३० |
| ❒ | स्तनों में दूध बिल्कुल न बने। स्तन सिकुड़ने लगें। | *सैबाल सैरूलाटा* Q या ६ |
| ❒ | स्तनों में दूध कम हो। | *लैक्चुआ विरोसा* Q |
| ❒ | शिशु को दूध पिलाने वाली माताओं में दूध कम मात्रा में बने। | *रिसिनस कौम* ६ या ३० |
| ❒ | स्तनों के दूध का स्वाद बच्चे को अच्छा न लगे | *बोरैक्स* 3X या ३० |
| ❒ | लड़के के स्तनों में दूध उतर आए। लड़कियों में मासिक के समय स्तनों में दूध आने लगे पर मासिक न हो। रात में रोग वृद्धि। प्रतिक्रियाशील ऊर्जा की कमी के कारण रोगी ठंड एवम् गर्मी के प्रति संवेदनशील हो जाए, विद्रोही प्रकृति की हो मगर बुद्धिमान हो। मुँह से एवम् बदन से बदबू आए। | *मर्क सौल* ३० या २०० |
| ❒ | स्तनों का दूध नमकीन हो जाए। बच्चा माँ का ऐसा दूध पीना न चाहे। प्यास न लगे। रोगिणी को ठंड ज़्यादा लगे। | *कैल्केरिया फ़ॉस* 6X या ३० |

- ❒ स्तनों से जब दूध के साथ रक्त भी आए। — *ब्यूफ़ो राना* ३० या २००
- ❒ स्तनों में दूध बहुत मात्रा में आए, इतना अधिक की बच्चा उसे पीकर खत्म ही न कर पाए। — *लैक कैन* ३० या २००
- ❒ प्रसव के बाद स्तनों में दूध न आए। — *सिकेल कोर* ३० या २००
- ❒ जब गुस्से का दौरा पड़ने के कारण स्तन में दूध न आए। रोगिणी असभ्य एवम् गुस्सैल प्रकृति की हो। — *कैमोमिला* ३० या २००
- ❒ अविवाहितों के स्तनों में दूध उतर आए। रोगिणी को ठंड जल्दी लगे एवम् जिद्दी प्रकृति की हो। — *ट्यूबरकुलाईनम* २०० या 1M

## स्तनाग्रों की दुःखन
## (Sore Nipples)

- ❒ निप्पल के सूजने व फटने के कारण स्तनाग्रों की दुखन। रोगिणी का स्वभाव चिड़चिड़ा हो। ठंड ज़्यादा महसूस करे, आलसी एवम् विरक्त प्रकृति की हो। चुपचाप लेटे रहना चाहे। प्यास न लगे। — *सीपिया* ३० या २००
- ❒ निप्पल पर ज़ख्म हो जाएं व उनसे गोंद जैसा चिपचिपा स्राव निकले। कब्ज़ बना रहे। — *ग्रेफाइट्स* ३० या २००
- ❒ गर्भावस्था के दौरान स्तनाग्र दुखें। प्यास न लगे। रोगिणी को ठंड ज़्यादा लगे। — *कैल्केरिया फ़ॉस* ३०
- ❒ स्तनाग्रों की दुखन जो दबाकर रगड़ने से कम हो। — *रेडियम ब्रोम* ३०
- ❒ मासिक स्राव शुरू होने के बाद स्तनाग्रों की दुखन। — *ट्यूबरकुलाईनम* 1M
- ❒ शिशु के स्तनपान के बाद निप्पल दर्द करें। — *फैलेन्ड्रियम* ३०
- ❒ स्तन पान कराते समय दर्द स्तन से शुरू हो कर पीठ की तरफ जाए। — *क्रोटन टिग* ६ या ३० या २००
- ❒ जब बच्चा स्तनपान करे तो दर्द स्तनाग्रों से पूरे शरीर में फैल जाए। — *फाइटोलाक्का* ३० या २००

❒ दर्द स्तनाग्र से गर्भाशय तक फैले। प्यास कम लगे। रोगिणी को खुली हवा में अच्छा लगे। — *पल्साटिला* ३० या २००

❒ दर्द स्तनाग्र से गर्भाशय तक फैले। रोगिणी को ठंड ज़्यादा लगे। ईमानदार एवम् परिश्रमी हो। — *साइलिशिया* ३० या २००

किसी अन्य रोग से ग्रसित रोगियों की भाँति ही, इस रोग के रोगियों के इलाज़ में भी रोगी के समस्त विकृत लक्षणों, रोगी की मूल प्रकृति (disposition) एवम् सक्रिय म्याज़्म्, आदि को ध्यान में रखकर ही औषधि का चयन करें।

स्तनों के ज़ख्मों को *कैलेन्डुला* लोशन (आधा कप पानी में २० बूंद *कैलेन्डुला* Q) से धोएं। बच्चे को दूध पिलाते समय स्तनों को साफ पानी से अवश्य धो लें।

# गर्भाशय व डिम्ब ग्रन्थियों के रोग
# (Diseases of Uterus & Ovaries)

## गर्भाशय की सूजन
## (Metritis)

गर्भाशय का प्रवेश-द्वार योनि में खुलता है और अंगुली से महसूस किया जा सकता है। डिम्ब ग्रन्थियां उसके पीछे शरीर के अंदर होती हैं।

❒ गर्भपात के कारण गर्भाशय की सूजन हो जाए। — *सैबाइना* ६ या ३०

❒ जब चोट लगने के कारण गर्भाशय या डिम्ब ग्रन्थियों की सूजन हो। — *आर्निका* ६ या ३०

❒ अचानक खुश्क, ठंडी हवा लगने से डर एवम् बेचैनी के साथ गर्भाशय या डिम्ब ग्रन्थियों की सूजन हो। — *एकोनाइट* ३० या २००

❒ गर्भाशय एवम् डिम्ब ग्रन्थियों की सूजन। जब ऐसी रोगिणी में मानसिक बेचैनी, जलन, अमिट प्यास व मृत्युभय हो। ठंड लगे। — *आर्सेनिक एल्ब* ३० या २००

❒ गर्भाशय या डिम्ब ग्रन्थियों की सूजन। ख़ासकर दाहिनी ओर की डिम्ब ग्रन्थि बड़ी हो। गर्भाशय में — *एपिस मैल* ३० या २००

डंक मारने जैसा दर्द हो। प्रसव के बाद जब गर्भाशय का ठीक से संकुचन न हो। रोगिणी को गर्मी लगे एवम् प्यास कम हो।

- ❒ गर्भाशय की सूजन। पेट में दर्द एक ओर से दूसरी ओर तीर की तरह जाए। — *सिमिसिफ़्यूगा* ३० या २००
- ❒ गर्भाशय से सूजन के बाद सड़न युक्त, बदबूदार स्राव आए। नब्ज़ एवम् शरीर के तापमान में तालमेल न हो। रोगिणी को बहुत ठण्ड लगे - जो आग की गर्माहट से भी कम न हो। — *पाइरोजिनियम* २०० या 1M
- ❒ मासिक काल के दौरान गर्भाशय की सूजन। ठंडे खान-पान की तीव्र इच्छा हो। रोगिणी को शारीरिक स्पर्श, जैसे गले लगना, आदि अच्छा लगे। — *फ़ॉस्फ़ोरस* ३० या २००
- ❒ गर्भाशय या डिम्ब ग्रन्थियों की सूजन। ख़ासकर बाईं ओर की डिम्ब ग्रन्थि बढ़ जाए। पेट पर कपड़ों का दबाव भी सहन न हो। नींद में एवम् नींद से उठने के बाद रोग वृद्धि। — *लैकेसिस* ३० या २००
- ❒ गुस्से के कारण गर्भाशय में सूजन आ जाए। रोगिणी असभ्य एवम् गुस्सैल प्रकृति की हो। — *कैमोमिला* २००
- ❒ गर्भाशय से नाभि तक टाँका लगने जैसा दर्द उठे। रोगिणी का स्वभाव चिड़चिड़ा हो। ठंड ज़्यादा महसूस करे, आलसी एवम् विरक्त प्रकृति की हो। चुपचाप लेटे रहना चाहे। प्यास न लगे। — *सीपिया* ३० या २००
- ❒ गुस्सा दबाने के बाद गर्भाशय में सूजन व दर्द हो। — *कोलोसिंथ* २००
- ❒ अचानक से अत्यधिक खुश होने के बाद रोग हो - यहां तक कि नींद भी ठीक से न आए। — *कॉफ़िया* ३० या २००

# गर्भाशय का अपनी जगह से हटना
## (Prolapse of Uterus)

जब गर्भाशय अपनी जगह से हट कर आगे, पीछे, या नीचे को टेढ़ा हो जाए तो उसे गर्भाशय का अपनी जगह से हटना कहते हैं। यह गर्भाशय को सही स्थान में रखने वाली मांसपेशियों के ढीला हो जाने की वजह से होता है। बहुत अधिक सहवास, भारी चीज़ें उठाना, चोट लगना, गिरना, हॉर्मोन्स का असंतुलन या बहुत ज़्यादा प्रसव होने के कारण ऐसा हो सकता है।

| | |
|---|---|
| ❒ रोगिणी मोटी-थुलथुली, डरपोक एवम् ठंडी प्रकृति की हो। ठंडा पानी खूब पिए - मीठा पसन्द हो। वज़न उठाने, अधिक सीढ़ियां चढ़ने, अधिक काम करने, आदि के कारण गर्भाशय अपनी जगह से हट जाए। | *कैल्केरिया कार्ब* २०० या 1M |
| ❒ रोगिणी योनि द्वार को हाथ से दबा कर रखे। उसे लगता है कि अगर ऐसा नहीं करेगी तो गर्भाशय योनि द्वार से बाहर निकल पड़ेगा। ख़ासकर दोपहर बाद या मासिक काल के दौरान रोग वृद्धि। रोगिणी नीरस प्रकृति की हो, ठंड ज़्यादा लगे - सुस्त पड़ी रहे। | *सीपिया* २०० या 1M |
| ❒ श्वेत प्रदर बहुत मात्रा में हो व गर्भाशय अपने स्थान से हट जाए। लेटने पर, मासिक काल में, या पाख़ाना करते समय रोग वृद्धि। रोगिणी खुली हवा में अच्छा महसूस करे - बात-बात में रोना आए। प्यास कम लगे। रोग लक्षण बदलते रहें। | *पल्साटिला* ३० या २०० |
| ❒ यदि चोट लगने या गिरने की वजह से गर्भाशय अपने स्थान से हट जाए। | *आर्निका* ३० या २०० |
| ❒ ऐसा लगे कि योनिपथ से पेट की सभी नस नाड़ियां बाहर निकल पड़ेंगी। सिर में रक्त संकुलन के कारण रक्त का बहुत दबाव महसूस हो एवम् टपक की तरह तेज़ दर्द हो। | *बैलाडोना* ३० या २०० |

| लक्षण | औषधि |
|---|---|
| ❐ ऐसा अनुभव हो कि गर्भाशय योनि से बाहर निकल पड़ेगा। बार बार पेशाब जाने की इच्छा हो। | *लिलियम टिग* ३० या २०० |
| ❐ जब गर्भाशय की मांसपेशियों की पुरानी सूजन के कारण गर्भाशय बाहर निकलने लगे। | *ऑरम म्यूर नेट्रो.* 3X या 6X |
| ❐ पेशाब या पाख़ाना करते समय एवम् मासिक काल के दौरान गर्भाशय अपनी जगह से हिल जाए। प्यास न लगे। रोगिणी खूब काम करे - ठंड ज़्यादा लगे। | *कैल्केरिया फ़ॉस* 6X या ३० |
| ❐ जब रोग गर्म मौसम में हो। | *काली बाई* ६ या ३० |
| ❐ गर्भाशय का अपनी जगह से हट जाना। पाख़ाना जाने के समय या बाद में रोग वृद्धि। | *स्टैनम मैट* ३० या २०० |
| ❐ मासिक काल के दौरान गर्भाशय अपनी जगह से हट जाए। रोगिणी को पेट पर कपड़ा न सुहाए। नींद के दौरान एवम् नींद से उठने के बाद रोग वृद्धि। | *लैकेसिस* ३० या २०० |

## स्त्रियों के जननांगों का तंन्तु-ट्यूमर तथा कैन्सर आदि
## (Fibroid & Cancer, etc., of Female Sexual Organs)

अक्सर प्रौढ़ावस्था में स्त्रियों को यह रोग हो सकते है। अगर शुरू में ही उपयुक्त होम्योपैथिक इलाज कराएं तो अवश्य लाभ हो सकता है।

| लक्षण | औषधि |
|---|---|
| ❐ गर्भाशय की भित्ति (दीवार) में फाइब्रोएड हो। रोगिणी ठंडी, खुली हवा में अच्छा महसूस करे। ज़रा सी बात पर रो दे। रोग लक्षण बदलते रहें। | *पल्साटिला* २०० या 1M |
| ❐ सारा गर्भाशय फाइब्रोएड से भरा हो। रोगिणी को घर के काम-काज में कोई रूचि न हो। घर के बाहर किट्टी पार्टी एवम् दोस्तों, सहेलियों के साथ दावतें उड़ाना अच्छा लगे। | *काली आयोडाइड* 3X या ३० |
| ❐ डिम्ब कोष व गर्भाशय में ट्यूमर अथवा कैन्सर हो। स्तन में ट्यूमर जो बहुत कड़े हों व उनमें दर्द हो। | *हाइड्रेस्टिस* Q या ६ या ३० |

- ❑ गर्भाशय का कैन्सर; जलन, बेचैनी। — *आर्सेनिक आयोड.* 3X या ६
- ❑ गर्भाशय का बहुत सख़्त ट्यूमर व कैन्सर - ख़ासकर अविवाहिता में। — *कोनियम* ३० या २००
- ❑ जब रोगी के परिवार में कैन्सर का इतिहास हो। रोगिणी प्रकृति प्रेमी एवम् पशु-पक्षियों से प्यार करने वाली हो। — *कार्सिनोसिन* २०० या 1M
- ❑ गर्भाशय के विकार, ट्यूमर व कैन्सर। मासिक के पहले बहुत पसीना आए। — *थूजा* २०० या 1M

## अण्डाशय (डिम्बग्रन्थि) विकार
## (Affections of ovaries)

- ❑ अण्डाशय का कैन्सर, ट्यूमर, सिस्ट, कड़ापन, फोड़ा, फाइब्रौएड्स, रक्त संकुलता व सूजन ख़ासकर जब ये सब बाईं ओर हों। रोगिणी को पेट पर कपड़ा तक न सुहाए। नींद के दौरान एवम् नींद से उठने के बाद रोग वृद्धि। — *लैकेसिस* ३० या २००
- ❑ मासिक धर्म न होने से अण्डाशय की रक्त संकुलता, शोथ, उत्तेजना, संभोग के बाद दर्द। चलते समय अण्डाशय में फड़कन। अण्डाशय का सिस्ट - ख़ासकर दाहिनी ओर का। — *एपिस मैल* ३० या २००
- ❑ अण्डाशय का सिस्ट। रोगिणी को गर्मी ज़्यादा लगे; शर्मीली प्रकृति की हो। बचपना हो। प्यास खूब लगे। कामकाज में सुस्त हो। कोई नया काम करने में सक्षम न हो। लिम्फ नोड्स में रस्सी की गांठों की तरह से सूजन हो। — *बैराइटा म्यूर* ३० या २००
- ❑ अण्डाशय का फोड़ा, रक्त संकुलता, ट्यूमर, रक्त स्राव के बाद शोथ, उत्तेजना, संभोग के बाद दर्द। — *प्लैटिना* २०० या 1M

| | |
|---|---|
| ❒ अण्डाशय का फोड़ा एवम् असहनीय दर्द। रोगिणी भविष्य दर्शा हो। | *क्रोटेलस सी.* ३० |
| ❒ अण्डाशय का कैन्सर, फोड़ा। बदबूदार पसीना आए। रोगिणी को ठंड ज़्यादा लगे - गला ठंड के प्रति अत्यन्त संवेदनशील हो। | *सोराइनम* ३० या २०० |
| ❒ अण्डाशय का कैन्सर, तेज दर्द। | *क्रियोज़ोट* ३० या २०० |
| ❒ अण्डाशय का कैन्सर, सूजन, कठोरता, फड़कन। | *कोनियम* ३० या २०० |
| ❒ अण्डाशय की रक्त संकुलता, कठोरपन, दर्द। | *सीपिया* ३० या २०० |
| ❒ अण्डाशय में दर्द, रक्त संकुलता, फ़ाइब्रोएड्स। रोगिणी गर्मी महसूस करे - प्यास कम हो। खुली हवा में अच्छा लगे। रोग लक्षण बदलते रहें। | *पल्साटिला* ३० या २०० |
| ❒ अण्डाशय में दर्द, संकुचन, फड़कन। लगे जैसे कि अंग शिकंजे में जकड़े हुए हैं। | *कैक्टस जी.* ६ या ३० |
| ❒ अण्डाशय (ख़ासकर बाएं) की सूजन एवम् दर्द। सूजाक के बाद शोथ। | *मैडोराइनम* २०० या 1M |
| ❒ अण्डाशय की सूजन, अण्डाशय कठोर हो जाए, फ़ाइब्रोएड्स। सांस की तकलीफ के साथ अण्डाशय की बीमारियां। शारीरिक बेचैनी। रोगिणी निडर हो। | *टैरेन्टुला हिस्प.* ३० या २०० |
| ❒ दाहिने अण्डाशय की सूजन व दर्द। अण्डाशय का ट्यूमर। रोगिणी को मीठा एवम् गर्म खान-पान अच्छा लगे। | *लाइकोपोडियम* ३० या २०० |
| ❒ संभोग के दौरान अण्डाशय में दर्द हो। अण्डाशय का ट्यूमर। रात में रोग वृद्धि। | *सिफ़िलिनम* २०० या 1M |
| ❒ हृदय में दर्द के साथ ही अण्डाशय में भी दर्द हो। | *लोरोसिरेसस* ३० या २०० |

# गर्भावस्था के दौरान तकलीफें
# (Ailments during Pregnancy)

## गर्भावस्था के दौरान उल्टियां
## (Morning sickness)

| | |
|---|---|
| ❑ गर्भावस्था में उल्टियां हों। पेट में वायु हो, कब्ज़ हो, मुँह से खट्टा या कड़वा पानी आए। ज़रा भी शान्तिभंग (शोर शराबा) होने या जवाब के लिए बाध्य करने से रोगिणी क्रोधित हो जाए। | *नक्स वोमिका* ३० या २०० |
| ❑ पेट में वायु, ज़बान साफ़, प्यास न लगे, लगातार जी मिचलाए जो उल्टी लगने से भी कम न हो। | *इपिकैक* ३० या २०० |
| ❑ जीभ पर सफ़ेद लेप चढ़ा हो। गर्भावस्था में उल्टियां लगें। कब्ज़ हो। पेट में वायु हो। | *एन्टिम क्रूड* ६ या ३० |
| ❑ जब गर्भावस्था में उल्टियां रूकने का नाम न लें। किसी भी हरकत से रोग वृद्धि। कब्ज़ हो। | *सिम्फोरिकारपस रेसि* ३० या २०० |
| ❑ गर्भावस्था में यात्रा के दौरान अत्यधिक उल्टियां हों। खाने की गन्ध से जी मिचलाए। उल्टी लगें। | *कॉल्चिकम* ३० या २०० |
| ❑ खाते समय नींद आए। चलते समय मिचली हो। अपने परिवार के लोगों को पसन्द न करे। गैरों (others) के लिए उदार व भली बनी रहे। | *काली कार्ब* ३० |
| ❑ पानी को देखने से उल्टियां बढ़ें, नहाते समय रोगिणी आँखें बन्द करके नहाए। ठंडे पानी एवम् ठंडे पेय अच्छे लगें। | *फ़ॉस्फ़ोरस* ३० या २०० |

अन्य महत्वपूर्ण औषधियां: एनाकार्डियम, एपिस मैल, ब्रायोनिया, चैलिडोनियम, कोनियम, क्रियोज़ोट, लैक्टिक एसिड, लैकेसिस, लाइकोपोडियम, मैडोराइनम, नैट्रम सल्फ़, सोराइनम, पल्साटिला, सीपिया, टैबेकम एवम् विरेट्रम एल्ब, आदि।

## गर्भावस्था के दौरान अनिच्छाएं
## (Aversions during pregnancy)

| | |
|---|---|
| ❑ गर्भावस्था के दौरान रोटी की इच्छा बिल्कुल न हो, खाने तक का विचार आने से जी घबराए। खाने की खुशबू से मिचली आए। | *सीपिया* ३० या २०० |
| ❑ गर्भावस्था के दौरान किसी भी तरह के खाने की इच्छा बिलकुल न हो। | *लोरोसिरेसस* ३० या २०० |
| ❑ खाना देखने, खाने के विचार या उसकी गन्ध से उल्टी आने को हो। जी मिचलाए। | *कॉल्चिकम* ३० या २०० |

## प्रबल इच्छाएं
## (Strong Desires)

| | |
|---|---|
| ❑ नींबू, खीरा, ककड़ी, बर्फ, अचार, ठंडी, नमकीन, व तीखी चीज़ें खाने की इच्छा। | *विरेट्रम एल्ब* ३० या २०० |
| ❑ मीठा, अचार, टमाटर, तीखा, कच्चे चावल, आदि, खाने की इच्छा। सिर एवम् हाथ पैर गर्म रहें। होंठ लाल हों। रोगिणी नहाने से कतराए। | *सल्फ़र* ३० या २०० |
| ❑ नमक व नमकीन चीज़ें खाने की इच्छा। सांत्वना बिल्कुल पसन्द न हो। | *नैट्रम म्यूर* ३० या २०० |
| ❑ चूना, मिट्टी, चॉक, कोयला, आदि खाने की इच्छा। | *नाइट्रिक एसिड* २०० |
| ❑ नमकीन, चूना, कोयला, साबुन, अण्डे, आटा, कच्चे अनाज खाने की इच्छा। ठंड ज़्यादा लगे। ठंडा पानी पिए। मीठा खाने का मन करे। | *कैल्केरिया कार्ब* २०० या 1M |
| ❑ कोयला, चॉक, चूना, आदि खाने की इच्छा। रोगिणी स्वयं से कोई भी निर्णय न ले सके। कब्ज़ हो - पतला मल भी बहुत प्रयास के बाद निकले। | *एल्यूमिना* २०० |

- ❐ क्रीमयुक्त खाना, अण्डे, खरबूजा, तरबूज खाने की इच्छा। रोग लक्षण बदलते रहें। खुली हवा में एवम् सांत्वना से अच्छा लगे। — *पल्साटिला* २०० या 1M
- ❐ पालक खाने की इच्छा। रोगिणी को अंधेरे में भयानक डर लगे। — *स्ट्रामोनियम* २०० या 1M
- ❐ राख, रेत खाने की तीव्र इच्छा, नींबू, चूना, कच्चे अनाज, चावल खाने की इच्छा। रोगिणी निडर हो। — *टैरेन्टुला हिस्प.* २०० या 1M
- ❐ कोयला खाने की तीव्र इच्छा। ठंड ज़्यादा महसूस करे। पसीने से बदबू आए। — *सोराइनम* २०० या 1M
- ❐ ठंडे पेय, बर्फ, आइसक्रीम, तीखा, नमक, मछली, मुर्गा खाने की तीव्र इच्छा। मृदु स्वभाव की रोगिणी। — *फ़ॉस्फ़ोरस* २०० या 1M
- ❐ मछली, बर्फ, आइसक्रीम, शराब, कच्चा प्याज़, लौंग, कच्चे चावल, चाय पत्ती खाने की इच्छा। — *मैडोराइनम* २०० या 1M
- ❐ कागज़ खाने की तीव्र इच्छा। — *लैक फ़ैल* २०० या 1M

## मृत्यु - भय
## (Fear of Death)

- ❐ गर्भावस्था के दौरान मृत्यु-भय। — *एकोनाइट* २००
- ❐ गर्भावस्था के दौरान लगातार चिन्ता बनी रहे। — *जल्सेमियम* २००

अन्य महत्वपूर्ण औषधियां: नाइट्रिक एसिड, आर्सेनिक एल्ब, कैल्केरिया कार्ब, सिमिसिफ़्यूगा, कोनियम, डिजिटेलिस, काली कार्ब, लैक केन, लैकेसिस, लाइकोपोडियम, लाइसिन, मर्क सौल, मॉस्कस, नैट्रम म्यूर, नक्स मौस्केटा, फ़ॉसफोरस, प्लैटिना, स्टैनम मैट, स्ट्रामोनियम एवम् थूजा, आदि।

रोगिणी के अन्य विकृत लक्षणों, उसकी मूल प्रकृति (disposition) एवम् सर्वोपरि सक्रिय म्याज़्म्, आदि को ध्यान में रखकर ही सही औषधि का चुनाव करें।

*गर्भावस्था के दौरान होने वाले रोगों के इलाज के लिए अन्य अध्याय भी देखें। कभी भी मात्र एक लक्षण के आधार पर आँख बन्द करके औषधि न दें।*

## खाँसी
## (Cough)

| | |
|---|---|
| ❑ गर्भावस्था के दौरान लगातार खाँसी हो जिससे गर्भपात होने की आशंका हो। अत्यधिक पीले से रंग का, चिपचिपा, रस्सी की तरह खिंचने वाला बलग़म आए। | *काली बाई* ३० या २०० |
| ❑ खुश्क, थका देने वाली खाँसी, जो रात में ज़्यादा हो। गर्भावस्था के दौरान प्रतिक्रियात्मक खाँसी। | *काली ब्रोम* ३० या २०० |
| ❑ खुश्क खाँसी, खाँसते समय पेशाब तक निकल जाए। ठंडा पानी पीने से थोड़ा आराम आए। | *कॉस्टिकम* ३० या २०० |
| ❑ खाँसते-खाँसते जब मुँह लाल हो जाए। खाँसी खुश्क हो। लैरिंक्स में रक्त संकुलता के कारण तेज़ दर्द। रात में खाँसी ज़्यादा हो। | *बैलाडोना* ३० या २०० |
| ❑ खाँसी के साथ तेज़ सिर दर्द - लगे जैसे सिर फट जाएगा। गर्भावस्था के दौरान छाती में रक्त संकुलता एवम् धड़कन। | *नैट्रम म्यूर* ३० या २०० |
| ❑ खुश्क, थका देने वाली खाँसी जो आमाशय से उठे। छाती में रक्त संकुलता एवम् धड़कन। | *सीपिया* ३० या २०० |

## भ्रूण सम्बन्धित विकार
## (Affections of foetus)

| | |
|---|---|
| ❑ भ्रूण के हिलने-डुलने से जी मिचलाए व उल्टी आए। भ्रूण का हिलना-डुलना कष्टदायक हो। ऐसा लगे जैसे कि भ्रूण की स्थिति आड़ी (crosswise) है। भ्रूण के हिलने-डुलने से नींद भंग हो जाए। | *आर्निका* ३० या २०० |
| ❑ भ्रूण का हिलना-डुलना अचानक कम हो जाए या बन्द हो जाए। ख़ासकर प्रसव काल के दौरान जब | *कॉलोफ़ाइलम* ३० या २०० |

| | | |
|---|---|---|
| | प्रसव वेदना अचानक से रूक जाए। प्रसव की प्रगति को पुनः सुचारू रूप से होने के लिए। | |
| ❑ | भ्रूण का हिलना-डुलना दर्दनाक हो व स्थिति असामान्य हो (किसी-किसी केस में स्थिति एक दम उल्ट हो)। रोग लक्षण बदलते रहें। | *पल्साटिला* ३० या २०० |
| ❑ | भ्रूण का हिलना-डुलना कष्टदायक हो जिसकी वजह से अन्दर छिले होने का सा एहसास हो। | *सीपिया* ३० या २०० |
| ❑ | भ्रूण का हिलना-डुलना अत्यन्त तेज़ी के साथ एवम् कष्टप्रद हो। | *साइलिशिया* ३० या २०० |
| ❑ | ऐसा लगे जैसे कि भ्रूण कला बाज़ियां खा रहा है। भ्रूण का हिलना-डुलना बहुत तेज़ हो। | *लाइकोपोडियम* ३० या २०० |
| ❑ | भ्रूण के हिलने-डुलने से रोगिणी को पेशाब की हाज़त हो एवम् मूत्राशय में दर्द महसूस हो। भ्रूण बहुत तेज़ी से हिले-डुले। | *थूजा* ३० या २०० |
| ❑ | भ्रूण की स्थिति असामान्य हो व हिलना-डुलना बहुत तेज़ी से हो। | *मैडोराइनम* २०० या 1M |
| ❑ | भ्रूण का हिलना-डुलना अत्यन्त तीव्र गति से हो। | *सोराइनम* २०० या 1M |
| ❑ | रोगिणी को लगे जैसे कि भ्रूण के हिलने-डुलने के लिए गर्भाशय में स्थान ही नहीं है। | *प्लम्बम मैट* ३० या २०० |
| ❑ | जब भ्रूण का विकास रूक जाए। | *सिकेल कोर* ३० या २०० |

रोगिणी के अन्य विकृत लक्षणों, उसकी मूल प्रकृति (disposition) एवम् सर्वोपरि सक्रिय म्याज़्म्, आदि को ध्यान में रखकर ही सही औषधि का चुनाव करें। कभी भी अनावश्यक रूप से औषधि को न दोहराएं।

*गर्भावस्था के दौरान होने वाले रोगों के इलाज के लिए अन्य अध्याय भी देखें। कभी भी मात्र एक लक्षण के आधार पर आँख बन्द करके औषधि न दें।*

# सूजन
# (Dropsy)

| | |
|---|---|
| ❐ जब पेशाब की तकलीफ के साथ पैरों व मुँह (ख़ासकर निचली पलक पर) पर सूजन हो, प्यास न लगे। गर्मी ज़्यादा महसूस हो। | *एपिस मैल* ३० या २०० |
| ❐ जब सूजन जिगर की गड़बड़ की वजह से हो। | *एपोसाइनम* Q या ६ |
| ❐ जब सूजन के साथ धड़कन ज़्यादा हो। | *डिजिटेलिस* ३० |

अन्य महत्वपूर्ण औषधियांः आर्सेनिक एल्ब, ऑरम म्यूर, कॉल्चिकम, हैलोनियास, लाइकोपोडियम, मर्क सौल, सैनिक्युला एवम् यूरेनियम निट, आदि।

# पेशाब में एल्ब्यूमिन आना
# (Albuminuria)

| | |
|---|---|
| ❐ सारे शरीर में सूजन हो। प्यास बिल्कुल न लगे। गर्मी लगे। आँखों की ऊपरी पलक पर थैली के समान सूजन हो। रोगिणी गुस्सैल एवम् दबंग प्रकृति की हो। | *एपिस मैल* ६ या ३० या २०० |
| ❐ पेशाब बूंद-बूंद कर के व तीव्र जलन के साथ आए व पेशाब करने के बाद भी जलन बनी रहे। पेशाब जैली के समान आए। | *कैन्थेरिस* ३० या २०० |
| ❐ पेशाब में रूकावट हो, पेशाब बूंद-बूंद करके आए। रक्त के साथ आए। पेशाब में नीलपुष्प के समान गन्ध हो। | *टैरेबिंथ* Q या ६ |
| ❐ गर्भावस्था के आखिरी चरण में पेशाब में एल्ब्यूमिन आए। पेशाब धुँधला व भूरा हो एवम् कुछ देर रखने से उसमें लाल रंग के कण से जम जाएं। | *फ़ॉस्फ़ोरस* ३० या २०० |
| ❐ गर्भावस्था के दौरान एवम् बाद में पेशाब में एल्ब्यूमिन आए। शरीर के तापमान एवम् नब्ज़ की | *पाइरोजिनियम* २०० या 1M |

गति में तालमेल गड़बड़ हो।

अन्य महत्वपूर्ण औषधियां: एपोसाइनम, कॉल्चिकम, हैलोनियास, काली कार्ब, लैकेसिस, लाइकोपोडियम, मर्क सौल, मर्क कौर, नैट्रम म्यूर, सीपिया एवम् सल्फ़र आदि।

## गर्भपात
## (Abortion or miscarriage)

- ❐ गर्भावस्था के किसी भी महीने में गर्भपात। — *वाइर्बनम प्रुनस* Q या ६ या ३०
- ❐ गर्भावस्था में शुरू के महीनों मे ख़ासकर पहले महीने में गर्भपात। — *वाइर्बनम ओपुलस* Q या ६ या ३०
- ❐ गर्भावस्था के पहले, तीसरे महीने में गर्भपात। — *क्रोकस सैट.* ३०
- ❐ गर्भावस्था के पहले ४-५ महीनों में गर्भपात। — *एसिड नाइट्रिक* २००
- ❐ गर्भावस्था के दूसरे, तीसरे, पांचवें से सातवें महीने में गर्भपात। — *काली कार्ब* २०० या 1M
- ❐ गर्भावस्था के तीसरे महीने में गर्भपात। — *सैबाइना* ३० या २००
- ❐ गर्भावस्था के तीसरे महीनें में, जब खून काले रंग का हो। — *क्रियोज़ोट* ३० या २००
- ❐ गर्भावस्था के पहले, दूसरे, चौथे महीने में गर्भपात हो। बार-बार गर्भपात हो। — *एपिस मैल* ३० या २००
- ❐ गर्भावस्था के पांचवें से सातवें महीने में गर्भपात हो। गर्भपात की प्रवृत्ति हो। — *प्लम्बम मैट* २००
- ❐ गर्भावस्था के पांचवें, सातवें महीने में गर्भपात। सफ़ेद पानी की शिकायत हो। — *सीपिया* ३० या २००
- ❐ छटे महीने में गर्भपात। — *लैक कैन* २००
- ❐ गर्भावस्था के सातवें, आठवें महीने के बाद गर्भपात। — *ओपियम* २०० या

| | |
|---|---|
| ख़ासकर भयभीत होने के कारण हो। | 1M |
| ❑ बार-बार उसी समय (शुरू के महीनों में)। गर्भपात की शिकायत हो। | *सिड्रोन* ३० या २०० |
| ❑ दूसरे महीने में गर्भपात हो। | *सिमिसिफ़्यूगा* ३० या २०० |
| ❑ तीसरे महीने के आखिरी दिनों में गर्भपात हो। | *मर्क सौल* ३० या २०० |
| ❑ कमज़ोरी के कारण शुरू के महीनों में, चौथे महीने में, ख़ासकर मोटी औरतों में जिनमें गर्भपात की प्रवृत्ति हो। | *कॉलोफ़ाइलम* ३० या २०० |
| ❑ सातवें महीने में, ख़ासकर जब भ्रूण निर्जीव हो जाए। चोट लगने के कारण गर्भपात हो। | *रूटा* ३० या २०० |
| ❑ आठवें महीने में, चोट लगने के कारण गर्भपात हो। रोगिणी मृदु स्वभाव की हो। | *पल्साटिला* ३० या २०० |
| ❑ गुस्से या उत्तेजित होने के कारण गर्भपात हो। रोगिणी असभ्य एवम् गुस्सैल प्रकृति की हो। | *कैमोमिला* ३० या २०० |
| ❑ अचानक खुश्क एवम् ठंडी हवा लगने या डर जाने या भयभीत होने के कारण गर्भपात हो। | *एकोनाइट* ३० या २०० |

टिप्पणी **(note)**: किसी अन्य रोग की भाँति ही गर्भपात की शिकायत वाली रोगिणीयों के भी समस्त विकृत लक्षणों, रोगिणी की मूल प्रकृति, गर्मी या सर्दी, ज़्यादा / कम लगे, उस समय के सर्वोपरि सक्रिय म्याज़्म्, रोगिणी की ऊर्जा, प्यास, एवम् अन्य कारण ध्यान में रख कर ही औषधि का चुनाव करें - एवम् रोगिणी की संवेदनशीलता के अनुसार औषधि की पोटेन्सी तय करें। अनावश्यक रूप से कभी भी औषधि को न दोहराएं। परिणाम हमेशा डा० हैरिंग के 'रोग मुक्ति के दिशा निदेश के सिद्धान्त' (Hering's 'Law of Direction of Cure') के अनुसार ही होना चाहिए। अनुभवी चिकित्सक ही इस तरह की आपातकालीन समस्याओं का निदान कर सकते हैं। यदि आवश्यक हो तो रोगिणी को समय रहते अस्पताल अवश्य ले जाना चाहिए। मात्र एक लक्षण के आधार पर औषधि न दें।

| | |
|---|---|
| ❑ बुरी ख़बर सुन लेने से या उत्तेजित होने के कारण या फ्लू होने की वजह से गर्भपात हो। | *जल्सेमियम* ३० या २०० |
| ❑ दुख या ग़म के कारण गर्भपात हो। रोगिणी परिश्रम करने वाली हो। | *इग्नेशिया* ३० या २०० |
| ❑ चोट लगने के कारण गर्भपात हो। | *आर्निका* ३० या २०० |
| ❑ ज़्यादा गर्मी या ज़्यादा काम करने की वजह से गर्भपात हो। | *ब्रायोनिया* ३० या २०० |
| ❑ जब गर्भपात की प्रवृत्ति हो। | *सिफ़िलिनम* ३० या २०० |

## भ्रामक प्रसव वेदना
## (False labour pains)

प्रसव के पहले कुछ स्त्रियों को भ्रामक प्रसव वेदना के कारण बहुत परेशानी होती है। इसके कई कारण हो सकते हैं। इसलिए प्रसव का नियत काल मालूम होना बहुत ज़रूरी है।

| | |
|---|---|
| ❑ जब दर्द हिलने-डुलने से बढ़े। अधिक प्यास लगे व कब्ज़ रहे। दर्द पेट से शुरू हो और साथ में पीठ व कमर में भी खिंचाव व दर्द हो। | *ब्रायोनिया* ३० या २०० |
| ❑ जब दर्द लगे जैसे मोच आने के कारण हुई है। मसालेदार खाना खाने से दर्द बढ़े। ज़रा भी शान्तिभंग (शोर शराबा) होने या जवाब के लिए बाध्य करने से रोगिणी क्रोधित हो जाए। | *नक्स वोमिका* ३० या २०० |
| ❑ जब गरिष्ट, अधिक चिकनाई युक्त भोजन के कारण दर्द शुरू हो या बढ़े। प्यास न लगे। मृदु स्वभाव की स्त्री जिसे खुली हवा बहुत पसन्द हो। | *पल्साटिला* ३० या २०० |
| ❑ ख़ासकर प्रसव प्रक्रिया के दौरान जब अचानक से प्रसव वेदना रूक जाए। प्रसव की प्रगति को पुनः | *कॉलोफ़ाइलम* ३० या २०० |

सुचारू रूप से होने के लिए।

**अन्य महत्वपूर्ण औषधियां:** एपिस मैल, आर्निका, बैलाडोना, कैमोमिला, कोनियम, जल्सेमियम, काली कार्ब, लैकेसिस, लाइकोपोडियम, मैडोराइनम, नक्स वोमिका, प्लैटिना, सिकेल कोर एवम् सीपिया, आदि।

## प्रसव वेदना
## (Labour pains)

- ❒ प्रसव का दर्द तेज़ हो; लक्षण बदलते रहें। प्रसव का दर्द नियमित करने के लिए। प्रसव के दौरान रोगिणी दरवाज़े, खिड़कियां खुली रखना चाहे। छोटी-छोटी बात पर या दर्द के कारण खूब रोए। — *पल्साटिला* २०० या 1M
- ❒ जब दर्द काफ़ी समय तक रहने के बाद कम हो जाए। सर्विक्स (cervix) में सुंई चुभने का सा दर्द हो। जरायु मुख (os. uteri) के कड़ेपन एवम् संकुचन के कारण प्रसव वेदना देरी से शुरू हो। ख़ासकर प्रसव प्रक्रिया के दौरान जब अचानक से प्रसव वेदना रूक जाए। प्रसव की प्रगति को पुनः सुचारू रूप से होने के लिए। — *कॉलोफ़ाइलम* ३० या २००
- ❒ दुर्बल व रक्तहीन औरतों में जब प्रसव पीड़ा बन्द हो जाए या बहुत कम हो। सभी जननांग खुले एवम् चौड़े महसूस हों परन्तु फिर भी निष्कासन क्रिया न हो। — *सिकेल कोर* २०० या 1M
- ❒ रोगिणी असभ्य एवम् गुस्सैल प्रकृति की हो। प्रसव वेदना सहन न कर सके, संकुचन के साथ असहनीय प्रसव वेदना हो। — *कैमोमिला* २०० या 1M
- ❒ जब दर्द के साथ पेशाब व पाखाने की हाज़त हो। ज़रा भी शान्तिभंग (शोर शराबा) होने या जवाब के लिए बाध्य करने से रोगिणी क्रोधित हो जाए। — *नक्स वोमिका* ३० या २००

| | |
|---|---|
| ❒ जब तेज़ प्रसव दर्द अचानक आए और अचानक ही कम हो जाए। रक्त संकुलता के कारण चेहरा एवम् आँखें सुर्ख लाल हो जाएं। ज़रा सा झटका लगते ही तकलीफ बढ़े। ठंड लगे। प्यास हो - नींबू पानी पीने की इच्छा हो। | *बैलाडोना* ३० या २०० |
| ❒ जब दर्द के साथ लगातार जी मिचलाए जो उल्टी लगने भी कम न हो। जीभ साफ हो। | इपिकैक ३० या २०० |
| ❒ जब दर्द बन्द होकर रोगिणी पसीने से तर हो जाए और बर्फ की तरह ठंडी हो मगर फिर भी कपड़ा ओढ़ना पसन्द न करे। | *कैम्फ़र* ६ या ३० या २०० |

अन्य महत्वपूर्ण औषधियांः एकोनाइट, आर्निका, ऑरम मैट, कैल्केरिया कार्ब, कॉस्टिकम, साइक्यूटा वि., कॉफ़िया, क्यूप्रम मैट, जल्सेमियम, हायोसाइमस, इग्नेशिया, काली कार्ब, लाइकोपोडियम, मॉस्कस, नैट्रम कार्ब, नैट्रम म्यूर, ओपियम, प्लैटिना, पाइरोजिनियम, रस टॉक्स, सीपिया, स्ट्रामोनियम एवम् विरेट्रम एल्ब, आदि।

# पुरूषों के रोग
# (Diseases of Males)

## लिंग की आगे की त्वचा पीछे न खिंचे
## (Phimosis)

कुछ पुरूषों की लिंग की आगे की त्वचा पीछे को नहीं खिंच पाती जिससे तनाव के समय काफी परेशानी होती है। यह रोग किसी ख़ास कारण से हो सकता है; यदि जन्म से हो तो सर्जरी से ठीक हो जाता है।

| | |
|---|---|
| ❐ मवाद के साथ रोग हो। गैंग्रीन होने की सी हालत। | *मर्क आयोड* 3X/६ |
| ❐ जब मवाद एवम् तेज़ दर्द के साथ रोग हो। रोगी को बहुत ठंड लगे एवम् अत्यन्त संवेदनशील हो। | *हिपर सल्फ़* ६ या ३० |
| ❐ जब वीर्य मवाद की तरह व दुर्गन्ध युक्त हो। | *सिन्नाबैरिस* ३० |
| ❐ जब काफ़ी सूजन हो और दर्द भी हो। मवाद तक पड़ जाए। | *एसिड नाइट्रिक* ३० या २०० |
| ❐ जब उपदंश (syphilis) के कारण। मवाद के साथ रोग हो। रात में रोग वृद्धि। गर्मी लगे। प्यास हो। खूब पसीना आए। प्रतिक्रियाशील ऊर्जा की कमी के कारण रोगी ठण्ड एवम् गर्मी के प्रति संवेदनशील हो जाए। मुँह से एवम् बदन से बदबू आए। रोगी विद्रोही प्रकृति का मगर बुद्धिमान हो। | *मर्क सौल* ६ या ३० या २०० |
| ❐ बच्चों में दुर्गन्धित मवाद के साथ रोग हो। सिर व हाथ-पैर गर्म रहें। होंठ लाल हों। | *सल्फ़र* ६ या ३० |
| ❐ जब अचानक खुश्क एवम् ठंडी हवा लगने के कारण सूजन के साथ रोग हो। बेचैनी एवम् भय हो। | *एकोनाइट* ३० या २०० |
| ❐ जब अचानक रक्त संकुलता के कारण सूजन, लाली एवम् तेज़ दर्द के साथ रोग हो। | *बैलाडोना* ३० या २०० |

- ❒ सूजन चमकदार हो, डंक मारने जैसा दर्द हो। *एपिस मैल* ६ या ३०
- ❒ चोट लगने के कारण रोग हो। *आर्निका* ३० या २००

बायोकैमिक औषधिः *कैल्केरिया फ़्लोर* 12X व *काली म्यूर* 6X

अन्य महत्वपूर्ण औषधियांः बैलिस पी., कैप्सिकम, कैल्केरिया कार्ब, कैन्थेरिस, काली आयोड, लाइकोपोडियम, लैकेसिस, नैट्रम म्यूर, सीपिया, साइलिशिया एवम् थूजा, आदि।

## वीर्य स्खलन (स्वप्नदोष)
## (Pollution)

जब वीर्य स्खलन हस्तमैथुन या कामुक कल्पनाओं (fantasies) की वजह से हो। यह स्वप्न में भी हो सकता है व बिना स्वप्न के भी।

- ❒ सुबह पाख़ाना जाने के समय वीर्यपात। वीर्यपात के कारण दुर्बलता व भुलक्कड़पन। लिंग कमज़ोर हो जाए। सहवास के समय जल्दी ही वीर्यपात हो। *एसिड फ़ॉस* ३० या २००
- ❒ अधिक वीर्यपात, हस्तमैथुन, आदि, की वजह से कमज़ोरी। लिंग कमज़ोर; तनाव न हो, ठंडा व ढीलापन। कामवासना अधिक मगर शक्ति कम। *ऐग्नस कास्टस* ३० या २००
- ❒ जब स्वप्नदोष या अधिक वीर्यपात के कारण बहुत कमज़ोरी हो, चक्कर आएं। *चाइना* ६ या ३०
- ❒ दिन में सोने के दौरान, हस्तमैथुन के कारण रोग हो। मेहनती, पढ़ाकू एवम् कर्तव्यनिष्ठ परन्तु बहुत भावुक रोगी में गुस्सा दबाने या शर्मिन्दगी के बाद रोग हो। अपने आप को संभाल न पाए, गुस्से में चीज़ें फेंक दे। *स्टेफ़िसएगेरिया* ३०
- ❒ पाख़ाने के लिए जोर लगाने से। प्रेम स्पर्श के दौरान वीर्य स्खलन हो। स्वप्न में वीर्य स्खलन के बाद नींद टूट जाए। *सैलेनियम* ६ या ३०

| | | |
|---|---|---|
| ❑ | दिल की धड़कन के साथ वीर्य स्खलन हो। रात में एक बजे के करीब स्वप्नदोष हो। | *डिजिटेलिस* ३० या २०० |
| ❑ | जवान लड़कों में वीर्य स्खलन। मौज मस्ती भरे सपने के दौरान स्वप्नदोष हो। | *काली ब्रोम* ३० या २०० |
| ❑ | अत्यधिक तनाव व कामेच्छा के साथ स्वप्नदोष हो। मानसिक कमज़ोरी हो। | *एसिड पिकरिक* ३० या २०० |
| ❑ | वीर्य रक्त मिला निकले। दोपहर के समय स्वप्नदोष। | *कॉस्टिकम* ३० या २०० |
| ❑ | दोपहर में बैठे हुए ही वीर्यपात हो जाए। लिंग का तनाव होने से पहले ही वीर्य स्खलन। | *सल्फ़र* ३० या २०० |
| ❑ | सहवास के वक्त भी वीर्य पतन न हो या बहुत देर से हो। दिन के समय अचानक ही वीर्यपतन। | *ग्रेफ़ाइट्स* ३० या २०० |
| ❑ | ज़रा भी कामेच्छा से शीघ्र वीर्य पतन हो। औरतों की मौजूदगी में ही या ज़रा सा छेड़ते ही वीर्य स्खलन हो। | *कोनियम* ३० या २०० |
| ❑ | अधिक हस्तमैथुन के कारण लिंग में तनाव के बिना ही वीर्य स्खलन हो। | *कैलेडियम* ३० या २०० |
| ❑ | दिन के दौरान स्वप्नदोष हो। नींद में अप्रिय सपनों के साथ, पसीने के साथ वीर्य स्खलन। सुबह जागने के बाद वीर्य स्खलन। | *लैकेसिस* ३० या २०० |
| ❑ | रात में हस्तमैथुन के बाद वीर्य स्खलन। रोगी ठंड के प्रति संवेदनशील हो, सिर को ढक कर रखना चाहे। सुस्त हो, प्यास लगे। रोगी डरपोक एवम् जिद्दी हो - मगर आसानी से बात मान ले। | *साइलिशिया* ३० या २०० |
| ❑ | हस्तमैथुन के कारण सहवास की इच्छा न हो। अपने परिवार के लोगों को पसन्द न करे, उनके साथ झगड़ा करे, यहाँ तक कि हाथा-पाई पर उतर आए। गैरों (others) के लिए उदार व भला बना रहे। | *काली कार्ब* ३० या २०० |

- ❐ सहवास के स्वप्न के साथ हस्तमैथुन के कारण वीर्य स्खलन। रोगी को नीचे गिरने का डर हो। — *बोरैक्स* ३० या २००

अन्य महत्वपूर्ण औषधियांः कैल्केरिया कार्ब, लाइसिन, नैट्रम म्यूर, नक्स वोमिका, फ़ॉस्फ़ोरस, सीपिया एवम् थूजा, आदि।

## हस्तमैथुन
## (Masturbation)

कृत्रिम रूप से कामवासना का आनन्द प्राप्त करने के लिए यदि हाथ या किसी और साधन से लिंग-घर्षण किया जाए तो वह हस्तमैथुन कहलाता है। यह कृत्रिम आनन्द हानिकारक हो सकता है और विभिन्न प्रकार के कष्ट पैदा कर सकता है।

- ❐ बच्चों में, एकान्त में बैठकर हस्तमैथुन की प्रबल इच्छा। दिमाग़ी कमज़ोरी। मिर्गी के दौरे आएं। — *ब्यूफ़ो राना* ३० या २००
- ❐ हस्तमैथुन की प्रबल इच्छा हो। उत्तेजक स्वप्न के साथ वीर्य स्खलन हो। उदास होने पर, हस्तमैथुन के लिए अत्यन्त सम्मोहक इच्छा हो। एकान्त मिलते ही हस्तमैथुन करे। — *अस्टिलैगो* Q या ३० या २००
- ❐ जवानी आने से पहले ही हस्तमैथुन की आदत पड़ जाए। नींद के दौरान हस्तमैथुन। मिर्गी के दौरे पड़ें। — *प्लैटिना* ३० या २००
- ❐ हस्तमैथुन की लत लग जाए। लिंग कमज़ोर व ढीला हो जाए। स्खलन लिंग के अधूरे तनाव में ही हो जाए। — *कैलेडियम* ३० या २००
- ❐ अत्यधिक कामेच्छा के कारण हस्तमैथुन की तीव्र इच्छा। रोगी ऐसा करने से अपने को रोक न पाए। — *ऑरिगेनम* ३० या २००
- ❐ बच्चों में लिंग में खुजली के साथ हस्तमैथुन की प्रबल इच्छा हो। अत्यधिक संभोग के बावजूद भी हस्तमैथुन करे। मेहनती, पढ़ाकू एवम् कर्तव्यनिष्ठ परन्तु बहुत भावुक रोगी में गुस्सा दबाने या — *स्टेफ़िसएगेरिया* ३० या २००

| लक्षण | औषधि |
|---|---|
| शर्मिन्दगी के बाद रोग हो। अपने आप को संभाल न पाए, गुस्से में चीज़ें फेंक दे। | |
| ❑ अविवाहितों में हस्तमैथुन की लत लग जाए। चक्कर आएं। नींद के दौरान पसीना आए। | *कोनियम* ३० या २०० |
| ❑ हस्तमैथुन के कारण लिंग में तनाव न रहे। पेट में कीड़ों के कारण हस्तमैथुन की इच्छा बढ़े। | *ऐग्नस कास्टस* ३० या २०० |
| ❑ बचपन से ही हस्तमैथुन की लत लग जाए; ज़रा सा मौका मिलते ही बच्चा हस्तमैथुन में लिप्त हो। शैतानी करे - बेशर्म प्रकृति का हो, किसी की शर्म न करे। बुढ़ापे तक बचपना न जाए। | *हायोसाइमस* ३० या २०० |
| ❑ बचपन में ही हस्तमैथुन की इच्छा शुरू हो जाए। | *मैडोराइनम* २००/1M |
| ❑ हाथ लिंग पर ही रहे। मिर्गी के दौरे पड़ें। रोगी को अन्धेरे में भयानक डर लगे। | *स्ट्रामोनियम* २०० 1M |
| ❑ लिंग में अत्यधिक उत्तेजना के कारण हस्तमैथुन को विवश हो। मिर्गी के दौरे पड़ें। नींद में हाथ लिंग पर जाए - हस्तमैथुन करे। | *लैकेसिस* २०० या 1M |
| ❑ हस्तमैथुन की अत्यधिक आदत हो जाए। ठंडी एवम् डरपोक प्रकृति के रोगी में हाथ लिंग से न हटे। | *कैल्केरिया कार्ब* २०० या 1M |
| ❑ हस्तमैथुन करने से अपने आप को चाह कर भी न रोक सके। मलेरिया बुखार की भाँति मिर्गी के दौरे की तरह से शरीर भयानक रूप से कंपकंपाए (shuddering)। | *मॉस्कस* ३० या २०० |

# पुरूषों में लिंग के रोग
## (Affections of Penis)

| | |
|---|---|
| ❒ लिंग में सहवास के दौरान जलन व अगले दिन सूजन। | *क्रियोज़ोट* ६/३० |
| ❒ सुबह के वक्त लिंग में जलन व तनाव। | *मैग म्यूर* ६ या ३० |
| ❒ लिंग में पेशाब की शिकायत के साथ जलन। | *पैरिआरा ब्रावा* Q/६ |
| ❒ ऐसा महसूस हो जैसे लिंग है ही नहीं। | *कोका* ६ या ३० |
| ❒ लिंग में तेज़ खारिश हो। लिंग पर लाल रंग के धब्बे हों। | *कॉस्टिकम* ३० या २०० |
| ❒ हाथ हमेशा लिंग पर ही रहे। रोगी बेशर्म प्रकृति का हो, किसी की शर्म न करे। | *हायोसाइमस* ३० या २०० |
| ❒ खांसते समय लिंग में तनाव व फड़कन हो। लिंग छोटा हो जाए। | *इग्नेशिया* ३० या २०० |
| ❒ पेट फूला होने पर सहवास की प्रबल इच्छा हो। | *कैप्सिकम* ३०/२०० |
| ❒ रात के समय दर्द के साथ लिंग में तनाव हो। बच्चे का हाथ हमेशा लिंग पर रहे। लिंग सुन्न पड़ जाए। | *मर्क सौल* ३० या २०० |
| ❒ बच्चा लिंग को पकड़कर खींचता रहे। | *न्यूफ़र ल्यूटियम* ३० |
| ❒ लिंग में तनाव के बिना ही सहवास की तीव्र इच्छा हो। लिंग ठंडा एवम् छोटा हो। | *लाइकोपोडियम* ३० या २०० |
| ❒ लिंग छोटा हो जाए। लिंग मे गेंग्रीन हो जाए। | *लैकेसिस* ३०/२०० |
| ❒ वीर्य स्खलन के बाद तनाव हो। लिंग पर दानें (vesicles) हो जाएं - जो दर्द करें। | *नाइट्रिक एसिड* २०० |
| ❒ लिंग में, तनाव के दौरान बुदबुदाहट हो। रोगी अपने परिवार के लोगों को पसन्द न करे, उनके साथ अच्छा व्यवहार न करे, यहाँ तक कि हाथा-पाई पर | *काली कार्ब* २०० |

उतर आए। गैरों के लिए उदार व भला बना रहे।

| | | |
|---|---|---|
| ❐ | अत्यधिक सहवास या हस्तमैथुन के कारण लिंग कमज़ोर हो जाए। मेहनती, पढ़ाकू एवम् कर्तव्यनिष्ठ परन्तु बहुत भावुक रोगी में गुस्सा दबाने या शर्मिन्दगी के बाद रोग हो। अपने आप को संभाल न पाए, गुस्से में चीज़ें फेंक दे। | *स्टेफिसएगेरिया* ३० या २०० |
| ❐ | ऐसा लगे जैसे कि लिंग लम्बा हो गया है। | *कैलेडियम* ३० या २०० |
| ❐ | लिंग में फड़कन हो। लिंग पर मस्से हो जाएं। | *थूजा* ३० या २०० |

## नपुंसकता
## (Impotence)

जब आदमी संभोग या बच्चे पैदा करने में असफल हो तो उसे नामर्द या नपुंसक कहते हैं। इसके अनेक कारण हो सकते हैं।

| | | |
|---|---|---|
| ❐ | असंयमित वृद्ध लोगों में स्नायविक क्लान्ति की वजह से यौन दुर्बलता। प्रोस्टेट ग्रन्थि का पुराना स्राव। कामवासना सम्बन्धित तंत्रिकावसाद। | *डैमियाना* Q या ६ या ३० |
| ❐ | कामेच्छा न हो, लिंग में तनाव न हो। पाख़ाना व पेशाब के साथ वीर्य पतन हो। | *न्यूफ़र ल्यूटियम* Q या ६ |
| ❐ | जब पेशाब के रोग के साथ लिंग एवम् अण्ड-ग्रन्थि, सिकुड़े व ठंडे हों। प्रोस्टेट ग्रन्थि बढ़ी हो। | *सैबाल सैरूलाटा* Q या ६ |
| ❐ | हस्तमैथुन की आदत। सहवास के दौरान न कोई मजा आए और न ही कोई वीर्य स्राव हो। | *कैलेडियम* ३० या २०० |
| ❐ | वृद्धावस्था में लिंग ठंडा प्रतीत हो। | *लाइकोपोडियम* २०० |
| ❐ | नपुंसकता के कारण सहवास की इच्छा न हो। | *ग्रेफ़ाइट्स* ३०/२०० |
| ❐ | चोट लगने के कारण रोग हो। | *आर्निका* २०० |
| ❐ | उपदंश (syphilis) के कारण रोग हो। रोगी को घर | *काली आयोड.* ३० |

| | | |
|---|---|---|
| | के काम-काज, व्यवसाय, आदि में कोई रूचि न हो। घर के बाहर दोस्तों के साथ मजे करना एवम् दावतें उड़ाना अच्छा लगे। | या २०० |
| ❐ | कामवासना में ज़्यादा लिप्त रहने के कारण रोग हो। मेहनती, पढ़ाकू एवम् कर्तव्यनिष्ठ परन्तु बहुत भावुक रोगी में गुस्सा दबाने या शर्मिन्दगी के बाद रोग हो। अपने आप को संभाल न पाए, गुस्से में चीज़ें फेंक दे। | *स्टेफिसएगेरिया* ३० या २०० |
| ❐ | रोगी में सुस्ती एवम् निष्क्रियता प्रबल हो - ज़रा से भी खतरे या जिम्मेवारी से कतराए। रोगी डरपोक एवम् ठंडी प्रकृति का हो। अपनी कमज़ोरी को छुपाने के बचाव (protection) हेतु दूसरों का सहारा अपनाए। बच्चे पैदा करने में सक्षम न हो। | *कैल्केरिया कार्ब* ३० या २०० |

अन्य महत्वपूर्ण औषधियां: ऐग्नस कास्टस, बैराइटा कार्ब, कैल्केरिया सल्फ, चाइना, कोनियम, मैडोराइनम, नक्स वोमिका, फ़ॉस्फोरस, सैलेनियम, सीपिया, सल्फ़र एवम् थूजा, आदि।

## सहवास विकार
## (Affections of Coition)

| | | |
|---|---|---|
| ❐ | सहवास के बाद कमज़ोरी लगे। सहवास काफी लम्बे समय तक हो। वीर्य में कोई गन्ध न हो। | *सैलेनियम* ६ या ३० या २०० |
| ❐ | सहवास के बाद पसीना आए। रोगी ठंडी प्रकृति का हो - मगर सूर्य की धूप सहन न हो। | *नैट्रम कार्ब* ३० या २०० |
| ❐ | लिंग में दर्द के कारण सहवास की इच्छा न हो। सहवास में आनन्द न आए। रोगी आलसी एवम् विरक्त प्रकृति का हो। | *सीपिया* ३० या २०० |
| ❐ | मधुमेह के रोगी में सहवास की इच्छा कम हो। | *क्यूप्रम मैट* ३० |

| लक्षण | औषधि |
|---|---|
| ❐ सहवास के दौरान वीर्य स्खलन ठंडा हो। बिना सहवास की इच्छा के ही वीर्य पतन हो जाए। | *नैट्रम म्यूर* ३० या २०० |
| ❐ रोगी हमेशा कामवासना भरे विचारों में लिप्त रहे। अत्यन्त संवेदनशील हो। ज़रा सी बात भी महसूस करे। | *स्टेफिसएगेरिया* २०० या 1M |
| ❐ सहवास के समय शीघ्र पतन। | *टिटेनियम* 3X/६ |
| ❐ सहवास के बाद उल्टी हो। इच्छा होने पर सहवास के लिए विवश हो जाए। अपना आपा खो बैठे (hysterical)। अपने को न सम्भाल सके। किसी-किसी रोगी में तीव्र इच्छा के कारण मलेरिया बुखार के जैसी कंपकंपी (shuddering) हो। | *मॉस्कस* ३० या २०० |
| ❐ सहवास के बाद पेशाब की नली में जलन हो। | *कैन्थेरिस* ३० या २०० |
| ❐ सहवास के बाद दांत दर्द हो। | *डैफ्ने इन्डि.* ६ या ३० |
| ❐ सहवास के समय शर्म या हीन भावना के कारण लिंग में उत्तेजना न आए। | *स्ट्रिचनिनम फ़ॉस* ३० या २०० |
| ❐ कमज़ोरी के कारण सहवास के समय लिंग में तनाव अचानक कम हो जाए। खड़े रहते समय तनाव रहे। | *एसिड फ़ॉस* ३० या २०० |
| ❐ पूरा तनाव होने से पहले ही वीर्य पतन हो जाए। सिर एवम् हाथ-पैर गर्म रहें। होंठ लाल हों। रोगी नहाने से कतराए। | *सल्फ़र* ३० या २०० |
| ❐ सहवास के समय नींद आ जाए। स्खलन सहवास के बाद में हो। शारीरिक एवम् मानसिक विकास में ताल-मेल की कमी हो। रोगी शर्मीली एवम् डरपोक प्रकृति का हो। | *बैराइटा कार्ब* ३० या २०० |
| ❐ सहवास की इच्छा न हो। पेट में गैस की परेशानी हो। पेट फूला रहे। | *लाइकोपोडियम* २०० या 1M |

- ❑ सहवास क्रिया करते ही सांस की तकलीफ़ हो। *ऐम्ब्रा ग्रिज़िया* ३०
- ❑ सहवास के बाद कमर दर्द व आँखों की कमज़ोरी। रोगी अपने परिवार के लोगों को पसन्द न करे, उनके साथ झगड़ा कर। गैरों के लिए उदार व भला बना रहे। *काली कार्ब* ३० या २००
- ❑ सहवास के दौरान मिर्गी का दौरा पड़े। *ब्यूफ़ो राना* ३०
- ❑ सहवास के बाद पेशाब की परेशानी हो। प्रोस्टेट ग्रन्थि बढ़ी हो। पेशाब बार-बार आए। *सैबाल सैरूलाटा* Q या ६ या ३०
- ❑ सहवास के बाद गुदा में दर्द के साथ संकुचन हो। *मर्क कौर* ६ या ३०
- ❑ सहवास के बाद लिंग में जलन हो। *क्रियोज़ोट* ६ या ३०
- ❑ कामेच्छा के कारण हमेशा लिंग पर हाथ रहे। रोगी अन्धेरे में भयंकर रूप से डरे। *स्ट्रामोनियम* ३० या २००
- ❑ नामर्दी के कारण कामेच्छा न हो। कब्ज़ हो। *ग्रेफ़ाइट्स* ३० या २००

**अन्य महत्वपूर्ण औषधियां:** ऐग्नस कास्टस, ऑरम म्यूर, बैराइटा म्यूर, बोरैक्स, चिनिनम सल्फ़, कॉलोफ़ाइलम, कोनियम, डैमियाना, हैलोनियास, नैट्रम म्यूर, फ़ॉस्फ़ोरस, रेडियम ब्रोम, एवम् एक्सरे, आदि।

## कामेच्छा
## (Desire for Sex)

पुरूषों की सहवास सम्बन्धित इच्छा, विकार एवम् उनकी कुछ औषधियां यहां दी गई हैं। औषधि का चुनाव रोगी के समस्त विकृत लक्षणों, उसकी मूल प्रकृति (disposition) एवम् सर्वोपरि सक्रिय म्याज़्म्, आदि को ध्यान में रखकर करें।

- ❑ जब रोगी एक औरत से सन्तुष्ट न होकर दाएं-बाएं जाए और भोली-भाली औरतों पर बुरी नज़र डाले। इष्ट मित्रों व बच्चों से लगाव न हो। *एसिड फ़्लोर* २०० या 1M
- ❑ तीव्र कामेच्छा हो। रोगी संगीत की ताल पर थिरके। *टैरेन्टुला हिस्प* ३०

| | | |
|---|---|---|
| | संगीत प्रेमी हो। शारीरिक बेचैनी। निडर हो। | या २०० |
| ❏ | रोगी हमेशा बुरे विचारों से घिरा रहे। हस्तमैथुन की प्रबल इच्छा हो। अत्यधिक संभोग के बावजूद भी हस्तमैथुन करे। मेहनती, पढ़ाकू एवम् कर्तव्यनिष्ठ परन्तु बहुत भावुक रोगी में गुस्सा दबाने या शर्मिन्दगी के बाद रोग हो। अपने आप को संभाल न पाए, गुस्से में चीज़ें फेंक दे। | *स्टेफ़िसएगेरिया* २०० |
| ❏ | तीव्र कामेच्छा के कारण हस्तमैथुन के लिए विवश हो - अपने को ऐसा करने से न रोक सके। | *ऑरिगेनम* ३० या २०० |
| ❏ | नामर्दी के लक्षणों के साथ तीव्र कामेच्छा। सहवास के दौरान न मजा आए और न ही वीर्य स्राव हो। | *कैलेडियम* ३० या २०० |
| ❏ | शराबियों में अधिक कामेच्छा। रोगी क्रोधी प्रकृति का हो। ठंड ज़्यादा महसूस करे। कब्ज़ हो। पेट ठीक न रहे। ज़रा भी शान्तिभंग (शोर शराबा) होने या जवाब के लिए बाध्य करने से रोगी क्रोधित हो। | *नक्स वोमिका* ३० या २०० |
| ❏ | बुरे विचार रहें, विचार मात्र से वीर्य पतन हो जाए। चक्कर आएं। ख़ासकर अविवाहितों में। | *कोनियम* ३० या २०० |
| ❏ | न चाहते हुए भी कामवासना पूर्ण विचार एवम् लिंग में तनाव हो। ठंडे पेय की तीव्र इच्छा हो। | *फ़ॉस्फ़ोरस* ३० या २०० |
| ❏ | आदमियों में लड़कों के साथ कामवासना प्रबल हो। समलैंगिक सहवास करे। | *प्लैटिना* २०० या 1M |

## अण्डग्रन्थि का थैली में न उतरना
## (Undescended Testicles)

महत्वपूर्ण औषधियां: अर्जेन्टम नाइट्रिकम, ऑरम म्यूर नैट्रो, ऑरम मैट, साइक्यूटा वी., क्लेमेटिस, मैडोराइनम, ओलियम एनी., प्लम्बम मैट, रोहोडोडैन्ड्रॉन, सैबाल सैरूलाटा, सिफ़िलिनम एवम् ज़िंकम मैट, आदि।

# उपदंश
## (Syphilis)

यह संभोग के दौरान लगने वाला रोग है और संसर्ग से फैलता है।

लेटिन भाषा के कवि फैकेस्टोरिव्यस की कविता के गायक सिफ़ीलस के नाम से परिचित यह एक लैंगिक रोग है जो 'ट्रिपोनिमा पैलिडम' जीवाणु के कारण होता है। सहवास से फैलता है। बारह से तीस दिन की सुप्तावस्था के बाद छाले, बुख़ार, आदि, होते हैं। फिर मवाद पड़ती है, और फिर अन्त भी हो सकता है। लैंगिक रोगों को हमारे यहाँ राज रोग या गुप्त रोग भी कहते हैं और फिरंगी रोग भी।

| | |
|---|---|
| ❐ रोग के शुरू में जब लिंग पर ज़ख्म की शुरूआत हो। गर्मी लगे। प्यास हो। खूब पसीना आए। प्रतिक्रियाशील ऊर्जा की कमी के कारण रोगी ठण्ड एवम् गर्मी के प्रति संवेदनशील हो जाए। मुँह से एवम् बदन से बदबू आए। रोगी विद्रोही प्रकृति का मगर बुद्धिमान हो। रात में रोग वृद्धि। | *मर्क सौल* ३० या २०० |
| ❐ लिंग पर ज़ख्म हो। रोग का प्रकोप ख़ासकर शरीर के दाईं ओर हो। | *मर्क प्रोटो आयोड* ३० या २०० |
| ❐ लिंग पर ज़ख्म हो - ख़ासकर जब रोग का प्रकोप शरीर के बाईं ओर हो। | *मर्क बिन आयोड* ३० या २०० |
| ❐ लिंग पर गहरे ज़ख्म, ज़बान, लैरिंक्स या फेंफड़ो में सूजन, नाक छीलने वाला स्राव, आदि। रोगी को घर के काम-काज, व्यवसाय, आदि में कोई रूचि न हो। घर के बाहर दोस्तों के साथ मजे करना एवम् दावतें उड़ाना अच्छा लगे। | *काली आयोड* ३० या २०० |
| ❐ उपदंश रोग के कारण जांघों में लसिका ग्रंथियों की सूजन एवम् दर्द हो। | *फ़ाइटोलाक्का* ३० या २०० |
| ❐ जब पुराने रोगियों में नाक व आँख में जलन हो। आँख में ज़ख्म हो जाएं। आत्महत्या के विचार आएं। | *ऑरम मैट* २०० या 1M |

| | |
|---|---|
| ❒ जब रोग पुराना होकर हड्डियों व मसूड़ों तक में फैल जाए, रोगी ठंडी एवम् संवेदनशील प्रकृति का हो। | *हिपर सल्फ़* ३० या २०० |
| ❒ जब उपदंश रोग के कारण लिंग में बहुत दर्द हो। पेशाब में घोड़े के पेशाब जैसी बदबू आए। | *एसिड नाइट्रिक* ३० या २०० |
| ❒ जब ज़ख्म सड़ने लगें व उनमें जलन हो। मानसिक बेचैनी हो। अमिट प्यास। गर्माहट से आराम आए। | *आर्सेनिक एल्ब* ३० या २०० |
| ❒ जब ज़ख्म पकने पर पीप भर जाए। लम्बे समय तक रोग ठीक न हो पाए। रोगी संतुष्ट प्रकृति का हो - किसी को भी अपने लिए कष्ट न देना चाहे। जिद्दी प्रकृति का हो परन्तु बात आसानी से मान ले। | *साइलिशिया* ३० या २०० |
| ❒ जब रोग पुराना हो जाए, अत्यधिक कमज़ोरी लगे। रात में रोग वृद्धि। | *सिफ़िलिनम* २०० या 1M |

बाह्य प्रयोग के लिए *कैलन्डुला* Q को सहने योग्य गर्म पानी में मिलाकर इस्तेमाल कर सकते हैं।

## सूजाक
## (Gonorrhoea)

यौन अंग की बीमारी। संभोग आदि से फैलती है। इसका कारण 'नीअस्सेरिया गोर्नोरृही' जीवाणु है। गुप्तांगों से शुरू होकर यह रक्त के रास्ते दिमाग़ तक पहुंच जाता है।

| | |
|---|---|
| ❒ पेशाब करते समय भयंकर दर्द हो, मवाद के कारण मूत्रद्वार बन्द हो जाए, पेशाब बूंद-बूंद कर आए। छू जाने से मूत्र मार्ग में दर्द होने के डर से रोगी टांगें चोड़ी कर के चले। | *कैनेबिस सैटाइवा* ३० या २०० |
| ❒ जब पेशाब जलन के साथ आए। पेशाब खून मिला एवम् बूंद-बूंद कर आए। | *कैन्थेरिस* ३० या २०० |
| ❒ मूत्राशय खाली करने के लिए रोगी लगातार चार-पांच बार पेशाब करे। लिंग पर मस्से हो जाएं। | *थूजा* ३० या २०० |

| | | |
|---|---|---|
| ❐ | जब सूजाक के कारण यौन अंग पर मस्से हों। रोग दबाने से जोड़ों के दर्द, गठिया, बाल झड़ना, प्रोस्टेट ग्रन्थि विकार, आदि हो जाएं। | *मैडोराइनम* २०० या 1M |
| ❐ | पुराने रोग में गठिया, आदि; ठंड से परेशानी बढ़े। रोगी रात में परेशान रहे। गर्मी लगे। मुँह लार से तर हो - और प्यास लगे। खूब पसीना आए। प्रतिक्रियाशील ऊर्जा की कमी के कारण रोगी ठण्ड एवम् गर्मी के प्रति संवेदनशील हो जाए। मुँह से एवम् बदन से बदबू आए। रोगी विद्रोही प्रकृति का मगर बुद्धिमान हो। | *मर्क सौल* ३० या २०० |
| ❐ | रोग दबाने के कारण मूत्रनली में अत्यधिक दर्द हो। पेशाब में घोड़े के पेशाब की सी बदबू आए। | *एसिड नाइट्रिक* ३० या २०० |
| ❐ | जब मवाद या पीप पीला या हरे रंग का हो। रोग ठंड व नमी में परेशान करे; स्राव गाढ़ा पीला हो। | *नैट्रम सल्फ* 6X या ३० |
| | बायोकैमिक औषधि: | *काली सल्फ* 6X |

बाह्य प्रयोग के लिए *कैलेन्डुला* Q को सहने योग्य गर्म पानी में मिलाकर इस्तेमाल कर सकते हैं।

## हाइड्रोसील (अण्डकोष में पानी)
## (Hydrocele)

| | | |
|---|---|---|
| ❐ | ख़ासकर बच्चों के (जन्मजात भी) अण्डकोष का रोग, धीरे-धीरे रोग वृद्धि। रोग लक्षण बदलते रहें। | *पल्साटिला* ३० या २०० |
| ❐ | ख़ासकर बाएं अण्डकोष का रोग। जन्मजात भी हो सकता है; आंधी-तूफान में रोग वृद्धि। | *रोहोडोडैन्ड्रॉन* ३० या २०० |
| ❐ | जब अण्डकोष बढ़ता ही जाए। डंक मारने का सा दर्द। | *एपिस मैल* ३० या २०० |
| ❐ | फोड़े-फुन्सी के दब जाने के बाद रोग हो। | *एब्रोटेनम* ३० या २०० |

| | | |
|---|---|---|
| ❒ | फोड़े-फुन्सी दबा देने के कारण, ख़ासकर ठंडी एवम् डरपोक प्रकृति के रोगियों में। | *कैल्केरिया कार्ब* २०० या 1M |
| ❒ | जब रोग ज़्यादा भार उठाने से हुआ हो। | *रस टॉक्स* ३० या २०० |
| ❒ | जब त्वचा पर दाने (फोड़े-फुन्सी) दब जाने के कारण रोग हो। | *हैलेबोरस* ३० या २०० |
| ❒ | चोट, रगड़, आदि के कारण रोग हो। | *आर्निका* ३० या २०० |
| ❒ | लड़कपन के दौरान रोग। रोगी ठंडी प्रकृति का हो। | *साइलिशिया* २०० |
| ❒ | छोटे बच्चों में रोग हो। कब्ज़ भी रहता हो। | *ग्रेफ़ाइट्स* ३० या २०० |

## अण्डकोष की सूजन
## (Orchitis)

| | | |
|---|---|---|
| ❒ | रोग की प्रारम्भिक अवस्था में। ख़ासकर जब रोग बाईं ओर हो। ठंड से या ठंडी जगह पर बैठने से बढ़े। कनफेड़ (mumps) के बाद रोग हो। | *पल्साटिला* ३० या २०० |
| ❒ | जब रोग अचानक बुखार के साथ हो। भय हो। | *एकोनाइट* ३० या २०० |
| ❒ | अचानक से अण्डकोष सूज जाएं, लाल एवम् गर्म हो। तेज़ बुखार हो। | *बैलाडोना* ३० या २०० |
| ❒ | सूजन केवल ऊपरी थैली में हो और डंक मारने के समान तेज़ दर्द हो। प्यास न लगे। गर्मी लगे। | *एपिस मैल* ३० या २०० |
| ❒ | सूजन के साथ बहुत जलन व बेचैनी हो। गर्माहट से आराम आए। | *आर्सेनिक एल्ब* ३० |
| ❒ | चोट लगने के कारण; कुचले जाने जैसा दर्द हो। | *आर्निका* २०० |
| ❒ | अण्डकोष में सूजन के साथ अकड़न हो। | *हैमामेलिस* ६ या ३० |
| ❒ | सूजन पत्थर की तरह सख़्त, जलने व कटने जैसा दर्द। | *कोनियम* २०० या 1M |

| | | |
|---|---|---|
| ❐ | जब रोग दाएं अण्डकोष से शुरू होकर बाएं तक फैल जाए। | *स्पोंजिया* ३० या २०० |
| ❐ | रात में एवम् बिस्तर की गर्माहट से रोग बढ़े। | *क्लेमेटिस* ३० या २०० |
| ❐ | जब रोग पुराना हो और बादल होने एवम् ठंड से बढ़े। | *रोहोडोडैन्ड्रॉन* ३० या २०० |

## हाथी पाँव/फाइलेरियासिस
## (Filariasis)

| | | |
|---|---|---|
| ❐ | ऐसे रोगियों में जिन्हें बार-बार लसिका चैनलों का संक्रमण (adeno lymphangitis) होता है। रस्सी की तरह की सूज़न। रोगी शारीरिक स्तर पर बेचैन रहे; हिलने-डुलने से आराम आए। ठंड लगे। प्यास लगे। ख़ासकर ऐसे रोगी के लिए जो सभी की इज्ज़त एवम् सम्मान करता है। | *रस टॉक्स* ३० या २०० |
| ❐ | रोगी गर्मी महसूस करे। लंबे अंतराल पर खूब मात्रा में पानी पिए या प्यास न हो; मुँह खुश्क रहे। रोगी चुपचाप एक ही स्थिति में पड़ा रहे; हिलने-डुलने से रोग वृद्धि। हर किस्म की सूजन (oedema), ख़ासकर तंतुओं की। सुस्ती, बदन दर्द; तेज दबाने से आराम आए। पाखाना सख्त हो - कब्ज़ रहे। | *ब्रायोनिया* ३० या २०० |
| ❐ | चमकदार उभार के साथ सूजन व जलन का अहसास जो गर्मी से बड़े। अण्डकोषों की सूज़न। प्यास न लगे। गुस्सैल और हावी होने की प्रवृत्ति वाले रोगियों में। | *एपिस मैल* ३० या २०० |
| ❐ | अंडकोषों की सूजन व प्रदाह। मुँह खुश्क हो पर प्यास न लगे। मनोदशा एवम् लक्षण बदलते रहें। अपने लक्षण बताते हुए रोगी रो पड़े। सौम्य व शालीन स्वभाव का रोगी जिसे सांत्वना अच्छी लगे। रोगी खुली हवा में अच्छा महसूस करे। | *पल्साटिला* ३० या २०० |

| | |
|---|---|
| ❐ गुप्तांगों एवं जांघों के बीच में दुखन का अहसास हो। अंड़कोष ऊपर की तरफ खिंचे हों। तूफान एवम् बादलों वाले मौसम में रोग वृद्धि। | *रोहोडोडैन्ड्रॉन* ३० या २०० |
| ❐ लसीका नलिकाओं (lymphatic vessels) की सूजन, जो लिंग तक जाए। अण्डकोषों की चमकती हुई लाल रंग वाली सूजन। मुँह लार से तर हो - और प्यास लगे। खूब पसीना आए। प्रतिक्रियाशील ऊर्जा की कमी के कारण रोगी ठण्ड एवम् गर्मी के प्रति संवेदनशील हो जाए। मुँह से एवम् बदन से बदबू आए। रोगी विद्रोही प्रकृति का मगर बुद्धिमान हो। रोगी आज्ञा का उल्लंघन करने वाला, आवेगशील एवम् उपेक्षा करने वाला हो। | *मर्क सौल* ३० या २०० |

बायोकैमिक औषधिः *कैल्केरिया फ़्लोर* 6X

अन्य महत्वपूर्ण औषधियांः कैल्केरिया फ़्लोर, लाइकोपोडियम, सल्फ़र, आदि।

---

☞ चुनी गई औषधि की पोटेन्सी हमेशा रोगी की संवेदनशीलता पर निर्भर करती है। इसलिए यह जरूरी नहीं है कि इस पुस्तक में अलग-अलग रोगों में जो औषधियाँ कुछ ख़ास पोटेन्सी के साथ सुझाई गई हैं सिर्फ उसी पोटेन्सी में ये औषधियाँ दी जाएं। इस विषय में डॉक्टर अपने विवेक का इस्तेमाल करें।

—— ◆ ——

**टिप्पणी (note):** हर प्रकार के रोग में पूरे शरीर को प्रभावित करने वाले बदले हुए लक्षण (physical generals) जैसे कि गर्मी सर्दी का प्रभाव, प्यास, चुस्ती-फुर्ती या सुस्ती आदि; मुख्य मानसिक लक्षण (mental generals) एवम् उस समय के सर्वोपरि सक्रिय म्याज़्म्, आदि को ध्यान में रख कर ही रोगी की औषधि का चयन करें। साथ में ध्यान रखें कि दी गई औषधि रोगी के मूल स्वभाव के अनुकूल हो। यदि कोई रोग शरीर के बाएं या दाएं ओर (sides of body) हो तो उसका भी ध्यान रखें।

# पुरूषों में प्रोस्टेट ग्रन्थि के रोग
## (Prostatitis and prostatocystitis, etc.)

| लक्षण | औषधि |
|---|---|
| ❑ बुढ़ापे के फलस्वरूप प्रोस्टेट ग्रन्थि का बढ़ना। रोगी बच्चों का सा व्यवहार करे। शारीरिक एवम् मानसिक विकास में तालमेल न हो। बुद्धि की कमी हो। | *बैराइटा कार्ब* ३० या २०० |
| ❑ जब रोग लक्षण बदलते रहें। रोगी कभी खुश कभी दुखी हो; खुली हवा में अच्छा महसूस करे। | *पल्साटिला* ३० या २०० |
| ❑ ख़ासकर बुढ़ापे में प्रोस्टेट ग्रन्थि बढ़ जाए। अण्डकोषों में दर्द हो जो छूने से बढ़े। पेशाब में रूकावट हो। पेशाब जल्दी-जल्दी आए। | *सैबाल सैरूलाटा* Q या ६ या ३० |
| ❑ जब कष्ट रात के समय बढ़ें। मुँह लार से तर हो - और फिर भी प्यास लगे। खूब पसीना आए। प्रतिक्रियाशील ऊर्जा की कमी के कारण रोगी ठण्ड एवम् गर्मी के प्रति संवेदनशील हो जाए। मुँह से एवम् बदन से बदबू आए। रोगी विद्रोही प्रकृति का मगर बुद्धिमान हो। रोगी आवेगशील एवम् उपेक्षा करने वाला हो। आज्ञा का उल्लंघन करे। | *मर्क सौल* ३० या २०० |
| ❑ जब पेशाब रूक-रूक कर बूंद-बूंद कर आए। | *पैरिआरा ब्रावा* Q या ६ |
| ❑ जब रोग पुराना हो। रोगी नहाने से कतराए। रोग का डर हो - परन्तु कोई भी टैस्ट न कराना चाहे। | *सल्फ़र* २०० या 1M |
| ❑ प्रोस्टेट ग्रन्थि पेशाब की नली तक बढ़ी हो एवम् स्राव हो। बवासीर हो। रोगी जीवन भर अपमान सहने के कारण घुटन वाला जीवन जीता रहा हो। मेहनती, पढ़ाकू एवम् कर्तव्यनिष्ठ परन्तु बहुत भावुक व्यक्ति में गुस्सा दबाने या शर्मिन्दगी के बाद, यहां तक की जब किसी की कोई बात या काम पसन्द न आए। अति संवेदनशीलता के कारण रोगी | *स्टेफ़िसएगेरिया* ३० या २०० |

में तेज़ी से ऊर्जा का ह्रास होता है जिसके फलस्वरूप रोगी सुस्त हो जाता है, ठण्ड ज़्यादा महसूस करता है और प्यास कम हो जाती है।

| | | |
|---|---|---|
| ❑ | जब प्रोस्टेट ग्रन्थि सख़्त हो जाए। औरतों से हंसी-मजाक करने पर या पाख़ाना जाने के समय प्रोस्टेट ग्रन्थि से स्राव निकले। नींद के दौरान अत्यधिक पसीना आए। | *कोनियम* ३० या २०० |
| ❑ | प्रोस्टेट ग्रन्थि सख़्त हो जाए या सूज जाए। मूत्राशय खाली करने के लिए लगातार ४-५ बार पेशाब करना पड़े। | *थूजा* ३० या २०० |
| ❑ | प्रोस्टेट ग्रन्थि बढ़ी हुई एवम् भारी महसूस हो, और दर्द करे। पेशाब दर्द के साथ जल्दी-जल्दी आए। | *मैडोराइनम* २०० या 1M |
| ❑ | प्रोस्टेट ग्रन्थि में सूजन हो, रोगी को ऐसा लगे जैसे किसी गेंद पर बैठा है। | *चिमाफ़िला* Q या ३० |
| ❑ | बैठे रहने पर नींद के दौरान, या पाख़ाना जाते समय प्रोस्टेट ग्रन्थि से स्राव निकले। | *सैलेनियम* ६ या ३० |
| ❑ | जवान औरतों से बात करते समय प्रोस्टेट ग्रन्थि से स्राव निकले। रोगी कामुक प्रकृति का हो। | *फ़ॉस्फ़ोरस* ३० या २०० |
| ❑ | प्रोस्टेट ग्रन्थि से स्राव निकले। ऐसा लगे जैसे किसी गेंद पर बैठा है। प्रियजनों के प्रति मोह समाप्त हो जाए। किसी भी काम में रूचि न रहे। रोगी चिड़चिड़ा एवम् विरक्त हो जाए। अकेला चुपचाप - सुस्त पड़ा रहे। | *सीपिया* २०० या 1M |
| ❑ | प्रोस्टेट ग्रन्थि की सूजन एवम् ड़ंक लगने का सा दर्द हो। गर्मी लगे। प्यास कम हो। रोगी गुस्सैल प्रकृति का हो। चेहरे पर सूजन हो। पेशाब मात्रा में कम आए परन्तु बहुत जल्दी-जल्दी आए। | *एपिस मैल* ३० या २०० |

*बुढ़ापे से सम्बन्धित अन्य अध्याय भी देखें।*

# वृद्धावस्था के रोग

## (Affections of old age, senility)

## बुढ़ापे (स्त्री, पुरूष दोनों) की कुछ ख़ास औषधियां

### (Some important remedies for old age)

| | |
|---|---|
| ❒ भयभीत होने के पश्चात रोगी चुपचाप रहे। अंधेरे में व अकेला रहने से भयंकर रूप से डरे। | *स्ट्रामोनियम* ३० या २०० |
| ❒ रोगी बहुत बातूनी हो। बात करते-करते विषय बदल ले। जिज्ञासु (inquisitive) हो। शक्की हो जाए। | *लैकेसिस* ३० या २०० |
| ❒ बुढ़ापे में धन लुट जाने या खत्म हो जाने का डर हो। बहुत पैसा होते हुए भी हमेशा मेरा पैसा खत्म हो जाएगा यही बात करे। | *कैल्केरिया फ़्लोर* ३० या २०० |
| ❒ समय से पहले बुढ़ापा आ जाए। बुढ़ापे में बच्चों की सी हरकत करे। बुद्धि ह्रास। मानसिक व शारीरिक तालमेल ठीक न हो। | *बैराइटा कार्ब* ३० या २०० |
| ❒ जब ५० बर्ष की उम्र में ही ८० बर्ष की उम्र लगे, याददाश्त कम हो जाए। शरीर के अंगों का स्वतः हिलना। रोगी बड़ा ही जिज्ञासु हो - एक के बाद एक प्रश्न करे। | *ऐम्ब्रा ग्रिज़िया* ३० या २०० |
| ❒ ख़ासकर जब रोगी कुंआरा हो या ज़बरदस्ती कामेच्छा दबाने के फलस्वरूप हुए दुष्परिणाम। चक्कर आएं। | *कोनियम मैक* ३० या २०० |
| ❒ बुढ़ापे में रोगी गुमसुम एवम् निष्क्रिय पड़ा रहे। चुपचाप बैठा या लेटा रहे। किसी भी काम या वार्तालाप में रूचि न ले। | *सीपिया* ३० या २०० |

| लक्षण | औषधि |
|---|---|
| ❑ जीवन भर अपमान सहते हुए एवम् घुटते रहने (ख़ासकर औरतों में), मनोभाव दबाते रहने, आदि, के फलस्वरूप हुए विकार। रोगी अकेला रहना चाहे। जीवन से निराश हो जाए। छोटे-मोटे मनमुटाव से भी ऐसे व्यक्ति अचानक ही रोग ग्रस्त हो जाते है। क्योंकि इस तरह के व्यक्ति अपना मनोभाव व्यक्त नहीं कर पाते। ऐसे व्यक्ति अपना गुस्सा ऐसे लोगों पर उतारते हैं - जो इन्हे पलट कर कुछ नहीं कहते - जैसे माँ, पत्नी, छोटे भाई, बहन, घर के नौकर-चाकर, आदि। | *स्टेफिसएगेरिया* ३० या २०० |
| ❑ जीवन में आए दुख एवम् चिन्ताओं के फलस्वरूप रोगी अपने आप में कुढ़ता रहे, दुखी रहे, आँसू बहाए, किसी को कुछ न बताए। तम्बाकू की खुशबू एवम् कॉफ़ी रास न आए। विरोधाभाषी लक्षण हों। बहुत परिश्रमी हो। | *इग्नेशिया* ३० या २०० |
| ❑ रोगी तुनक मिज़ाज़ हो। कुछ भी पूछे जाने से गुस्सा करे। गुस्सा दबाने के फलस्वरूप रोग हो। | *कोलोसिंथ* ३० या २०० |
| ❑ हमेशा (बुढ़ापे में) कुछ न कुछ दुर्भाग्य खोजता रहे। अपने आप को परित्यक्त महसूस करे - सोचे कि मेरा सब कुछ खत्म हो गया है। | *लाइकोपोडियम* ३० या २०० |
| ❑ अपने परिवार के लोगों को पसन्द न करे, उनके साथ झगड़ा करे, यहाँ तक कि हाथा-पाई पर उतर आए। गैरों (others) के लिए उदार व भला बना रहे। | *काली कार्ब* ३० या २०० |
| ❑ जब रोगी सही व गलत में फर्क न कर सके। अचानक स्मृति का ह्रास हो। दो तरह के विचारों (नकारात्मक व सकारात्मक) का सिलसिला लगातार जारी रहे। | *एनाकार्डियम* ३० या २०० |

| लक्षण | औषधि |
|---|---|
| ❒ सोचने एवम् काम करने में सुस्त हो। मोटा, थुलथुला व ठंडी एवम् डरपोक प्रकृति का कमजोर रोगी जो हर समय किसी सहारे की तलाश में रहे। मानसिक उलझन, ख़ासकर नाश्ते के पहले एवम् सहवास के बाद ज़्यादा हो। | *कैल्केरिया कार्ब* ३० या २०० |
| ❒ मुलायम मल को त्यागने में भी कठिनाई हो - जोर लगाना पड़े। हमेशा नकारात्मक सोच में रहे। डरपोक, सुस्त व मानसिक उलझनों से ग्रसित हो। अपने फैसले खुद न ले सके। | *एल्यूमिना* ३० या २०० |
| ❒ जब बुढ़ापे में रोगी की सभी उम्मीदें समाप्त हो जाएं। अपने लिए प्रार्थना करे, आँसू बहाए, दुखी रहे। मृत्यु की कामना करे या फिर बड़ा ही जिज्ञासु प्रकृति का हो - जो एक के बाद एक प्रश्न करे। ऐसा सोचे की मेरा अब कोई नहीं है। | *ऑरम मैट* ३० या २०० |
| ❒ गुस्सैल, जिद्दी - क्रोध के कारण या खाने के बाद या पेशाब करते समय रोगी दुखी हो और जैसे मलेरिया बुखार में कंपकंपी से शरीर जोर-जोर से हिलता है - ऐसे हिले (shuddering)। हिस्टेरिकल - किसी भी छोटी बात या छोटे कारण यहाँ तक कि हंसना भी या फिर रोना भी रोक न पाए (out of control)। छोटी सी बात की प्रतिक्रिया भी बहुत ज़्यादा हो। रोगी ज़रा सी बात पर आपा खो दे। | *मॉस्कस* ३० या २०० |
| ❒ रोगी बढ़-चढ़ कर बातें बनाएं। ठहाका लगाकर हँसे। हंसना शुरू करे तो हंसता ही जाए। भुल्लकड़पन - बात करते-करते बात का सार ही भूल जाए। मतिभ्रम हो। एक ही विषय पर घंटों बातें कर सकता है। | *कैनेबिस इंडिका* ३० या २०० |
| ❒ लोगों के अशिष्ट व्यवहार से आहत हो, परन्तु फिर भी गुस्सा न दिखाए - थोड़ा रो ले और भूल जाए। | *मैग म्यूर* ३० या २०० |

| लक्षण | औषधि |
|---|---|
| किसी भी कीमत पर सद्भाव बनाए रखे। अपनी जिम्मेवारी निभाए। कब्ज़ की शिकायत - मल बकरी की मैंगनी की तरह का हो। | |
| ❐ जिज्ञासु प्रकृति - एक के बाद एक प्रश्न करे। हृदय रोगियों में ऐंठन वाली (spasmodic) एवम् गुदगुदाहट (tickling) वाली खाँसी। | *लोरोसिरेसस* ३० या २०० |

## डिमेंशिया
## (Dementia)

| लक्षण | औषधि |
|---|---|
| ❐ समय एवम् स्थान का भ्रम हो - लगे जैसे समय बहुत तेज़ी के साथ भाग रहा है। कुछ गज की दूरी भी बहुत लम्बी दिखे। चन्द मिनटें घंटों की तरह लगें। रोगी हर बात को बढ़ा-चढ़ा कर करे। एक ही विषय पर लगातार बातें करता जाए। कविताएं बनाए। | *कैनेबिस इंडिका* ३० या २०० |
| ❐ मांसपेशियों का फड़कना। मानसिक दबाव के कारण उदासी। कोलेस्ट्रोल एवम् शक्कर की मात्रा खून में बढ़ी हो, ब्लड प्रेशर बढ़ा हो। यकृत विकार के कारण सारे शरीर में खारिश हो। | *मुकुना प्यूरिएंस* ३० या २०० |
| ❐ रोगी बिना आँसू निकाले रोए। पुरानी यौन सुख सम्बन्धित एवम् पुरानी अप्रिय घटनाओं को ही सोच कर परेशान रहे। चेहरा अपराधियों का सा नजर आए। बहुत भावुक व्यक्ति जो भूतकाल में गुस्सा दबाने या शर्मिन्दगी के बाद कभी ठीक न रहा हो। | *स्टेफिसएगेरिया* ३० या २०० |
| ❐ स्वार्थी किस्म का रोगी जो बात-बात पर रो दे। किसी भी तरह से संतुष्ट न हो। रोग लक्षण एवम् मिज़ाज़ बदलते रहें - एक पल में खुश अगले ही पल दुखी नज़र आए। जानी पहचानी गलियों में भी | *पल्साटिला* ३० या २०० |

अपने घर का रास्ता भूल जाए। ठण्डे, खुले वातावरण में अच्छा महसूस करे। प्यास कम लगे।

- ❑ रोगी जीवन से निराश हो - अपनी मुक्ति के बारे में ही खोया रहे। आत्मविश्वास खो बैठे। ग़म या प्रिय जनों के वियोग के कारण हमेशा उदास रहे। अपनी मृत्यु की कामना करे - और उसमें खुश दिखे। — *ऑरम मैट* ३० या २००
- ❑ रोगी उदास रहे। किसी भी नई वस्तु या कार्य में रूचि न रहे। छोटी-छोटी बातों की चिन्ता करे। हालांकि अकेला रहने से डरता है - फिर भी किसी का साथ पसन्द नही करता। मानसिक भ्रम (confusion of mind), याददाश्त कम हो जाए - नाम एवम् अक्षर भूल जाए। बोलने एवम् लिखने में गलत शब्दों का इस्तेमाल करे। खाना-पीना गर्म अच्छा लगे। — *लाइकोपोडियम* ३० या २००
- ❑ रोगी कोई भी निर्णय न ले सके - ऐसा लगे जैसे कि दो तरफा इच्छाओं के बीच फंसा है - एक इच्छा जो चाहती या आदेश करती है - दूसरी उसके विपरीत करने को कहती है। सपनों में मृतकों से बात करे। याददाश्त पूरी तरह से कम हो जाए। साहस न रहे, निराश हो जाए। लोगों से डर लगे। खाली पेट रोग वृद्धि - खाने के बाद अच्छा लगे। — *एनाकार्डियम* ३० या २००
- ❑ रोगी डरपोक किस्म का रहा हो, सोच नकारात्मक हो जाए, कोई निर्णय न ले सके। बोलने एवम् लिखने मे गलत शब्दों का इस्तेमाल करे। जब भी कुछ कहे - रोगी को लगता है किसी और ने यह कहा है। ऐसा ही कुछ देखने से भी महसूस करता है, लगता है जैसे कोई और देख रहा है। मानसिक, वैचारिक एवम् कल्पनात्मक स्तर पर सब गड़बड़ा जाए - चक्कर आएं - ख़ासकर आंखें बंद करने से। — *एल्यूमिना* ३० या २००

शारीरिक क्रियाएं शिथिल हो जाएं - ठण्ड ज़्यादा लगे। कब्ज़ की पुरानी शिकायत - जोर लगाने के बाद ही मल त्याग सके। पेशाब भी धीरे-धीरे आए - और लम्बा समय ले। तलवों में दर्द हो - लगे जैसे तलवें नर्म और सूजे हुए हैं - लगे जैसे रूई के ऊपर चल रहा है।

| | | |
|---|---|---|
| ❒ | परिवार के लोग अच्छे न लगे। परिवार जनों एवम् बच्चों से झगड़ा करे। समाज भी अच्छा न लगे। सिर्फ स्वयं से प्यार हो। असुरक्षा एवम् ख़ोफ के साथ जिए। किसी के साथ भी आत्मिक लगाव न हो। किसी का भला न करे। ज़रा से खटके या कोई अगर पीछे से कन्धे पर हाथ भी रख दे तो चौंक जाए। डरपोक, बेचैन एवम् बेसब्र हो, गुस्सा जल्दी आए। | *काली कार्ब* ३० या २०० |
| ❒ | गूंगा, बहरा या अन्धा होने का नाटक करे। रोगी में हर तरह का दिखावा करने की प्रवृत्ति हो - कपड़े, आभूषण, वाहन, मकान, किसी को उपहार भी महंगा एवम् श्रेष्ठ देना, यहां तक कि संगी साथी भी उच्च वर्ग के हों। | *विरेट्रम एल्ब* ३० या २०० |

**अन्य महत्वपूर्ण औषधियां:** एब्रोटेनम, एकोनाइट, ऐग्नस कास्टस, एगैरिकस, एन्टिम क्रूड, अर्जेन्टम मैट, अर्जेन्टम नाइट्रिकम, आर्सेनिक एल्ब, बैराइटा कार्ब, बैराइटा म्यूर, बैलाडोना, ब्रायोनिया, कार्बोनियम सल्फ़, कैमोमिला, साइक्यूटा, क्लेमेटिस, कॉकुलस इण्डिका, हिपर सल्फ़, इग्नेशिया, काली फ़ॉस, लैकेसिस, लिलियम टिग, मर्क सौल, माईरिका, नैट्रम म्यूर, नैट्रम सल्फ़, नक्स मौस्केटा, पैलेडियम, प्लैटिना, फ़ॉस्फ़ोरस, सिकेल कोर, सैलेनियम, सीपिया, साइलिशिया, स्ट्रामोनियम, सल्फ़र, थूजा, एवम् ज़िंकम मैट, आदि।

---

☞ अन्त में सार्वभौमिक सत्य जिसके अनुसार मूल तत्व (ultimate source) जो एक कोशिकीय एमीबा को सजीवता (animation) प्रदान करता है, उस शक्ति (force) से श्रेष्ठ होनी चाहिए, जो एक व्यक्ति (ऑरम मैट) को अपना जीवन समाप्त करने के लिए बाध्य करे।

# कम्पन रोग/पार्किन्सोनिज़्म
## (Parkinsonism)

पार्किन्सोनिज़्म केन्द्रीय स्नायविक तंत्र का एक विकार है जिसमें मस्तिष्क की स्नायु कोशिकाएं क्षतिग्रस्त होती है, जिसकी वजह से डोपामाइन (dopamine) का स्तर गिर जाता है। जिसके कारण शरीर की गति-विधि बाधित होती है। इसके अलावा जैनेटिक (Genetic) स्तर पर कुछ विशेष परिवर्तन होने के कारण या कुछ विषैले पदार्थों के सेवन या दूषित वातावरण में रहने के कारण भी यह रोग हो सकता है। इस रोग में सिफ़िलिस म्याज़्म् सक्रिय भूमिका निभाता है।

हमारे दृढ़ विचार बीजों के समान होते हैं, कालान्तर में ये बीज रूपी दृढ़ विचार जब रचनात्मक, सुव्यवस्थित (सद्भावपूर्ण), एवम् शान्तिपूर्ण हों और इन सकारात्मक विचारों का सिलसिला निरन्तर चलता रहे तो ये एक गहरा प्रभाव हमारे डी एन ए (DNA) पर छोड़ते हैं। तत्पश्चात इसका प्रभाव मस्तिष्क की कोशिकाओं पर भी पड़ता है। इस तरह से उभरी प्रतिकृति (pattern) के फलस्वरूप सर्वशक्तिमान नियम (omnipotent laws) जो हर पदार्थ एवम् हर घटना को संचालित और नियन्त्रित करता है हमारे आस पास के वातावरण को हमारे अनुकूल बनाने में हमारे लिए एक सुव्यवस्थित स्थिति (अवस्था) पैदा करता है। यदि विचार नकारात्मक हों तो परिणाम इसके विपरीत होते हैं। इस प्रक्रिया में म्याज़्मूस अपनी अहम भूमिका निभाते हैं।

यहाँ यह समझना आवश्यक है कि जीवनी शक्ति की तरह विचार ईथरीय (ethereal) नहीं हैं। विचार ऊर्जा (energy) का एक स्वरूप है। ऊर्जा एवम् भौतिक पदार्थ (mass) एक दूसरे में अन्तर्बदल होते हैं - अलबर्ट आइंस्टीन ने द्रव्यमान - ऊर्जा समतुल्यता को ($E=m c^2$) फार्मुले के द्वारा समझाया है। क्योंकि विचार ऊर्जा के रूप में संकेत (signals) मात्र हैं, और ऐसी ऊर्जा जो विचार को संचारित करती है उसका एक भौतिक अस्तित्व है।

आदतन जो भी हम सोचते हैं वह भौतिकि के ऑस्मोसिस (osmosis) के सिद्धान्तानुसार हमारे डी एन ए (DNA) को प्रभावित कर हमारे अवचेतन मन (subconscious mind), जो हमारे मनोवेग (emotions) को प्रभावित करता है पर अपना प्रभाव डालते हैं। जैसे ही हमारे विचार अवचेतन मन तक पहुँचते हैं इनका प्रभाव हमारे मस्तिष्क की कोशिकाओं पर अपनी छाप छोड़ देता है। और आगे का काम विचारों की सकारात्मकता या नकारात्मकता पर निर्भर करता है। इस अवस्था में सर्वोपरि सक्रिय म्याज़्म् अपनी मूल प्रकृति के अनुसार कार्य कर उसका परिणाम दर्शाते हैं। इस तथ्य के आधार पर हम कह सकते हैं कि विचार म्याज़्मूस को एवम् म्याज़्मूस विचार को प्रभावित करते हैं।

अवचेतन मन जो रचनात्मक है और ब्रह्मांडीय ऊर्जा का स्रोत है हमारे विचारों के लिए एक उर्वरक भूमि की तरह से कार्य करता है, इस स्तर पर अच्छे और बुरे विचार पौधों की तरह पनपते हैं।

हमारी दुनिया प्राकृतिक नियमों एवम् ब्रह्मांडीय व्यवस्था के अधीन कार्य करती है। यहाँ कुछ भी बिना कारण के नहीं होता। हमें प्राकृतिक नियमों के उल्लंघन की सजा भुगतनी पड़ती है।

जैसा कि हम जानते हैं प्रभाव (impression) और अभिव्यक्ति (expression) समान होने चाहिएं। नकारात्मक विचार विनाशकारी मनोभाव उत्पन्न करते हैं और अपनी अभिव्यक्ति एवम् निकास उसी अनुपात में दर्शाते हैं।

- ❑ शरीर में कम्पन हो - हाथ-पैर हिलने लगें एवम् धीरे-धीरे अकड़ाहट शुरू हो जाए। मांसपेशियों में फड़कन हो - शब्दों का उच्चारण एवम् लिखावट अस्पष्ट हो - रोगी अपना संतुलन न बना सके। हाथ-पैरों की मांसपेशियों में जकड़न शुरू हो जाए और रोगी धीरे-धीरे अपनी चेतना खोने लगे। आँखें स्थिर हो जाएं और खुली रहें। पेट कब्ज़ के साथ में फूला रहे। — *मुकुना प्यूरिएंस* Q या ३० या २००

- ❑ शरीर के काफ़ी हिस्से सुन्न हो जाएं और अत्यन्त ठण्डे हों। चक्कर आएं और पीछे की ओर गिरने की प्रवृत्ति हो। दाहिनी बाजू एवम् हाथ सुन्न हो जाए और उसमें कम्पन हो। बाएं हाथ में खिंच पड़े और धीरे-धीरे उसमें चींटियां सी रेंगती लगें और फड़कन हो। चाल लड़खड़ा जाए और ऐसा लगे जैसे किसी स्पंज पर चल रहा हो। पैर सूज जाएं या रोगी ऐसा अनुभव करे। — *हैलोडर्मा* ३० या २००

- ❑ अनैच्छिक रूप से सिर हिले। हाथ-पैरों में पक्षाघात के समान कमज़ोरी हो। थोड़ा भी चलने से अत्यधिक थकान हो कंधों एवम् मेरूदंड में दर्द हो। रोगी तुतलाकर एवम् हकलाकर बोले। — *कैनेबिस इंडिका* ३० या २००

- ❑ मांसपेशियों की जकड़न एवम् फड़कन। ऐसे चक्कर आएं - लगे जैसे कि बहुत नशा किया हो। सिर चकराए और पीछे की ओर गिरने की अन्तः प्रेरणा हो। रास्ते में हर चीज़ से ठोकर खाए। जागते रहने के दौरान अनैच्छिक रूप से शरीर हिलता रहे। बुढ़ापे में हाथ-पैर हिलें। हाथ ठण्डे रहें और उनमें कम्पन हो। पैरों में खिंचाव हो। मांसपेशियों में बैठने के दौरान दर्द युक्त ऐंठन (cramps) हो। शरीर के बाएं हिस्से में झटके आएं। कमर में फड़कन हो और कन्धे हिलते रहें। टाँगों को कैंची की तरह एक दूसरे के ऊपर रखने से उनमें सुन्नपन हो। — *एगैरिकस* ३० या २००
- ❑ आम कमज़ोरी के साथ दिमाग़ी थकान एवम् कम्पन। रोगी खड़े रहने एवम् चलते समय अस्थिर रहे, ख़ासकर जब कोई न देख रहा हो। समन्वय का अभाव हो (loss of co-ordination)। शरीर के मानसिक एवम् शारीरिक (हर स्तर) का नियन्त्रण एवम् संतुलन का अभाव हो। — *अर्जेन्टम नाइट्रिकम* ३० या २००
- ❑ मांसपेशियों की जकड़न और फड़कन। दिमाग़ी एवम् स्नायु की कमज़ोरी। मेरूदंड़ की उत्तेजना एवम् थकान। कमर एवम् कूल्हों में अंगघात के समान कमज़ोरी। लिखते समय हाथों की कमज़ोरी एवम् कम्पन। पैरों की कमज़ोरी एवम् कम्पन। पैरों का अंगघात (paralysis)। मांसपेशियां जल्दी-जल्दी फड़कें। — *ज़िंकम मैट* ३० या २००

**अन्य महत्वपूर्ण औषधियां:** एसिड सल्फ, ऑरम सल्फ़, बैराइटा कार्ब, ब्यूफ़ो राना, कैप्सिकम, कार्बो वेज, कोनियम, जल्सेमियम, हैलेबोरस, हायोसाइमस, काली ब्रोम, लैकेसिस, लाइकोपोडियम, मैग फ़ॉस, मर्क सौल, नक्स वोमिका, ओपियम, फ़ॉस्फ़ोरस, प्लम्बम मैट, रॉवलफ़िया, स्ट्रामोनियम एवम् टैरेन्टुला हिस्पेनिया, आदि।

# दवाओं के परस्पर दुश्मनी रिश्ते
## (Inimical Remedies)

## परस्पर दुश्मन दवाओं की सूची

| | | |
|---|---|---|
| ऐथ्यूज़ा | - | एन्टिम क्रूड, साइक्यूटा विरोसा |
| एलियम सैटाइवा | - | एलो सोक, एलियम सीपा, स्किवला |
| अमोनियम कार्ब | - | लैकेसिस |
| अर्जेन्टम नाइट्रिकम | - | कॉफ़िया, वैस्पा |
| आर्निका | - | एसिड ऐसेटिक |
| औरम ट्रिफ़ | - | कैलेडियम |
| एस्टेरियास र्‌यूबैंस | - | कॉफ़िया, नक्स वोमिका |
| बैराइटा कार्ब | - | कैल्केरिया कार्ब |
| बैलाडोना | - | एसिड ऐसेटिक, डल्कामारा |
| एसिड बैन्ज | - | कॉपेवा |
| बोरैक्स | - | एसिड ऐसेटिक |
| बोविस्टा | - | कॉफ़िया |
| ब्रायोनिया | - | कैल्केरिया कार्ब |
| कैलेडियम | - | औरम ट्रिफ |
| कैल्केरिया कार्ब | - | बैराइटा कार्ब, ब्रायोनिया, सल्फ़र |
| कैल्केरिया फ़ॉस | - | बैराइटा कार्ब |
| कैलेंडुला | - | कैम्फ़र |
| कैन्थेरिस | - | कॉफ़िया |
| कार्बो एनिमेलिस | - | कार्बो वेज |
| कार्बोलिक एसिड | - | ग्लिसरीन |
| कॉलोफ़ाइलम | - | कॉफ़िया |
| कॉस्टिकम | - | एसिड ऐसेटिक, एसिड सल्फ़, कॉफ़िया, फ़ॉस्फ़ोरस |
| कैमोमिला | - | नक्स वोमिका, जिंकम मैट |
| चाइना | - | डिजिटेलिस, क्रियोज़ोट, सैलेनियम |
| सिस्टस | - | कॉफ़िया |
| कॉकुलस इण्डिका | - | कॉस्टिकम, कॉफ़िया |
| कॉल्चिकम | - | एसिड ऐसेटिक |

कोनियम – सोराइनम
डिजिटेलिस – चाइना, स्ट्रोफैन्थस
डल्कामारा – एसिड ऐसेटिक, बैलाडोना, लैकेसिस
फ़ैरम मैट – एसिड ऐसेटिक, डिजिटेलिस, थिया
जल्सेमियम – ओपियम
इग्नेशिया – कॉफ़िया, टैबेकम
इपिकैक – बिस्मथ, ओपियम
जलापा – कैनेबिस, इलेटेरियम
क्रियोज़ोट – कार्बो बेज
लैकेसिस – एसिड ऐसेटिक, अमोनिया कार्ब, एसिड नाइट्रिक, डल्कामारा, सोराइनम
लीडम पैल – चाइना
लाइकोपोडियम – कॉफ़िया, सल्फ़र
मर्क सौल – साइलिशिया
मिलिफ़ोलियम – कॉफ़िया
नाइट्रिक एसिड – लैकेसिस
नक्स मौस्केटा – साइलिशिया
नक्स वोमिका – एसिड ऐसेटिक, टैबेकम, ज़िंकम मैट
फ़ॉस्फ़ोरस – एपिस, कॉस्टिकम
सोराइनम – लैकेसिस, सीपिया
पल्साटिला – नक्स मौस्केटा
रैननक्युलस – एसिड ऐसेटिक, स्टेफ़िसएगेरिया, सल्फ़र
रस टॉक्स – एपिस
सरसापरिला – एसिड ऐसेटिक
सैलेनियम – चाइना
सीपिया – ब्रायोनिया, लैकेसिस
साइलिशिया – मर्क सौल
स्क्विला – एलियम सैटाइवा, एलियम सीपा
स्टेफ़िसएगेरिया – रैननक्युलस
स्ट्रामोनियम – कॉफ़िया
सल्फ़र – लाइकोपोडियम
वैस्पा – अर्जेन्टम नाइट्रिकम
ज़िंकम मैट – कैमोमिला, नक्स वोमिका

# बायोकैमिक कॉम्बिनेशन्स
## (Biochemic Combinations)

प्रचलित बायोकैमिक कॉम्बिनेशन्स ही यहां पर दिए गए हैं। अलग-अलग कम्पनियां अलग-अलग नाम से ये कॉम्बिनेशन्स बाज़ार में बेचती हैं - जैसे बायो प्लासज़न, बाइको, बायो नं०, बायो कम्पाउन्ड, व बायो कॉम्बिनेशन्स आदि।

| बायो नं० | रोग | (Disease) |
|---|---|---|
| १. | रक्ताल्पता | (anaemia) |
| २. | दमा | (asthma) |
| ३. | पेट दर्द | (colic) |
| ४. | कब्ज़ | (constipation) |
| ५. | सर्दी - जुकाम | (cold) |
| ६. | खाँसी | (cough) |
| ७. | बहुमूत्र | (daibetes) |
| ८. | दस्त | (diarrhoea) |
| ९. | खूनी दस्त | (dysentery) |
| १०. | टौन्सिल्स प्रदाह | (enlarged tonsils) |
| ११. | बुखार | (fever) |
| १२. | सिर दर्द | (headache) |
| १३. | श्वेत प्रदर | (leucorrhoea) |
| १४. | खसरा | (measles) |
| १५. | मासिक विकार | (menstrual troubles) |
| १६. | स्नायु दौर्बल्य | (nervous exhaustion) |
| १७. | बवासीर | (piles) |
| १८. | पायोरिया | (pyorrhoea) |
| १९. | आम वातिक सन्धि प्रदाह | (rheumatism) |
| २०. | चर्म रोग | (skin diseases) |
| २१. | दाँत निकलते समय कष्ट | (teething troubles) |
| २२. | कण्ठमाला | (scrofula) |
| २३. | दाँत दर्द | (toothache) |
| २४. | नर्वस व ब्रेन टॉनिक | (nerve and brain tonic) |
| २५. | अम्लता, पेट फूलना, व अपच | (acidity, flatulence, indigestion etc.) |
| २६. | सुगम प्रसव | (easy parturition) |
| २७. | शक्तिवर्धक टॉनिक | (lack of vitality) |
| २८. | सर्वांग शक्तिवर्धक टॉनिक | (tonic) |

बायोकैमिक औषधियों की और अधिक जानकारी के लिए लेखिका की पुस्तक 'आधुनिक बायो चिकित्सा' देखें।

# इस पुस्तक में वर्णित मुख्य होम्योपैथिक औषधियां
## (Homoeopathic Medicines described in this book)

नीचे हम ऐसी औषधियों की सूची दे रहे हैं जिनका वर्णन इस पुस्तक में किया गया है:

1. एब्रोमा अगस्टा (Abroma aug.)
2. एब्रोटेनम (Abrotanum)
3. ऐकालिफ़ा इण्डिका (Acalypha ind.)
4. ऐसेटिक एसिड (Acetic. acid.)
5. एसिड बेन्ज़ (Acid. benz.)
6. एसिड कार्बोलिक (Acid. carb.)
7. एसिड फ़्लोरिक (Acid. fluor.)
8. एसिड लैक्टिक (Acid. lact.)
9. एसिड म्यूर (Acid. mur.)
10. एसिड ऑग्जेलिक (Acid. oxalic.)
11. एसिड नाइट्रिक (Acid. nit.)
12. एसिड फ़ॉस (Acid. phos.)
13. एसिड पिकरिक (Acid. pic.)
14. एसिड सल्फ़यूरिक (Acid. sulphuricum)
15. एसिड सल्फ़्यूरोसम (Acid. sulphurosum)
16. एकोनाइट (Aconite nap.)
17. एक्टिया स्पाई. (Actea spicata)
18. ऐगल मार (Aegle mar.)
19. ऐस्कुलस (Aesculus hip.)
20. ऐथ्यूज़ा (Aethusa cyn.)
21. एगैरिकस (Agaricus m.)
22. ऐग्नस कास्टस (Agnus cast.)
23. एग्राफिस नट (Agraphis nut.)
24. ऐलेन्थस ग्लैंडुलोसा (Ailanthus gland.)
25. एलेटेरिस फ़ैरिनोसा (Aletris far.)
26. अल्फ़ाल्फ़ा (Alfalfa)
27. एलियम सीपा (Allium cepa)
28. एलियम सैटाइवा (Allium sat.)
29. एलो सोक (Aloe soc.)
30. एल्यूमिना (Alumina)
31. एल्यूमिना सीलिकाटा (Alumina silicata)
32. ऐम्ब्रा ग्रिज़िया (Ambra gri.)
32. अमोनियम कार्ब (Ammon. carb.)
34. अमोनियम म्यूर (Ammon. mur.)
35. एनाकार्डियम (Anacardium ori.)
36. एनाकार्डियम ओक्सी. (Anacardium occ.)
37. एण्डर सोनिया (Andersonia)
38. एंड्रोग्राफिस (Andrographis p.)
39. एन्टिम क्रूड (Antim. crud.)
40. एन्टिम टार्ट (Antim. tart.)
41. ऐन्थ्राक्सिनम (Anthraxinum)
42. एपिस मैलिफिका (Apis mel.)
43. एपोसाइनम (Apocynum cy.)
44. अरेलिया रेसिमोसा (Aralia race.)
45. एरेनिया डाया. (Aranea diadema)

46. अर्जेन्टम मैट
(Argentum. met.)
47. अर्जेन्टम नाइट्रिकम
(Argentum. nit.)
48. आर्निका मोन्ट
(Arnica mont.)
49. आर्सेनिक एल्ब
(Arsenic alb.)
50. आर्सेनिक आयोडाइड
(Ars. iod.)
51. आर्स सल्फ़ फ़्लेवम
(Ars. sulph. flav.)
52. आर्टिमिसिया वल्गेरिस
(Artemisa vulg.)
53. औरम ट्रिफ़ाइलम
(Arum triph.)
54. एसाफ़ोटिडा
(Asafoetida)
55. अशोका
(Ashoka)
56. ऐस्टेकस फ़्लेवस
(Astacus flav.)
57. एस्टेरियास र्‌यूबैंस
(Asterias rub.)
58. ऑरम आर्स
(Aurum ars.)
59. ऑरम आयोड
(Aurum iod.)
60. ऑरम मैट
(Aurum met.)
61. ऑरम म्यूर
(Aurum mur.)
62. ऑरम म्यूर नैट्रम
(Aurum mur. nat.)
63. ऑरम सल्फ
(Aurum sulph.)
64. एवेना सैटिवा
(Avena sativa)
65. बैसिलिनम
(Bacillinum)
66. बैप्टीशिया
(Baptisa t.)
67. बैराइटा कार्ब
(Baryta carb.)
68. बैराइटा आयोड
(Baryta iod.)
69. बैराइटा म्यूर
(Baryta mur.)
70. बैलाडोना
(Belladonna)
71. बैलिस पी.
(Bellis per.)
72. बर्बेरिस एक्विफ़ोलियम
(Berberis aq.)
73. बर्बेरिस वल्गैरिस
(Berberis vulg.)
74. बिस्मथ
(Bismuth)
75. ब्लैटा ओ
(Blatta ori.)
76. बोरहाविया डिफ्यूसा
(Boerhaavia diff.)
77. बोरैक्स
(Borax)
78. बोथरॉप्स
(Bothrops)
79. बोविस्टा
(Bovista)
80. ब्रोमियम
(Bromium)
81. ब्रायोनिया
(Bryonia alb.)
82. ब्यूफ़ो राना
(Bufo rana)
83. कैक्टस जी.
(Cactus g.)
84. केडमियम मैट
(Cadmium met.)
85. कैलेडियम
(Caladium seg.)
86. कैल्केरिया आर्स
(Calc. ars.)
87. कैल्केरिया कार्ब
(Calc. carb.)
88. कैल्केरिया कॉस्टिकम
(Calc. causticum)
89. कैल्केरिया फ़्लोर
(Calc. fluor.)
90. कैल्केरिया आयोडाइड
(Calc. iod.)
91. कैल्केरिया म्यूर
(Calc. mur.)
92. कैल्केरिया फ़ॉस
(Calc. phos.)
93. कैल्केरिया पिकरेटा
(Calc. pic.)
94. कैल्केरिया रेनेलिस
(Calc. renalis)
95. कैल्केरिया सिलिकेटा
(Calc. silicata)
96. कैल्केरिया सल्फ़
(Calc. sulph.)
97. कैलेंडुला
(Calendula off.)
98. कैम्फ़र
(Camphor)
99. कैनेबिस इंडिका
(Cannabis ind.)
100. कैनेबिस सैटाइवा
(Cannabis sat.)
101. कैन्थेरिस
(Cantheris)
102. कैप्सिकम
(Capsicum)

103. कार्बो एनिमेलिस
(Carbo ani.)
104. कार्बो वेज
(Carbo veg.)
105. कार्सिनोसिन
(Carcinocin)
106. कारडुअस मार.
(Carduus mar.)
107. कैशिया सोफ़ोरा
(Cassia soph.)
108. कॉलोफ़ाइलम
(Caulophyllum)
109. कॉस्टिकम
(Causticum)
110. सिएनोथस
(Ceanothus am.)
111. सिड्रोन
(Cedron)
112. सिफ़ेलैण्ड्रा इण्डिका
(Cephalendra ind.)
113. कैमोमिला
(Chamomilla)
114. चैलिडोनियम
(Chelidonium)
115. चिनोपोडियम
(Chenopodium a.
116. चिमाफ़िला
(Chimaphilla)
117. चाइना
(China off./ Cinchona)
118. चाइना सल्फ़
(China sulph.)
119. चियोनैन्थस
(Chionathus am.)
120. क्लोरोमाइसिटिन
(Chloromycetin)
121. कोलैस्ट्रीनम
(Cholesterinum)

122. साइक्यूटा विरोसा
(Cicuta vir.)
123. सिमिसिफ़्यूगा
(Cimicifuga r.)
124. सिना
(Cina)
125. सिन्नाबैरिस
(Cinnabaris)
126. सिस्टस कैन
(Cistus can.)
127. क्लेमेटिस
(Clematis)
128. कोका
(Coca)
129. कॉकुलस इण्डिका
(Cocculus ind.)
130. कॉकस कैक्टाई
(Coccus cacti.)
131. कॉफ़िया
(Coffea c.)
132. कोलिन्सोनिया
(Collinsonia)
133. कॉल्चिकम
(Colchicum aut.)
134. कोलोसिंथ
(Colocynthis)
135. कोनियम मैक
(Conium mac.)
136. कोरेलियम रयूब्रम
(Corralium rub.)
137. क्रेटेगस
(Crateagus ox.)
138. क्रोकस सटाइवा
(Crocus sat.)
139. क्रोटेलस कैस.
(Cortalus casc.)
140. क्रोटेलस होर
(Cortalus hor.)

141. क्रोटन टिग
(Croton tig.)
142. क्यूप्रम आर्स
(Cuprum ars.)
143. क्यूप्रम मैट
(Cuprum met.)
144. क्यूप्रम ऑक्सि.नाइग्रम
(Cuprum oxy. nig.)
145. साइक्लेमन
(Cyclamen)
146. साइपरिपीडियम
(Cypripedium)
147. डैमियाना
(Damiana)
148. डैफ़्ने इण्डिका
(Daphne ind.)
149. डिजिटेलिस
(Digitalis)
150. डाइस्कोरिया
(Dioscorea vill.)
151. डिफ़्थीरिनम
(Diphtherinum)
152. डोलिकोस
(Dolichos)
153. ड्रॉसेरा
(Drosera)
154. डल्कामारा
(Dulcamara)
155. इचिनेशिया
(Echinacea)
156. ई. कोली
(E. Coli)
157. इलैप्स कॉर
(Elaps cor.)
158. एफेड्रा वल्गेरिस
(Ephedra vul.)
159. एक्विज़िटम
(Equisetum h.)

160. इमेटिन
(Emetine)
161. यूकेलिप्टस
(Eucalyptus)
162. इयुजिनिया
(Eugenia)
163. यूपेटोरियम पर्फ
(Eupatorium perf.)
164. यूफ्रेशिया
(Euphrasia)
165. यूपिओन
(Eupion)
166. फैगोपाइरम
(Fagopyrum)
167. फैरम आर्स
(Ferrum ars.)
168. फैरम मैट
(Ferrum met.)
169. फैरम फॉस
(Ferrum phos.)
170. फैरम पिक
(Ferrum pic.)
171. फाइकस रिलिजियोसा
(Ficus rel.)
172. फाइव फॉस
(Five phos.)
173. फोलिकुलाइनम
(Foliculinum)
174. फोरमिका रूफा
(Formica rufa.)
175. फ्रैगेरिया
(Frageria)
176. फ्यूकस वेस
(Fucus ves.)
177. गेलियम ए.
(Galium ap.)
178. गार्टनर
(Gaertner)
179. जल्सेमियम
(Gelsemium)
180. जैन्शियाना ल्यूटिया
(Gentiana lut.)
181. गिंकगो बिलोबा
(Ginkgo biloba)
182. जिन्सेंग
(Ginseng)
183. ग्लोनॉइन
(Glonoine)
184. ग्लाइसीर्रिज़ा गलैबरा
(Glycyrrhiza gl.)
185. नैफेलियम
(Gnaphalium)
186. गौसिपियम
(Gossypium)
187. ग्रेफाइट्स
(Graphites)
188. ग्रिन्डिलिया
(Grindelia)
189. गुएकम
(Guaiacum)
190. गन पाउडर
(Gun powder)
191. हैमामेलिस
(Hamamellis)
192. हैक्ला लावा
(Hecla lava)
193. हैलेबोरस
(Helleborus)
194. हैलोडर्मा
(Heloderma)
195. हैलोनियास
(Helonias)
196. हिपर सल्फ
(Hepar sulph.)
197. हिस्टेमिन
(Histamine)
198. हूरा ब्राज़ील
(Hura brasil.)
199. हाइड्रेन्जिया
(Hydrangea)
200. हाइड्रेस्टिस
(Hydrastis can.)
201. हाइड्रोकोटाइल
(Hydrocotyle as.)
202. हाइड्रोसाइनिक एसिड
(Hydrocynic acid.)
203. हाइड्रोफोबिनम
(Hydrophobinum)
204. हायोसाइमस
(Hyoscyamus)
205. हाइपैरिकम
(Hypericum)
206. आइबेरिस
(Ibaris)
207. इग्नेशिया
(Ignatia amar.)
208. इन्फ्लुएज़िनम
(Influenzinum)
209. इन्सुलिन
(Insulinum)
210. आयोडियम
(Iodium)
211. इपिकैक
(Ipecac.)
212. आइरिस टेनैक्स
(Iris tex.)
213. आइरिस वी
(Iris ver.)
214. जलापा
(Jalapa)
215. जुगलन्स सी.
(Juglans c.)
216. जस्टिशिया एढ़ाटोडा
(Justicea adh.)

217. काली आर्स
(Kali ars.)
218. काली बाई
(Kali bich.)
219. काली ब्रोम
(Kali brom.)
220. काली कार्ब
(Kali carb.)
221. काली आयोडाइड
(Kali iod.)
222. काली म्यूर
(Kali mur.)
223. काली फ़ॉस
(Kali phos.)
224. काली सिलिकाटा
(Kali silicatum)
225. काली सल्फ़
(Kali sulph.)
226. कालमिया लैट
(Kalmia lat.)
227. क्रियोज़ोट
(Kreosote)
228. लैक कैन
(Lac can.)
229. लैक फैल
(Lac felinum)
230. लैक वैक
(Lac vaccinum)
231. लैक वैक डैफ़
(Lac vac def.)
232. लैकेसिस
(Lachesis)
233. लैकनैन्थिस
(Lachnanthes tinc.)
234. लैक्चुआ विरोसा
(Lactua vir.)
235. लापा मैजर
(Lappa major)
236. लैथाइरस
(Lathyrus sat.)
237. लैट्रोडेक्टस
(Latrodectus mac.)
238. लोरोसिरेसस
(Laurocerasus)
239. लैसिथिन
(Lecithin)
240. लीडम पैल
(Ledum pal.)
241. लैम्ना माइनर
(Lemna minor)
242. लैप्टेन्ड्रा
(Leptendra)
243. लिलियम टिग
(Lilium tig.)
244. लिथियम कार्ब
(Lithium carb.)
245. लोबेलिया इन्फलाटा
(Lobelia inflata)
246. लूफा ओपरकुलाटा
(Luffa operculata)
247. लाइकोपोडियम
(Lycopodium)
248. लाइकोपस विर
(Lycopus vir.)
249. लाइसिन
(Lyssin)
250. मलेरिया औफ
(Malaria off.)
251. मैग्नेशिया कार्ब
(Mag. carb.)
252. मैग्नेशिया म्यूर
(Mag. mur.)
253. मैग्नेशिया फ़ॉस
(Mag. phos.)
254. मैग सल्फ़
(Mag. sulph.)
255. मैग्नेटिस पोल ओ.
(Magnetis pol. aust.)
256. मैलेन्ड्रिनम
(Malandrinum)
257. मैनूसिनेला
(Mancinella)
258. मैडोराइनम
(Medorrhinum)
259. मेलेनिन
(Melanin)
260. मिलीलोटस
(Mellilotus off.)
261. मैनिसपरनम
(Menispermum)
262. मर्क बिन आयोड.
(Merc. bin. iod.)
263. मर्क कौर
(Merc. cor.)
264. मर्क डल
(Merc. dul.)
265. मर्क आयोड़
(Merc. iod.)
266. मर्क प्रोटो आयोडाइड
(Merc. proto. iod.)
267. मर्क सौल
(Merc. sol.)
268. मैज़ेरियम
(Mezerium)
269. माइका
(Mica)
270. मिलिफ़ोलियम
(Millefolium)
271. मोर्बिलिनम
(Morbilinum)
272. मॉरगन बैच
(Morgan bach)
273. मोरफ़िनम
(Morphinum)

274. मॉस्कस
(Moschus)
275. मुकुना प्यूरिएंस
(Mucuna pruriens)
276. म्यूरेक्स
(Murex p.)
277. माईरिका
(Myrica)
278. नाज़ा टी.
(Naja t.)
279. नैफ़्थलीन
(Naphthalinum)
280. नैट्रम आर्स
(Natrum ars.)
281. नैट्रम कार्ब
(Natrum carb.)
282. नैट्रम म्यूर
(Natrum mur.)
283. नैट्रम फॉस
(Natrum phos.)
284. नैट्रम सल्फ
(Natrum sulph.)
285. निकोलम मैट
(Niccolum met.)
286. न्यूफ़र ल्यूटियम
(Nuphar lut.)
287. नक्स मौस्केटा
(Nux mosch.)
288. नक्स वोमिका
(Nux vomica)
289. ओसिमम कैन
(Ocimum can.)
290. ओसीमम सैंक्टम
(Ocimum sanctum)
291. ओलियन्डर
(Oleander)
292. ओलियम एनी.
(Oleum ani.)
293. ओलियम जैक
(Oleum jecoris)
294. औनोस्मोडियम
(Onosmodium)
295. ओपियम
(Opium)
296. ऑरिगेनम
(Origanum)
297. पियोनिया
(Paeonia)
298. पैलेडियम
(Palladium)
299. पैरिआरा ब्रावा
(Pariara brava)
300. पैरोटिडिनम
(Parotidinum)
301. पैसीफ़्लोरा
(Passiflora)
302. परटुसिन
(Pertussin)
303. पेट्रोलियम
(Petroleum)
304. पेट्रोसेलिनम
(Petroselinum)
305. फ़ैलेन्ड्रियम
(Phellandrium)
306. फ़ॉस्फ़ोरस
(Phosphorus)
307. फाइलैंथस
(Phylanthus niruri)
308. फ़ाइसोस्टिगमा ३०
(Physostigma)
309. फ़ाइटोलाक्का बेरी
(Phytolacca ber.)
310. फ़ाइटोलाक्का
(Phytolacca dec.)
311. पाइपर मैथि.
(Piper meth.)
312. पाइलोकारपस
(Pilocarpus)
313. पिट्यूटरी
(Pituitary)
314. प्लाण्टेगो
(Plantago)
315. प्लैटिना
(Platina)
316. प्लम्बम मैट
(Plumbum met.)
317. पोडोफ़ाइलम
(Podophyllum)
318. पोलन्स
(Pollens)
319. पोथोस फ़ोइटिडा
(Pothos foe.)
320. सोराइनम
(Psorinum)
321. पल्साटिला
(Pulsatilla)
322. पाइरोजिनियम
(Pyrogenium)
323. रेडियम ब्रोम
(Radium brom.)
324. रैननक्युलस
(Ranunculus b.)
325. रैफेनस सैटाइवा
(Raphanus sat.)
326. रटेनिया
(Ratanhia)
327. रॉवलफ़िया सर.
(Rauwolfia ser.)
328. र्ह्यूम
(Rheum)
329. रोहोडोडैन्ड्रॉन
(Rhododendron)
330. रस टॉक्स
(Rhus tox.)

331. रिसिनस कौम
(Ricinus com.)
332. रोबिनिया
(Robina)
333. र्‌यूमैक्स
(Rumex)
334. रूटा
(Ruta g.)
335. सैबाडिला
(Sabadilla)
336. सैबाल सैरूलाटा
(Sabal ser.)
337. सैबाइना
(Sabina)
338. सैम्बुकस
(Sambucus)
339. सैंगुनेरिया कैन
(Sanguinaria can.)
340. सैंगुनेरिना नाइट्रिक
(Sanguinarinumnitricum)
341. सैनिक्युला
(Sanicula)
342. सैन्टोनिन
(Santonine)
343. सारासिनिया
(Sarracenia)
344. सरसापरिला
(Sarsaparilla)
345. स्क्यूटेलेरिया
(Scutellaria)
346. सिकेल कोर
(Secale cor.)
347. सीडम रिप
(Sedum rep.)
348. सैलेनियम
(Selenium)
349. सैनेशियो
(Senecio aur.)
350. सैनेगा
(Senega)
351. सैना
(Senna)
352. सीपिया
(Sepia)
353. सैप्टिसिमिन
(Septicimin)
354. साइलिशिया
(Silicea)
355. सोलेनम लाइकोपरसिकम
(Solanumlycopersicum)
356. सोलीडेगो
(Solidago)
357. स्पाइजिलिया
(Spigelia)
358. स्पोंजिया
(Spongia t.)
359. स्किवला
(Squilla)
360. स्टैनम मैट
(Stannum met.)
361. स्टेफाइलोकौक्सिन
(Staphylococcinum)
362. स्टेफ़िसएगेरिया
(Staphysagria)
363. स्टैलेरिया मीडिया
(Stellaria med.)
364. स्टिकटा पी.
(Sticta p.)
365. स्ट्रामोनियम
(Stramonium)
366. स्ट्रैप्टोकौक्सिन
(Streptococcin)
367. स्ट्रोफ़ैन्थस
(Strophanthus)
368. स्ट्रिचनिनम
(Strychninum)
369. स्ट्रिचनिनम फ़ॉस
(Strychninum phos.)
370. सुम्बुल
(Sumbul)
371. सल्फ़र
(Sulphur)
372. सिम्फ़ोरिकारपस रेसि
(Symphoricarpus r.)
373. सिम्फ़ाइटम
(Symphytum off.)
374. सिफ़िलिनम
(Syphillinum)
375. सिज़ीज़ियम जैम्बोलैनम
(Syzygium j.)
376. टैबेकम
(Tabacum)
377. टैरक्सिकम
(Taraxacum)
378. टैरेन्टुला सी.
(Tarentula c.)
379. टैरेन्टुला हिस्पेनिया
(Tarentula hisp.)
380. टैल्यूरियम
(Tellurium)
381. टैरेबिंथ
(Terbinth.)
382. टियूक्रियम
(Teucrium m. v.)
383. थेरिडियोन
(Theridion)
384. थायोसिनेमिनम
(Thiosinaminum)
385. थ्लैस्पी बर्सा पी.
(Thalspi b. p.)
386. थूजा
(Thuja occ.)
387. थायरोएडिनम
(Thyroidinum)

388. टिटेनियम
(Titanum)
389. ट्रिबुलस टेरेस्ट्रिस
(Tribulus terrestris)
390. ट्रिलियम पी.
(Trillum p.)
391. ट्यूबरकुलाईनम बी.
(Tuberculinum bov.)
392. ट्यूबरकुलाईनम कोच
(Tuberculinum koch.)
393. यूरेनियम निट
(Uranium nit.)
394. अर्टिका यूरेन्स
(Urtica urens)
395. अस्टिलैगो
(Ustilago)
396. उवा उर्सि
(Uva ursi)
397. वैलेरियाना
(Valeriana)
398. वेरियोलिनम
(Variolinum)
399. विरेट्रम एल्ब
(Veratrum alb.)
400. विरेट्रम विर
(Veratrum vir.)
401. वाइबर्नम ओपुलस
(Viburnum op.)
402. वाइबर्नम प्रुनस
(Viburnum prunus)
403. विन्का माइनर
(Vinca minor)
404. वायोला टी.
(Viola t.)
405. वाइपैरा
(Vipera torva)
406. विस्कम एल्ब
(Viscum alb.)
407. विस्बैडन
(Wisbadon)
408. एक्सरे
(X ray)
409. ज़िंकम मैट
(Zincum met.)
410. ज़िन्ज़िबर
(Zingiber)